KONSERVATIVE THERAPIE DER FRAUENKRANKHEITEN

ANZEIGEN, GRENZEN UND METHODEN
EINSCHLIESSLICH DER REZEPTUR

VON

PROF. DR. HEINRICH KAHR
WIEN

SECHSTE
UNVERÄNDERTE AUFLAGE

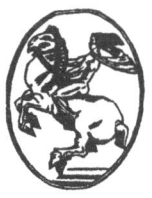

SPRINGER-VERLAG WIEN GMBH 1944

ISBN 978-3-662-37203-6   ISBN 978-3-662-37926-4 (eBook)
DOI 10.1007/978-3-662-37926-4

Vorwort zur ersten Auflage.

Mit der Abfassung dieses Buches bin ich einem in Ärztekursen immer wieder geäußerten Wunsche nach einer Therapie der Frauenkrankheiten für die Bedürfnisse des praktischen Arztes mit gynäkologischer Vorbildung und des Facharztes, der ohne dauernde Bindung an ein Spital in der Praxis steht, nachgekommen. Das Rückgrat einer solchen Therapie ist die konservative Behandlung. Sie allein ist, kleine Eingriffe ausgenommen, dem praktischen Arzt zugänglich, aber auch der Gynäkologe kann sie ebenso wenig entbehren, wie die Beherrschung der Operationstechnik. Ein für diesen Leserkreis bestimmtes Buch wäre aber unvollständig, wollte es nur über die konservativen Maßnahmen allein Aufschluß geben, die für die Behandlung der einzelnen Frauenkrankheiten anzuraten oder gangbar sind. Es mußten in demselben ebenso die Grenzen der konservativen Therapie, wie die Anzeigen zur operativen Behandlung wenigstens kurz besprochen werden, soll es ein brauchbarer Ratgeber für die bunten Fälle der Praxis sein. Der in dieser Hinsicht vertretene Standpunkt ist im Wesentlichen jener, wie ich ihn in langjähriger Assistentendienstzeit von meinem unvergeßlichen, viel zu früh verewigten Lehrer HEINRICH VON PEHAM übernommen habe. Es ist dies ein solcher, der bei aller Hochhaltung des obersten Grundsatzes jedweder Heiltätigkeit — Primum non nocere — dennoch einem uferlosen Konservativismus und einer schädlichen Polypragmasie ablehnend gegenübersteht, wenn die Methoden der konservativen Therapie entweder von vornherein keinen Erfolg versprechen oder erschöpft sind.

Was die hier zusammengetragenen therapeutischen Methoden anlangt, so galt es vor allem, nur gesicherte Verfahren vorzuschlagen und auch diese mit der nötigen Kritik zu bringen. Jene Maßnahmen der konservativen Behandlung, die zunächst im Hause anwendbar sind, mußten in den Vordergrund gerückt werden. Darum wurde auf die allgemeine und die diätetische Behandlung ebenso wie auf die einfachen physikalischen Heilmethoden das Hauptgewicht gelegt, während jene Verfahren, welche bereits einer größeren Apparatur bedürfen, in ihrer Technik nicht ausführlich erörtert sind. Daß in einem solchen Buche die medikamentöse Behandlung besonders herausgearbeitet werden muß, ist selbstverständlich. Hiefür bedarf es nicht nur einer wirksamen, sondern in unseren heutigen Zeitläuften auch einer sparsamen Verschreibung. Beiden Forderungen wird für die größte Mehrzahl der Fälle die rezeptmäßige Verschreibung der offizinellen Heilmittel der Pharmakopoen vollauf gerecht, welche deswegen in den Vordergrund gestellt wurde, während die den Arzt scheinbar vielfach entbehrlich machenden Spezialpräparate weniger betont worden sind, ohne daß sie vernachlässigt worden wären.

Hinsichtlich der Anordnung des Stoffes glaubte ich mich an jene organische Gliederung anlehnen zu müssen, wie sie R. Schröder in seinem Lehrbuche und hinsichtlich der Menstruationsstörungen in seiner monumentalen Darstellung „Der Genitalzyklus des Weibes und seine Störungen" im Veit Stoeckelschen Handbuch bringt. Da unsere therapeutischen Maßnahmen, wo immer es angeht, von ätiologischen Gesichtspunkten geleitet sein müssen, schien es mir unerläßlich, allenthalben die Ätiologie im Hinblick auf die Therapie besonders zu betonen. Aber auch die so mannigfachen „kleinen Leiden", die uns in ihren Ursachen nicht immer klar sind, mußten volle Würdigung finden, sind sie doch so oft Gegenstand beweglicher Klagen in der Sprechstunde und erheischen ebenso Behebung wie die typischen Krankheitsbilder.

Bei der Abfassung des Buches wurde auch darauf geachtet, es nicht bloß für die zusammenhängende Lektüre, sondern ebenso als Nachschlagewerk für einzelne, augenblicklich wissenswerte therapeutische Fragen verwendbar zu machen. Deswegen ist das Sach- und Medikamentenverzeichnis besonders ausführlich gehalten und so gearbeitet, daß auch gesuchte Rezeptvorschriften sofort auffindbar sind.

Ich würde mich glücklich schätzen, wenn das Buch die praktizierenden Ärzte bei ihrer oft mühevollen Aufgabe, kranke Frauen erfolgreich gynäkologisch zu behandeln und zu beraten, unterstützen würde.

Wien, im März 1934.

H. Kahr.

Vorwort zur vierten bis sechsten Auflage.

Die Umwälzung, die durch die Einführung der Sulfonamide auch in der Behandlung der weiblichen Gonorrhoe, besonders ihrer akuten Form, hervorgerufen worden ist, hat die vollständige Neufassung dieses Kapitels notwendig gemacht. Hierbei schien die Einschaltung eines kurz über Wesen und Wirkungsweise dieser Verbindungen orientierenden Abschnittes angebracht. In der Hormonlehre, die, in stetigem Flusse begriffen, in fast alle Kapitel der Behandlung hineinspielt, sind alle praktisch wichtigen Neuerungen bezüglich der echten Hormonpräparate und ihrer Ersatzstoffe, nicht zuletzt auch hinsichtlich der immer noch in Schwankung befindlichen Dosierung berücksichtigt worden. Auch die jüngsten Ergebnisse der Sterilitätsforschung wurden verarbeitet. Die gesamte Rezeptur und die Fertigpräparate wurden einer kritischen Durchsicht unterzogen. Dabei fielen einige veraltete Verschreibungen und Präparate weg, neuere, die ihre Nützlichkeit bereits erwiesen haben, wurden in entsprechender Auswahl aufgenommen. Möge auch diese vierte Auflage, die zwei Jahre nach Ausgabe der dritten erscheint, den Ärzten ein zuverlässiger Berater in den so vielfältigen Fragen der Therapie der kranken Frau sein.

Wien, im Sommer 1942.

H. Kahr.

Inhaltsverzeichnis.

Behandlung der Menstruationsstörungen.

1. Amenorrhoe.

Der Ausfall der Regel, die Amenorrhoe, kann entweder dadurch bedingt sein, daß der Ovarialzyklus darniederliegt — echte Amenorrhoe — oder die Periode bleibt deswegen aus, weil trotz regelrechter Arbeit des Eierstockes entweder das endometrane Reaktionsterrain, der Uterus, fehlt oder weil das Endometrium so schwer geschädigt ist, daß es eine wandlungsfähige Schleimhaut nicht aufbringt; schließlich auch deswegen, weil das gebildete Menstrualblut zufolge Verschlusses der Geschlechtswege am Hymen, in der Scheide oder im Gebärmutterhals den Ausweg nicht finden kann — Pseudoamenorrhoe. Endlich bleiben noch jene Fälle von Amenorrhoe, welche durch Kastration auf operativem Wege oder durch Strahlen entstehen. Jedes Ausbleiben der Periode vom Beginne derselben bis zum natürlichen Ende in den Wechseljahren ist krankhaft, wenn es nicht durch Schwangerschaft oder Stilltätigkeit bedingt ist.

Vorkommen und Bedeutung der echten Amenorrhoe.

Die ungleich häufigere, auf dem Ausfall des Ovarialzyklus beruhende echte Amenorrhoe ist also das Symptom einer Funktionsstörung des Eierstockes und wird demnach mit Recht als funktionelle Amenorrhoe bezeichnet. Sie findet sich auf dem Boden von Umweltänderungen, auf dem endokriner Störungen, bei Blut- und Stoffwechselkrankheiten, Nährschäden und Erschöpfung, bei Krankheiten des Herzens und Gefäßsystems, der Leber und Niere, bei akuten und chronischen Infektionskrankheiten und schließlich bei chronischen Vergiftungen, wie Morphinismus und Alkoholismus.

Der funktionellen Amenorrhoe als Ausdruck einer primären Ovarialschwäche begegnet man ungleich häufiger bei Frauen mit abwegiger Körperverfassung, als bei jenen, welche sich dem Idealtypus der Pyknika nähern. Zugleich sei aber darauf hingewiesen, daß sich genug solche Frauen finden, bei denen die Amenorrhoe auch ohne Zeichen abwegiger Konstitution auftritt. Diese primäre Schwäche des Keimplasmas muß grundsätzlich — und das ist therapeutisch von größter Wichtigkeit — in Fälle leichterer Art und solche tiefergreifender Natur geschieden werden. Bei jenen ist allein der Zyklus gestört, sei es im Sinne der völlig ausbleibenden Regel (Amenorrhoe) oder im Sinne der zu spärlichen

Periode (Hypomenorrhoe) oder der zu seltenen Menstruation (Oligomenorrhoe). Wie wir uns mit R. Schröder ausdrücken, liegt in diesen
Fällen nur die zyklische generative, also der Fortpflanzung dienende
Funktion des im übrigen anatomisch grob intakten Ovars darnieder. Es
bleibt die völlige Reifung der Follikel und deren weitere Umwandlung
aus. Darum finden wir in solchen Ovarien zwar kleine Follikel, vermissen
in ihnen aber ältere oder frische Granulosadrüsen. In diesen Fällen ist
die azyklische vegetative Funktion, die zweite Grundaufgabe des Eierstocks, der die richtige Durchblutung und Durchströmung des Uterus,
der Adnexa und der Scheide durch die dauernde Speisung mit Follikelhormon obliegt, nicht gestört. Darum ist der Untersuchungsbefund
an diesen Organen kein von der Norm abweichender. Anders bei der
Amenorrhoe zweiten Grades, bei der generative und vegetative Funktion
des Eierstocks stillstehen. Er gleicht vielfach dem der Greisin, er kann
aber auch besonders groß, derb und an seiner Oberfläche auffallend glatt
sein (Bartel und Herrmann). Den kleinen oder fehlenden Follikeln
der Eierstöcke entspricht eine ausgesprochene Schrumpfung des Uterus.
Wesentlich ist, daß die Scheide diese Atrophie mitmacht. Dadurch
gewinnt die Schleimhaut greisenähnliches Aussehen und neigt durch
Störung im Chemismus infolge verringerter Glykogenbildung zum Flusse
und zur Entzündung (vgl. Kolpitis vetularum, S. 180).

Während ein von Haus aus gesunder, regelrecht arbeitender Eierstock im allgemeinen erst durch schwere Schäden aus seiner gleichmäßigen Arbeit geworfen wird, vermögen bei schwachem Keimplasma
schon die bekannten Änderungen der Umwelt, wie die der Ernährung,
des Klimawechsels, des Berufes (geistige Überanstrengung), ebenso wie
seelische Erlebnisse und Eindrücke (z. B. Furcht vor Schwangerschaft,
heftiger Schreck) den Anstoß zur Störung im Zyklusgeschehen geben. Sie
verdienen deswegen besonders betont zu werden, weil sie in der Behandlung nicht gering geschätzt werden dürfen. Diese Einflüsse der Umwelt
gelten in erhöhtem Maße für die Entstehung von Amenorrhoen bei konstitutionell abwegig gebauten Frauen, also ganz besonders bei jenen, die
zu einer Störung des Gleichgewichtes im Zusammenspiel der Blutdrüsen
neigen.

Gerade die Krankheiten der Drüsen mit innerer Sekretion,
allen voran die Krankheiten der Schilddrüse sind es, welche zu Störungen
der Ovarialtätigkeit Anlaß geben. Am wichtigsten ist der Morbus Basedow,
der sowohl verstärkte oder zu häufige, wie abgeschwächte und in schweren
Fällen vollkommenes Darniederliegen der Regelblutung verschulden kann.
Aber auch die Hypothyreosen vermögen dieselben Symptome zu erzeugen.
Es muß sich keineswegs dabei um das seltene Myxödem handeln. Weit
häufiger sind es leichtere Formen von Hypothyreosen, die das Ausbleiben
oder die Abschwächung der Regel verursachen. Wie das echte Myxödem,
sind auch die klassischen Formen der Hypophysenstörungen, wie
die Dystrophia adiposogenitalis, die mit einer Amenorrhoe ausgesprochen
zweiten Grades einhergeht, selten. Die leichteren Formen, die sich freilich
nicht immer rein herausarbeiten lassen, sind praktisch viel belangvoller.

Hierher gehören die von DIETRICH als Forme fruste der Dystrophia adiposogenitalis beschriebenen Amenorrhoen, die sich bei jenen heranreifenden Mädchen bemerkbar machen, welche von früher Kindheit an auffallend dick gewesen sind. Bei ihnen steht die Unterfunktion der Hypophyse und nicht die der Ovarien im Vordergrunde. Diese Zustände sind erfahrungsgemäß eines Rückganges fähig. Seltener wird man es mit einer Amenorrhoe auf dem Boden einer Akromegalie zu tun haben. Diese Krankheit kann übrigens längere Zeit mit normaler Regelblutung einhergehen, aber auch zu Regelstörungen führen, über die im Kapitel der unregelmäßigen Blutungen Näheres ausgeführt ist (s. S. 68). Im übrigen sind Fälle von Akromegalie und Amenorrhoe ebenso wie solche von Ausbleiben der Regel bei Tumoren der Nebenniere praktisch von geringer Bedeutung.

Auch bei der echten hypophysären SIMMONDschen Kachexie, die sich übrigens in einer beachtlichen Zahl von Fällen an eine Geburt anschließt, beobachtet man neben den führenden Symptomen, der höchstgradigsten Abmagerung, der Hautatrophie, dem Haarausfall und der Apathie und Schlafsucht auch Amenorrhoe. Schwächerwerden und Ausbleiben der Regel begleitet auch die larvierten Formen dieser Krankheit, die man als hypophysäre Magersucht bezeichnet.

An sie soll man denken, wenn nach einer Geburt eine auffallende, anders unerklärbare Magersucht auftritt. Während bei der auf anatomischen Zerstörungen beruhenden SIMMONDschen Kachexie die Therapie dort machtlos bleibt, wo Tumoren, Traumen, Tuberkulose den Hypophysenvorderlappen vernichten, kann in Fällen luetischen Ursprungs durch eine antiluetische Kur viel erreicht werden. Verhältnismäßig erfolgreich ist auch die Behandlung der nur auf einer Funktionsstörung des H. V. L. beruhenden hypophysären Magersucht, von der KRAUSE vermutet, daß sie vielleicht durch übertriebene Abmagerungskuren auf dem Umweg über Störungen der Nebenniere ausgelöst werden kann. Das in diesen Fällen bestehende H. V. L.-Defizit wird empirisch durch eine mehrwöchentliche Injektionskur der gangbaren H. V. L.-Präparate wie *Präpitan, Anteron, Präphyson, Pregnyl, Prolan* (2 bis 3 Injektionen in der Woche) und dazu allenfalls 3mal täglich 1 Tablette *Preloban, Hypophysis cerebri sicc.* aufgeholt. Unter dieser Behandlung, die man noch durch etwa 5 Injektionen von 1 mg (10000 I. B. E.) *Follikelhormon* (S. 14) unterstützen kann, stellen sich auch die Menses meist wieder ein. Wo die Schwäche, die Schlafsucht und Apathie im Vordergrund stehen, ist eine Behandlung mit größeren Dosen von *Nebennierenrindenhormon* wirksam. Man injiziert mehrmals wöchentlich bis täglich von den Präparaten *Cortenil, Cortin, Cortiron, Cortidyn, Pancortex, Percorten* 2 bis 5 bis 10 mg des Hormons je nach dem Grade der Adynamie. Liege- und Mastkuren sind eine weitere wichtige Maßnahme. Einige dieser Präparate können neuerdings auch perlingual gegeben werden (*Cortiron, Percorten*).

Nicht unwichtig ist in diesem Zusammenhange der Hinweis auf die CUSHINGsche Krankheit. Ob bei dieser eine uniglanduläre Störung (basophiles Adenom der Hypophyse) vorliegt oder ob es sich um eine pluriglanduläre Störung handelt, an der Hypophyse und Nebenniere beteiligt sind, ist im Einzelfalle nicht immer zu ermitteln und soll hier nicht erörtert werden. Bei dieser Krankheit, die sich durch partielle Fettsucht des Gesichtes und blaurote Verfärbung desselben, durch Fettansatz am Nacken und besonders am Bauch, starke Behaarung, erhebliche Blutdrucksteigerung und Osteoporose kundtut, wird die Menstruation seltener und spärlicher und bleibt schließlich ganz aus. Röntgenbestrahlungen der Hypophyse und der Nebenniere können in solchen Fällen einen raschen Umschwung des Gesamtbildes zur Besserung in körperlicher und seelischer Hinsicht bei diesen deprimierten Patientinnen bringen. Unterstützend wirkt die Ovarialhormontherapie in großen Dosen, etwa 5 mg (50.000 I. B. E.) *Oestradiolbenzoat* in der Woche. *Parathyreoideahormon* kann daneben versucht werden.

Das CUSHINGsche Syndrom ist übrigens von KRÖNKE und PARADE in einem Falle von Ovarialteratom beobachtet worden, das Hypophysenvorderlappengewebe enthielt! Auf derartige Möglichkeiten wird man in Hinkunft achten müssen.

Bei der F e t t s u c h t stellt man die endogenen Formen den exogenen (der Mastfettsucht) gegenüber, ohne daß es soundso oft gelingt, eine wirkliche Unterscheidung zu treffen. Endogene Fettsucht kann durch Unterfunktion der Schilddrüse, der Keimdrüsen und des Hypophysenvorderlappens entstehen. Trotzdem kann man nur in wenigen derartigen Fällen die Störung der betreffenden endokrinen Drüsen erfassen. Unrichtig ist es, aus dem Fehlen der Menses auf ovariogene und hypopituitäre Fettsucht zu schließen. Die meisten dieser Fälle sind nicht aus einer Unterfunktion der Keimdrüse hervorgegangen, sondern sind, wie wir durch JULIUS BAUER wissen, konstitutionell bedingt, wobei die Vererbung eine überragende Rolle spielt. Diese wirkt sich nicht nur an den den Stoffwechsel regulierenden innersekretorischen Drüsen aus, sondern auch an den nervösen Zentren, dem Wasserhaushalt und vor allem am peripheren Fettgewebe selbst. Auch die bei solchen Fällen bestehende gesteigerte Appetenz muß man mit JULIUS BAUER als zum Konstitutionsbilde der Fettsucht gehörig auffassen. Die Therapie muß bei der Fettsucht, nicht aber beim Ovarium einsetzen, soll sie nicht scheitern (S. 18).

Von weiteren S t o f f w e c h s e l k r a n k h e i t e n stehen ursächlich Diabetes und Fettsucht mit Amenorrhoe in Zusammenhang; gesetzmäßige Beziehungen liegen aber nach R. SCHRÖDER beim D i a b e t e s zwischen dem Grad der Krankheit und dem Verhalten der Regelblutung nicht vor. Immerhin zeigt sich, daß mit der Besserung der Grundkrankheit die Regel auch leichter in Gang kommt.

Von den B l u t k r a n k h e i t e n ist es die Chlorose, welche durch abwegige Tätigkeit des Eierstocks zur Störung der Blutbildung führt und sich in etwa ¹/₄ aller Fälle u. a. in Amenorrhoe äußert (v. NOORDEN, v. JAGIĆ). Neben recht seltenen Fällen von zu häufiger Regelblutung werden auch Unregelmäßigkeiten beobachtet. Es kann aber auch bloß die Unterentwicklung des Uterus ohne Regelwidrigkeit der einzige Hinweis auf die genitale Störung sein. Ohne Zweifel wird in der Praxis die Diagnose

Chlorose weitaus zu oft gestellt; sicher ist sie in den letzten zwei Jahr-zehnten, wenigstens unter unserem Himmelsstrich, immer seltener ge-worden.

Wenn auch das Bild der sogenannten Kriegsamenorrhoe heute viel von seiner seinerzeitigen Bedeutung eingebüßt hat, so muß es doch in diesem Zusammenhange als eine der Amenorrhoeformen erwähnt werden, weil die Umstände, die diese Kriegsamenorrhoe ausgelöst haben, gelegent-lich bei einzelnen Frauen wirksam werden und sogar zur dauernden Amenorrhoe führen können (NOVAK und v. GRAFF). Diese Krankheit war in erster Linie fraglos durch ungenügende und minderwertige, vitaminarme Kost bedingt, wozu noch seelische Kümmernisse und über-mäßig schwere körperliche Arbeit das ihrige beigetragen haben.

Auch jene Formen von Amenorrhoe, welche im Anschluß an das physiologische Ausbleiben der Periode während des Stillgeschäftes sich entwickeln, haben in einer gewissen Erschöpfung des Körpers ihre Grundlage.[1] Tritt später als 4 Wochen nach Absetzen des Kindes die Menstruation nicht ein, dann liegt ein solcher an die Laktationsamenor-rhoe sich anschließender Zustand vor, der bei zu langem Stillen zu einer nur schwer behebbaren Amenorrhoe mit Atrophie des Uterus (Laktations-atrophie) führen kann. Frauen, die durch das Stillen schwer angegriffen werden und oft über Kreuzschmerzen und trotz ausgesprochener Müdig-keit über eine quälende, unbeeinflußbare Schlaflosigkeit klagen, sind in dieser Richtung gefährdet und sollen das Kind absetzen.

Hinsichtlich der Krankheiten der Verdauungs- und Harnwege ist zu erwähnen, daß in schweren Fällen mit tiefreichender Stoffwechsel-störung Amenorrhoen vorkommen, deren Behebung mit der Besserung und Ausheilung des Grundleidens steht und fällt.

Bekanntlich spielen bei Neurosen und Psychosen Regelstörungen eine große Rolle. Abgesehen von Epilepsie, Paralyse und Tabes, bei denen Amenorrhoe beobachtet wird, kommt bei der Dementia praecox die Amenorrhoe nebst ausgesprochener Unterentwicklung des Genitales vor (nach L. FRÄNKEL in 72% der Fälle). Auch bei katatonen Zuständen, bei periodisch zyklischem Irresein, besonders in der melancholischen Phase, weniger in der manischen, wird Amenorrhoe in rund 50% der Fälle beobachtet. Es ist hier nicht der Ort, auf die ursächlichen Zusammen-hänge zwischen Amenorrhoe und Psychosen des näheren einzugehen. Es verdient aber hervorgehoben zu werden, daß ASCHNER an die Amenorrhoe als dem Ausdruck einer tiefgreifenden Stoffwechselstörung den Hebel zur Heilung der Psychosen ansetzt und auf beachtliche Erfolge hin-weisen kann. Ob diese auch tatsächlich auf den erzielten Wiedereintritt der Menstruation zurückzuführen sind, muß im Einzelfalle fraglich bleiben, da bekanntlich weitgehende Besserungen gerade bei der Dementia praecox auch ohne jedwedes Zutun nicht selten vorkommen.

---

[1] Nach STOECKEL tritt am Ende der sechsten Woche nach der Geburt bei Stillenden die Periode nur in 15 bis 20%, bei Nichtstillenden aber in 80% wieder auf. Eine über vier Monate dauernde Amenorrhoe während der Laktation kommt nur in der Minderzahl der Fälle vor.

Die Krankheiten des Herz- und Gefäßsystems interessieren uns in diesem Zusammenhange nur insoweit, als wir nur bei schweren Fällen, insbesondere der Stenose der Valv. mitralis und Insuffizienz der Aorta Amenorrhoen beobachten, eine Tatsache, deren Unkenntnis öfters zur falschen Vermutung einer Schwangerschaft führt. Mit der Besserung der Zirkulationsverhältnisse pflegen zunächst verstärkte Regeln aufzutreten, wie sie den mittelschweren Fällen eigentümlich sind, die bei weiterer Erholung einer normalen Periode Platz machen können. Die Therapie kann in diesen Fällen natürlich nur am Herzen angreifen.

Bei den akuten Infektionskrankheiten sieht man häufig einen verfrühten Eintritt der Regel, dem dann während der ganzen Dauer der Krankheit und über diese hinaus eine von der Schwere des Zustandsbildes abhängige, selbst bis mehrere Monate dauernde Amenorrhoe folgen kann. War die Regel früher normal, so pflegt sie auch mit der völligen Gesundung wieder einzutreten, und es wäre verfehlt, ihren Eintritt beschleunigen zu wollen. Freilich kann es geschehen, daß nach derartigen Krankheiten, besonders nach der Mitte der Dreißigerjahre und später, die Regel überhaupt nicht wiederkehrt.

Von den chronischen Infektionskrankheiten verdient in diesem Zusammenhange die so verbreitete Lungentuberkulose unsere größte Aufmerksamkeit. Amenorrhoen kommen auch bei Spitzenkatarrhen nicht selten vor, werden aber im allgemeinen um so häufiger beobachtet, je weiter fortgeschritten die Phthise ist. Es bestehen also hier unmittelbare Zusammenhänge zwischen der Schwere des Krankheitsbildes und der Dauer der Amenorrhoe, so daß das Wiedereintreten der Regel gleichzeitig die Besserung des tuberkulösen Prozesses anzeigt. Über die Häufigkeit der Amenorrhoe bei Phthisen liegen recht verschiedene Angaben vor. Den überall angeführten, von MARGARETE FRIEDRICH, welche bei Tuberkulose ersten Grades nach der Einteilung von TURBAN-GERHART in 45%, bei solchen zweiten Grades in 64% und bei Phthisen dritten Grades in 85% aller Fälle Amenorrhoen fand, steht die auf Veranlassung von R. SCHRÖDER vorgenommene Nachprüfung an 468 Fällen von HAESE in der Lungenheilstätte Sorge i. Harz gegenüber, der für das erste Stadium der Tuberkulose nur 3,2% Amenorrhoische, im zweiten Stadium 2,8% und im dritten 11,1% fand. HOFSTÄTTER, wohl einer der besten Kenner der Amenorrhoe, hat in seinem 830 Fälle ausmachenden Material die Frage der Amenorrhoe bei Tuberkulose in der Weise geprüft, daß er den Ursachen der Amenorrhoe nach Altersstufen geordnet nachging. Dabei fand er bei amenorrhoischen Frauen zwischen 15 und 18 Jahren in 26%, bei solchen zwischen 18 und 24 Jahren in 19%, zwischen 24 und 30 in 12% und zwischen 33 und 40 Jahren in 8% Tuberkulose als Ursache der Amenorrhoe. Diese Aufstellung ist besonders wichtig, weil sie zeigt, daß jede Amenorrhoe, gar bei jungen Mädchen, auf eine phthisische Grundlage geprüft werden muß. Dies ist um so bedeutungsvoller, als solche Mädchen nicht selten in der Annahme einer bestehenden Schwangerschaft den Arzt aufsuchen und sich mit der Diagnose einer Amenorrhoe aus innerer Ursache, die von selbst wieder einer normalen Regel Platz machen werde, nicht zufrieden geben, sondern energische Maßnahmen zum Wiedereintritt der Periode angewendet wissen wollen. Ihre Wiederkehr ist aber gar nicht erwünscht, weil ihr Ausbleiben säftesparend wirkt und damit im Heilplane der Natur liegt. Man hilft sich hier wohl am besten aus der zwiespältigen Lage, indem man einerseits das Vertrauen der Patientin zu gewinnen sucht und ihr den Tatsachen entsprechend versichert, daß eine Schwangerschaftsamenorrhoe nicht vorliegt, anderseits aber den Wunsch nach Wiedererlangung der Regel durch Verschreibung von solchen Arzneien befriedigt, die irgendwelche ausgesprochen emenagoge Wirkung nicht haben und somit gleichsam nur zur Beruhigung dienen. Man verordne in solchen Fällen kleine Dosen von *Eisen* oder *Eisen-Arsen*, allenfalls *Tonika* (s. S. 17ff.) und hüte sich vor allen eingreifenden physikalischen Maßnahmen. Mit der Abheilung des Lungenprozesses in der Freiluftliegekur und der Hebung des Allgemeinbefindens tritt, gar wenn die Patientin jünger ist, in etwa der Hälfte der Fälle die Regel wieder ein. Erwähnenswert ist es, daß nach Tuberkulininjektionen und nach der PETRUSCHKYschen Einreibung die Periode sich oft überraschend schnell einstellt. Trotzdem warnt HOFSTÄTTER mit Recht davor, vielleicht aus dem Bestreben eine Periode rasch wieder erzeugen zu wollen, eine Tuberkulinkur dort auszuführen, wo sie nicht angezeigt ist.

Tuberkulose der Genitalorgane kann von Amenorrhoe begleitet sein, wie denn überhaupt Störungen des Zyklus, und zwar sowohl Verstärkung als auch Abschwächung und Unregelmäßigkeiten der Periode hiebei vorkommen. In einem Drittel der Fälle ist aber der Zyklus nicht verschoben. Die Anwesenheit der Tuberkel in der Uterusschleimhaut muß den Ablauf desselben durchaus nicht verändern. Dort, wo die Tuberkulose tief greift, wird freilich infolge Zerstörung des Endometriums und tiefer Vernarbung desselben mit Amenorrhoe, allenfalls auch einer nachfolgenden Pyometra gerechnet werden müssen. Die Erkennung solcher Zustände ist naturgemäß schwierig und häufig bloß eine zufällige anläßlich einer Abrasio wegen Amenorrhoe, welcher Eingriff natürlich niemals bei feststehender Diagnose Tuberkulose wegen seiner möglichen Gefahren am Platze ist (s. auch S. 202). Im übrigen ist die Amenorrhoe bei schwerer Genitaltuberkulose oft Ausdruck der Erschöpfung des Körpers, also allgemein und nicht örtlich bedingt.

Bei schweren Eiterungen im Körper (Appendizitis, Sepsis, Pyämie), nach schweren Blutungen bei Magengeschwüren, bei lange unbehandelter Malaria, endlich bei Gelenkrheumatismus kann eine Amenorrhoe entstehen und in eine dauernde Schrumpfung des Genitales mit vorzeitiger Klimax übergehen.

Die funktionelle Amenorrhoe tritt bei den Krankheiten des Genitales gegenüber den genannten Ursachen ätiologisch in den Hintergrund, es sei denn, daß man die Hypoplasie des Genitales mehr von örtlichen, denn von allgemeinen Gesichtspunkten betrachtet. Bei einer solchen Auffassung verdient natürlich die Hypoplasie des Genitales eine besondere Unterstreichung. Auf Grund einer großen Statistik von A. MAYER (2800 untersuchte Fälle) ergaben sich unter 60 Hypoplastinnen

in mehr als der Hälfte der Fälle unregelmäßige Perioden, und unter diesen
wieder in der Hälfte der Fälle sekundäre Amenorrhoen bei Eintritt der
Regel durchschnittlich im 21. Lebensjahr.

Wenngleich selten, so doch wegen der ganz geringen Aussicht auf erfolg-
reiche Behandlung bemerkenswert, sind jene Fälle von sog. primärer
Amenorrhoe, bei denen das Keimplasma zwar dürftige sekundäre
Geschlechtsmerkmale zur Entwicklung zu bringen, Follikelreifung und
Granulosadrüsenbildung aber niemals zu erzielen vermochte, so daß es
überhaupt nicht zum Eintritt einer Regel kommt.

Von den Genitalkrankheiten ist die Amenorrhoe infolge von Gonorrhoe nicht unwichtig. Eine Infektion des frischgeplatzten Follikels und
in schweren Fällen eine totale Zerstörung des Ovarialgewebes, nebstdem
tiefgreifende Veränderungen des Endometriums im Bereiche der Basal-
schicht können sie verursachen. Praktisch wichtiger ist, wie G. A.
WAGNER gezeigt hat, die Perioophoritis gonorrhoica, durch die das Ovarium so innig in entzündliche Schwarten eingebettet werden kann,
daß das Springen der Follikel unmöglich wird. Glücklicherweise sind
diese Fälle, in denen es über kürzer oder länger doch wieder zur Blutung
kommt, selten. Prognostisch ganz trostlos sind jene Gonorrhoen, die in
den Pubertätsjahren aquiriert, während dieser Zeit der Reifung der Geschlechtsteile aufsteigen und damit zur schwersten Atrophie führen, so
daß die Geschlechtsorgane auf kindlicher Stufe stehenbleiben.

Die Geschwülste des Eierstocks spielen als Ursache der Amenorrhoe eine ganz untergeordnete Rolle. Erfahrungsgemäß bleibt auch bei
weitestgehender Umwandlung der Eierstöcke in Geschwülste die Regel
erhalten, da in solchen Fällen fast immer unversehrtes Ovarialparenchym,
und sei es auch noch so unansehnlich, vorhanden ist. Von dieser Tatsache
machen wir in Fällen beidseitiger, unbedingt gutartiger Geschwülste gelegentlich Gebrauch, indem wir die Entfernung der Tumoren (beispielsweise beidseitige Dermoide) so vornehmen, daß wir einen von der Ge-
schwulstbildung nicht betroffenen Rest des Keimgewebes zurücklassen.

Behandlung.

Wenn es gelingt, die Ursache der Amenorrhoe im Einzelfalle sicher
zu ermitteln, dann weiß man auch, ob es sich um einen Fall handelt,
bei dem die Beseitigung der Amenorrhoe erwünscht oder gar notwendig
ist, oder um einen solchen, dessen Behandlung schädlich und darum
fehlerhaft wäre. Das gilt von tiefgreifenden Krankheiten des Stoffwechsels, der Verdauungsorgane und des Herzens, für die akuten und
chronischen Infektionskrankheiten und für vereinzelte schwere endokrine
Störungen. Daß bei chronischen Vergiftungen durch Rauschgifte und
Alkohol nur der Entzug dieser Gifte in entsprechender Anstaltsbehandlung auch hinsichtlich der Amenorrhoe die Heilung einleiten kann, bedarf
keiner Betonung. Unser ganzes Augenmerk werden wir auf die Behandlung jener Fälle richten, in denen der Wiedereintritt der Regel als
Äußerung einer vollwertigen Funktion des Keimplasmas unbedingt er-
strebenswert ist.

Allgemeinbehandlung.

Die Behandlung der sekundären funktionellen Amenorrhoe auf dem Boden einer zeitweise sich äußernden Ovarialschwäche ist dort, wo sie hauptsächlich durch die Änderungen der Umwelt, Ernährungsstörungen, Aufenthaltswechsel und ähnliche Umstände bedingt ist, nicht undankbar. Aber auch schon unter diesen Amenorrhoen finden sich Fälle, in denen man nur mit den verschiedensten uns heute zugänglichen Behandlungsarten zum Ziele kommt. Jede Amenorrhoebehandlung strebt die Besserung der Eierstocktätigkeit auf mannigfaltigen Wegen an. In dieser Hinsicht ist zunächst einmal eine besonders sorgfältige Beachtung natürlicher Lebensbedingungen von großer Wichtigkeit. Alles was zur Schädigung des Körpers und damit zu der der Eierstocktätigkeit führen kann, ganz besonders ungenügender Schlaf, unzureichende oder einseitige Ernährung, körperliche und geistige Überanstrengung, mangelhafte Bewegung, Mißbrauch von Alkohol, Nikotin, Kaffee und Tee, wird streng zu vermeiden sein. G. VEIT hat bereits im Jahre 1905 mit Bedauern die Erziehung der jungen Mädchen in die Bahnen anstrengenden Studiums, gewerblicher und Fabriksarbeit sich entwickeln gesehen und vor der Überschätzung der Frauenberufe mit Recht und voraussehend gewarnt. Er hat damals bereits die Rückkehr der Frau in die Häuslichkeit, zu gesunden Lebensbedingungen gerade im Hinblick auf die Störungen der Regeltätigkeit, insbesondere die Amenorrhoe, damals freilich vergeblich, gefordert. Daß diese Forderungen jetzt von neuem als vollberechtigt erkannt sind, beginnt bereits Früchte zu tragen. Daneben wird man in einer in natürlichen Grenzen gelegenen gesunden Sportübung, besonders in rhythmischer Gymnastik, im Wandern, Wintersport, Schwimmen, Rudern und Tennisspielen, ebenso wie in mäßigem Radfahren unterstützende, den Körper zur harmonischen Arbeit zurückbringende Verfahren zu erblicken haben.

Diese allgemeinen Maßnahmen, die nicht gering geschätzt werden dürfen, führen freilich nur in der Minderzahl der Fälle ohne andere Hilfe zum Erfolge. Gerade bei funktioneller Amenorrhoe steht im Mittelpunkt unseres therapeutischen Interesses gegenwärtig die

Hormontherapie.

Eine rationelle Behandlung der hormonalen Zyklusstörungen setzt nicht nur die Kenntnis des anatomischen Geschehens während des Zyklus voraus, sondern auch die richtige Vorstellung von Angriffspunkt und Wirkung der ihn steuernden Sexualhormone. Erst bei Erfüllung dieser Forderungen wird die Therapie mit unseren modernen, exakt dosierbaren Hormonpräparaten des Zufälligen entkleidet und durch die richtige Wahl des für die betreffende Störung zuständigen Hormons in optimaler — keineswegs immer hoher — Dosierung und zum naturgegebenen Zeitpunkte zu einer wirklich kausalen.

Das Weib wird durch die Inkrete des Ovariums das, was es ist. Vom Follikelhormon geht ein schwacher, aber dauernder Hormonström ins Blut, der schon im Fötalleben beginnt und erst im Matronenalter

endet. Er erzeugt das allmähliche Wachstum des Geschlechtsapparats
und die sekundären Geschlechtscharaktere. Dieser konstante Hormon-
strom — die vegetative Funktion des Ovariums genannt — erfährt nur
in der Pubertät eine gewisse Akme. Jetzt setzt auch die zweite Wirkung
des Follikelkormons, seine generative, ein, die im Gegensatz zur vegetativen
periodisch abläuft. Unter deren Wirkung wächst die Uterusschleimhaut
heran; sie bedarf aber, um zur Aufnahme des Eis volltauglich zu werden,
des zweiten Sexualhormons, des Corpus-luteum-Hormons, das sich
in wenigen Tagen aus dem geborstenen Follikel zur hochaktiven Drüse
mit innerer Sekretion entwickelt. Durch ihr Inkret wird die proliferierte
Schleimhaut erst in die sezernierende, progravide Phase übergeführt
und überdies der Tonus der Uterusmuskulatur herabgesetzt. Der ganze
unter dem Einfluß dieser Hormone aufgebaute Zyklus bricht in Form der
Menstruation zusammen, wenn das Ei unbefruchtet geblieben, mithin das
von der Natur bereitgestellte Nistbett für das Ovulum unnötig geworden ist.

Die regelmäßige Ausschüttung dieser beiden Hormone ist zwangsläufig an die Tätigkeit des Hypophysenvorderlappenhormons gebunden.
ZONDEK hat ihn deshalb den Motor der Sexualfunktion genannt, wenngleich
neueste Forschungen WESTMANS gezeigt haben, daß auch die Hypophyse
ihrerseits die Impulse durch den Hypophysenstiel vom Gehirn empfangen
muß. Item, nur unter Mitwirkung des Hypophysenvorderlappenhormons
geht die Follikelreifung, Ovulation und Corpus-luteum-Bildung vor sich —
also dasselbe, was im Tierexperiment durch Injektion des das gleiche
Hormon massenhaft führenden Schwangerenharns in den Ovarien in-
fantiler Mäuse erzeugt wird, jenem Experiment, das wir als ASCHHEIM-
ZONDEKsche Schwangerschaftsreaktion üben. Träger dieser Fähigkeit
ist das sogenannte gonadotrope Hormon oder Prolan, das dritte
in der Reihe der Sexualhormone.

Der wirksame Stoff, oder besser, die wirksamen Stoffe des
Follikelhormons sind heute chemisch bestimmt (DOISY, BUTENANDT).
Es sind dies das Oxyketon Oestron und das aus diesem durch Re-
duktion hergestellte Dihydrofollikelhormon Oestradiol, das übrigens
im Liquor folliculi aufgefunden worden ist. Es wirkt beim Menschen
5mal so stark wie das Oestron. Verestert man die Wirkstoffe Oestron oder
Oestradiol (diese Bezeichnungen sind durch internationales Überein-
kommen festgelegt) mit Benzoesäure, so wird ihre Wirkungsdauer verlängert und bei Anwendung des an sich schon stärkeren Oestradiols auch
verstärkt. Daher gibt man dort, wo höhere Dosen Follikulin angezeigt
sind, das Hormon in Form eines der weiter unten erwähnten Oestradiol-
benzoatpräparate in öliger Lösung parenteral, während man schwächere
Dosen peroral durch die oestronhaltigen Präparate verabreichen kann.
Seitdem die chemische Darstellung des Follikelhormons gelungen ist,
kann es auch durch Wägung exakt dosiert werden, ein bedeutsamer
Fortschritt gegenüber der früheren, wesentlich unsichereren Dosierung
nach Mäuseeinheiten (M. E.).[1]

---

[1] Eine M. E. ist jene Hormonmenge, die hinreicht, im Scheidenepithel

Die durch Standardisierung festgelegte Gewichtseinheit des *Oestrons*, die sogenannte internationale Oestroneinheit (I. Oe. E.), beträgt 0,1 mg *Oestron* und entspricht 1000 I. E. Von dem gleichfalls standardisierten *Oestradiolbenzoat* sind wieder 0,1 mg 1000 I. E. und heißen internationale Benzoateinheit (I. B. E.).

Diese Hormone, das *Oestron* und das *Oestradiol*, werden aus dem Schwangerenharn und dem von Pferden gewonnen. Diese kostspielige Herstellung wird heute weitgehend durch die Verwendung der sog. *Stilbene* umgangen. Obwohl sie chemisch anders gebaut sind als das natürliche Follikelhormon, entwickeln diese wohlfeilen, künstlich herstellbaren Stoffe dieselben Eigenschaften wie dieses und werden, falls sie nicht überdosiert werden, auch klaglos vertragen. Die im Handel befindlichen veresterten *Stilbene* (*Diäthyldioxystilbenpropionate*) erzeugen in der halben Gewichtsmenge des natürlichen Follikelhormons denselben biologischen Effekt!

Auch beim Corpus-luteum-Hormon, kommissionell als *Progesteron* bezeichnet, ist die schwankende Dosierung nach Kanincheneinheiten seit dem Aufkommen der synthetischen Darstellung durch die exakte nach dem Gewicht verdrängt. Eine internationale Einheit des Corpus-luteum-Hormons beträgt 1 mg *Progesteron*.

Das gonadotrope Hormon *Prolan*, welches erst den Eierstock zur Follikelreifung und Corpus-luteum-Bildung befähigt, wird dermalen nur aus dem Schwangerenharn gewonnen, in den es aus seiner Bildungsstätte, der Placenta, massenhaft ausgeschieden wird. Es wird nicht nach Gewicht, sondern nach Ratteneinheiten dosiert. Eine R. E. stellt jene Menge gonadotropen Hormons dar, die im Ovar der infantilen Ratte Blutpunkte und Corpora lutea erzeugt.

Die Hormontherapie kann grundsätzlich entweder eine Stimulationstherapie sein, d. h. vom übergeordneten Organ, also vom Hypophysenvorderlappen aus auf den Eierstock im Sinne von Follikelreifung und Corpus-luteum-Bildung wirken oder sie kann eine Substitutionstherapie sein, d. h. die mangelnden Inkrete des Eierstockes — eben das Follikel- bzw. Corpus-luteum-Hormon — selbst ersetzen.[1] Die Stimulationstherapie, welche die Ausschüttung jener Menge gonadotropen Vorderlappenhormons ins Blut voraussetzt, die den Eierstock zu regelrechter Arbeit, also zur Bildung des Follikel- und sodann des Corpus-luteum-Hormons befähigt, liegt insofern noch im argen, als wir bis heute nicht wissen, welche Dosis Hypophysenvorderlappenhormon für den Ablauf des Zyklus beim menschlichen Weibe notwendig ist. Überdies entsprechen die bis heute im Handel befindlichen Präparate des Hypophysenvorderlappens noch keineswegs allen Ansprüchen, zumal sie nicht intra-

---

der kastrierten Maus die Brunstveränderungen, das sog. Schollenstadium, zu erzeugen (ALLEN-DOISY-Test), das bei der nicht kastrierten Maus durch den reifenden Follikel hervorgebracht wird. Sie ist das 5fache der internationalen M. E. (I. E.)

[1] H. RUNGE, Blutung und Fluor, 4. Aufl., Dresden und Leipzig: Th. Steinkopff, 1942.

venös injizierbar sind und darum den offenbar notwendigen akuten Hormonstoß noch nicht ermöglichen (CLAUBERG). Anders, und zwar besser ist es mit der Substitutionstherapie bestellt, welche also unter Umgehung des Hypophysenvorderlappenhormons oder bei ganz großen Dosen Follikelhormon durch sekundäre Wirkung desselben auf den Hypophysenvorderlappen die fehlenden oder ungenügenden Inkrete des Eierstockes ersetzt, bzw. deren Bildung anregt (s. unten). Wenn wir auch gegenwärtig noch im unklaren darüber sind, wieviel an Hormon die gesunde Frau während des 4wöchigen Zyklus benötigt, so wissen wir anderseits aus den Forschungen KAUFMANNS und CLAUBERGS, daß zur Erzeugung einer prämenstruellen Phase im Uterus der kastrierten Frau ganz enorme Mengen Follikelhormon und zwar 25 bis 30 mg gleich 250.000 bis 300.000 I. E. Oestradiolbenzoat oder 10 bis 12,5 mg veresterten *Stilbenes*, und zur Umwandlung der proliferierten Schleimhaut in die sezernierende Phase 30 mg Progesteron notwendig sind. Nach Einverleibung dieser Hormonmengen tritt auch bei der kastrierten Frau eine einmalige Blutung auf, die histologisch eindeutig als Menstruationsblutung bestimmbar ist.

In praxi sind aber glücklicherweise die Fälle, in denen der Zyklusaufbau zur Gänze durch Hormonzufuhr künstlich zu schaffen ist, rare Ausnahmen. Für gewöhnlich gilt es nur, ein mehr minder großes Minus an Hormon zu ersetzen, das wir freilich quantitativ noch nicht bestimmen können. Wir trachten es aber durch genaue Ermittlung der Menstruationsanamnese, durch gynäkologische Untersuchung, insbesondere in bezug auf das Verhalten des Uterus, allenfalls auch durch das histologische Bild der Uterusschleimhaut (Strichabrasio!) richtig einzuschätzen. Mag man auch auf dem Standpunkt stehen, daß nur mit hohen Dosen eine wirklich spezifische Hormontherapie möglich ist, so steht dieser wissenschaftlich wohlbegründeten Behauptung die Erfahrung gegenüber, daß auch mit kleineren Dosen offenkundig Erfolge erzielt werden. Man kann sie mit H. RUNGE ungezwungen damit erklären, daß eben n solchen Fällen das Hormondefizit ein so geringes ist, daß zu seiner Ausgleichung auch geringe Hormondosen genügen. Darum möchte Verfasser mit den besten Forschern auf diesem schwierigen Gebiet wie CLAUBERG, C. KAUFMANN, R. SCHROEDER und H. RUNGE in leichteren Fällen für die Therapie per os eintreten.

Erst bei Versagen dieser Behandlung, die längere Zeit ohne wesentliche Kosten fortgesetzt werden kann und in den später zu erwähnenden, von vorneherein ungünstiger liegenden Fällen greife man zur parenteralen Therapie. Für die orale Follikelhormon- bzw. oestrogene Wirkstoffzufuhr stehen alkoholische Lösungen oder Dragees zur Verfügung. Wesentlich für den Erfolg ist es, daß die alkoholische Lösung in der Mundhöhle, bzw. in Pharynx und Speiseröhre resorbiert wird. Das wird bei Zergehenlassen der unverdünnt eingenommenen Tropfen auf der Zunge am sichersten gewährleistet. Im Magen werden sie unwirksam, offenbar deswegen,weil sie, einmal in den Bereich des Pfortaderkreislaufes gelangt, in der Leber zerlegt werden, wie die Tierversuche HERRNBERGERS beweisen.

Mehr als 1 mg Wirkstoff wird im Tag per os nicht resorbiert, so daß es zwecklos ist, die Dosis auf mehr als 2- bis 3mal 10 Tropfen zu erhöhen (ALBERS). Auch bei der Anwendung von Dragees kann man mit einer Ausnützung des Wirkstoffes bis mindestens der Hälfte rechnen, wie die neuen Erfahrungen aus H. RUNGES Klinik ergeben. Für die orale Behandlung stehen uns eine Reihe echter Follikelhormon- und gleichwertiger synthetischer oestrogener Wirkstoffpräparate zur Verfügung. Die gebräuchlichsten Follikelhormonpräparate sind: *Progynondragees* und *-Tropfen* verschiedener Stärke, *Ovocyklintabletten, Menformondragees, -Tropfen* und *Suppositorien, Perlatandragees* und *Tropfen, Folipexdragees* und *Suppositorien, Undendragees.* Sie sind in verschiedenen Stärken — meist zu 1000 I. E. (0,1 mg), 3000 I. E. (0,3 mg) und 10000 I. E. (1 mg Oestron) — vorrätig. Von den veresterten *Stilbenen,* welche, wie erwähnt, den doppelten Wirkungswert des Oestradiolbenzoats haben, sind u. a. zu nennen: die *Cyren-B-Tabletten* à 0,1 mg (= 2000 I. B. E.), *Cyren-B-forte-Tabletten* à 0,5 mg (= 10000 I. E. B.), die *Oestromondragees* zu 1 und 3 mg und die *Oestromontropfen,* ferner die *Hormostilboraldragees* à 0,1 und 2 mg, die — *Lösung* und die — *Suppositorien* à 2 mg und *Gynolett-tabletten* zu 0,1 mg. Bei Suppositorien wendet man zweckmäßig die zweifache Menge der oralen Dosis an (PREISSECKER).

In leichteren Fällen von Amenorrhoe, ferner bei jenen Formen der Ovarialschwäche, die sich in verkürzten Zyklen und zusätzlicher Blutung äußert, und ganz besonders bei vegetativ Stigmatisierten kann man schon mit 1 bis 3 Tabletten zu 1000 I. E. Oestradiol oder 2mal täglich 6 bis 10 Tropfen Brunststoff in 1 bis 3 Wochen dauernden Kuren, allenfalls bei wiederholter Anwendung Erfolge beobachten. Aber auch eine länger angehaltene Periode sieht man so und so oft auf eine Dosis von 3mal täglich 1 mg (10000 I. E.) Oestradiol wiederkehren, und zwar meist nach einer Gesamtgabe von 10 bis 30 mg, woran man mit Vorteil Corpus-luteum-Hormon (*Proluton, Lutocyklin, Proluton C, Lutren*) anschließt. Um derartige Erfolge zu sichern, setze man die Behandlung in den nächstfolgenden 2 bis 3 Zyklen, wenn auch vielleicht schwächer dosiert, fort. Man gebe sie aber nach dem Rate R. SCHRÖDERS nicht in den ersten 10 Tagen nach Regelbeginn, um nicht durch zu frühe Hormonzufuhr Regulationsstörungen auszulösen.

Man darf auch nicht achtlos an den Ergebnissen vorübergehen, die man bei vegetativen Störungen, in kurzdauernden Amenorrhoefällen, bei Dysmenorrhoe und Tempoanomalien mit den Ovarialauszügen erzielt. Sie enthalten außer dem Follikel- und Corpus-luteum-Hormon auch sämtliche Begleitstoffe des Eierstockes. Wenn auch die Wirkung dieser Ballaststoffe ungeklärt ist, so ist sie keineswegs zu leugnen. Hierher gehören die *Ovibiontropfen,* das standardisierte *Ovosan,* das *Ovowop,* das *Oophorin,* die *Panhormondragees,* das *Novarial* und *Novarial „Stark".*

Wenn es so und so oft gelingt, mit der wasserlöslichen Ovarialsubstanz *Agomensin* die Menstruation zu erzeugen, und zwar nach Gebrauch 14tägiger Kuren (3mal täglich 3 Tabletten und etwa 3 intramuskuläre

Injektionen von 1 bis 4 ccm, so zeigt dies nur, wie Theorie und Praxis gerade in diesem Kapitel noch vielfach auseinanderstreben.

Die länger dauernden Amenorrhoen, solche von halb- bis einjähriger Dauer, und die schweren, die seit 2 Jahren und darüber hinaus bestehen, bleiben der parenteralen Hormonbehandlung vorbehalten. In den mittelschweren gibt man mittlere Mengen von 5- bis 10mal 1 mg (10 000 I. B. E.) Oestradiolbenzoat. Liegen ganz nachhaltige Regelstörungen vor, wie sie jene langdauernden Amenorrhoen II.⁰ darstellen, die bereits zur deutlichen Uterusatrophie geführt haben, so greift man in Anlehnung an das KAUFMANNsche Dosierungsschema zu großen Dosen von Follikelhormon und gibt zusätzlich Corpus-luteum-Hormon. Mit 5 bis 6 Injektionen entsprechend dem Wirkungswert von je 5 mg (50 000 I. B. E.) Oestradiolbenzoat, die man auf 3 Wochen verteilt, erreicht man die Aufbaudosis für die Schleimhaut. Durch weiteren Zusatz von 30 mg Progesteron trachtet man sie in die sezernierende Phase überzuführen. Hält man eine Wiederholung dieser Kur für notwendig, so tue man es bei dieser hohen Dosierung erst nach einer Pause von etwa 6 bis 8 Wochen, damit man nicht eine Dauerblutung infolge hyperplastisch gewucherter Schleimhaut, allenfalls auch Üblichkeiten und Schmerzen im Unterleib erlebe. Daß aber richtig dosierte Kuren nicht nur zur Beseitigung der Amenorrhoe, sondern auch zur Schwangerschaft verhelfen können, beweist u. a. der Fall KAUFMANNs, der seine Pat. nach zweimaliger Kur trotz 2 Jahre ausgebliebener Regel schwanger werden sah. Darüber aber gebe man sich keinen Täuschungen hin, daß bei der primären Amenorrhoe auch diese optimalen Dosen insofern versagen, als dem etwaigen Gewinn einer einmaligen Menstruation der unleugbare Nachteil gegenübersteht, daß nach Aussetzen der Behandlung die Regel wieder ausbleibt, der Zyklus also nicht dauernd aufrecht erhalten werden kann.

Die körpereigenen Follikulinpräparate, welche für die intramuskulären Injektionen, am besten ins Gesäß, in Betracht kommen, enthalten das stärker und länger als Oestron wirksame *Oestradiolbenzoat* in öliger Lösung, und sind meist in Ampullen zu 10 000 und 50 000 I. B. E. (1 bis 5 mg) in Gebrauch. Die bekanntesten sind:

Progynon B oleosum und -forte, *Follikulin-Menformon* und -forte, *Ovocyklin, Unden, Panhormon, Perlatan, Follipex, Glandubolin.* Einen vollwertigen Ersatz bieten die synthetischen wohlfeilen veresterten Stilbenpräparate, wie *Cyren B* und *Cyren B* forte, *Oestromon, Hormostilboral, Gynolett* zu 1 mg u. a. Die Ampullen zu 0,5, bzw. 2,5 mg des oestrogenen Wirkstoffes entsprechen der doppelten Dosis des Oestradiolbenzoates, also 10 000 bzw. 50 000 I. B. E.

Von den intramuskulär zu injizierenden Corpus-luteum-Präparaten, die zusätzlich für Amenorrhoen II.⁰ zu empfehlen sind, seien genannt: *Proluton, Lutocyklin, Lutren, Luteogan, Luteolipex, Glanducorpin, Progestin.*

Diese Präparate werden meist in Ampullen zu 1, 2,5 und 10 mg *Progesteron* ausgegeben.

Wenn es jüngstens L. Seitz bei einer 20jährigen Virgo mit hypoplastischer Konstitution und langdauernden Amenorrhoen gelang, durch 2- bis 3mal 10 mg *Progesteron* allein jedesmal eine Periode auszulösen, so beweist dieser grundsätzlich wichtige Fall, daß es Amenorrhoen geben muß, die nur in einem Corpus-luteum-Mangel begründet sind. Dieses Gelbkörperdefizit verhindert offenbar die Umwandlung der proliferierten Schleimhaut in die sekretorische. Bei Versagen der Follikelhormontherapie sollte man diese Möglichkeit im Auge behalten.

Wie eingangs erwähnt, ist theoretisch wenigstens auch die Stimulationstherapie der Amenorrhoe, bzw. Oligomenorrhoe, noch mehr aber die der Blutungen bei persistierendem Follikel (s. Metropathie) durchaus begründet, praktisch aber hinkt diese Therapie mangels der Kenntnis über die notwendigen Dosen und bei Amenorrhoe auch wegen des schwierig zu ermittelnden richtigen Zeitpunktes der Einverleibung nach. Hat aber die Frau kalendarische Aufzeichnungen, so läßt sich doch soundso oft der optimale Zeitpunkt, nämlich die Tage vor der zu erwartenden Periode feststellen. So sind auch ohne ganz exakte theoretische Grundlagen mit der Stimulationstherapie Erfolge zu verzeichnen, auf die Eduard Martin u. a. auf Grund eigener Erfahrungen gebührend hinweisen. Die in Frage kommenden Präparate sind: *Prolan, Pregnyl, Präpitan, Praehormon, Horpan, Glanduantin, Anteron, Gonadotropin.*

Bei zu geringen Blutungen injiziert man nach den Martinschen Erfahrungen 200 R. E. Prolan, bzw. eines seiner Äquivalente, unmittelbar vor Eintritt der zu erwartenden Periode. Man verteilt diese 200 R. E. zweckmäßig auf 4 Injektionen zu je 50 R. E. und gibt das Präparat in der letzten Woche vor Eintritt der zu erwartenden Menstruation jeden 2. Tag. Man injiziert das pulverisierte Hormon nach Lösung in destilliertem Wasser, welches in 2-ccm-Ampullen der Packung beigegeben ist, und zwar — dies ist sehr wichtig — in das Fettgewebe medial vom M. gluteus maximus etwa in der halben Höhe des Kreuzbeins. So vermeidet man die bei intramuskulärer Injektion sich einstellenden Schmerzen. Bleibt anfänglich der Erfolg aus, ist eine Wiederholung der Kur anzuraten.

An die reinen Hormonpräparate schließen sich jene an, welche neben dem Sexualhormon auch die Extrakte anderer Blutdrüsen (Hypophyse und Schilddrüse) enthalten wie das *Polyhormin feminin* und solche, die Beimischungen von Yohimbin und Calcium mitführen, wie das *Thelygan* (Dragees, Ampullen, Suppositorien) und das *Thelygan-Antepan* (letzteres obige Stoffe in Verbindung mit Ovarial- und Vorderlappenhormon enthaltend).

Der heutige Stand der Hormontherapie hat den Eierstockersatz durch H o m o i o t r a n s p l a n t a t i o n der Ovarien völlig überflüssig gemacht. Von grundsätzlicher Bedeutung ist es, daß man einer gesunden Frau niemals ohne deren Zustimmung Eierstocksgewebe entnehmen darf, es sei denn, daß man gezwungen war, den Eierstock zu entfernen, wie dies in Fällen von hochgradig ausgebluteten Extrauteringraviditäten notwendig sein kann. Wenn man ferner erwägt, daß die Erfolge dieser Transplantationen, welche seinerzeit in größeren Reihen von Sippel, Siegert u. a. ausgeführt wurden, naturgemäß nur vorübergehende sind, weil das Implantat schließlich doch dem Schwunde anheimfallen muß, so kann man den Wert dieses Verfahrens, mag es auch ein schwaches Keimplasma für eine gewisse Zeit zu besserer Tätigkeit anregen, nicht über Gebühr einschätzen, ja man kommt zu einem ablehnenden Standpunkt.

Medikamentöse Therapie.

Man darf bei aller Wertschätzung der Hormonpräparate die Tatsache nicht aus dem Auge verlieren, daß schon vor dem Aufkommen derselben, ja sogar vor dem der Organpräparate Amenorrhoen auch geheilt worden sind. Zu diesem Zwecke bediente man sich neben den ausführlich zu erörternden physikalischen und örtlichen Maßnahmen der sogenannten Emenagoga, jener Mittel, welche aus alter Volkserfahrung heraus als menstruationsfördernd gelten. Sie der Vergessenheit entrissen zu haben ist zweifellos ASCHNERs gebührendes Verdienst. Unumwunden sei zugegeben, daß auch ohne Anwendung von Organ- und Hormonpräparaten bei Verabreichung von sogenannten Emenagogis, mag auch so mancher Fall einer strengen Kritik nicht standhalten, Erstaunliches zu leisten ist. Namentlich die kürzer dauernden Fälle von Amenorrhoe bei jüngeren Frauen sind mit und ohne allgemeine und örtliche Maßnahmen bei Verwendung gewisser Emenagoga recht gut der Heilung zugänglich. Sie bieten gegenüber den Hormonpräparaten den unschätzbaren Vorteil größter Wohlfeilheit. Es genügt für die Fälle der Praxis, die wohl am wirksamsten befundene *Aloe* in erster Linie zu empfehlen. In Form der Aloe-Eisenpillen leistet sie oft und oft Ausgezeichnetes. Man verordnet

> 1. Ferr. sulfuric. sicc.
>   Aloes .... aa 5,0
>   Spirit. sap. qu. s. ut. f.
>   pil. Nr. C
>   D. S. 3mal täglich nach den Haupt-
>   mahlzeiten 1—2 Pillen,

oder einfacher nach den F. M. B. *Pilulae aloeticae ferratae.* Auch die *Massa pil. Ruffii* (eine Mischung von Aloes pulverat. 60,0, Myrrhae 30,0, Croci 10,0, M. f. pilulae) ist durch ihren Aloegehalt wirksam. Man verordnet von dieser Ruffschen Pillenmasse 3 bis 6 Pillen. *Apiol* (in Gelatinekapseln zu 0,2 g), 1- bis 3mal täglich 1 Stück, gilt ferner als gutes Emenagogum. Größere Dosen und längere Medikation sollen mit Rücksicht auf die Möglichkeit von Vergiftungen im Sinne einer toxischen Polyneuritis nicht verordnet werden. Unschädlich sind das *Kalium hypermanganicum* und *Indigo.*

> 2. Kal. hypermangan. 10,0
>   Pulv. rad. Rhei qu. s. ut. f.
>   pil. Nr. C
>   D. S. 4mal täglich 1 Pille.

> 3. Indigo 60,0
>   Magist. Bismuth. 50,0
>   D. S. 3mal täglich ein Teelöffel in
>   Wasser.

Bei Amenorrhoen I.° erzielt man auch mit *Eumenol* (3mal täglich 1 Teelöffel voll oder 2 bis 4 Tabletten) Erfolge. Wie gesagt, gelten seit alters her Eisen und Arsen als besonders wirksam in der Behandlung der Amenorrhoe. Namentlich bei der Chlorose, aber auch bei den Amenorrhoen auf dem Boden der Erschöpfung, wie nach langdauerndem Stillgeschäft, im Anschluß an Infektionskrankheiten und infolge Unterernährung ist die Eisentherapie das Verfahren der Wahl. Man bedient sich entweder der angeführten Pil. aloet. ferrat. oder der *Blaudschen Pillen* nach der Vorschrift:

> **4.** Ferr. sulfuric. oxydul.
> Kal. carbon. .... aa 10,0
> Pulver. traga-canth.
> Aqu. dest. aa qu. s.
> u. f. pilul. Nr. C recent. parat.
> S. Von 3mal täglich 1 Pille bis 4mal
> täglich 2 Pillen ansteigend.

Nach neueren Anschauungen bevorzugt man aber das Eisen in großen Tagesmengen. Freilich werden diese vom Magen nicht immer klaglos vertragen. Es ist daher vorteilhaft, ja geboten, der Unverträglichkeit längerer Eisendarreichung in so großen Dosen durch Nachtrinkenlassen einer Salzsäure-Pepsinlösung vorzubeugen nach folgender Verordnung:

> **5.** Acid. muriatic. dilut.
> Pepsin. germanic. ...aa 10,0
> Aqu. font. ad 200,0
> D. S. Nach jeder Eiseneinnahme ein
> Kaffeelöffel voll in ¹/₂ Glas Wasser.

Man verschreibt entweder das 90% Fe enthaltende *Ferrum reductum*:

> **6.** Ferr. hydrogen. reduct. . 0,5 (1,0)
> ad capsul. gelatin. Nr. XXX
> D. S. 4 Pulver täglich nach dem Essen.

oder zweckmäßiger zweiwertige anorganische Ferroverbindungen oder dreiwertige komplexe Ferripräparate:

> **7.** Ferr. hydrooxydat. dialysat.
> liquid. 30,0
> D. S. 2- bis 3mal täglich 5—10—20
> Tropfen (besser verträglich).

> **8.** Ferr. carbon. sacch. 30,0
> D. S. 3mal täglich 1 Messerspitze
> nach dem Essen.

Von Fabriksmarken sind das *Ferrostabil* (3mal 4 bis 5 Dragees), das Vitamin C-Eisenpräparat *Ferro 66* (3mal täglich 15 Tropfen) und das Ferrinatriumtartrat *Sideroplen* (3mal 2 Tabletten) nach KLIMA und HANSEN sehr zu empfehlen.

Neben dem Eisen wird bei Chlorose Arsen entweder allein, z. B. in Form des *Arsacetin* (3mal täglich 1 Pille zu 0,05) oder der *Td. Fowleri* oder in Verbindung mit Eisen gegeben:

9. Solution. arsenical. Fowleri
(Liquor Kal. arsenicos.)
Tct. Ferri pomat. ..... aa 15,0
D. S. Nach dem Mittag- u. Abend-
essen von je 3—15 Tropfen an-
steigend und ebenso wieder abfallend.

10. Ferr. reduct. 5,0
Acid. arsenicos. 0,2
Pulv. et extract. Liquirit.
qu. s. u. f.
Pil. Nr. C
D. S. Von 1—4 Pillen täglich an-
steigend und wieder abfallend von
Woche zu Woche (NOORDEN).

Nur selten wird man bei der Amenorrhoe Arsen in der Spritze verabreichen. Man wird *Natrium arsenicosum, Natrium kakodylicum* oder eines
der bekannten Fabrikspräparate wie *Arsamon, Solarson* oder *Optarson*
(organische Arsenverbindung Solarson mit Strychnin) geben. Von gut
verträglichen Tabletten, die Eisen und Arsen enthalten, seien erwähnt
für milde Arsen-Dauerkuren das *Arsen-Ferraeductin*, die *Arsen-Triferrin-
tabletten*, das *Arsen-Ferratin*, die *Arsoferrintektolettes*, die *Arsen-Feo-
metten* und viele andere. Will man die Eisentherapie mit Hormontherapie
in kleinen Dosen verbinden, kann man sich der *Ferrovarialpräparate*
(3mal täglich 2 bis 3 Tabletten zu 100 M. E.) bedienen.

Wie die Erfahrung immer wieder lehrt, wird die Chlorose und damit
die Amenorrhoe durch Kurgebrauch ausgezeichnet beeinflußt. Sowohl
die Stahlbäder Pyrmont, Kudowa, Schwalbach, St. Moritz, Szliacs in
Ungarn, wie die alkalisch-salinischen Eisenwässer Pyrawarth, Tatzmannsdorf, Franzensbad, Elster und Tarasp erfreuen sich mit Recht auch in
dieser Hinsicht eines guten Rufes. Neben den Trinkkuren gebraucht
man auch die Badekuren, und zwar in den Stahlbädern mit dem Eisen-
wasser selbst, bei den alkalisch-salinischen Eisenwässern als Eisen-
Moorbäder. Bei Erschöpfungszuständen, verbunden mit Abmagerung
und reizbarer Nervenschwäche, ist eine Mast-Liegekur, bei Anaemie
nach schweren Blutverlusten der Genuß von Leber, welche sich in der
verschiedensten Weise zubereiten läßt, oder in Form von Leber-
extrakten (*Hepatopson, Hepamult, Campolon, Hepatrat, Pernaemon* u. a.)
angezeigt. Auch die Verordnung von Nährpräparaten, wie sie S. 247
angeführt sind, ist vorteilhaft. Von den Tonicis sind besonders der
Hellsikolsyrup (Chin. ferr., Strychnin. nitr., Natr. glycerinophosph.,
Extr. Colae fluid. enthaltend), dann die Fabriksmarken *Phosvitanon,
Tonicum Roche, Recresal, Compretten Cola cum Lecithino* u. v. a. bekannt.

Die im Vorangegangenen erwähnten Fälle von Amenorrhoe bei bestehender Fettsucht, mag es sich um eine exogene oder um eine pluriglanduläre (hypophysäre, thyreogene) Fettsucht handeln, sollen nicht mit
Ovarialhormonpräparaten behandelt werden. Hier ist der Fettsucht bei-
zukommen, mit deren Besserung auch das geschädigte Ovar leichter in
regelrechte Tätigkeit kommt. Die Grundzüge der Behandlung der Fettsucht setzen bei der Diät, der physikalischen und der medikamentösen
Therapie ein. Die Nahrungszufuhr muß verringert werden, ohne daß der
Körper Stickstoff verliert, ein Hungergefühl darf nicht aufkommen, weil
sonst die allbekannten Schwächezustände und hochgradige Neurasthenie
eintreten. Demnach muß die Kost möglichst eiweißreich, aber fettarm sein
und darf nur mäßige Mengen Kohlehydrate enthalten. Das Hungergefühl

kann ausgezeichnet durch reichlich Obst bekämpft, allenfalls können auch einzelne Mahlzeiten durch Obst ersetzt werden. Frische Salate aller Arten, ohne Öl zubereitet, bieten eine willkommene Ergänzung der Diät, in der das magere Fleisch verschiedenster Sorten, Magerkäse, Eier, Aspik, grüne Gemüse, Tee und schwarzer Kaffee (ohne Zucker) vorherrschen, während Butter, fettes Fleisch, Speck, Schlagsahne, süße und fette Mehlspeisen ganz einzuschränken sind. Um die Körperausgaben zu vermehren, ist die Muskelarbeit möglichst zu steigern, was vor allem durch lange Spaziergänge, Freigymnastik, Bäder und andere Sportübungen in mäßigen Grenzen erreicht wird. Auch der Schlaf sei nicht zu ausgedehnt. Die *Thyreoidinbehandlung* (dreimal täglich 0,1 bis 0,3 g) darf nur bei sorgfältigster Beachtung allfälliger thyreotoxischer Symptome (Herzklopfen, Zittern, Schwitzen, Abmagerung) unternommen werden. Der beste Erfolg ist dort zu sehen, wo eine Hypothyreose im Vordergrunde steht. Diese Fälle von Fettsucht und Amenorrhoe sind häufiger als man glaubt. Hierher gehören blasse, pastöse Frauen mit trockener Haut. Fälle von Fettsucht mit auffallender Wasserspeicherung sprechen auch auf andere Diuretika — denn auch das Thyreoidin wirkt hauptsächlich diuretisch — an. Man verordnet:

11. Theocin. natr.-acetic. 0,3
    Sacch. alb. 0,5
    M. f. p.
    D. S. 3mal täglich 1 Pulver.

und schränkt auch in solchen Fällen die Flüssigkeitszufuhr, ganz besonders aber die Kochsalzzufuhr ein. Auch mit dem *Elityran* sind in derartigen Fällen von Fettsucht mit Wasserretention sehr gute Erfahrungen beobachtet. Man verordnet 3- bis 4mal wöchentlich 3 mal 2 bis 4 mal 2 Tabletten Elityran bei gleichzeitiger Einschränkung der Trinkmengen und des Kochsalzes. In derartigen Fällen kann man schon auf diese Maßnahmen das Wiedereinsetzen der Periode nach einem entsprechenden Gewichtsverlust beobachten oder man tut noch ein übriges, indem man nach HOFSTÄTTER durch etwa 10 Tage hindurch je eine Spritze *Pituitrin* verabreicht (3 bis 5 V. E. der gangbaren Pituitrinpräparate). Es ist naheliegend, in Fällen von Adipositas unter Zugrundelegung der Annahme einer Hypophysenstörung das Hypophysenvorderlappenhormon, besonders in Verbindung mit Schilddrüsenpräparaten zu versuchen. Nach den bis jetzt vorliegenden, allerdings kleinen Erfahrungen scheint die Behandlung mit *Preloban* und *Elityran* in leichteren Fällen erfolgversprechend zu sein. Man beginnt mit 2mal täglich je einer Elityran- und Prelobantablette und steigert auf 3- bis 4mal Elityran und Preloban im Tage. Auch von der *Apondonbehandlung* derartiger Fälle — Beginn mit 2 Kugeln, Steigen bis zu 6 im Verlauf von 10 Tagen — sieht man Gutes, besonders bei solchen Frauen, die gegen Thyreoidin empfindlich sind. Etwas eingreifender, aber zweifelsohne zu raschen Gewichtsverlusten und damit leichter zur Wiederkehr der Periode führend, ist das Vorgehen ASCHNERS, der neben einer fettarmen Diät morgens nüchtern 10 g *Natrium sulfuricum* in $^1/_4$ Liter

2*

warmen Wassers gelöst in Verbindung mit 1 bis 2 Schilddrüsentabletten
à 0,3 g mittags vor dem Essen gibt und abends einen „emenagogen"
und „resolvierenden" Tee nach folgender Zusammensetzung verordnet:

> **12.** Fol. Sennae.
> Rad. Liquir.
> Fruct. Foenic. .... aa 30,0
> D. S. 1 Eßlöffel auf 1 Tasse Tee.

An dieser Stelle sei auch des Aderlasses bei der Amenorrhoe, den
ASCHNER in die Therapie von neuem eingeführt hat, gebührend Erwähnung getan. Seine Erfolge können nur bestätigt werden. Man entnimmt der Kubitalvene 150 bis 250 ccm Blut mit weiter Wassermannadel
(STRAUSSsche oder ASCHNERsche Nadel) unter Verwendung einer guten
Staubinde. Zweckmäßig richtet man sich einen Krug heißen Wassers
zurecht, in den die Hand eingetaucht werden kann, wenn der Blutstrahl
zu versiegen droht, worauf von neuem das Blut reichlicher fließt.

Auch bei Amenorrhoe auf dem Boden des Morbus Basedow
erweist sich neben *Tyronormantabletten* und *Bellergal* eine Serie von
Pituitrininjektionen in jenen Stadien der Krankheit vorteilhaft, in denen
das Allgemeinbefinden dank der üblichen, hier nicht näher zu erörternden
Maßnahmen, insbesondere klimatischer Kuren, soweit gebessert ist, daß
bereits die Amenorrhoe behandelt zu werden verdient.

Physikalische Behandlung.

Zunächst seien die einfacheren, ohne weiteres im Haus durchführ-
baren Verfahren besprochen. Heiße Scheidenspülungen werden
mit Recht gerne verordnet. Da ihre Wirkung mit zunehmender Temperatur besser wird, soll man Spülungen von 40 bis 50⁰ C machen,
die äußeren Geschlechtsteile dabei aber zwecks Vermeidung von Verbrennung mit einer dicken Schicht von Vaseline bestreichen oder sich einer
der bekannten Spülbirnen (HASSE, PINKUS) oder eines schnabelförmigen
Scheidenspiegels aus Hartgummi nach GUTHMANN bedienen. Noch vorteilhafter sind längerdauernde Scheidenspülungen. Sie werden aus einer
Fallhöhe von 70 cm bis 1 m durch Nachgießen heißen Wassers in einen
entsprechenden Behälter von 5 Minuten Dauer bis zu einer $^1/_2$ Stunde ausgeführt, wobei man allmählich von Bad zu Bad die Dauer der Prozedur
steigert. Dem heißen Wasser kann man nach STRASSMANN pro Liter
1 Eßlöffel *Seifenspiritus* zusetzen. Eine der ältesten Behandlungsmethoden ist das Sitzbad, welches in Form des heißen Sitzbades entschieden mehr Freunde hat als das kalte. Da die hyperämisierende Wirkung mit der Temperatur zunimmt, soll sie 38 bis 40⁰ C betragen, kann
aber bei den ersten Sitzbädern etwas niedriger sein und allmählich gesteigert werden. Das heiße Sitzbad wird am besten vor dem Schlafengehen genommen und sogleich darnach das vorgewärmte Bett aufgesucht.
Es soll nicht länger als 10 bis 15 Minuten dauern. Der Oberkörper ist
zu bekleiden, damit Erkältungen vermieden werden. Das kurze kalte
Sitzbad ist namentlich in unseren Gegenden wenig beliebt, und seine

Anempfehlung wird vielfach dadurch unterbunden, daß es als Ursache
später auftretender rheumatischer Beschwerden angeschuldigt wird.
Zweifellos aber vermag ein 2 bis 5 Minuten dauerndes kaltes Sitzbad in
der Temperatur von 15 bis 13° C eine recht beträchtliche reaktive Hyperämie in den Bauchorganen nach anfänglichem Gefäßspasmus hervorzurufen und dadurch menstruationsfördernd zu wirken. Den peinlich
empfundenen Reiz des kalten Wassers kann man einigermaßen dadurch
vermindern, daß man in etwas höher temperiertem Wasser zu baden beginnt und rasch kaltes Wasser zufließen läßt. Auch Güsse mit brunnen-
kaltem Wasser, die auf ganz kurze Zeit, höchstens 2 Minuten, ausgedehnt
werden und durch den heftigen Temperaturreiz ohne mechanische Einwirkung die Blutmengen verschieben und die Zirkulationsverhältnisse
bessern, sind im Hause ohne weiteres anwendbar. Der Unterguß, bei dem
vom Fuß bis zum Nabel herauf der Körper während einer Minute berieselt wird (15 bis 10° C), hat sich bei amenorrhoischen Zuständen bewährt. Auch der Kniguß kann verwendet werden. Die eigentlichen
Duschen erfordern bereits Anstaltsbetriebe. Sie üben durch den thermischen und den mechanischen Reiz eine beträchtliche Wirkung aus. Namentlich die kurzen, kalten Fächerduschen können bei Anwendung auf den
Bauch, die Lendengegend und die Innenfläche der Oberschenkel bei
amenorrhoischen, sonst gesunden jugendlichen Personen empfohlen
werden. Neurasthenische, chlorotische Individuen, hochgradig erschöpfte
Frauen eignen sich für diese Art der Amenorrhoebehandlung nicht.

Die Empfehlung von Badekuren, die namentlich bei infantilen
chlorotischen und pastösen Patientinnen so Gutes leisten, scheitert vielfach an der Ungunst der Verhältnisse. Ihre Wirkung steht aber außer
Zweifel. Die besten Erfolge weisen in dieser Hinsicht die Moorbäder auf;
die durch die Moorpackung erzeugte Hyperämie der Genitalorgane, der
mechanische Reiz, verbunden mit der Wärmestauung, vermögen gerade bei
Amenorrhoe Erstaunliches zu leisten. Aber auch bei der pluriglandulären
Fettsucht, die so oft mit Amenorrhoe einhergeht, sieht man nach solchen
Kuren starke Gewichtsabnahmen und Wiederkehr der Periode, besonders
wenn die Moorpackungen mit Trinkkuren von Glaubersalzquellen verbunden werden, wie dies beispielsweise in Franzensbad, Karlsbad, Marienbad und Mergentheim üblich ist. Die Verbindung der Moorbäder mit
kohlensauren Stahlbädern, wie man sie in Tatzmannsdorf, Elster, Franzensbad, Langenau, Pyrmont verabreicht, tragen wesentlich zur Besserung des
Allgemeinzustandes bei. Auch die Wirkung der Solbäder ist für
Amenorrhoische erwiesen. Die Solbäder (Hall in Tirol, Ischl, Aussee,
Gmunden, Reichenhall, Kreuznach, Kösen u. a.) eignen sich vorsichtig
dosiert für rekonvaleszente Amenorrhoische nach Erschöpfungszuständen
und für hypoplastische Frauen. Sie werden als Solvollbäder und Solsitzbäder gegeben. Im ganzen genügen nach altem Brauch ihrer 21,
die auf 4, besser auf 6 Wochen verteilt werden. Sie werden bei einer
Temperatur von 34 bis 36° C in der Dauer von 10 bis 30 Minuten verordnet (R. MICHAELIS). Solbadekuren lassen sich mit gutem Erfolg im
Hause in Form der Salzsitzbäder durchführen. (Ihre Anwendungsweise

siehe S. 141.) Die offensichtlichen Erfolge solcher Solbadekuren bei Amenorrhoe beruhen neben den Einflüssen der thermischen Wirkung wohl auf der Stoffwechselerhöhung und der Anregung des vegetativen Nervensystems. Dort, wo Skrophulose mit im Spiel ist, sind die jodhaltigen Quellen von Hall in Oberösterreich, Tölz in Bayern und Wiessee sowie Wildeck in der Schweiz mit Recht berühmt. Hervorzuheben ist, daß die Solbäder bei anämischen und infantilen Frauen zu Reizerscheinungen am äußeren Genitale führen können, weshalb es in diesen Fällen besser ist, nach dem Solbad durch ein Reinigungsbad in warmem Wasser die anhaftenden Salzkristalle gründlichst zu entfernen.

Von den Anwendungsformen der Wärme erweist sich bei der Behandlung der Amenorrhoe der häufige Gebrauch des Thermophors mit und ohne Dunstumschlag, ebenso wie eine systematische Heißluftbehandlung vorteilhaft. Wird diese in Verbindung mit feuchten Kompressen, die während der Heißluftbehandlung auf den Unterleib gelegt werden, verwendet, so wird hiedurch die Wärmeabgabe durch Schweißverdunstung verhindert und eine gewünschte Wärmestauung erzeugt. Ausgezeichnetes leistet auch der FLATAusche Pelvitherm (s. auch S. 139). An den Arzt und gewisse Apparaturen gebunden sind die örtlichen Wärmeanwendungen in der Scheide und am Uterus in Form der Diathermie, ferner der Scheidenheizlampen, wie sie von SEITZ und WINTZ angegeben sind und bis zu $^{1}/_{2}$stündiger Dauer täglich verwendet werden. Die Diathermie wird am besten in einer Serie von etwa 15 Sitzungen als vaginale Diathermie verwendet, wobei man nach dem Vorschlag LAQUEURs 20 Minuten 3mal wöchentlich, und zwar bei anteflektiertem Uterus mit einer dem Unterleib aufliegenden, bei nach hinten geschlagenen Adnexen mit zwei Außenelektroden, allenfalls auch einer Kreuzbeinelektrode arbeitet. Die Diathermie wird meist im Verein mit anderen Behandlungsverfahren, namentlich der Hormontherapie verwendet. Bei schwerer Amenorrhoe II.⁰ läßt sie naturgemäß auch oft im Stich. Die Diathermie der Hypophyse, welche von LIEBESNY und SZENES besonders bei der Dystrophia adiposogenitalis, aber auch bei Dysmenorrhoe und Klimakterium praecox empfohlen wird, kann ebenfalls versucht werden.

Die Verwendung des elektrischen Stroms hat nur bei vaginaler und besonders bei intrauteriner Anwendung Aussicht auf Erfolg. Schon die bloße Durchwärmung des Uteruscavum durch thermische Sonden, in denen die Wärme auf elektrischem Wege erzeugt wird, wie solche Instrumente von SCHÜCKING und SEITZ angegeben sind, wirkt günstig; noch mehr als die einfache Durchwärmung aber verspricht die Galvanisation des Uterus Erfolg. Man führt die Kathode in den Uterus ein und verwendet einen Strom von 30 bis 50 MA; im ganzen gibt man 12 derartige Galvanisationen, nicht mehr als 2- bis 3mal wöchentlich. Fehler in der Asepsis bei diesem Verfahren können sich bitter rächen, weshalb die Instrumente, ähnlich wie die Cystoskope in Gläsern aufbewahrt werden sollen, in denen sich Formaldehyddämpfe entwickeln. Vor ihrer Anwendung ist die peinlichste Reinigung derselben mit Seifenspiritus und Alkohol durchzuführen. Einfacher ist die vaginale Faradisation bei

Amenorrhoe, die man bei Virgines auf den Mons pubis und auf das Sacrum beschränkt. Die intrauterine bipolare Faradisation hat HOFSTÄTTER in einer erklecklichen Zahl hartnäckiger Amenorrhoen von mehr als halbjähriger Dauer in mehr als der Hälfte der Fälle Erfolg gebracht und verdient in schwer ansprechbaren Fällen jedenfalls Verwendung. Sie kann mit einer bipolaren Scheidenelektrode in der Dicke Charriere 18 mittels des gewöhnlichen transportablen Schlitteninduktoriums, natürlich aber auch mit dem Panthostaten ausgeführt werden, wobei der Arzt am eigenen Körper die Stromstärke prüft und sie nicht weiter treibt, bis er deutliches Kribbeln in den Handgelenken spürt. Die Behandlung wird 2- bis 3mal wöchentlich von 5 Minuten bei schwachem Strom beginnend, bis zu einer Stunde bei starkem Strom durchgeführt. Die Bestrahlung mit der LANDEKERschen Ultrasonne kann, wo sie zur Verfügung steht, ebenfalls zur Behandlung der Amenorrhoe herangezogen werden. Da sie verhältnismäßig wenig Licht-Wärmestrahlen gibt, ist die Erwärmung der Scheidenschleimhaut gering, und da sie keine erythemerzeugenden kurzwelligen ultravioletten Strahlen enthält, so kann man die Bestrahlungsdauer auf 20 Minuten ausdehnen und jeden zweiten Tag durchführen.

Der Verabreichung kleiner Dosen von Röntgen auf die Ovarien Amenorrhoischer wagt Verfasser nicht das Wort zu reden. Solange auch nur die entfernte Möglichkeit einer Keimschädigung nicht ausgeschlossen ist, ist es ein Gebot der Vorsicht, sie nicht anzuwenden. Die Erfolge sind auch namentlich in den kritischen Jahren um 30 herum nicht immer prompte. Die Bestrahlung kann beim geringen Verfehlen der richtigen Dosis eine dauernde Amenorrhoe bewirken. Über die Hypophysenbestrahlung bei Amenorrhoe mit Röntgen liegen wohl noch zu wenig eindeutige Erfahrungen vor, um zu ihr Stellung nehmen zu können. Das gilt freilich nicht von der CUSHINGschen Krankheit (s. S. 3), wo sie im Einzelfalle Ausgezeichnetes leistet.

Chirurgische Lokalbehandlung.

Zu den örtlichen Maßnahmen zur Erzielung einer Periode bei Amenorrhoe gehört die einfache Sondierung des Cavum uteri mit vorsichtigem Hin- und Herbewegen der Sonde, ein Vorgehen, welches jüngstens von G. A. WAGNER wieder empfohlen worden ist. Auch hier ist gewissenhaftes, aseptisches und zartes Handhaben des Instrumentes dringend geboten. Es bedarf wohl keiner besonderen Betonung, daß das Verfahren nur dort in Frage kommt, wo eine Schwangerschaft sicher ausgeschlossen werden kann. Von den lokal am Uterus angreifenden chirurgischen Methoden verdient ferner die Skarifikation der Portio Erwähnung. Man stellt sie im Spekulum ein und macht etwa 8 bis 10 oberflächliche, radiär zum Muttermund verlaufende Einschnitte ins Gewebe, aus denen sich etwa 1 bis 2 Eßlöffel Blut entleeren. Ein kleines scharfes Skalpell ersetzt vollkommen jene Instrumente, welche die alten Ärzte eigens zu diesem Zweck konstruiert hatten. Der Reiz dieses Aderlasses im Erfolgsorgan des Ovariums ist kein geringer. Über die Saugglockenbehandlung der Portio nach PAYER mangeln Verfasser eigene Erfahrungen.

Schließlich sei gebührend auf die Abrasio mucosae als einem wichtigen Heilmittel im Kampfe gegen die Amenorrhoe hingewiesen. Abgesehen davon, daß das dadurch gewonnene mikroskopische Bild der Schleimhaut ein Spiegel des hormonalen Geschehens ist, wirkt sie auf den Uterus als Reiz und scheint auch die Ovarien vom Uterus her zu erhöhter Tätigkeit anzuregen. Sie kann nur bestens empfohlen werden (vgl. auch Behandlung der Sterilität S. 215).

Prognose der Amenorrhoe.

Bei der Häufigkeit der Amenorrhoe — seit der SCHÄFFERschen Statistik wissen wir, daß bei 58% jüngerer Frauen kürzer- oder längerdauernde Amenorrhoe vorkommt — verdient auch die Prognose dieses Zustandes beleuchtet zu werden. Um sie richtig zu beurteilen, muß die Ursache der Amenorrhoe, auf die ja ausführlich hingewiesen worden ist, und nebst dieser die Dauer, das Alter der Betroffenen und folgerichtig der Zustand der Gebärmutter berücksichtigt werden. Ganz allgemein gilt der Satz, daß die Vorhersage um so schlechter ist, je schwerer das Grundleiden ist, welches die Amenorrhoe auslöst, wie wir dies von schweren endokrinen Störungen und chronischen Infektionskrankheiten her kennen. Hinsichtlich der Dauer einer Amenorrhoe gilt die Erfahrung, daß mit ihrem längeren Bestande die Heilungsaussichten sinken. Bis zu 4 und 5 Monaten sind sie recht gut, verschlechtern sich aber von nun ab, eine Tatsache, die sich am atrophisch werdenden Uterus durch Palpation nachweisen läßt. Allerdings kommen auch in dieser Hinsicht Ausnahmen vor, indem sogar in Fällen von 2jähriger Amenorrhoe die Regel wieder in Gang gebracht werden konnte, was in Zukunft bei Anwendung hoher Hormondosen in derartigen Fällen vielleicht noch öfter gelingen wird. Jugendliche Frauen sind im allgemeinen besser daran als solche von der Mitte der Dreißigerjahre an. Es ist aber recht bemerkenswert, daß Amenorrhoen, die alsbald nach der Menarche auftreten, schwerer zu heilen sind als solche zwischen dem 18. und 33. Lebensjahr. HOFSTÄTTER machte schon vor langem darauf aufmerksam, daß es leichter ist, Amenorrhoen zu beseitigen, als Oligo- und Hypomenorrhoen zur geregelten Menstruation zu bringen. Damit stimmen auch die neuesten Erfahrungen KAUFMANNS und BUSCHBECKs überein, welche zur Behandlung dieser Zustände dieselben Hormondosen wie bei schwerer Amenorrhoe verlangen (s. S. 14). Man kann die Betrachtung über die Prognose der Amenorrhoe nicht schließen, ohne HOFSTÄTTERS Erfahrungen über die Vorhersage dieses Leidens im Hinblick auf die verschiedenen Formen abwegiger Konstitution wenigstens zu streifen. Ihm ergab die Untersuchung von amenorrhoischen Asthenikerinnen mit Ptose bei länger dauernder Amenorrhoe trotz aller Maßnahmen einen ungünstigen Erfolg, dagegen gelang es ihm bei hypoplastischen Frauen bei kurzdauernder Amenorrhoe durch Organ- und Hormontherapie, Hitze und Aphrodisiaca leicht, bei länger dauernder Amenorrhoe unter Verwendung dieser Mittel und des Curettements sowie des Aderlasses noch in 75% der Fälle Ergebnisse zu erzielen. Bei Neurasthenikerinnen waren selbst bei halbjähriger Amenorrhoedauer durch Mastkur, Eisen- und Arsengaben die Erfolge befriedigend. Bei Intersexuellen waren sie, wenn die Amenorrhoe länger als 3 Monate dauerte, schlecht. Auch bei pyknischen Frauen ist die Prognose nach HOFSTÄTTER bei einer über 4 Monate dauernden Amenorrhoe, Zunahme des Fettpolsters und Auftreten abnormer Behaarung trotz aller Maßnahmen einschließlich des Thyreoidins, wiederholter Aderlässe und Schwitzkuren schlecht. Bei der exogenen Fettsucht ist durch die erwähnten Behandlungsmethoden Gutes zu erzielen, schwerer bei endogener Fettsucht.

Pseudoamenorrhoe.

Jene Form der Pseudoamenorrhoe, die durch die sogenannten Gynatresien (Verschluß des Hymens, der Scheide oder des Collum uteri) veranlaßt wird, kommt dem praktischen Arzt am häufigsten in Form der Atresia hymenalis unter. Wenn die Eröffnung des verschlossenen Hymens, hinter dem das in der Scheide angesammelte Blut blau durchschimmert, auch technisch zu den einfachsten Eingriffen gehört, so kann er doch deswegen gefährlich sein, weil infolge mächtiger Blutansammlung nicht bloß ein Haematokolpos, sondern auch eine Haematometra bestehen, ja sogar Haematosalpingen sich ausgebildet haben können, ein Zustand, der immer die Gefahr der Peritonitis in sich birgt. Darum ist die Operation für den praktischen Arzt weniger empfehlenswert und darf, wenn sie von ihm ausgeführt wird, keinesfalls ambulatorisch gemacht werden. Insbesondere ist jedes Drücken am Bauche während der Ablassung des Blutes unbedingt zu unterlassen. Die Einführung eines dicken Gummidrains durch den eröffneten Hymen und die Befestigung desselben mit einigen Catgutnähten ist notwendig, um dem Blute ungehindert Abfluß zu verschaffen.

Über Pseudoamenorrhoe infolge Atresien der Scheide nach Infektionskrankheiten, Verbrennungen und Verätzungen ist bei den Stenosen der Scheide (s. S. 183) das Nötige angeführt.

Pseudoamenorrhoe infolge Zerstörung des Endometriums, wie sie durch Tuberkulose, Verätzung und Verbrennung des Uterus durch Chemikalien, wie Chlorzink, Salpetersäure, Atmokausis, aber auch durch zu energische Abrasio mucosae besonders mit scharfer Kurette bei Abortbehandlung entstehen kann, ist heute einer chirurgischen Behandlung zugänglich, welche die Wiederherstellung des Periodenblutflusses dadurch ermöglicht, daß nach STRASSMANN der verschlossene Menstruationskanal durch Einpflanzung der Tube in den Uterus wiederhergestellt wird, was auf vaginalem Wege möglich ist. Sogar Schwangerschaft und Geburt ist von STRASSMANN nach dieser Operation beobachtet worden.

H. SIEBKE hat 1941 von einer erfolgreichen Transplantation von Abrasionsgewebe am Ende der Proliferation auf eine blutgruppengleiche Empfängerin mit obliteriertem, schleimhautlosen Uterus Mitteilung gemacht. Nach vaginaler stumpfer Eröffnung des verödeten Cavum uteri wurden die Schabsel mit kleiner Kürette in den angerauhten Uterus gebracht. In der Folge zeigten sich bisher 5 Menstruationen, ein Er-

folg, an dem die zusätzliche Hormontherapie fördernd mitgewirkt
haben dürfte.

Der praktisch so wichtige Regelausfall nach der operativen Entfernung des Uterus und die Amenorrhoe infolge Kastration sind bei den
Beschwerden des künstlichen Klimakteriums dargestellt (S. 95 ff.).

2. Hypomenorrhoe und Oligomenorrhoe.

Frauen mit regelmäßiger, aber auffallend schwacher Periode suchen
den Arzt nicht selten deswegen auf, weil sie das Herannahen eines unverhältnismäßig frühen Klimakteriums oder das Zurückbleiben schädli-
cher Stoffe im Körper infolge der geringen Blutausscheidung fürchten.
Während es bei einer Reihe von Fällen bei diesem Zustand bleibt, kommt
es in anderen zur Amenorrhoe oder auch zu Unregelmäßigkeiten im
Zyklusablauf, besonders im Sinne zu seltener, oft gleichzeitig starker
und langdauernder Blutung. Die zu seltene Regelblutung muß man
mit R. Schröder aus einer an den Menstruationszyklus sich anschließen-
den funktionslosen Pause erklären, die der Ausdruck einer beträchtlichen
Schwäche des Ovariums ist. Ist die zu schwache Regelblutung ein Zeichen
primärer Ovarialinsuffizienz, so kommen die Hormonpräparate zunächst in den auf S. 13 genannten oralen Dosen, allenfalls parenteral in
mittleren Gaben und ganz besonders allgemein kräftigende Maßnahmen
und die bei der Amenorrhoe geschilderte medikamentöse und physikalische
Behandlung in Frage. Diese allgemeine Therapie ist um so mehr angezeigt,
als zahlreiche derartige Frauen die ausgesprochenen Zeichen asthenischer
Körperveranlagung darbieten. Ein Ausbleiben des Erfolges bei der
Follikelhormonbehandlung kann auf Gelbkörpermangel beruhen, weshalb die Injektion von 1- bis 3mal eines der S. 14 genannten *Progesteron-
präparate* unmittelbar vor dem Regeltermin versucht werden kann. Liegt
eine sekundäre Ovarialschädigung der zu schwachen Regelblutung zugrunde,
weil den Körper schwere Krankheiten, Stoffwechselstörungen oder Er-
nährungsschäden getroffen haben, so muß die Therapie bei den Grund-
krankheiten einsetzen, wie dies bereits bei der Amenorrhoe geschildert
wurde. Siedku hat sicher recht, wenn er so manchen Fall von zu
schwacher Regel bei dicken Frauen auf Mastfettsucht zurückführt. Hier
hilft nur eine Entfettungskur. Nicht zu vergessen ist auch, daß Entzündungen der Adnexa, besonders tuberkulöser Natur, mit einer solchen
zu schwachen Regel, aber auch mit zu seltener Regel einhergehen können.
Für solche Fälle sind gegen diesen Zustand gerichtete Maßnahmen nicht
vonnöten, ja die schwache Regel wird bei tuberkulöser Adnexentzündung
im Sinne der Ruhigstellung der Geschlechtsorgane nur erwünscht sein.
Dort, wo jahrelang eine nur kurzdauernde, aber regelmäßige Periode
bei sonstigem Wohlbefinden besteht — und das sind nach den neuesten
Untersuchungen der Klinik A. Mayers $^3/_4$ aller Fälle —, liegt kein
Grund einzugreifen vor. Die zu seltene Regelblutung ist meistens auch
eine zu schwache, doch kommen auch Fälle vor, bei denen beispielsweise bei 8wöchentlichem Intervall die Blutung stark ist, eine Erscheinung, die man beim hypoplastischen Uterus findet.

3. Hypermenorrhoe.

Wenn es auch oft, namentlich bei einmaliger Untersuchung, nicht gelingt, einwandfrei die Ursachen einer zu starken Regelblutung auszuforschen, so soll doch nach ihrem Grunde geduldig gesucht werden, weil die Behandlung, die nicht leicht ist, dann eher Aussicht auf Erfolg bietet. Mit der Befragung nach den verschiedensten etwa in Betracht kommenden Umständen muß auch ein Urteil über die wahre Stärke der Regelblutung gewonnen werden, denn der Begriff der zu starken Regelblutung ist recht dehnbar. Richtig ist er nur zu fassen, wenn Wägungen des Menstrualblutes vorgenommen werden, was nur ausnahmsweise in eigens dazu angestellten Untersuchungen geschieht. Dabei zeigt sich, daß bei einer 3 bis 4 Tage dauernden normalen Regel 100 bis 120 g blutigschleimiger Flüssigkeit, entsprechend etwa 50 bis 80 g reinen Blutes, abgehen (R. Schröder). In der Praxis muß man sich an die Angaben der Frauen über die Zahl der verbrauchten Binden und den Grad ihrer Durchtränkung halten. Man wird von einer zu starken Regelblutung sprechen, wenn nicht bloß am ersten und besonders am zweiten Tag der Menstruation 2 bis 3 Binden mit Blut sich vollsaugen, sondern wenn derselbe Zustand auch am 4. und 5. Tag unvermindert, gar in Form des Abganges von Blutklumpen, fortdauert. Auch dann wird man eine verstärkte Regelblutung feststellen, wenn zwar die Menstruation für den Tag genommen nicht übermäßig stark ist, die Blutung sich aber über 7 Tage hinzieht. Durch diese Verlängerung werden die Intervalle immer kürzer und die Möglichkeit der Erholung geringer. Beträgt die Zeit vom ersten Tag der Periode bis zu ihrem nächsten Eintreffen beispielsweise 3 Wochen, dann ist der mensuelle Zyklus verkürzt, die Regelblutung zu häufig.

Ursachen der Hypermenorrhoe.

Für die zu starken, aber im wesentlichen regelmäßigen Perioden muß die Tatsache unterstrichen werden, daß im Endometrium keine Abweichungen vom gewöhnlichen Typus seiner Phasen zu finden sind (R. Schröder). Möglich ist, daß die Inkrete des Ovariums, namentlich die eines stark blutüberfüllten Eierstocks, in Zusammenhang mit einer verstärkten Regelblutung stehen, ferner ist die vegetative Insuffizienz des Ovariums ursächlich für Hypoplasie des Uterus und daraus resultierende verstärkte Regelblutung anzuschuldigen. Jedenfalls aber treten die Rollen des Ovariums und Endometriums bei der zu starken und gleichzeitig oft auch zu häufigen Regelblutung gegenüber anderen ursächlichen Umständen in den Hintergrund. Diese liegen in Entzündung der Adnexa und des Beckenbauchfelles in rund einem Drittel der Fälle, dann in Myomen, weiter im retroflektierten und oft genug überdies deszendierten Uterus mit und ohne gleichzeitiger Senkung des Eingeweideblocks, ferner in Hypoplasie des Genitales. Zuletzt und durchaus nicht so selten findet sich die verstärkte Regelblutung beim normalen Genitale im 5. Lebensjahrzehnt, wobei die Angabe immer wiederkehrt, daß die Periode erst in den letzten Jahren oder Monaten Neigung zur

Verstärkung und längeren Dauer zeigt. Dasselbe sieht man, wenn auch
etwas seltener, bei Frauen unter 40 Jahren ebenfalls ohne krankhaften
Genitalbefund. So naheliegend es ist, die Uterusmuskulatur infolge
mangelhafter Ausbildung oder schlechter Rückbildung nach Geburt und
Abort für derartige Fälle nach den Vierzigerjahren für die abnorme Dauer
der Regelblutung verantwortlich zu machen, anatomische Veränderungen
im Sinne eines Überwiegens des Bindegewebes sind trotzdem die Ausnahmen. Man muß sich mit R. SCHRÖDER mit der Annahme einer funktionellen Muskelschwäche helfen, wie sie bei Frauen jenseits der Vierzigerjahre, die sich dem Wechsel nähern, ebenso verständlich ist, wie bei
Asthenischen mit Enteroptose und Descensus eines retroflektierten
Uterus. Die Bedeutung der Retroflexion ist gerade bei dieser Abwegigkeit nicht zu unterschätzen. Beim hypoplastischen Uterus kann man
mit SELLHEIM in der von Haus aus schwach angelegten Muskulatur die
Ursache für eine funktionelle Schwäche und damit für die verlängerte
Regelblutung erblicken, zu der die ungünstigen Abflußbedingungen (unverhältnismäßig langes Collum uteri, starker Knickungswinkel zwischen
Collum und Corpus uteri) nicht wenig beitragen. Anders ist es bei den entzündlichen Krankheiten der Adnexa und des Beckenbauchfelles, die mit
verstärkter Regelblutung einhergehen. Hier liegt die Ursache für sie vor
allem in Verwachsungen frischerer und älterer Natur, welche mechanisch
die Zusammenziehung der Uterusmuskulatur im Zustande der Menstruation
stören. Oft genug ist in akuten und subakuten Fällen die durch die Entzündung bedingte Blutüberfüllung des kleinen Beckens an der starken
Regelblutung wesentlich mitbeteiligt. Beide Umstände müssen für die
zu besprechende Behandlung in Rechnung gestellt werden. Die Verstärkung und Verlängerung der Regelblutung bei Myomen ist eine bekannte und auch diagnostisch in der Richtung des Myoms hinweisende
Erscheinung, die namentlich um das 40. Lebensjahr herum und darüber
hinaus, aber auch schon in den Dreißigerjahren sich bemerkbar macht.
Ursächlich ist sie durch drei Umstände bedingt: in der Einsprengung der
minderwertigen Muskelelemente der Myomknoten in die normale Muskulatur des Uterus, die damit in ihrer Architektur gestört ist, in der Vergrößerung der blutenden Fläche in jenen der Zahl nach überwiegenden
Fällen, in denen das Cavum uteri vergrößert ist und schließlich, namentlich
bei submukösen Myomen, in der bei ihnen so oft zu findenden Gefäß-
stauung und -erweiterung besonders jener Blutgefäße, welche über die
Kuppe des Tumors ziehen. Praktisch von großer Wichtigkeit ist auch
in diesem Belange die Adenomyosis interna, das Einwuchern der Drüsen-
schläuche des Endometriums und des Stromas in die Muskulatur, eine
Erscheinung, die mechanisch die Herabminderung der Kontraktionskraft
des Uterus erklären kann (siehe Endometriosis S. 241). Bekanntlich hat
namentlich KEHRER für die Entstehung verstärkter Regelblutungen und
für Myomentwicklung eine abnorme sexuelle Betätigung, ebenso wie
Frigidität und Dyspareunie ursächlich angeschuldigt. Daneben gilt der
Coitus interruptus als nicht seltene Ursache der verstärkten Regelblutung
nebst der Veränderung an den Sacrouterinligamenten, welche bei lange

Zeit geübtem Coitus interruptus und Onanie schmerzhaft und gespannt gefunden werden können, weshalb die Hebung des meist etwas vergrößerten, gestauten Uterus unangenehm empfunden wird (Näheres siehe S. 276ff.).

Nicht unterschätzt werden darf die Beckenhyperämie, wie sie bei vollsaftigen, fettleibigen Frauen mit erschlafften Bauchdecken und Hängebauch, Hyperämie der deszendierten Scheidenwände, chronischer Stuhlverstopfung und Krampfadern so oft gefunden wird und nebst den Beschwerden aus den gestauten Venen, besonders des Plexus haemorrhoidalis, zur verstärkten Regelblutung Veranlassung gibt. Oft genug ist der Zustand auch noch mit einem Descensus des retrovertierten Uterus verbunden. Nicht immer ist es eine abwegige Körperveranlagung, vielfach vielmehr eine unrichtige Hygiene im Wochenbett, unzweckmäßige, zu reichliche Kost, ganz besonders der Mangel an Bewegung und körperlicher Betätigung überhaupt, die diese Beckenhyperämie verschulden.

Nicht zu vergessen sind als Ursache der zu häufigen oder zu starken Regelblutung endokrine Störungen, besonders von seiten der Schilddrüse. Wie S. 2 erwähnt, kommen sowohl beim Morbus Basedow als auch bei den ungleich häufigeren Hypothyreosen diese Zustände vor.

Da bei Frauen auch Erkrankungen des Gefäßsystems und der Niere verstärkte Regelblutungen verschulden, soll man gegebenenfalls in dieser Richtung durch Untersuchung des Herzens und des Blutdruckes sowie durch genaue Harnanalyse forschen. Eine dauernde Ausschaltung starker Regelblutungen in Fällen von Hochdruck erscheint kausal nicht angezeigt, vielmehr sind sie als natürlicher Aderlaß willkommen. Solche Menorrhagien bessern sich durch Liegekuren im Verein mit vegetabilischer, salzfreier Diät unter Einschaltung von Obst-, Kartoffel- und Zuckertagen. Während bei schweren Herzfehlern die Ovarialtätigkeit darniederzuliegen pflegt, ist bei leichter Dekompensation nebst unregelmäßiger Menstruation die Verstärkung einer normalen Regel nicht ganz selten und deswegen nebst den übrigen Zeichen der kardialen Insuffizienz auch diagnostisch verwertbar und von diesem Punkte aus zu kurieren (s. S. 76).

Behandlung.

Die Haemostyptica und ihre Verwendung.

Indem wir uns nach diesen einleitenden Bemerkungen der eigentlichen Behandlung der zu starken Regelblutung zuwenden, müssen wir hervorheben, daß wir nicht nur bei unklarer Ursache der Blutung, sondern in einer großen Reihe der Fälle, in denen sie uns wohl bekannt ist, zunächst einmal wenigstens die seit alters her gebräuchlichen blutstillenden Mittel anwenden. Die Berechtigung hierzu ergibt sich daraus, daß bösartige Leiden sie nicht verursachen und daß sie auch nur verhältnismäßig selten besonders bedrohliche Grade erreichen. Durch ihre Verwendung sollen aber die weiter unten angegebenen Richtlinien der ätiologischen Therapie nicht vernachlässigt werden. Die Auswahl der zur Verfügung stehenden Medikamente ist geradezu verwirrend, und Tag

für Tag werden neue angegeben. Trotzdem soll man u. E. n. an den durch
die Erfahrung als wirksam erprobten Mitteln festhalten und wo es angeht, ihre Verschreibung magistraliter durchführen. Erst in zweiter
Linie möge man auf die fertig abgepackten und mit Gebrauchsanweisung
versehenen, den Arzt scheinbar vielfach entbehrlich machenden Spezialpräparate zurückgreifen. Am nächstliegenden ist immer der Gebrauch
des Mutterkornes. Ebenso brauchbar wie wohlfeil ist das biologisch eingestellte *Ergostabil* (3mal täglich 20 Tropfen), *Ergotin-Merck-Neu* (3mal
täglich 15 Tropfen) oder

13. Ergostabil (Ergotin)   3,0
    Syrup. simpl. 30,0
    Aqu. font. ad 150,0
      D. S. 3 stdl. 1 Eßlöffel
      (ev. 1—2mal wiederholen)

14. Extract. Secal. cornut. fluid. 20,0
    D. S. 3mal täglich 10—30 Tropfen in
              Wasser.

oder *Extract. Cornutinum ergoticum Bombelon, Secoin. fluid.* (2- bis 3mal
täglich 20 Tropfen), *Tinct. Haemostypt. Denzel* (3mal täglich 20 bis
30 Tropfen, FRITSCH). Sie schmeckt angenehm, was bei der Secaleverschreibung auch durch andere Korrigentien zu erreichen ist, beispielsweise

   15. Extract. Secal. cornut. fluid.
      Tinct. Cinnamom. . . . . . . aa 15,0
    D. S. 3mal täglich 15—20 Tropfen.

In Pulverform führt man Secale zu

16. Secal. cornut. pulv. . 0,5—1,0
    D. tal. dos. Nr. VI
D. S. 3 Pulver täglich.

17. Pulv. Secal. cornut. 20,0
    D. S. 3mal täglich 1 Messerspitze in
            Kaffee.

Fast alle Fabriken stellen die wohlfeilen Tabletten von Secale her, beispielsweise *Secointabletten, Cornutum-Ergoticum-Bombelon-Tabletten, Seca-
mintabletten, Secacornintabletten* à 0,25 g (2 bis 4 Tabletten im Tage).
PEHAM verordnete gerne Secalepillen nach folgender Zusammensetzung:

   18. Pulv. et extract. Secal.
      cornut. . . . . aa 3,0
    Pulv. rad. Rhei q. s. ut. f.
    pil. Nr. XXX
   D. S. 3mal täglich 2 Pillen nach den
          Mahlzeiten.

Sie reichen für 5 Tage und werden zweckmäßig über mehrere Menstruationen hindurch wiederholt (die Pillen sind jedesmal frisch machen zu
lassen). Ebenso zu empfehlen (auch bei myomatöser Gebärmutter) ist nach
BUCURA:

   19. Extract. Secal. cornut.
      Chinin. hydrochlor. . . . . . . aa 1,0
      Calc. lact. 4,0
    Ad pil. Nr. XXX
   D. S. 2mal 2- bis 3mal 2 Pillen nach
         den Mahlzeiten.

Bei empfindlichem Magen macht man vorteilhaft von *Secalezäpfchen* oder *Secaleexcludzäpfchen* (1 bis 3 im Tage) Gebrauch:

20. Extract. Secal. cornut. 0,25
    But. Cac. ad 2,0
    M. f. supp. D. tal. supp.
    Nr. VI
    S. 1—3 Zäpfchen täglich in den Mast-
    darm einführen.

Altbewährt ist das Ergotinklysma nach der SCHAUTAschen Vorschrift

21. Ergotin. 5,0
    Aqu. dest. 35,0
    Acid. salicyl. 0,1
    Glycerin................. 10,0
    D. S. 1 Kaffeelöffel mit 2 Eßlöffeln
    lauwarmen Wassers täglich nach der
    Stuhlentleerung in den Mastdarm
    einspritzen.

Mit Recht viel gebraucht wird die *Hydrastis.* Wenn sie erfolgreich wirken soll, muß sie auf längere Sicht gegeben werden. Man fängt zu einem bestimmten Zeitpunkt vor der Periode an, gibt sie während der Dauer derselben und wiederholt in mehreren Menstruationszyklen die Hydrastisdarreichung nach folgender Vorschrift:

22. Extract. Hydrast. Canad.
    fluid................... 30,0
    D. S. 3mal täglich 20 Tropfen nach
    den Mahlzeiten während der Men-
    struation, 8 Tage vor dem Anfang der
    Periode beginnend.

Als guter Ersatz ist das billige, synthetisch hergestellte *Liquidrast* (2- bis 3mal täglich 20 Tropfen in Zuckerwasser) sehr brauchbar. Andere Formen der Hydrastisdarreichung sind:

23. Extract. Hydrast. Canad.
    fluid. Tinct. aromat. .... aa 20,0
    D. S. 3mal täglich 40 Tropfen.

welche den üblen Geschmack einigermaßen decken. Bei gleichzeitiger Stuhlverstopfung kann man verordnen:

24. Extract. Hydrast. Canad. fluid. 3,0
    Fol. Senn. pulv. 6,0
    M. f. pil. Nr. XXX
    D. S. 3mal täglich je 2 Pillen.

In der Zusammensetzung verschiedener Haemostyptica mit und ohne Ergotin waren namentlich die älteren Ärzte erfolgreich. Bekannt ist die folgende Verschreibung:

25. Ergotin.
Extract. Hydrast. Canad. fluid.
Extract. Gossyp. herb. spiss.
Extract. Hamamelid. virg. fl. aa 10,0
D. S. 3mal täglich 20—30 Tropfen.

Diese Verordnung eignet sich ebenso zu längerem Gebrauch wie die folgende:

26. Extract. Gossyp. fluid. ... 30,0
Extract. Hamamelid. virg. fl.   30,0
Extract. Viburn. prunifol.
ad 100,0
M. D. S. 3mal täglich 1 Teelöffel.

welche durch den Zusatz von Viburnum gegen die Krampfbereitschaft des Uterus wirkt. Für längeren Gebrauch und stärkere Blutungen eignen sich auch folgende Pillen:

27. Extract. Hydrast. fluid. 5,0
Extract. Secal. cornut. 3,0
M. pil. qu. s. ut. f. pil. Nr. L
D. S. 3mal täglich 2 Pillen.

Bei der verstärkten Regelblutung ließ PEHAM die von seinem Lehrer CHROBAK übernommene altbewährte Brennesseltinktur durch mindestens 6 Wochen nach folgender Vorschrift geben:

28. Tinct. Urtic. dioic........ 50,0
D. S. 3mal täglich 20 Tropfen nach
den Mahlzeiten.

Bei nicht abundanter, aber immerhin zu starker Regelblutung kann man es mit den Extrakten des Hirtentäschelkrautes (Capsella bursae pastoris) versuchen. Man verordnet etwa: *Stypticin* à 0,05 g (3- bis 4mal täglich 2 Tabletten), *Styptural liq.* (3- bis 4mal täglich 30 bis 40 Tropfen), *Styptisatum* (Dialysat) (3mal täglich 20 bis 25 Tropfen, auch in Tabletten). Längerer Gebrauch dieser Mittel ist um so eher angezeigt, als ihre Wirkung vielfach unsicher ist. Erfolge werden ferner berichtet von

29. Styptol. pulveris........   1,0
Syr. Cinnamom.   50,0
Aq. foenicul. ad 100,0
D. S. 3mal täglich 2 Teelöffel.

oder *Styptol* (3mal täglich 2 Tabletten unzerkaut), welche Cotarnin ebenso wie die *Styptogentabletten* (3mal täglich 1 bis 3 Tabletten) enthalten. Dieses kann auch als *Cotarnin* in Pulvern, Tabletten zu 0,05 g 4- bis 6mal täglich verordnet werden. Beim Versagen anderer Mittel bewährt sich auch das *Tenosin* (3mal täglich 15 bis 20 Tropfen bzw. 3mal 1 Tablette à 0,1). Während das Tenosin synthetisch gewonnene Bestandteile der Mutterkorndroge enthält, hat das gleichfalls synthetisch gewonnene Gravitol ohne diese Bestandteile ebenfalls eine secaleartige Wirkung. Man verordnet 4 *Gravitoltabletten* à 0,02 g im Tage.

Eine ganz wesentliche Bereicherung unseres Arzneischatzes bei Uterusblutungen stellt das *Gynergen* (weinsaures Ergotamin) dar. Sein Hauptvorteil ist seine anhaltende Wirkung, wodurch es anderen Stypticis überlegen ist. Anderseits aber muß man über den Erfolgen mit diesem Mittel immer im Auge behalten, daß es kein ganz gleichgültiges Präparat ist. Einzelne nachteilige Erfahrungen, die anfänglich in der Geburtshilfe bei Überschreitung der mittleren Dosis gesammelt wurden, sollen auch in der gynäkologischen Therapie nicht ganz außer acht gelassen werden. Gibt man von den *Gynergen-Tabletten* à 1,0 mg nicht mehr als 3 Tabletten täglich oder von der $1^0/_{00}$igen Lösung höchstens 3mal täglich 10 Tropfen und läßt man nach dreitägiger Darreichung überdies einen Tag pausieren, wird man nur Ausgezeichnetes, nie aber Nebenwirkungen sehen. Soundso oft erzeugen aber auch größere Dosen (bis 6 Tabletten) keinerlei Nebenwirkungen. Besonders beachtenswert ist die Wirkung des Gynergens bei basedowkranken Frauen, über die wir namentlich durch PORGES und ADLERSBERG Näheres wissen. In diesem Zusammenhang interessiert uns die Beseitigung verstärkter Regeln und die Überführung derselben in normale Grenzen bei Hyperthyreosen. Sie gelingt durch das Gynergen auffallend leicht, daneben übt das Mittel einen beträchtlichen Effekt auf die Grundkrankheit selbst infolge der lähmenden Wirkung auf den Sympathikus aus. Merkwürdig ist, daß es in diesen Fällen in weit größeren Dosen auch durch längere Zeit klaglos vertragen wird. Dieselbe gute Wirkung in bezug auf die Herabminderung der zu starken Regelblutung und auf die Dämpfung der übererregbaren Lebensnerven übt auch das *Bellergal* aus, welches ebenfalls Gynergen enthält. Prompte Wirkung versprechen bei verstärkter Regelblutung 2- bis 3mal täglich 15 bis 20 Tropfen *Neogynergen* (*Gynergen + Ergobasin*), das jetzt bei Post-partum-Blutungen mit Recht sehr geschätzt wird.

Mit den genannten Präparaten wird man bei verstärkter Regelblutung in der Mehrzahl der Fälle schon durch Verabreichung per os das Auslangen finden. Die parenterale Zufuhr der Haemostyptica einschließlich der Hypophysenpräparate ist in diesen Fällen nur ausnahmsweise notwendig. Ihr Hauptanwendungsgebiet sind die unregelmäßigen Uterusblutungen, bei deren Besprechung auch das übrige Rüstzeug zur Bekämpfung derselben (S. 61 ff.) angegeben ist.

Richtlinien der ätiologischen Therapie.

Über dieser symptomatischen Blutstillung, über die man, mag man sich über die Ursache der verstärkten Regelblutung auch klar sein, soundso oft nicht hinwegkommt, besonders im Beginne der Behandlung, darf man die Grundzüge der Allgemeinbehandlung nicht vernachlässigen.

Wo eine Entzündung der Adnexa als Ursache der verstärkten Regelblutung aufzufinden ist, wird man bei noch nicht lange zurückliegender Entzündung auf Bettruhe gerade während der Periode dringen und eines der obengenannten Styptica verabreichen müssen. Die Verstärkung der Regel, welche auch nach Besserung der Entzündungserscheinungen noch längere Zeit anhalten oder sogar dauernd fortbestehen kann, wird glücklich durch Badekuren, wie sie im Kapitel der Ent-zündungen erwähnt sind, mit beeinflußt.

Ist aber die Beckenhyperämie und damit die verstärkte Regelblutung auf eine chronische Appendicitis zurückzuführen, so schafft die Entfernung der Appendix Abhilfe.

Bei den Myomträgerinnen wird man einer beträchtliche Zeit ver-stärkten Regel nicht zu lange untätig zusehen und die symptomatische Therapie nur in Fällen strenger Kontraindikation zur Operation und Nichteignung zur Strahlenbehandlung vorübergehend treiben, im übrigen aber das Myom bzw. den Uterus entfernen oder die Frau von der Mitte der Vierziger Jahre an durch Röntgen kastrieren, um der den Körper schwächenden starken Regel Herr zu werden. In leichteren Fällen und bei kleineren intramuralen Myomen läßt sich mit den erwähnten toni-sierenden Arzneien und Bettruhe, besonders in den ersten Tagen der Menses oft für längere Zeit ein erträglicher Zustand erreichen. Eine Feststellung des Hämoglobingehaltes wird vor übertrieben langem Zu-warten zu schützen wissen. Eisenpräparate, die so gern verordnet werden, können eher einen Circulus vitiosus schaffen, denn die Anämie bessern.

Eine besonders starke Regelblutung ist in Fällen fettleibiger Frauen mit Neigung zu venösen Stasen besonders durch hydrothera-peutische Maßnahmen, entsprechende Diät und durch Ableitung auf den Darm erfolgreich zu bekämpfen. Regelmäßiger Gebrauch kühler Sitzbäder (Temperatur von 20° C) in der Dauer von 10 Minuten zwischen den Perioden und nachfolgender sofortiger Bettruhe, Ganzwaschungen, Güsse, besonders der Fuß- und Knieguß (S. 21 ff.), Fächerduschen auf den Unterleib, das Gesäß und die Genitalgegend sowie die Innenseite der Oberschenkel können durch Änderung der Blutverteilung Gutes leisten. Voraussetzung ist, daß die Patientinnen nicht durch Blutungen zu sehr geschwächt sind, in welchen Fällen solche Maßnahmen mehr schaden als nützen, und daß man bereits einige Tage vor der zu erwartenden Periode mit den Wasserprozeduren aufhört. Auch tägliche Abwaschungen mit Wasser von 20° C helfen in dieser Hinsicht. Eine nicht übertriebene körperliche Betätigung, morgendliche Gymnastik und nicht anstrengende Sportausübung leisten ebenfalls Gutes. Die Ableitung auf den Darm ist am besten durch die salinischen Abführmittel (Glaubersalz, natürliches und künstliches Karlsbadersalz) zu erzielen (s. S. 294).

Wo die Hyperämie in abwegiger sexueller Betätigung, besonders im Coitus interruptus begründet liegt, wird nur der freiwillige Verzicht darauf die verstärkte Regelblutung mildern, wozu vorteilhafterweise noch außerdem Solsitzbäder verordnet werden können (vgl. S. 141 u. 276).

Die abnorm starke Regelblutung bei retroflektiertem und deszen-diertem Uterus wird am besten durch suspendierende Operations-methoden — wir denken in erster Linie an die Methode von DOLÉRIS — mit Erfolg auf ein Normalmaß zurückgeführt. Eine gleichzeitige Be-seitigung der Senkung der Scheidenwände durch entsprechende plastische Operation, welche in derselben Sitzung der Suspension des Uterus per laparotomiam vorausgeht, stellt auch im Bereiche des Genitalrohres normale Verhältnisse wieder her. Wird die Laparotomie vom Pfannenstielschen Querschnitt aus gemacht, so vermeidet man eine entstellende Narbe und stört die Festigkeit der Bauchdecken nicht. Ist aber die Frau nahe dem 50. Jahr und besteht ein retroflektierter Uterus bei gleichzeitig abnorm starker Regelblutung, hört man überdies Klagen über Kreuzschmerzen, dann stellt die vaginale Totalexstirpation des Uterus mit Wiederherstellung einer schlußfähigen Scheide wohl das vorzuziehende Verfahren dar.

Aber auch bei Normallage der Gebärmutter und besonders starker Regelblutung infolge funktioneller Muskelschwäche kommt eine vaginale Entfernung derselben bei Frauen, die bereits mehrere Kinder haben, aber gleichzeitig für die Röntgenbestrahlung noch zu jung sind, gelegentlich in Frage. Zu ihr wird man sich um so leichter entschließen, wenn noch andere Zustände, etwa ein Ektropium der Muttermundslippen, tiefreichende Cervixrisse, immer wiederkehrende Erosionen, die Entfernung des Uterus um so wünschenswerter erscheinen lassen. Nur ganz ausnahmsweise wird es vorkommen, daß man bei Frauen vor dem 40. Lebensjahr eine enorm starke, aber regelmäßige Blutung auf dem Wege der supravaginalen Amputation des Uterus wird stillen müssen. In solchen seltenen Fällen käme die hohe supravaginale Amputation in Frage, die so mancher Frau das Gefühl der Minderwertigkeit erspart, weil doch regelmäßig von der zurückgelassenen schmalen Schleimhautzone einige Tropfen Menstrualblutes abgesondert werden. Über die Keilresektion des Uterus, wie sie von HENKEL und ASCHNER für derartige Fälle und für solche von hochgradigen Metrorrhagien vorgeschlagen wird, mangeln Verfasser eigene Erfahrungen, doch scheint es, daß man ohne sie durchwegs das Auslangen finden kann. Über die Radiumbehandlung der Meno- und Metrorrhagie s. S. 57.

Von den lokalen, weniger eingreifenden Maßnahmen sei als recht brauchbar auch zur Beseitigung schwererer Menorrhagien die öfter wiederholte Skarifikation der Portio in Form seichter radiärer Einschnitte um den Muttermund erwähnt, nach welcher man einen Jodoformgazetampon für 6 bis 12 Stunden vor die Portio legt. Dagegen ist die Abrasio mucosae, die bei starker Regelblutung oft geradezu automatisch angewendet wird, ätiologisch fehl am Platze, denn es blutet nicht aus der Schleimhaut, die ja durch den Menstruationsprozeß bis auf die Basalis niedergebrochen ist, sondern aus den durch den Uterusmuskel nicht genügend gedrosselten Gefäßen. Darum ist sie, wie R. SCHRÖDER mit Recht betont, bei regelmäßiger, aber verstärkter Regelblutung nicht angezeigt. Freilich läßt sich in praxi eine Endometritis, die soundso oft die Ursache einer verstärkten Menstruation, namentlich im Anschluß an einen Abort ist, nicht immer ausschließen. Das gilt besonders für jene Fälle, in denen eine Blutung zum richtigen Zeitpunkt beginnt, aber eine oder gar zwei Wochen fortdauert. In solchen Fällen kann eine Abrasio mit nachfolgender Ätzbehandlung des Cavum uteri mit 4- bis 10%iger Formalinlösung nach Eröffnung des Halskanals bis

Hegar 10 oder mit 10%iger Tinctura Jodi Gutes stiften, bei älteren Frauen
überdies auch dem Arzt die Beruhigung verschaffen, daß eine maligne
Entartung der Corpusschleimhaut nicht vorliegt. Gelegentlich deckt sie
als Ursache der verlängerten Regelblutung einen Corpuspolypen auf,
mit dessen Entfernung die Blutung steht. Ein solches Kürettement
wird, gutartigen mikroskopischen Befund vorausgesetzt, bei den wechsel-
nahen Frauen bedenkenlos die Kastrationsbestrahlung anzuschließen gestatten, die nach dem 45. Lebensjahr das sicherste und einfachste Verfahren zur Beseitigung der Regelblutung darstellt.

Beruht die abnorm starke Regelblutung auf einem hypoplastischen
Genitale, dann handelt es sich um eine vegetative Ovarialinsuffizienz,
deren kausale Therapie die Zufuhr von Follikelhormon darstellt. 2000
bis 6000 I. E. Follikelhormon bzw. *veresterten Stilbens* per os durch etwa
15 Tage nach Aufhören der Regel als Dragees oder Tropfen gegeben,
genügen in manchen Fällen, indes andere mit größerem Hormondefizit
eine Reihe von intramuskulären Injektionen von 10 000 I. B. E. verlangen.

Zusammenfassend kann man demnach sagen, daß die größere Mehrzahl der Fälle verstärkter Regelblutung durch anatomisch faßbare Krankheiten, Entzündungen, Myome, abnorme Lagen und Unterentwicklung
des Genitales bedingt und demnach von der Behandlungsfähigkeit dieser
Krankheiten prognostisch abhängig ist. Für die älteren Frauen wird,
ebenso für vereinzelte Fälle abnorm starker Regelblutung bei jugendlichen Individuen eine funktionelle Muskelschwäche meist erfolgreich
symptomatisch behandelt werden können. Auch jenen Fällen von zu
starker Regelblutung, die auf abnormer Blutverteilung infolge ungesunder
Lebensweise beruhen, kann man durch die angeführten Maßnahmen gut
beikommen. Demnach stellt die Behandlung der zu starken Regelblutung
nach obigen Gesichtspunkten kein undankbares Feld der Betätigung dar.

4. Polymenorrhoe.

Ob eine auffällige Verkürzung des Intervalles und damit eine zu
häufige Regelblutung immer durch ein vorzeitiges Abblühen des Gelb-
körpers oder gelegentlich auch durch eine verfrühte Ovulation bedingt ist,
soll hier nicht untersucht werden. Jedenfalls ist dieser Zustand Ausfluß
einer Ovarialschwäche. Er kommt ganz gewöhnlich mit dem Eintritt
in die Geschlechtsreife ebenso wie vor dem in die Klimax vor. Im allgemeinen kann man besorgte Mütter junger Mädchen mit dem berechtigten
Hinweis darauf beruhigen, daß mit der weiteren Entwicklung die Poly-
menorrhoe normalem Regeltempo Platz zu machen pflegt. Ist die Störung
schwerer, dann leistet eine systematisch betriebene Hebung der Körperkräfte durch entsprechende Nahrung, durch *Eisen-Arsen-Kuren*, richtige
Verteilung von Arbeit und Erholung, rhythmische Gymnastik in mäßigen
Grenzen, Aufenthalt an der Adria, schließlich auch der Gebrauch von
Sol- und Stahlbädern Gutes.

Bei präklimakterischen Frauen ist die zu häufige Regel oft nur der
Auftakt zur dauernden Amenorrhoe. Wenn diese aber zu lange auf sich
warten läßt und viel Blut verlorengeht, mache man nach vorheriger

Probeabrasio und einwandfreiem histologischen Befund die Röntgen-kastration oder eine intrauterine Radiumeinlage (s. auch S. 57), die in der Dosis von rund 2000 mgeh die Blutung beseitigt und die Ausfalls-erscheinungen weniger fühlbar macht. Entzündliche Erkrankungen der Adnexa schließen eine intrauterine Radiumbehandlung aus, will man nicht ein Aufflackern der Entzündung erleben.

Anders sind jene Fälle zu häufiger Regelblutung zu bewerten, die auf körperlicher und geistiger Überanstrengung, Unterernährung, Er-schöpfung, aber auch auf schweren seelischen Erschütterungen beruhen. Mit Nachdruck sei mit H. RUNGE auch auf Exzesse im Sport als Ursache der Polymenorrhoe hingewiesen. Wenn es gelingt, die genannten Schäd-lichkeiten auszuschalten, den Körperzustand durch reichliche und hoch-wertige Kost und Ruhe zu heben, wenn seelische Kümmernisse allmählich ins Unterbewußtsein treten, so kehrt soundso oft auch ohne Hormon- oder medikamentöse Therapie die Regel zur Norm zurück.

Wo eine Tuberkulose die Polymenorrhoe verursacht, ist eine Heil-stättenbehandlung angezeigt, allenfalls unter Anwendung der im vorigen genannten Styptika. Findet man aber bei einer Frau mit Zeichen einer Hyperthyreose gehäufte Regelblutungen, so ist eine länger fortgesetzte *Gynergen-* bzw. *Bellergaltherapie* (s. S. 33) das erfolgreichste, beide Zu-stände günstig beeinflussende Verfahren.

Bei der Hypoplasie, dem typischen Ausdruck der Ovarialschwäche, ist die Substitution des früh absterbenden Corpus luteum bei Poly-menorrhoe durch Injektion von 5 bis 10 mg *Progesteron* (S. 14), 2 bis 3 Tage vor der zu erwartenden Periode, neuerdings auch durch perorale Darreichung von *Proluton-C-Dragees* (3mal täglich 10 mg) theoretisch gut begründet. Es gelingt auch durch *Follikelhormon* wohl auf dem Umwege über die Hypophyse, und zwar in leichteren Fällen durch 1 bis 3 Dragees zu 0,1 mg (1000 I. E.), bzw. 2mal 10 Tropfen (S. 12) per os täglich über den ganzen Zyklus die Regeltempostörung zu beseitigen. In hartnäckigen Fällen spritzt man intramuskulär 10 000 I. B. E. 2mal wöchentlich von der zweiten Hälfte des Zyklus an.

Bei Myomträgerinnen ist um das 40. Jahr herum, oft genug auch schon früher das Übergehen einer 4wöchigen in eine 3wöchige Regel so bezeichnend, daß man aus dieser Angabe allein schon Verdacht auf Myom schöpfen kann. Meist wird er auch durch die Untersuchung be-stätigt. Ist in solchen Fällen die Periode überdies noch stark und hat die Patientin noch einige Jahre bis zur natürlichen Menopause, dann operiert man und befreit die Kranke unter Erhaltung des ovariellen Hormonstromes von ihren Blutungen durch Uterusexstirpation.

Wie schon bei der zu starken Regelblutung (S. 33) ausgeführt, spielt auch bei zu häufiger Regel die Entzündung des Genitalapparates und der Zustand nach eben überstandener Entzündung eine wichtige Rolle. Neben Vermeidung aller hyperämisierenden Reize, insbesondere sexueller, und der Beseitigung etwa bestehender Stuhlverstopfung kommen hier die im vorigen Kapitel erwähnten Blutstillungsmittel zur Anwen-dung. Hervorragendes leistet die Injektion von *Follikelhormon*, bzw.

seines Ersatzproduktes *Stilben* nach dem Vorschlag Tietzes bei Endometritis und starker oder zu häufiger Periode (S. 73).

Zur Überführung eines 3wöchigen Zyklus in einen 4wöchigen ist
unter bestimmten Verhältnissen auch das *Insulin* geeignet.

Über die Beziehungen zwischen Ovarialzyklus und Insulinbehandlung hat zuerst Vogt berichtet, der einen günstigen Einfluß des Insulins
auf ovariell bedingte Blutungen feststellen konnte. Neben anderen konnte
Klaften namentlich bei verstärkter und verlängerter Regelblutung, aber
auch bei Fällen von Metropathia haemorrhagica einen günstigen Einfluß
der Insulinbehandlung vornehmlich bei Frauen feststellen, welche durch
bestimmte klinische Merkmale, ganz besonders durch auffallende Magerkeit
und Störungen von Seite der Leber und des Magen-Darmtraktes gekennzeichnet sind. Mit der gleichzeitigen Zunahme des Körpergewichtes
erstarkt der Körper und die Regel kann im normalen Tempo wiederkehren, zumal durch das Insulin ein Hinausschieben des Menstruations-
termins bewirkt wird. Klaften warnt aber davor, bei besonders heruntergekommenen Frauen eine Insulinbehandlung einleiten zu wollen, weil in
solchen Fällen die Möglichkeit des hypoglykämischen Schocks auch bei
geringen Dosen nicht von der Hand zu weisen ist. Nicht unwichtig ist,
daß Frauen, die mit Diabetes belastet sind und unregelmäßige Blutungen
haben, durch diese Behandlung zu einer regelmäßigen Periode gebracht
werden können. Die Dosen, die gegeben werden, schwanken zwischen 10
und 15 und 20 Einheiten. Selten muß man auf höhere Dosen steigen.
Es können wenige Injektionen genügen. Bei Menorrhagien, wo man also
den Tag der zu erwartenden Periode errechnen kann, hat Klaften mit
der prophylaktischen Behandlung mit Insulin 5 Tage vor dem Men-
struationsbeginn mit 10 bis 20 Einheiten pro Tag bis zum Eintritt der
Periode gute Erfolge erzielt (s. auch S. 61).

5. Dysmenorrhoe.

Von Dysmenorrhoe soll man erst dann sprechen, wenn die Periode
so schmerzhaft ist, daß die Berufs- oder gar die Tätigkeit im Hauswesen
ernstlich leidet. In solchen Fällen leiten heftige krampfartige, wehen-
ähnliche Schmerzen die Menstruation ein. Überdies können gleichzeitig
unerträgliche Kopfschmerzen von der Art der Migräne, Schwindel und
Üblichkeiten bestehen, welche sich gelegentlich bis zum Erbrechen
steigern. Leider ist die Dysmenorrhoe nicht selten. Die Angaben über
ihre Häufigkeit schwanken je nach der Einschätzung des Maßes der Beschwerden. Legt man der Beurteilung die genannten beträchtlichen
Schmerzzustände zugrunde, so dürfte die Zahl der an ausgesprochener
Dysmenorrhoe Leidenden mit 5 bis 10% anzugeben sein; dabei sieht
man in der Sprechstunde dysmenorrhoische Zustände häufiger als in den
Ambulatorien der Anstalten.

Ursachen der Dysmenorrhoebereitschaft und ihre Behandlung.

So schwierig es ist, die Ursachen der Dysmenorrhoe im Einzelfalle
ausfindig zu machen, man muß sich doch darum nach Kräften bemühen,

sonst bleibt die Behandlung für Arzt und Patientin unbefriedigend. Wie allbekannt, sind die Ursachen mannigfaltig. Man hat sie in der verschiedensten Weise gruppiert. Zweckmäßig scheint es, von dem Gesichtspunkte der Behandlung aus die Fälle zunächst in solche zu trennen, in denen die Dysmenorrhoe nur Ausdruck einer abwegigen Körperveranlagung, somit ein Genitalsymptom einer abnormen Persönlichkeit ist, und in solche, in denen rein örtliche Krankheiten, wie Entzündungen und Geschwülste, Lageabweichungen und Mißbildungen des Genitales die schmerzhafte Regel verursachen.

In den Fällen von Dysmenorrhoe auf dem Boden abwegiger Konstitution pflegt mit dem schmerzhaften Einsetzen des Zyklus überhaupt dieser Zustand sich auch in der Folgezeit nicht zu ändern, weshalb gerade für diese Gruppe der Ausdruck der primären Dysmenorrhoe der Autoren vielfach Berechtigung hat. Die hypoplastischen Individuen sind in einem hohen Perzentsatz (nach MAX HIRSCH bis 60%) an der primären Dysmenorrhoe beteiligt. Sie zeigen oft die spitzwinkelige Anteflexion des Uterus und das Mißverhältnis zwischen langem Kollum und kurzem Korpus, überdies nicht selten mit Retroposition des ganzen Uterus. Auch wenn die Portio nicht konisch zugespitzt und verlängert ist, sondern auch dann, wenn sie einen ganz flachen Knopf darstellt, sieht man oft Dysmenorrhoe. Trotzdem kann einem langen und engen Cervikalkanal ebenso wie einem spitzen Knickungswinkel eine Bedeutung für die schmerzhafte Gestaltung der Regel nicht abgesprochen werden, um so weniger, als sich mit diesen Zuständen auch eine mangelhafte Muskelkraft der unnachgiebigen Gebärmutter zufolge des besonders festen, dichten Bindegewebes verbindet, welche den Genitalorganen keine große Verschieblichkeit gestattet. Dabei steht der Uterus vielfach unter dem Einflusse eines keimschwachen Ovariums, dessen vegetative Funktion, die richtige Durchströmung des Uterus, eine ungenügende ist (ovarialinsuffiziente Dysmenorrhoe, R. SCHRÖDER). Bei dieser Sachlage kann die örtliche Behandlung wenig, mehr die Allgemeinbehandlung leisten, welche die abwegige Konstitution zu beeinflussen trachtet. Hier ist eine oft grundlegende Änderung der Lebensweise notwendig. Eine vernünftige, gesunde Lebensführung mit Aufenthalt in frischer Luft, Spaziergängen, eine nahrhafte und bekömmliche Hausmannskost tun hier oft Wunder. Diese Vorsorgen helfen mehr als Arzneien oder Bettruhe, welche eher bei hypoplastischen Frauen das Leiden vertiefen, zumal als sie auch seelisch die schmerzhafte Regel im Bewußtsein verankern. Wenn die Verhältnisse es erlauben, ist rhythmische Gymnastik, leichter Sport, besonders das Schwimmen, künstliche Höhensonne und die tägliche Anwendung von Teil- oder Ganzabreibungen sehr empfehlenswert. Wie die Untersuchungen von KOHLRAUSCH-LEUBE[1] gezeigt haben, sind für spastisch bedingte Menstruationsstörungen Entspannungsübungen der Bauch- und Beckenmuskulatur im Verein mit Wärme be-

---

[1] KOHLRAUSCH-LEUBE, Gymnastische Frauenbehandlung. Menstruationsstörungen, Schwangerschaft, Wochenbett. Jena: G. Fischer. 1936.

sonders wirkungsvoll. Gleichzeitig beheben sie die bei spastischen Dysmenorrhoen geradezu zwangsläufig bestehende Obstipation in willkommener Weise. In Fällen von Unterernährung ist eine Zunahme des Körpergewichtes zu erstreben, auch Nährpräparate können vorteilhaft sein (S. 247). Das gilt besonders für jene Asthenikerinnen, bei denen eine Ptose besteht, die freilich auch einer operativen Korrektur durch Wiederherstellung des Beckenbodens, Gymnastik und Stützmieder (S. 247 ff.) bedarf. Nach der Einführung der ausgewerteten Hormonpräparate des Ovariums hat man sich bei Dysmenorrhoe infolge Hypoplasie der Eierstockstherapie zugewendet. Bei streng objektiver Kritik aber muß man wohl sagen, daß die Erfolge auch in Fällen ausgesprochener Hypoplasie und Dysmenorrhoe keineswegs immer befriedigend sind. Trotzdem wird man es dort, wo die Mittel es erlauben, mit dieser Art der Behandlung wohl versuchen. Auch hier erweisen sich mittlere Hormondosen (etwa 5mal 10 000 I. B. E. während der ersten Zyklushälfte) besonders in jenen Fällen, die zugleich mit einer zu lang dauernden Regel verbunden sind, soundso oft erfolgreich. BUSCHBECK hebt hervor, daß gelegentlich sogar die Wirkung einer einzigen Injektion über mehrere Zyklen anhält. Auch von täglich kleinen Hormondosen (1000 bis 10 000 I. E.) in der ersten Zyklushälfte gegeben, kann man Erfolge sehen (s. auch S. 13). Da das Corpusluteum-Hormon die Uterusmuskulatur ruhig stellt, kann man der Dysmenorrhoe auch auf dem Wege der Progesterontherapie beikommen. Hierzu eignet sich die Injektion von 10 mg eines *Progesteronpräparates* allenfalls auch perorale Gabe von 2mal 2 Dragees *Proluton C* in der Dosis von 5 bis 10 mg, das man schon 4 bis 5 Tage v o r Eintritt der Menses nehmen läßt. Wer es sich leisten kann, wird von Aufenthalten in Badeorten, besonders in den Moorbädern vielfach Gutes erleben (Franzensbad, Tatzmannsdorf, Pyrmont), aber auch in den Solbädern Hall i. Tirol, Ischl, Aussee, Reichenhall, Kreuznach, Münster a. Stein u. a. (S. 137 ff.). Dort, wo die Anämie im Vordergrunde steht, wird man Arsenquellen bevorzugen (Dürkheim, Levico, Rocegno). Als Ersatz dient im Hause eine Trinkkur mit diesen Wässern. Nicht vergessen darf man, daß die Dysmenorrhoe der hypoplastischen Individuen schon deswegen kein Dauerzustand sein muß, weil Schwangerschaft, Geburt und Wochenbett, ja selbst eine Fehlgeburt nach wenigen Monaten Schwangerschaftsdauer den Uterus in seine normale Größe und in sein richtiges Verteilungsverhältnis zwischen Bindegewebe und Muskulatur hineinwachsen lassen. Darum ist auch ein Abortus, wie er ja bei der Hypoplastika nicht selten spontan eintritt, noch mehr aber eine Geburt, ein zuverlässiges Heilmittel dieser Art der Dysmenorrhoe. Freilich warten wir bei diesen Frauen leider oft vergebens auf die Schwangerschaft, stellen sie doch ein großes Kontingent der Unfruchtbaren dar. Inwieweit die Hormontherapie gerade hierin Wandel schaffen wird, muß die Zukunft lehren. Günstige Ansätze sind in dieser Richtung bereits unverkennbar (s. S. 214).

Schwierigkeiten in der Erkennung, noch größere aber in der Behandlung, sind in jenen Fällen von Dysmenorrhoe zu gewärtigen, die seelisch verankert sind. Im übrigen haben diese Fälle fast immer gleichzeitig eine faßbare Grundlage in der asthenischen Konstitution, mag sie sich nun einmal mehr als Hypoplasie, das andere Mal als Spasmophilie oder als angeborene Schwäche des vegetativen Nervensystems im Sinne der Neurasthenie äußern. Die Bilder überschneiden sich nicht selten, so daß es schwer hält, diese Fälle in die genannten Gruppen scharf einzuordnen und mit Zahlen zu belegen. Bei den asthenischen Frauen ist die Vagotonie mit ihren mannigfaltigen Symptomen im Bereiche des Magendarmtraktes, Herz-Gefäßsystems und Genitales eine häufige Erscheinung, welche sich zur Zeit der Periode und vor derselben zu erhöhen pflegt. SCHRÖDER weist mit Recht darauf hin, daß abwegiges Verhalten der Vasomotoren und dadurch eine abnorme Blutfülle im Genitale gleichlaufend geht mit örtlichen Spasmen des Uterus, der ja ebenfalls vom vegetativen Nervensystem und erst auf dem Umweg über dieses vom Gehirn beherrscht wird. Besonders die Fälle von Dysmenorrhoe, welche durch gleichzeitige Anfälle von Migräne gekennzeichnet sind, weisen auf die allgemeine Bereitschaft zu Krämpfen hin. Gelingt es, der Spasmophilie durch gute Lebensbedingungen, gesunde Kost, warme bis heiße Bäder im Verein mit der Elektrotherapie beizukommen, so leistet man dadurch mehr als durch Arzneimittel, von denen an dieser Stelle nur der *Kalk*, der die Übererregbarkeit des Nervensystems herabsetzt, und das *Atropin* gebührend hervorgehoben seien (s. S. 48ff.).

Neurasthenische Mädchen, die gelernt haben, sich genau zu beobachten, die von der Mutter oder Schwester her alle 4 Wochen die schier unerträgliche Belastung durch den Menstrualschmerz kennen, verfallen auch leicht in dasselbe Übel. Manchmal stecken dahinter die mannigfaltigsten, ohne weiteres durchaus nicht ersichtlichen Ursachen. AUGUST MAYER, WALTHARD u. a. haben uns treffende Beispiele für die verschiedensten Beweggründe einer seelisch bedingten Dysmenorrhoe geliefert. Während die erste Periode bei ganz unaufgeklärten Mädchen ein Schreckerlebnis sein kann und darum als unästhetisch und ekelhaft abgewiesen und von Schmerzäußerungen begleitet wird, ist die Dysmenorrhoe in anderen Fällen wieder, wie erwähnt, durch Beeinflussung von der Umgebung heraufbeschworen. Sekundäre Dysmenorrhoen sind in einzelnen Fällen als Ausflucht vor dem unerwünschten Schulzwang, vor Bevormundung durch die Eltern oder unangenehme Dienstgeber aufzufassen; manchmal wird der Anfall von gewissensstrengen Mädchen als verdiente Strafe für vorangegangene Masturbation oder Geschlechtsverkehr geradezu erwartet und auch geduldig hingenommen. Wichtig sind für den Angelpunkt der Therapie Fälle von Dysmenorrhoe verheirateter Frauen, die bei vollkommen normalem Genitalbefund aus zunächst unerklärlichen Gründen gleichsam angeflogen kommen. Manchmal steckt der vom Manne erzwungene Verzicht auf ein Kind dahinter, der von der Frau so tief empfunden wird, daß ihr das Erlebnis der Menstruation immer von neuem diesen Verzicht schmerzlich einprägt. Es würde zu weit führen, im einzelnen die mannigfaltigen seelischen Beweggründe dieser dysmenorrhoischen Beschwerden aufzuzeigen. Sie werden um so verständ-

licher, wenn man hinzufügt, daß zu diesen seelischen Triebfedern noch
neben den erwähnten dauernden Zuständen abwegiger Körperverfassung
auch vorübergehende Schäden und Krankheiten hinzukommen, wie Unterernährung, Lungenspitzenkatarrh, Erschöpfung nach Infektionskrankheiten und Blutverlusten, harte Berufstätigkeit, besonders Nachtarbeit,
Mangel an frischer Luft u. ä. Wenn sehr gern zugegeben wird, daß die
Zahl der Frauen, welche an einer Dysmenorrhoe auf dem Boden seelischer
Veranlagung leiden, nicht gering ist, so soll man sie nicht überschätzen
und demnach auch die Therapie nicht allein darauf einrichten. Wo
seelische Wurzeln das Zustandsbild bedingen, ist allerdings, wie WALT-
HARD, A. MAYER, FLATAU, NOVAK u. HARNIK u. a. gezeigt haben, die
Behandlung von diesem Punkte aus die beste. Die echte Psychoanalyse
lehnen wir aber ab. Die Bloßlegung der seelischen Ursachen im Zwie-
gespräch mit besonders liebevollem, wirklich interessierten Eingehen auch
auf kleine Einzelheiten tut im Verein mit der Feststellung gesunder
Genitalorgane unter besonderer Betonung dieser Tatsache der Patientin
gegenüber das ihre. Es genügt also die Psychanamnese und die Persuasion, kurz das, was das Wesen des guten Arztes, der für seine Patientin
Zeit hat, ausmacht und was so vielfach den Hausarzt zur Behandlung
derartiger Zustände unvergleichlich tauglicher machte, als den viel-
beschäftigten spezialistischen Techniker. Trotzdem ist es gut, die Therapie
nicht auf die einzige Karte der seelischen Behandlung zu setzen, sondern
auch weitere Maßnahmen zu verordnen, die im übrigen beim Hineinspielen körperlicher Momente in die seelische Bereitschaft durchaus begründet sind. Ein Medikament, und sei es auch in seiner Wirkung
durchaus unsicher, verbunden mit einem energischen Zuspruch zu ver-
nünftiger Lebensweise, vermag den Glauben dieser leicht beeinflußbaren
Wesen, die solche neurasthenische Dysmenorrhoikerinnen sind, an die
Unfehlbarkeit dieser Maßnahmen so zu heben, daß die Anfälle wegbleiben
können. Ärztliche Polypragmasie, insbesondere mechanisch-chirurgische
Behandlungsmethoden stiften jedenfalls in solchen Fällen nur Schaden.

Etwas leichter mit der Therapie hat man es bei den Dysmenorrhoen
auf der Grundlage entzündlicher Genitalveränderungen. Sie
machen über 30 v. H. der Dysmenorrhoefälle aus. Findet man bei der
Untersuchung entzündliche Veränderungen an den Adnexen, Zeichen
älterer oder frischerer Pelveoperitonitis, parametrane Schwarten und
Schwielen oder gar große Adnextumoren, gelegentlich auch das Bild der
Parametritis posterior, vielleicht verbunden mit einer übel aussehenden
Erosion, so hat man die Ursache für die Regelschmerzen festgestellt.
Der Uterus ist bei seiner Muskeltätigkeit während der Periode Schwankungen in seinem Volumen unterworfen, welche sich als schmerzhafter
Zug an ihm und an seiner Umgebung bei krankhaften Prozessen daselbst
äußern, wenngleich von weniger empfindlichen Frauen auch bedeutende
Adhäsionen nicht immer so schmerzhaft während der Regel empfunden
werden. Die durch die menstruelle Blutüberfüllung bedingte Spannungs-
erhöhung in den Eileitern und im Ovarium vermehrt den Zug an etwa
bestehenden Verwachsungen, welche übrigens auch auf den Darm, besonders

das Sigmoid oder die Appendix übergreifend, so zu ganz typischer, schmerzhafter Mitbeteiligung des Darmes während der Periode führen können. Auch die Blase kann betroffen werden; ebenso kann eine versteckte chronische Appendizitis zum dysmenorrhoischen Anfall führen. Die Therapie dieser entzündlichen Dysmenorrhoe steht und fällt mit der Besserung, bzw. Ausheilung des Leidens. Was im allgemeinen über die Behandlung der Entzündungen ausgeführt wird (siehe diese), gilt hier als Grundlage der Therapie der Dysmenorrhoe entzündlichen Ursprunges. Freilich ist man gerade bei diesen Formen der Dysmenorrhoe um so mehr zur symptomatischen Behandlung gezwungen, je frischer die Entzündung ist.

Gelegentlich sind es auch narbige Verengerungen des inneren Muttermundes nach schlecht verheilten Muttermundsdiszissionen sub partu, nach gewaltsamen Einrissen bei künstlichen Aborten, die nach ungenügender Erweiterung des Halskanals mit scharfer Kürette erledigt wurden, hin und wieder Verätzungsfolgen nach zu energischer Behandlung eines Zervikalkatarrhs u. ä., welche zu Dysmenorrhoe Veranlassung geben. Hier müssen mechanische Behandlungsverfahren (siehe weiter unten) Platz greifen, soll der Zustand dauernd behoben werden.

Weitere organische Ursachen einer Dysmenorrhoe sind, wenn auch nicht häufig, in Myomen der Gebärmutter gelegen, die sich abzustielen beginnen und bei Frauen, die noch nicht geboren haben, ganz besonders heftigen Wehenschmerz während der Periode erzeugen. Manchmal kann man durch die Untersuchung zu dieser Zeit die Ursache der Dysmenorrhoe in einem submukösen, gegen den geöffneten Muttermund vordringenden Myom feststellen, während nach der Periode der Befund unklar ist, weil der Muttermund sich wieder geschlossen hat. Hier ist die einzige Therapie die Aufschließung des Cavum uteri und die Entfernung des polypösen Myoms, wodurch mit einem Schlage diese heftigen, oft übrigens auch von schwerster Blutung begleiteten Schmerzanfälle schwinden.

Nicht abzuleugnen ist die Tatsache, daß nicht bloß fixierte, sondern auch mobile Rückwärtslagerungen der Gebärmutter aus rein mechanischen Gründen den Abfluß des Menstrualblutes erschweren und durch Blutstauung zu Schmerzen Veranlassung geben können. In diesen Fällen ist es die Aufrichtung der Gebärmutter und die Erhaltung derselben in der Normallage, welche den Zustand beseitigen kann. Sie wird besser nicht durch Pessarien (s. S. 259), sondern durch operative Suspension des Uterus erzielt, gar dann, wenn es sich um ein hypoplastisches, spitzwinkelig antevertiertes, in toto rekliniertes Organ handelt. Aber auch bei der einfachen Retroflexion eines normalen Uterus wird die operative Aufrichtung besonders dann empfehlenswert sein, wenn auch die Regel gleichzeitig verstärkt ist oder gar dumpfe Kreuzschmerzen bestehen. Dabei schützt die Ligamentverkürzung etwa nach der Art von DOLÉRIS stets vor jedweden Rezidiven.

Selten ist ein rudimentäres Uterushorn im Verein mit einer Hämatosalpinx Ursache der Dysmenorrhoe, nach dessen Abtragung die Regel schmerzfrei wird.

Symptomatische Behandlung.

Allgemeine und medikamentöse Maßnahmen.

Oft genug bleibt es leider nur bei einer symptomatischen Therapie
des dysmenorrhoischen Anfalles. Ist in Fällen einer echten Neurose und
einigermaßen erträglicher Beschwerden die Ablenkung vom Körperlichen
durch Fortführen der Berufsarbeit eher von Vorteil, besonders dann, wenn
die Schmerzen durch leichtere, gleich zu besprechende Arzneimittel gemildert werden, so ist selbstverständlich in Fällen von Dysmenorrhoe auf entzündlicher Grundlage gerade das Gegenteil notwendig. Hier muß Bettruhe
eingehalten werden und jene Maßnahmen, welche auch in entzündlichen
Fällen die Schmerzen zu beheben geeignet sind, greifen auch hier Platz.
Vor allem ist es die Wärme, die als feuchte oder trockene Wärme, je
nach Gewohnheit verordnet, immer schmerzlindernd empfunden wird.
Bei Anwendung feuchter Wärme ist ein Wechsel des Umschlages nach
vier Stunden und Abreiben des feuchten Bauches mit einem Frottiertuch angezeigt. (Ein Kissen unter die Knie zwecks Entspannung der
Bauchdecken wird schmerzlindernd empfunden.) Sehr empfehlenswert
ist regelmäßige Anwendung des Heizbügels. Ein bis zwei Tassen heißen
Pfefferminztees (Herba Menthae piperitae), *Fliedertees* oder *Kamille* (ein
gehäufter Teelöffel auf eine Tasse) sind gute alte Hausmittel. Wenn auch
die Wirkungsweise so mancher Teesorten, die gelegentlich entschieden
die Schmerzen für längere Zeit beeinflussen, unerforscht ist, so sieht man
doch bei längerem Gebrauch von *Amasiratee* oft Gutes. Die Zusammensetzung des *Amasiratees* nach LOCHER lautet:

> **30.** Alchem. vulg. 15,0
> Foenic. capill. 5,0
> Hb. Millef. 15,0
> Aquil. vulg. 10,0
> Paeon. off. 2,0
> Ocim. basil. 5,0
> Rad. Sars. hond........... 15,0
> Rhiz. Rhei 5,0
>
> D. 1 Eßlöffel auf ¼ Liter Wasser,

nach ASCHNER

> **31.** Hb. Millef. (Schafgarbe) ... 25,0
> Hb. Anserinae (Krampfkraut) 15,0
> Hb. Thymi 10,0
> Fruct. Foenic. 5,0
> Flor. Paeoniae 5,0
> Rad. Rhei 5,0

Man nimmt einen Eßlöffel auf ¼ Liter Wasser, läßt zirka 2 Minuten kochen,
2 Minuten ziehen, dann abgießen und warm trinken. 1 bis 3 Tassen täglich
werden für 4 bis 6 Wochen mindestens empfohlen, allerdings öfters wegen
des widerlichen Geschmackes desselben abgelehnt. Auch der von R. KÖHLER
angegebene *Allmonatstee* ist nach Verfassers Erfahrungen empfehlenswert.
Ein aus *Radix Gossypii* durch ½ stündiges Kochen von einem gehäuften

Teelöffel auf 1 Tasse Wasser bereitete Tee wird von LOMER als sehr wirksam angegeben, wenn er einige Tage vor der Periode und durch dieselbe hindurch 3mal täglich getrunken wird. Als heilsam gelten auch seit alters her lauwarme Sitzbäder in der Temperatur von 35 bis 36° C und warme von 36 bis 38° C. Sie wirken krampflösend und beruhigend auf das Nervensystem und erzeugen eine vermehrte Durchblutung der Genitalorgane. Mit beiden sei man vorsichtig, gar in Fällen, in denen entzündliche Zustände nicht ausgeschlossen werden können. Die Möglichkeit, daß es bei dem während der Periode offenen Zervikalkanal zu einer Aszension von Keimen nach einem Sitzbad kommt, ist durchaus gegeben, besonders wenn, wie so oft, eine Erkältung nach dem Sitzbad, die zu Uteruskontraktionen und damit zu Saugbewegungen führen kann, entsteht. Nicht minder wichtig ist es, eine gleichzeitig bestehende Stuhlverhaltung zu beheben. Der gefüllte Darm vermehrt zweifelsohne die dysmenorrhoischen Beschwerden. Neben Einläufen mit *Kamillentee* ($^1/_2$ Liter) und solchen mit *Öl* (250 g) ist die Ableitung auf den Darm bei gesundem Genitale günstig. 10 g *Natrium sulfuricum* oder 1 Kaffeelöffel künstliches *Karlsbadersalz* in einem Trinkglas (250 g) gelöst und warm, am besten auf nüchternem Magen getrunken, pflegen, ebenso wie ein Weinglas *Bitterwasser* (morgens und abends) rasch zu wirken (S. 294). Mehrfach hört man Klagen über besonders heftig ziehende Schmerzen während des dysmenorrhoischen Anfalles in der Muskulatur der Oberschenkel, besonders der Adduktorengruppen und im Kreuz. Abreibung der schmerzhaften Partien mit Franzbranntwein, entweder pur oder zur Hälfte mit Wasser verdünnt, hilft ebenso wie Einreibungen mit *Mesotanvaseline* (25%ig). Merkwürdig, aber eindrucksvoll sind die Erfolge, welche bei Dysmenorrhoe verschiedensten Ursprunges mit der äußerlichen Anwendung eines Gemisches aus ätherischen Ölen, welches unter dem Namen *COS* in den Handel kommt, erzielt werden. 25 Tropfen dieses aus Arnika-, Malven-, Eukalyptus-, Klettenwurzel- und Sesamöl bestehenden Mittels auf die Monatsbinde aufgeträufelt, vermögen bei völliger Unschädlichkeit in der Mehrzahl der Fälle eine Besserung und sogar ein Schwinden der Schmerzen zu erzeugen; gleichzeitig beseitigen sie den oft von den Frauen höchst unangenehm empfundenen Geruch des Menstrualblutes zuverlässig.

Hat man mit den genannten Maßnahmen schon einiges erreicht, so tun noch Arzneimittel das ihrige, um die Schmerzen abzukürzen oder zu beheben. Geradezu unentbehrlich ist auch heute noch die Tinctura Valerianae

32. Tinct. Valerian. aether. ... 30,0

D. S. 3—4mal täglich 20 Tropfen.

deren aufdringlicher Geruch und Geschmack besonders bei Trägerinnen der beschriebenen Seelenverfassung wertvoll ist. Natürlich kann man auch die Fabrikspräparate wie *Valyl, Valydol, Baldriandispert* oder das Theobromin und Theophylin enthaltende *Spasmopurin* in den leicht zu nehmenden Tabletten oder in Form von Suppositorien benützen. Mehrfach bewährt sich auch durch Wochen hindurch täglich vor dem

Schlafengehen eine Tasse *Baldriantee*. Bei echten Neurosen versucht man es nach alter Übung mit der widerlich schmeckenden Zusammensetzung von

33. Tinct. Strychni
Tinct. Castor. Canad. .. aa 15,0
D. S. 3mal täglich 15—20 Tropfen.

Vielfach muß man schwereres Geschütz auffahren lassen. *Morphin* und *Heroin* darf man wegen der großen Gefahr der Gewöhnung gerade bei solchen Frauen niemals geben, aber auch nicht die Ersatzpräparate, wie *Dicodid, Dilaudid, Eucodal*; ebenso sei man mit *Opium* sehr vorsichtig, so verläßlich es in der Dosis von *0,02 bis 0,04 des Extract. opii* besonders in Suppositorien wirkt. Die Zahl der Analgetica, die wir zur Beseitigung des dysmenorrhoischen Anfalles haben, ist enorm. Täglich wird ein neues Präparat auf den Markt geworfen. Die Mittel der Pharmakopoe genügen aber vollauf. Von ihnen seien erwähnt das einfache *Pyramidon*, allenfalls seine Ersatzpräparate *Amidopyrin* (Dimopyran) in der Dosis von 0,1 bis 0,3 g, das *Aspirin* (0,5 bis 1,0), das *Codein* (0,03) oder *Antipyrin* (0,5). Die kombinierten Mittel sind vielfach bei stärkerer Wirkung ohne nachteilige Folgen, freilich teurer. Recht gut brauchbar ist

34. Acid. acetylosalicyl. 0,5
Codein. hydrochlor. 0,03
M. f. pul. D. tal. pulv.
Nr. X
S. 1—3 Pulver täglich.

36. Salipyrin. 0,5
Codein. phosphor. 0,03
M. f. p. D. tal. pulv. Nr. X
S. 1 Pulver in Glühwein (Straß-
mann).

35. Acid. acetylosalicyl. 0,25
Amidopyrin. 0,1
Codein. phosphor. 0,02
Sacch. alb. 0,2
M. f. p. D. tal. pulv. Nr. X
D. S. 3mal täglich 1 Pulver.

37. Antipyrin. pulv. ..... 0,5—1,0
Antipyrin. coffeinocitric. .. 0,5
D. S. 3mal täglich 1 Pulver.

Hier wird auch auf die Komponente des so häufig den Anfall begleitenden Kopfschmerzes gebührend Rücksicht genommen. Guten Erfolg sieht man auch von *Veramontabletten* à 0,4 (3mal täglich 1 Tablette).

Wo das Erbrechen im Vordergrunde steht, sind Mastdarmzäpfchen etwa in folgender Zusammensetzung von Vorteil:

38. Amidopyrin. 0,25
Coffein. natriobenz. 0,1
But. Cac. ad 2,0
M. f. suppos. D. tal. suppos.
Nr. VI
S. 1—2 Zäpfchen in den Mastdarm
einführen.

Suppositoria analia werden bei der Dysmenorrhoebehandlung von STOECKEL mit Recht am meisten empfohlen, weil mit ihnen an wenigsten Mißbrauch getrieben wird.

Bei Dysmenorrhoe verbunden mit heftiger Migräne hat sich STRASS-
MANN folgende Rezeptur bewährt:

39. Antipyrin. coffeinocitr. 0,5
Extr. Hyoscyam. ....·.. 0,04
Coffein. natriobenz. 0,1
But. Cac. ad 2,0
M. f. supp. D. tal. supp.
Nr. VI
S. 1 Zäpfchen in den Darm beim
ersten Anzeichen der Migräne ein-
führen, das zweite nach 12 Stunden.

Sehr Gutes leisten auch bei Migräne mit und ohne Dysmenorrhoe das
Bellergal (3 Tabletten am Tag), besonders wenn es kurmäßig durch
einige Wochen gebraucht wird. Nach den neuesten Erfahrungen scheint
aber der oestrogene Wirkstoff (z. B. von 2,5 mg *Cyren B* forte anfangs 3,
später 2, dann 1 Injektion wöchentlich) noch wirksamer zu sein (F. LANGE).
Allbekannt ist die Wirkung der *Belladonna*, die man als *Tct. fol.
Belladonn.* (*3mal 10 Tropfen*) oder als *Extractum* verordnet, z. B.:

40. Extract. Belladonn. 0,3
Aqu. Amygdal. amar. 30,0
D. S. 3mal täglich 15 Tropfen.

41. Extract. Belladonn. 0,01
Codein. hydrochlor. 0,03
But. Cac. ad 2,0
M. f. supp. an.
D. tal. supp. Nr. VI
S. 1—2 Zäpfchen bei Schmerz in
den Mastdarm einführen.

42. Tinct. Opii
Tinct. Belladonn.
Tinct. Hyoscyam.
Tinct. Valerian.
Tinct. Stramon. .... aa 5,0
D. S. Mehrmals täglich 20 Tropfen
(Fritsch).

Extractum Belladonnae in Verbindung mit Extractum Opii ist zwar
hochwirksam, aber schon weniger empfehlenswert, am ehesten bei sekundärer, durch Geschwülste oder akute Entzündung ausgelöster Dysmenorrhoe zu kurzem Gebrauche nach der Formel:

43. Extract. Belladonn.
Extract. Opii .... aa 0,02
But. Cac. ad 2,0
M. f. supp. D. tal. supp.
Nr. IV
S. Zäpfchen.

Weiters kann man Gebrauch machen von

44. Trigemin. 0,5
Eucain. hydrochlor. 0,025
But. Cac. ad 2,0
M. f. supp. D. tal. supp.
Nr. IV
S. 1 Zäpfchen eingefettet in den Mast-
darm einführen (Straßmann).

Von den pharmazeutischen Spezialitäten seien nur die aus Phenacetin, Codein, Acetylsalicylsäure bestehenden *Treupelschen Tabletten* à 0,5 oder 1,0 (2 Tabletten im Beginn der Menstruation in einem Abstand von $^1/_2$ Stunde) oder die beliebten *Gelonida antineuralgica* (rasch resorbierbare Kombination von Codein, Phenacetin, Acid. acetylosalicyl., 3mal täglich 1 bis 2 Tabletten), ferner das *Neocratin, Eumed, Compral* à 0,5, *Gardan* à 0,5 (3- bis 4mal täglich 1 Tablette), *Cibalgin, Saridon,* die *Ditonal-Stuhlzäpfchen* und die Vagus dämpfenden *Bellafolintabletten* oder das *Belladenal* erwähnt.

Da es keinem Zweifel unterliegt, daß durch die Menstruation der Tonus des vegetativen Nervensystems erhöht wird und bei den neurotischen Individuen sich ins Krankhafte in Form spastischer Koliken und Schmerzanfälle steigert, liegt es nahe, *Atropin,* welches stärker wirksam ist als Belladonna, zu verwenden. Man gibt es in Pillenform etwa nach folgender Zusammensetzung:

> **45.** Atropin. sulfur. 0,01
> Aqu. dest.
> Glycerin. .... aa 2,0
> Pulv. et extr. Liqu. q. s. u. f.
> pil. Nr. XX
> D. S. 3 Pillen täglich.

Zweckmäßig verbindet man Atropin mit *Papaverin* in folgender Zusammensetzung:

> **46.** Atropin. sulfur. 0,00025
> Papaverin. hydrochlor. . 0,01
> Sacch. 0,2
> M. f. p. D. tal. dos. Nr. X
> S. 2—3 Pulver täglich.

oder man bedient sich des nicht selten prompt wirkenden *Novatropins*

> **47.** Novatropin. 0,0025
> Sacch. 0,2
> M. f. p. D. tal. dos. Nr. X
> S. 2 Pulver täglich.

bzw. der *Troparin-Fortetabletten* (3mal täglich 1 bis 2 Tabletten), ebenso der *Atropapaverintabletten* (0,00025 g Atropin und 0,01 Papaverin enthaltend) (1 bis 2 Stück pro Tag). Die Spasmen der glatten Muskulatur lähmen ausgezeichnet *Eupaco* und *Eupaverin* in Form von Suppositorien und Tabletten. Empfehlenswert ist folgende rezeptmäßige Verschreibung für schwere Dysmenorrhoefälle:

> **48.** Eupaverin. 0,03
> Atropin. sulfuric. 0,0003
> Amidopyrin. 0,15
> Luminal. 0,015
> Sacch. 0,2
> M. f. p. D. t. d. Nr. X
> S. 1- bis 3mal täglich 1 bis 2 Pulver
> nach dem Essen.

Ebenfalls erschlaffend auf die glatte Muskulatur wirkt das *Oktyron* (3mal täglich 20 Tropfen oder 3mal täglich 1 Bohne mit reichlich Wasser nach dem Essen) oder als Zäpfchen 2- bis 3mal täglich.

Gleichfalls von guter Wirkung, aber durch Beeinflussung der Hemmungsfasern des Nervus hypogastricus und spermaticus dasselbe erzielend wie das Atropin durch seine lähmende Wirkung auf den Nervus pelvicus, ist die von VOGT in die Therapie der Dysmenorrhoe eingeführte *Uzara* (3mal täglich 30 Tropfen oder 3 bis 4 Tabletten oder 3 Suppositorien täglich). *Dysmenural* enthält neben Uzara Pyraz. phenyl. dimethyl. und wirkt nicht nur krampflindernd, sondern auch beruhigend auf die nervösen Zentren. 3 Tabletten zu 0,7 g 2 Tage vor und während der Periode werden als geeignetste Gabe von HÖGLER empfohlen. Ein anderes, gleichfalls aus der Medizin der Urvölker stammendes, nicht selten von Erfolg begleitetes, gelegentlich aber auch im Stich lassendes Mittel ist das *Eumenol* (3mal täglich 1 Teelöffel oder 2 bis 4 Tabletten, am besten 3 Tage vor der Periode damit zu beginnen und durch dieselbe hindurch fortzusetzen) (s. auch S. 16). W e r t v o l l ist in der Therapie der Dysmenorrhoe auch die *Hydrastis* (Rp. 22 bis 24, S. 31). Sie hebt den Tonus der Muskulatur, so daß der stockende Blutfluß, allenfalls auch die Ausstoßung von Schleimhautfetzen bei Dysmenorrhoea membranacea leichter vonstatten geht. Als krampflösend wirkt seit alters her das *Extractum Viburni prunifolii fluidum*:

> **49.** Extract. Viburn. prunif.
> Syrup. simpl. . . . . aa 20,0
> D. S. 3mal täglich 1 Teelöffel in
> Wasser, 5 Tage vor der Menstruation
> beginnen und während der Menstrua-
> tion weiternehmen.

Der Erfolg der elektiven Beeinflussung des Lendenmarks im Sinne seiner Hyperämisierung, wie sie durch das *Yohimbin* geschieht, ist problematisch. Immerhin kann man es mit Yohimbin im Verein mit Antidolorosis etwa nach folgender Zusammensetzung versuchen:

> **50.** Yohimbin. hydrochlor. . . . 0,005
> Codein. hydrochlor. 0,03
> Sacch. 0,3
> M. f. p. D. tal. pulv. Nr. VI
> S. 1—3 Pulver im Schmerzanfall
> (unter dem Namen Menolysin auch als
> Tabletten zu haben).

Die *Metyrintabletten* (3mal täglich 1 bis 2 Tabletten, 2 bis 3 Tage vor und während der Periode) enthalten neben Yohimbin noch Papaverin.

Der schon besprochenen Übererregbarkeit des vegetativen Nervensystems begegnet man bei Spasmophilen gut mit *Calcium*, welches man am wirksamsten nach HIRSCH intravenös in der Menge von 2 bis 3, später 5 bis 8 ccm als 10%iges Chlorkalzium oder gebrauchsfertig in Ampullen zu 10 ccm als *Afenil* gibt. Auch die perorale Darreichung, welche S. 63 ff. angegeben ist, kann versucht werden.

BURCKHARD berichtet über Erfolge mit Jod-Eiweißpräparaten wie *Jodtropontabletten* à 1 g (3mal täglich 1 Tablette). Es soll durch Erleichterung der Zirkulation in den kleinen Gefäßen und Senkung des arteriellen Druckes die Periode erleichern. *Phosphorlebertran* kann bei asthenischen Individuen ebenfalls erfolgreich sein:

51. Ol. phosphor. 20,0
     Ol. jecoris Aselli ad 200,0
D. S. 3mal täglich 1 Kaffeelöffel.

Schließlich verdient die zweifellos feststehende Tatsache der Beeinflußbarkeit so mancher Dysmenorrhoe von der Nase her, die zuerst FLIESS erkannt hat, Betonung. Ihr wird so Gutes nachgerühmt, daß man sie in schweren Fällen immer versuchen kann. Mit dem Nasenspiegel wird ein kleiner Wattebausch, der in 20%ige *Kokainlösung* getaucht ist, fest an die untere Nasenmuschel gedrängt und 5 Minuten liegen gelassen. Wird, wie nicht selten, schlagartig der Schmerz beseitigt, dann überläßt man am besten dem Facharzt die Verätzung der auf die Pinselung ansprechenden Stelle der Nasenmuschel. Dauernde Heilungen sind beobachtet. Andere Ärzte haben dasselbe oder zumindest ähnliche schlagartige Erfolge mit dem Ausdrücken eines in *Äther* getauchten Wattebausches nach WORMSER an die Nasenmuschel gesehen und ihren Patientinnen beim Schmerzanfall die Wiederholung des Verfahrens eigenhändig überlassen. In unseren rauschgiftsüchtigen Zeiten ist es wohl nicht ganz ohne Bedenken.

Wenn die lange Reihe der angeführten Arzneimittel trotzdem keineswegs unseren Schatz an Medikamenten hiermit erschöpft, so zeigt dies nur, daß auch bei der Dysmenorrhoe wie bei allen Krankheiten, bei denen uns so viele Medikamente zur Verfügung stehen, der Erfolg recht oft eine Sache des Zufalles oder Glückes ist. So ist es auch mit der örtlichen Anwendung des *galvanischen Stromes* und mit der *Faradisation*, welche ebensooft im Stiche lassen wie sie gelegentlich helfen. Bei der intrauterinen Galvanisation mit einer Stromstärke von 30 bis 50 MA. durch 15 Minuten liegt der negative Pol im Uterus, der positive auf dem Kreuzbein. Bei Verwendung des faradischen Stromes (zirka 20 Unterbrechungen in der Minute) kommt die Uterussonde (Kathode) in den Uterus, die Anode auf den Muttermund (EBELER). Recht beachtliche Erfolge sah Verfasser mit der Rotlichttherapie der Dysmenorrhoe. Auch die Diathermie der Hypophyse, welche als Motor der Sexualfunktion auf das Ovarium und damit auf die Dysmenorrhoe günstig wirken soll, ist ein bemerkenswerter Behelf, der natürlich auch seine Versager hat. Darum ist es kein Wunder, daß man immer und immer wieder zu rein operativ-technischen Maßnahmen zur Behebung der Dysmenorrhoe greift.

Mechanische und chirurgische Verfahren.

Wenn auch die Stenose des Os internum ursächlich an der Dysmenorrhoe nicht Schuld trägt, sondern das straffe, der Menstruationsauflockerung widerstrebende Gewebe des infantilen Uterus, Tatsache ist, daß die vorsichtige, unter allen Maßnahmen der Asepsis durchgeführte Sondierung des Halskanals (Verletzungen mit nachfolgender Infektion kommen immer wieder vor) die nächste Periode schmerzlos bereiten kann, gar dann, wenn dieser kleine Eingriff der Periode unmittelbar vorausgeht. Zuverlässiger scheint eine ebenfalls sehr vorsichtig auszuführende Erweiterung mit Hegarstiften zu sein, der immer nach sorgfältigster Desinfektion eine Sondierung zwecks Ermittlung des Verhaltens des Halskanals vorangehen muß. Sie wird am besten in Narkose gemacht, weil sie schmerzhaft ist und soll im allgemeinen nicht über Hegarstift 8 bis 10 hinaus ausgedehnt werden, es sei denn, was auch vorkommt, daß in Narkose die Dilatation auch über diese Nummern hinaus auffallend leicht gelingt. Man kann auch einen Laminariastift einlegen, muß aber bedenken, daß Sekretstauung und Temperaturerhöhung, allenfalls sogar eine Infektion (Endometritis, Parametritis) sich anschließen kann, womit nicht nur das ganze Beginnen erfolglos geworden ist, sondern soundso oft auch der Wunsch, mit der Beseitigung der Dysmenorrhoe gleichzeitig die Aussichten auf eine Schwangerschaft zu bessern, unerfüllt bleibt. Die gelochten, 3 bis 6 Tage liegen bleibenden FEHLINGschen Röhrchen und die BECKH-GÄNSBAUERschen Glasstifte, welche im Kaliber Hegar 4 bis 6 entsprechen und nach Dilatation mit Hegar bis Nr. 13 im Uterus etwa 8 Tage liegen sollen, ermöglichen einen anhaltenderen Erfolg. Sie sind wegen der Möglichkeit einer Infektionsvermittlung nicht unbedenklich.

Einiges Aufsehen hat die MENGEsche Behandlung jener Formen von Dysmenorrhoe gemacht, die bei Nulliparis mit hypoplastischem kleinen Uterus vorkommen. Der Grundsatz des Verfahrens besteht darin, daß nicht nur der Cervikalkanal, sondern auch die Korpushöhle möglichst ausgiebig und für längere Zeit erweitert wird. Dadurch soll der Hohlmuskel an Fassungsraum gewinnen und damit in kleinem Ausmaß dasselbe nachgeahmt werden, was durch die Schwangerschaft im Großen meist zur Heilung der Dysmenorrhoe führt. Erweiterung der ganzen Uterushöhle bis Hegar 10 unter Vorschieben jedes Stiftes bis zum Fundus. Jeder Stift bleibt eine Minute lang liegen. Nun wird der innere Muttermund mit dem von EYMER angegebenen, geschlossen eingeführten, mit gedeckten Schneiden versehenen Metronom an 8 bis 10 Stellen seicht eingeschnitten. Hierauf gelingt es, ohne tiefere Zerreißungen des inneren Muttermundes bis Hegar 16 zu dilatieren. Die so erweiterte Gebärmutterhöhle wird nun vollständig mit in Öl getränkter Xerophormgaze fest ausgestopft, die 8 bis 10 Tage liegen bleiben muß, wenn nicht eine beträchtliche Temperaturerhöhung, besonders mit steigendem Puls zu frühzeitiger Entfernung der infolge der Öltränkung schmerzlos ausziehbaren Gaze zwingt. Mit Rücksicht auf die ausgezeichneten Erfahrungen MENGES, welche nach seinem Urteil die Erfolge der Dilatation mit Hegar- und Quellstiften, ebenso wie die der Diszission des äußeren und inneren Muttermundes mit und ohne Abrasio mucosae übertreffen, muß man die MENGEsche Behandlung für die genannten Fälle von Dysmenorrhoe wohl erwägen. Sie haben MENGE nur bei besonders übererregbaren Frauen oder bei später erhobenen organischen Veränderungen des Uterus (Myomen) enttäuscht.

Die Abrasio, welche gern mit einer Dilatationsbehandlung verbunden wird, kann durch den Reiz der Abschabung der Schleimhaut auf die Gebärmutter im Sinne des Wachstumsreizes und auf das Ovarium anregend wirken und stellt daher ein recht brauchbares Verfahren dar. Die Dysmenorrhoe bei hyperantevertiertem, vielfach in Retropositionsstellung liegenden kleinen Uterus wird, wie eingangs erwähnt, durch operative Antefixation mit gleichzeitiger Dilatation und Abrasio nach SCHRÖDER in $^2/_3$ der Fälle geheilt; damit erhöhen sich auch die Aussichten für eine Befruchtung.

Während MENGE bei seiner Methode das Hauptgewicht auf die Erhöhung des Fassungsraumes des Korpus legt, begnügen sich die mechanischen und chirurgischen Dilatationsmethoden der Zervix mit der Erweiterung bloß dieser. Die einfache Diszission muß nicht mit einem gedeckten Messer gemacht werden, sie läßt sich auch mit einem schmalen Skalpell ausführen, mit dem man vorne, hinten, rechts und links seichte Einschnitte macht, die durch einen am besten mit Öl getränkten Tampon an vorzeitiger Verklebung verhindert werden kann.

STOECKEL zieht die bilaterale Diszission des äußeren Muttermundes nach POZZI allen anderen Verfahren vor, indem er die durch die ausgiebige Diszission entstehenden horizontalen Wundflächen in vertikaler Richtung vernäht. Die Operation ist auch bei der Sterilität unter der Voraussetzung durchgängiger Tuben, besonders in Verbindung mit einer Abrasio und Formalinätzung oft erfolgreich (s. auch S. 214). Ein nicht unbeträchtlicher Nachteil der mannigfaltigen, im einzelnen nicht anzuführenden Diszissionsverfahren ist das im Gefolge derselben sich gelegentlich einstellende Ektropium der zervikalen Schleimhaut, welches zu sehr lästigen schleimigen und schleimig-eitrigen Ausflüssen führen kann, wenn die Inzisionen zu ausgiebig ausfallen.

Den örtlich angreifenden Operationsverfahren zur Beseitigung der Dysmenorrhoe ist theoretisch a priori und nach den bisher vorliegenden Erfahrungen auch praktisch die Resektion des N. hypogastricus nach COTTE überlegen. Diese Operation, die vom PFANNENSTIELschen Querschnitt gemacht und zweckmäßig auch mit einer Revision, bzw. Entfernung der Appendix verbunden werden kann, ist in Fällen primärer Dysmenorrhoe berechtigt, wenn alle anderen weniger eingreifenden Verfahren versagt haben. Bei sekundärer Dysmenorrhoe mit ihren manchmal dunklen, gelegentlich tief seelisch wurzelnden Hintergründen sind die Erfolge weniger gute. Hier ist Zurückhaltung geboten. Bei der Operation muß man darauf Bedacht nehmen, die ganze, die Nerven führende Lamina fibrosa bis etwa fingerbreit unter die Teilungsstelle des Plexus hypogastricus zu entfernen.

Die Zeiten sind endgültig vorbei, wo man in schweren Fällen von Dysmenorrhoe auch vor verstümmelnden Eingriffen nicht zurückschreckte. Weder die Uterusexstirpation noch die Röntgenkastration haben bei diesem Leiden Berechtigung. Davon gibt es nur eine

Ausnahme: Bei Endometriosis uteri interna zwingen uns nicht nur die unerträglichen Periodenkrämpfe, sondern auch die schweren Blutungen nicht selten zur Totalexstirpation des Uterus mit Belassung der Adnexa. Bei retrozervikaler Endometriose beseitigt auch die Röntgenkastration die besonders-quälende Dysmenorrhoe, sofern man nicht die technisch schwierige und durchaus nicht ungefährliche Operation vorzieht, die allerdings auch den Krankheitsherd meist dauernd ausschaltet (s. S. 242).

6. Behandlung von unregelmäßigen Blutungen ovariellen Ursprungs.

Dem Verständnis nähergerückt als die Menstruationsstörungen bei anatomisch unverändertem Ovar sind jene Abwegigkeiten ovariellen Ursprungs, welche morphologisch faßbar und heute bereits größtenteils bis in ihre Einzelheiten klargelegt sind. Hierher gehört vor allem das so wichtige Bild der Metropathia haemorrhagica. Nächstdem verdienen Erwähnung die kleinzystische Degeneration des Ovariums, die Zysten des atretischen und reifen Follikels und die des Corpus luteum sowie die Granulosazellgeschwülste mit ihren Folgen auf den Ablauf der Menstruation. Daran fügen sich ohne Zwang die unregelmäßigen Blutungen auf dem Boden von Krankheiten anderer endokriner Drüsen wie der Schilddrüse und der Hypophyse, die bei den untrennbaren Zusammenhängen der Blutdrüsen untereinander die Ovarialtätigkeit störend beeinflussen können.

Vorkommen, Bedeutung und Erkennung der Metropathia haemorrhagica.

Die Metropathia haemorrhagica beruht auf einer glandulärzystischen Hyperplasie der Endometriumschleimhaut, welche in dem abnorm persistierenden und nicht zum Sprunge kommenden reifenden Follikel begründet ist. Darum gehören bei dieser Fassung des Krankheitsbildes die Fälle mit regelrechter, wenn auch verstärkter Menstruation nicht mehr herein. Die Krankheit gehört praktisch zu den wichtigsten, die nicht bloß dem Facharzt, sondern zunächst fast immer dem praktischen Arzte unterkommt. Etwa 1 v. H. der klinischen Patientinnen leiden an dieser Krankheit. Bei jungen Mädchen, auf die noch zurückzugreifen sein wird, ist sie seltener, während sie mit Vorliebe in der zweiten Hälfte der Dreißigerjahre und dann besonders in den Vierzigerjahren in Erscheinung tritt. Fast $9/10$ aller Fälle liegen nach R. Schröder jenseits des 37. Jahres. Bezeichnend für das Krankheitsbild und damit für seine Behandlung sind die abnormen Blutungen. Sie können Wochen dauern, ja auf Monate sich erstrecken und nicht selten nach einer Amenorrhoe einsetzen. Hohe Grade von Blutarmut, ja sogar tödlicher Ausgang infolge Anämie können vorkommen. Blutungsfreie Zeiten fehlen meist, wenn einmal die Blutung begonnen hat. Der Tastbefund ist bekanntlich nicht eindeutig: sowohl ein größerer, weicher Uterus, der sich wie gestaut anfühlt, kommt ebenso vor wie eine harte Gebärmutter. Meistens ist sie größer als der Norm entspricht. Das zystische Ovar, welches vielfach als bezeichnend für das Krankheitsbild gilt, wird oft gefunden, kann aber auch fehlen. Zu betonen ist, daß man schon am Gesicht der Patientin oft den Grad der Anämie ablesen kann, noch mehr an den Schleimhäuten. Eine energische Therapie ist dann sehr am Platze, wenn bei Entfaltung der Nymphen die Schleimhaut des Introitus vaginae auffallend blaß erscheint. Mein Lehrer PEHAM hat in solchen Fällen immer radikalen Maßnahmen das Wort geredet, welche die Blutung sicher und rasch ausschalten, was später weiter ausgeführt werden wird. Die Blutung ist durch lokale Zirkulationsstörungen im Endometrium und dem daraus erfolgenden Gewebszerfall bedingt. Dadurch, daß die Follikel im Ovarium persistieren, entsteht einerseits vermehrter Blutzuschuß zum Endometrium, anderseits ein besonders hoher hormonaler Anreiz. Vielleicht ist es so, daß die Eizelle der letzten Kraft ermangelt, völlig reif zu werden. Mag sie trotzdem zugrunde gehen, so springt für sie ein weiterer reifender Follikel ein, der auch nicht zum Platzen kommt, womit der Anreiz auf das Endometrium dauernd erhalten bleibt. Erst dann, wenn ein neuer Follikel an Stelle eines abgestorbenen nicht mehr tritt, kann von selbst die Heilung erfolgen, auf welche freilich in nicht mehr als der Hälfte der Fälle zu rechnen ist — mit der Einschränkung — daß von neuem das verderbliche Spiel sich wieder einstellen kann. Wenn auch die Follikelpersistenz ursächlich für die Metropathie im Vordergrunde steht, so muß man doch auf Grund der immer wiederkehrenden klinischen Erfahrungen mit STOECKEL darauf hinweisen, daß auch noch andere Ursachen, die der Klärung harren, das Krankheitsbild auslösen können. Solche sind endokrine Störungen, Stauungen durch Herz- und Lungenkrankheiten, Stauungen bei fettleibigen Frauen besonders mit Retroflexio uteri und Descensus, Coitus interruptus und nicht zuletzt die Folgen gehäufter Schwangerschaften, ganz besonders aber häufiger künstlicher Aborte.

Weiter wissen wir, daß Verarmung des Blutes an Thrombozyten für die verlängerte Regelblutung bis zu deren Unstillbarkeit in einzelnen Fällen verantwortlich gemacht werden muß (s. S. 68). Um es gleich vorwegzunehmen, kann gelegentlich in solchen Fällen die Milzexstirpation notwendig werden. Wo es möglich ist, wird man natürlich mit leichteren Eingriffen auszukommen trachten, wie der Bluttransfusion und Knochenreizbestrahlung oder der Atmokausis uteri (s. später).

Blutungen vom klinischen Verhalten der Metropathie, aber auch Menorrhagien sind vielleicht häufiger als wir glauben kardialen Ursprunges. Besonders DANEFF hat darauf aufmerksam gemacht, daß der Erfolg kardialer Therapie ihm so manche Curettage und Röntgensterilisation erspart hat, ohne daß grobe Abweichungen am Herzen feststellbar waren und nichts als eine Labilität des Herzschlages auf dieses als Ursache der Blutungen hinwies. Neben *Inf. fol. Digit.* 1,0/150,0 verabreicht er besonders intravenös *Digalen* (1 ccm). Verfasser hat in Anlehnung an diese Behandlung auch bei Metropathien jugendlicher Individuen in einigen Fällen Besserung und sogar Aufhören der Blutungen gesehen, ohne daß es sich um Herzfehler gehandelt hätte.

Operative und Strahlenbehandlung der Metropathia haemorrhagica bei Frauen im 4. und 5. Lebensjahrzehnt.

Die Diagnose ist auch dem Erfahrenen durch die bloße Untersuchung und die Anamnese nicht vor vornherein klar. Zu ihrer Erhärtung bedarf es unbedingt der Abrasio, welche zugleich unser wirksamstes Heilmittel ist. Sie gestattet den Ausschluß anderer Ursachen als Quelle der unregelmäßigen Blutung, besonders des inkompletten Abort, der so leicht mit der Metropathie deswegen zu verwechseln ist, weil ihm eine Menopause vorausgeht, wie sie auch bei dieser Krankheit, besonders nahe den Wechseljahren, gar nicht selten ist. Die Probeausschabung läßt uns aber auch mit Sicherheit ein Korpuskarzinom ausschließen, welches freilich mit Vorliebe erst im Matronenalter auftritt, wenngleich auch in jüngeren Jahren gelegentlich eines beobachtet wird. Schließlich sind es auch Polypen des Korpus, welche das Bild der Metropathie vortäuschen und erst durch die Abrasio als die Blutung verursachend, klargestellt werden können. Dagegen läßt sie als differentialdiagnostisches Hilfsmittel zwischen Metropathie und Adenomyosis im Stich. Erst der Mißerfolg der Behandlung und die (vaginale) Totalexstirpation eines solchen Uterus klären den Fall. Wo aber der Uterus größer ist und wegen seiner unregelmäßigen Beschaffenheit den Verdacht eines Myoms nahelegt, ist der Probeabrasio die Aufschließung und die Austastung mit dem Finger vorzuziehen, weil mit der Kürette die Sicherung der Diagnose des Myoms schwieriger ist, ja oft nicht gelingt. Überdies kann eine zu energische Abschabung nicht bloß zur Entfernung der Schleimhaut führen, sondern auch ins Myom Keime verpflanzen, wenn die Kapsel zerrissen wird.

Die Abrasio muß gründlich gemacht werden, einerseits damit die Schleimhaut, welche die Quelle der Blutung ist, zur Gänze entfernt werde, anderseits auch aus dem Grunde, damit namentlich ein in den Tubenecken etwa sich verbergendes Karzinom nicht übersehen werde. Man verwendet eine scharfe Kürette mittlerer Größe und streift die Schleimhaut so ab, daß alle Partien des Cavum regelrecht befahren werden. Ein kleines Fläschchen, am besten mit 95%igem Alkohol (im Notfall auch mit Brennspiritus) gefüllt, nimmt die Geschabsel auf, die jedesmal von einer pathologisch-anatomischen Anstalt untersucht werden sollen. Ist die Patientin nahe dem Klimakterium, so ist es weitaus das sicherste, sogleich an die Abrasio eine Kastrationsbestrahlung mit Röntgen oder eine intrauterine Radiumeinlage (s. S. 57) anzuschließen, wenn die histologische Untersuchung der Geschabsel ein Karzinom ausschließen läßt.

Man kann auch heute noch aus äußeren Umständen gezwungen sein, auf dieses Verfahren verzichten zu müssen, weshalb man zur Ätzbehandlung greift, welche eigentlich die Methode der Therapie bei echter Endometritis ist. Nach Einhaken der vorderen Muttermundlippe und leichter Dilatation des Halskanals mit Hegarstiften wird das Ätzmittel am einfachsten auf einer Fischbeinsonde in das Cavum eingebracht. Als Ätzmittel dient das *Formalin* gut diesem Zwecke. Man stellt sich eine Lösung von 30 g des 40%igen Formalins auf 70 g destillierten Wassers her, taucht die Sonde, welche mit Watte bis auf eine Länge von 10 bis 12 cm (nicht kürzer) umwickelt sein soll, in die Flüssigkeit ein und führt sie jetzt mit der rechten Hand durch den inneren Muttermund bis zum Fundus der Gebärmutter. Nach einer Minute wird die Sonde herausgezogen und die überschüssige Flüssigkeit vom Muttermunde abgetupft. Nochmals sei darauf hingewiesen, daß die Watteumhüllung des Medikamententrägers deswegen so lang sein soll, damit sie nicht im Cavum uteri zurückbleibt, wenn der Uterus über dem Reize des eingeführten Mittels sich straff zusammenzieht. Im übrigen gibt er auch einen zurückgebliebenen Wattepfropfen wieder her. Sänger hat die Silbersonde, Menge die bekannte Hartgummisonde für die Zwecke der intrauterinen Ätzung angegeben. Nach längerer Vergessenheit ist die Behandlung des Uteruscavum zwecks Verätzung mit 50%iger *Chlorzinklösung* oder Chlorzink in Substanz (S. 234) wieder aufgenommen worden. Auch der *Liquor ferri sesquichlorati* wird gelegentlich wieder erwähnt. Benützt man den Liquor ferri sesquichlorati so, daß man in ein Uhrschälchen mit destilliertem Wasser nur wenige Tropfen des Liquor gibt, die Sonde damit benetzt, bis zum Fundus führt und rasch zurückzieht, so kann man dies auch ohne Gefahr tiefgreifender Zerstörung der Gewebe selbst bei jugendlichen Individuen machen, während die Ätzung mit Chlorzink um den Preis schwerer Nekrosen mit teilweiser oder vollständiger Verödung des Cavum uteri mit schwer heilbarer Amenorrhoe (vgl. S. 25), allenfalls Pyometra erkauft werden kann. Da überdies die Ätzung mit Chlorzink bei ungenügender Abdeckung zur Verätzung der Scheide führen kann, ist sie schon aus diesen Gründen kaum angebracht. Darum muß man die Verwendung dieser Mittel, deren Wirksamkeit in bezug auf das Versiegen des Blutflusses gar nicht in Abrede gestellt werden soll, grundsätzlich als einen Rückschritt betrachten. Dagegen kann das Auswischen des Cavum uteri bei jugendlichen Individuen mit einer auf die Hälfte mit destilliertem Wasser verdünnten *Jodtinktur*, bei älteren mit unverdünnter Jodtinktur vorteilhaft der Abrasio jedesmal angeschlossen werden.

Die den jüngeren Gynäkologen nur mehr als historische Methode bekannt gewesene Atmokausis ist neuerdings von Stoeckel und Fuchs in verbesserter Form wieder eingeführt worden. Ihr Hauptanwendungsgebiet stellen neben den S. 68 ff. zu erörternden schweren Fällen von juvenilen Blutungen die unkomplizierten präklimakterischen und klimakterischen Uterusblutungen dar, in denen man Ausfallserscheinungen vermeiden will oder Röntgen, bzw. Radium aus äußeren Gründen nicht verabreichen kann. Das Verfahren, welches am besten nach vorangegangener Abrasio durchgeführt wird, gehört in die Hand des Facharztes.

In der Röntgenbehandlung steht uns ein souveränes Mittel zur Beherrschung der Metropathie zur Verfügung. Durch sie kann man die Dauerkastration, welche durch Verabreichung von 34% der H. E. D. gegeben ist, bereits in einer, allenfalls in zwei Sitzungen erreichen. Man vergesse aber nicht darauf hinzuweisen, daß sich zunächst die Blutung noch ein- bis dreimal einstellen kann, wenn die Bestrahlung in die zweite

Hälfte des Intervalls fällt. Nach WINTZ wird nur in 3,8% der Fälle bei Bestrahlung in der zweiten Hälfte des Menstruationsintervalls sofort Amenorrhoe erzielt. Eine Menstruation tritt noch in 79,7% der Fälle auf, zwei in 14 und eine dritte in 2,5%. Dagegen kann man in 95% der Fälle mit dauernder Amenorrhoe rechnen, wenn 34% der H. E. D. in der ersten Intervallhälfte gegeben werden. Kommt es längere Zeit nach der Kastration wieder zu einer Blutung, dann ist eine neuerliche Röntgen-bestrahlung ohne Kenntnis der anatomischen Vorgänge im Endometrium bedenklich, weshalb man in solchen, allerdings nicht häufigen Fällen wiederum durch Abrasio sich über den Zustand der Schleimhaut — es könnte auch ein Korpuskarzinom inzwischen entstanden sein — Aufklärung verschaffen muß.

Der Röntgenbehandlung, allenfalls auch der vaginalen Totalexstir-pation des Uterus erwächst in der Radiumeinlage bei der präklimakte-rischen Metropathie ein wichtiges Konkurrenzverfahren, welches in Deutschland zuerst von MENGE und EYMER, sodann von FLATAU, MARTIUS und v. JASCHKE geübt worden ist. Wenn man Fälle echter Metropathie, also solcher, bei denen die Gebärmutterhöhle regelrecht gestaltet und nicht zu lang ist, mit 50 mg Radiumelement in einem Messingfilter von 1 mm Wanddicke für 48, oder mit 100 mg für 24 Stunden beschickt, erreicht man 2400 mgh und damit dauernde Amenorrhoe. Nach ANSEL-MINO genügen bei Frauen über 42 Jahren schon 1000 mgh, bei jüngeren 1200 bis 1600. Bei dieser Art der Behandlung ist die Wirkung auf die Ovarien wesentlich schwächer als bei der Röntgenbestrahlung, was für die weitere Bildung der Hormone des Ovars ausschlaggebend ist. Auch der Strahlenkater ist weit weniger ausgeprägt als beim Röntgen. Wichtig zu wissen ist, daß längere Zeit nach der Behandlung ein eitrig-wässeriger oder leicht blutiger Fluor bestehen kann, der aber schwindet und ohne Bedeutung ist. Eine solche Behandlung mit Radium soll man ebenso wie die Röntgen-bestrahlung nur nach vorhergegangener Abrasio und mikroskopischer Klarstellung des Schleimhautbildes vornehmen, um vor unliebsamen Überraschungen geschützt zu sein. Daß man Fälle, bei denen Anzeichen einer entzündlichen Veränderung im Genitale vorliegen, nicht der intra-uterinen Radiumbehandlung unterwirft, bedarf keiner besonderen Be-tonung. Auch solche, bei denen der Verdacht eines Myoms naheliegt oder gar ein Myom festgestellt ist, sollen nach Verfassers Erachten nicht mit Radium behandelt werden, mag auch die Blutung nicht in Zusammen-hang mit dem Myom auftreten, sondern eine echte präklimakterische sein.

Ist eine Patientin hochgradig blutarm und jenseits des 40. Lebens-jahres, so erscheint es in so manchen Fällen ratsamer, auch mit der Abrasio und der nachfolgenden Röntgenkastration bzw. Radiumbehand-lung um so weniger Zeit zu verlieren, als, wie ausgeführt, die Blutungen nicht augenblicklich aufhören müssen. In solchen Fällen halten wir die vaginale Totalexstirpation des Uterus ohne weiteres für angezeigt. Sie ist bei vaginalen Operateuren gerade in Fällen von Metropathie kaum mit einer Mortalität belastet und bringt, abgesehen von der schlagartigen Beseitigung aller Beschwerden, gewöhnlich auch eine sehr rasche Erholung und Besserung des Blutbildes zuwege, wie uns mit SELLHEIM scheint prompter als allgemein roborierende und medikamentöse Maßnahmen. Es ist nicht recht einzusehen, warum vielfach die vaginale Totalexstirpation des Uterus bei Metropathie schweren Grades so viele Gegner hat. Wer sich die Anschauungen von der periodischen Notwendigkeit der Entgiftung durch den Menstrualfluß nicht zu eigen macht, und das dürfte die Mehrzahl der Gynäkologen sein, anderseits aber bedenkt, daß in den unberührt bleibenden Ovarien nach Exstirpation der Gebärmutter die Quelle der Ovarialhormone erhalten bleibt, mag dieselbe auch allmählich gleich den Vorgängen des natürlichen Klimakteriums spärlicher fließen, wird auch heute noch bei Frauen zwischen 40 und 45, ganz sicher aber in der zweiten Hälfte der Dreißigerjahre, bei ganz schwerer Dauerblutung die vaginale Totalexstirpation der gewiß segensreichen Röntgenkastration vorziehen. Operationsverfahren, welche die blutende Schleimhautfläche verkleinern sollen, wie der Keilresektion nach FREUND, ASCHNER, HENKEL, der Abkappung des Fundus, möchte Verfasser nicht das Wort reden. Ein Zustand wie der beschriebene muß, wenn er operativ angegangen wird, dauernd beseitigt werden und darf um den Preis der problematischen Wichtigkeit der Ausscheidung giftiger Stoffe bei Frauen vom 40. Lebensjahr an nicht die Gefahr des Rezidivs bergen. Ob die von HENKEL vorgeschlagene und in einzelnen Fällen durchgeführte vaginale Ligatur der Art. uterina imstande ist, dauernd derartige Blutungen zu drosseln, müßten weitere Erfahrungen lehren.

Hormon- und medikamentöse Therapie der Metropathie.

Handelt es sich um das klassische Krankheitsbild der Metropathia haemorrhagica, entstanden auf dem Boden der Follikelpersistenz und Ausbleiben der Corpus-luteum-Bildung, dann ist es nur logisch, in der Verabreichung der bei der verstärkten Regelblutung ausführlich erwähnten Uterustonica kein Heilmittel zu erblicken; und in der Tat werden diesbezügliche Erwartungen meist enttäuscht. Gewöhnlich ist ja der Hergang so, daß die Trägerinnen dieser Krankheit besonders in den Vierzigerjahren und nahe dem Klimakterium nach langer, erfolgloser Arzneibehandlung mit einem hohen Grad von Anämie den Facharzt aufsuchen. Trotzdem muß, namentlich zu Beginn des Leidens, wo die Diagnose der echten Metropathie vielfach noch in Schwebe ist, die medikamentöse Beeinflussung der Blutung wenigstens als unterstützende Maßnahme versucht werden, zumal so manche Patientin auf die Harmlosigkeit des Zustandes bauend, weder in die Abrasio einwilligt, noch energischere operative Verfahren gestattet und sich von ihrer Notwendigkeit erst dann überzeugen läßt, wenn die Müdigkeit, Schwäche und Arbeitsbeeinträchtigung infolge des langdauernden Blutverlustes bereits einen bedenklichen Grad erreicht haben.

Ohne die medikamentöse und ganz besonders ohne die Hormontherapie ist aber vor allem bei diesem Krankheitsbild der Metropathie nicht auszukommen, sofern es die Metropathia haemorrhagica

juvenilis betrifft. Gewiß ist nicht jeder Fall, der unter dieser Bezeich-
nung läuft, auch tatsächlich eine echte juvenile Metropathie, ein Begriff,
unter den wir nur jene Blutungen bis zum 20., allenfalls 25. Lebensjahr
einordnen sollen, die weder auf dem Boden einer gestörten Schwangerschaft entstanden sind, noch irgendwie mit Infektionen des Genitales oder
Geschwülsten desselben in Zusammenhang stehen, sondern der Follikelpersistenz ihre Entstehung verdanken. Leider kommt diese Krankheit — eine wahre Crux für die Betroffene und für den behandelnden
Arzt — in rund 5 v. H. der Fälle vor dem 20. Lebensjahr vor. Soundso
oft beginnt der Zustand mit der ersten Blutung oder bald darauf, ein
Zeichen, daß der Eierstock von Haus aus abwegig arbeitet, bzw. daß es
sich nur um einen Follikelzyklus (periodische Reifung der Follikel) ohne
Ovulation handelt, die sogenannte „Non ovulating bleeding" CORNERS,
auf die neuerdings v. MIKULICZ-RADECKI hingewiesen hat. Darum ist
nichts näherliegend, als bei der abwegigen Eierstockfunktion therapeutisch einsetzen zu wollen. Wie wir aber schon aus den früheren Aus,
führungen wissen, haben wir trotz aller Fortschritte in der Hormontherapie sichere Mittel zur Überführung einer unrichtigen Eierstocktätigkeit in eine regelmäßige im Sinne der vollständigen Eireifung-
Follikelberstung und Corpus-luteum-Bildung auch heute noch nicht in
der Hand. Dabei soll nicht geleugnet werden, daß wir auch hierin auf
Grund der neuen Hormonforschungen Fortschritte gemacht haben. So
richtig der auf den klassischen Forschungen L. FRÄNKELS fußende Ge-
dankengang ist, den blutungshemmenden Einfluß eines fehlenden Gelb-
körpers durch das Corpus-luteum-Hormon zu ersetzen, zeigt die Praxis,
daß auch mit dieser kostspieligen Substitutionstherapie Enttäuschungen
nicht ausbleiben. Sie sind aber seltener, wenn man nach den Erfahrungen
C. KAUFMANNS an 6 aufeinanderfolgenden Tagen je 10 mg *Progesteron*
injiziert, ein Vorgehen, das bei der so häufigen Rezidivgefahr vom 19. bis
24. Tage nach Regelbeginn wiederholt zu werden verdient. Der Versuch
durch perorale Corpus-luteum-Therapie den persistierenden Follikel zum
Sprung und die Schleimhaut in die Sekretionsphase zu überführen, ist
nach neuesten Erfahrungen auch aussichtsreich, wenn man *Proluton C*,
Pregneninolen, *Lutocyklin* in der 6- bis 10fachen Menge der intra-
muskularen verordnet. Wenn trotzdem selbst bei kleineren Dosen von
Corpus-luteum-Hormon, wie *Luteogan*, *Lutren*, *Proluton*, *Progestin*, *Luteolipex*, *Luteoglandol*, *Lutocrescin*, *Luteototal* u. a. „Heilungen" erzielt wurden,
so ist damit noch nicht gesagt, daß es sich dabei jedesmal um echte Metropathien gehandelt hat. In diesem Zusammenhang muß nämlich hervorgehoben werden, daß so mancher Erfolg der Corpus-luteum-Präparate,
wie WAGNER ausdrücklich betont, auch bei uterinen Blutungen zu verzeichnen ist, nicht bloß bei solchen, die ovariogenen Ursprungs sind!
   Trotzdem wir jene Dosis Hypophysenvorderlappenhormon noch nicht
kennen, welche notwendig ist, beim menschlichen Weibe Follikelreifung und
-berstung zu erzielen, also gesicherte Grundlagen für eine solche Stimulationstherapie bei der Metropathie noch nicht vorliegen, wird doch
auch über Erfolge mit der Behandlung mit gonadotropem Hormon (*Prolan*,

Pregnyl, Prähormon, Präpitan, Horpan, Glanduantin) berichtet. Nach
ED. MARTIN gibt man am besten bei juvenilen Blutungen *Prolan* in der
Menge von 4000 R. E., welche man um die Zeit des zu erwartenden Follikelsprunges herum in 4 Dosen zu je 1000 R. E. unter Beachtung der S. 15
angegebenen Vorschriften spritzt. Wichtig ist, daß man mit Hilfe eines
Kalenders den Regeltypus wenigstens einigermaßen ermittelt — bei ganz
unregelmäßigen Blutungen muß man nach MARTIN bis auf die Zeit der
gleichmäßigen Blutungen zurückgehen —, um annähernd die Phase des
Follikelsprunges zu treffen. H. RUNGE hatte mit der Injektion von 5mal
2000 R. E. *Prolan* dann den besten Erfolg, wenn ihm die Strichabrasio
ein vollsaftiges, zystisch-glandulär hyperplastisches Endometrium entsprechend einem sprungbereiten Follikel ergab. Wenn die Periode
länger als eine Woche dauert oder wenn eine längere Amenorrhoe eintritt,
ist das Vorgehen zu wiederholen.

Der größte Nutzen der Corpus-luteum-Therapie liegt aber auf dem
Feld der Behandlung des drohenden und habituellen Abortes. Bei Abortus
imminens werden jetzt durch 1 bis 2 Wochen täglich 10 mg Corpus-
luteum-Hormon oder 10 mg Corpus-luteum-Hormon + Vitamin E, *Flavolutan*, intramuskulär oder eine entsprechend größere Menge *Proluton C*
per os empfohlen (ERHARDT). Bei Abortus habitualis gibt man täglich
eine Injektion von 2 bis 5 mg Corpus-luteum-Hormon (oder *Flavolutan*)
oder peroral 3mal täglich 10 mg *Proluton C* vom Graviditätsbeginn bis
1 Monat nach dem kritischen Zeitpunkt. Diese hohen Hormondosen
nach dem Vorschlag C. KAUFMANNS vermögen neben der bisher üblichen
medikamentösen Therapie mit Eisen

> **52.** Ferr. carbonic. sacchar...   50,0
> D. S. 3mal täglich 1 Messerspitze.

und den kleinen, durch Monate zu verabreichenden Joddosen

> **53.** Kalii jodat.   0,05
> Aqu. dest. ad   100,0
> D. S. 10—20 Tropfen täglich.

so manche habituelle Fehlgeburt aufzuhalten, besonders dann, wenn
gleichzeitig ein bestehendes Vitamindefizit beseitigt wird.

Neben den neuen Corpus-luteum-Substanzen sind auch die Präparate
der Hypophysenhinterlappen gut bewährt, wenngleich ihre Wirkungsweise keineswegs in diesen Fällen klar ist. Unter 10 Injektionen zu 3 V. E.
wird man meist, will man einen deutlichen Erfolg sehen, nicht heruntergehen können. Bei abundanten Blutungen wird man auch die stärkeren zu
5, 6, 9 und 10 V. E. benützen, wie sie von den verschiedenen Fabriken
unter dem Namen *Hypophysin, Pituisan, Pituglandol, Pituigan, Pituitrin,
Physormon, Orasthin* in den Handel gebracht werden. HOFSTÄTTER hält
auch die bei Pubertätsblutungen erwiesene Wirkung von *Calcium-
Diuretin-Tabletten* (Knoll) für hypophysär bedingt. Auch *Diuretin* (Theobromin. natr. salicyl. 3mal 0,5 g) soll auf demselben Wege blutstillend

wirken. In anderen Fällen wieder sieht man gute Erfolge von der Injektion mit *Adrenalin* oder *Adrenosan* (1 : 1000 à 1 ccm). Beim Adrenalin muß man es auch mit einer Serie von Injektionen versuchen.

An dieser Stelle sei nochmals auf die recht günstigen Erfolge der *Insulin*behandlung bei Metropathia haemorrhagica, besonders bei jugendlichen Individuen hingewiesen, die durch Abmagerung, allenfalls nach Magen- und Zwölffingerdarmgeschwüren und Erkrankungen der Gallenwege stigmatisiert sind. Über die Insulindosierung s. S. 38. Mit KLAFTEN sei betont, daß man bei Insulingaben Gynergen wegen der Steigerung der Insulinempfindlichkeit nicht verabreichen darf. Die Insulinbehandlung bei Metropathia haemorrhagica wird am zweckmäßigsten nach KLAFTEN mit der Kalziumbehandlung verbunden. Man gibt in der Mischspritze 20 E. *Insulin* und 10 ccm 20%ige *Calcium-Gluconat-Lösung*. Dadurch kommt zu dem Insulineffekt, der den Tonus des Uterusmuskels erhöht, die gefäßdichtende Wirkung des Kalziums, wodurch die Blutung leichter beherrscht wird.

In Fällen von ausgesprochener Unterwertigkeit der Schilddrüse wird man bei genauer Beobachtung des Allgemeinbefindens 3mal täglich 0,1 g bis 0,3 g *Thyreoidin* oder *Elityran* (3mal täglich bis höchstens 2 Tabletten) geben und wird nach 14 Tagen bis längstens 3 Wochen die Therapie unterbrechen. Auf die bekannten Zeichen nervöser Übererregbarkeit, besonders Zittern, vermehrte Pulszahl, Herzklopfen, Durchfälle, raschen Gewichtsverlust, wird man als Zeichen einer Überdosierung ebenso sorgfältig zu achten haben, wie auf das Auftreten von Zucker im Harn.

Schwere metropathische Blutungen, aber auch ausgesprochene Hypermenorrhoe zeigen in so manchen Fällen eine auffallend günstige Reaktion auf intramuskuläre Injektion von Nebenschilddrüsenextrakt. Die durch 3 bis 4 Tage wiederholte intragluteale Injektion von *Parathormon Paracals,* welches in jeder Ampulle 50 Collipeinheiten Nebenschilddrüse nebst Calcium-Gluconat enthält, hat BAKACS, STERN u. a. gute Erfolge gebracht.

Es wäre ein großer Irrtum, wollte man glauben, daß man mit den genannten Hormonpräparaten und Extrakten der endokrinen Drüsen die Therapie dieser Blutungen auch jedesmal beherrscht. Im Gegenteil, die Erfahrung lehrt vielmehr, daß soundso oft, trotzdem alles auf die hormonale Genese der Blutungen hinweist, diese ätiologische Therapie im Stiche läßt. Darum muß man das gesamte Register aller Uterustonica bereit haben, ja es erweist sich oft vorteilhaft und für die Patientin weit wohlfeiler, es dem Rate G. A. WAGNERs gemäß zunächst einmal in all diesen Fällen mit den bewährten Stypticis zu versuchen. Sie sind im Abschnitt „Hypermenorrhoe" ausführlich besprochen, und hier gilt es nur darauf hinzuweisen, daß sich bei dieser Gruppe von Blutungen häufig nicht bloß die perorale und rektale Darreichung des Ergotins und der gleichsinnig wirkenden anderen Präparate als notwendig erweist, sondern auch von der subkutanen bzw. intramuskulären Injektion Gebrauch gemacht werden muß. Das *Ergotin* (Ergostabil) ist als solches ebenso injizierbar, wie das *Extractum cornutinum ergoticum Bombelon* oder das

Clavipurin, das *Ergotin-Merck-Neu*, das *Secacornin* und das *Secalysatum*, die in Ampullen zu je 1 ccm überall erhältlich sind. Von dem hochwirksamen *Gynergen* gibt man am besten $^1/_2$ bis 1 ccm, desgleichen vom *Neogynergen*. Gut bewährt hat sich uns ferner das *Stryphnon* (0,5%ig, 1 ccm subkutan). Wenn nach der Injektion gelegentlich Schwindel und Blässe auftreten, so ist dies eine ungefährliche und vorübergehende Erscheinung.

Die Erfolge, die von DEINHARDT und M. ROSSAK nach intravenöser Darreichung von *Kongorot* auch bei juvenilen Metropathien, ebenso wie bei Blutungen auf entzündlicher Grundlage berichtet worden sind, lassen es ratsam erscheinen, dieses ungefährliche Verfahren, welches von der internen Medizin und Chirurgie übernommen ist, auch in den angezogenen Fällen zu verwenden. Man verordnet

> **54.** Kongorot Dr. Grübler 0,1
> Aqu. dest. ster. ad 10,0
> D. S. Steril zur intravenösen In-
> jektion.

und injiziert die 1%ige wässerige Lösung bis zum Aufhören der Blutung 2- bis 3mal wöchentlich. Die intravenöse Injektion ist deswegen nicht ganz leicht, weil der Farbstoff in der Spritze nur schwer zu entscheiden gestattet, ob sich die Nadel in der Vene befindet, doch sind paravenöse Injektionen nicht nachteilig.

Bevor man sich zur Abrasio entschließt, die bei jungfräulichen Personen begreiflicherweise immer wieder hinausgeschoben wird, soll man es auch, wenn die bisherigen Maßnahmen versagt haben, mit der Verabreichung von großen Eisengaben versuchen. WEIBEL hat darauf hingewiesen, daß er zufolge einer Empfehlung von BIEDEL durch Eisen in großen Dosen auch bei verzweifelten Fällen noch Erfolge hinsichtlich der Blutstillung erzielen konnte. Man muß, will man einigermaßen Aussicht auf Erfolg haben, 4 bis 8 bis 10 g Eisen geben, am besten in Form des *Ferrum reductum*, das man mit Rücksicht auf seine schlechte Bekömmlichkeit für den Magen gleichzeitig mit einem Salzsäure-Pepsin-Gemisch verordnet (Rezepte Nr. 5 und Nr. 6, S. 17).

In einzelnen Fällen hat sich Verfasser auch die Verordnung von *Lebertran* (2mal täglich 1 Eßlöffel) oder *Vigantol* (3mal täglich 8 Tropfen bzw. 3mal täglich 2 Dragees) in einer zirka 3wöchigen Kur bewährt. Mit der Behandlung der Metropathie mit dem C-Vitamin *Cebion* oder *Redoxon* hat Verfasser bei intravenöser Injektion von 100 bis 150 mg pro die in einigen Fällen Stillstand der Blutung gesehen, in anderen hat sie versagt.

Bei der juvenilen Metropathie virgineller Mädchen kann man rein symptomatische, die schwere Blutung augenblicklich beeinflussende örtliche Maßnahmen nicht oder nur ausnahmsweise anwenden, während bei deflorierten Frauen oder gar solchen, die geboren haben, mit Vorteil von eiskalten oder besser möglichst heißen Scheidenspülungen Gebrauch gemacht wird. Ihre Wirksamkeit zum Zwecke der Blutstillung wird durch

Zusätze von *Tannin* oder *Alaun* nur noch erhöht. Man verordnet beispielsweise

55. Alumin. crud. 50,0
D. S. 1 Eßlöffel auf 1 Liter heißen Wassers zur Scheidenspülung.

56. Acid. tannic. 50,0
D. S. 1 Eßlöffel auf 1 Liter heißen Wassers zur Scheidenspülung.

Einfetten der äußeren Scham mit einer dicken Schicht Vaseline verhindert selbst bei Anwendung von Temperaturen zwischen 40 bis 45⁰ C Verbrennungen. Eiskalte Spülungen, die ebenfalls blutstillend wirken, sind bei stark ausgebluteten Frauen weniger zu empfehlen. Auch heiße Mastdarmeinläufe können ebenso wie kalte Klysmen den Uterus augenblicklich zu Kontraktionen anregen. Scheidentamponade ist gelegentlich, besonders vor einem Spitalstransport, nicht zu umgehen und wird am besten mit der blutstillenden Stryphnongaze ausgeführt. Wirkungsvoller ist für die augenblickliche Blutstillung die Einführung eines Tamponstreifens in den Uterus, der in eine 0,5%ige *Stryphnonlösung*, *Adrenalin* 1 : 1000, *Clauden-* oder *Coagulenlösung*, aus gebrauchsfertigen Ampullen bereitet, eingetaucht wird. *Clauden*, *Coagulen* und *Sango-stop* können übrigens auch mit Vorteil in Injektion angewendet werden.

Die Erfolge der Behandlung mit Tampospuman (u. a. Cotarnin, Suprarenin, Ferripyrin enthaltend) lassen die Verwendung dieses örtlichen Blutstillungsmittels in derartigen Fällen angezeigt erscheinen. Man verordnet *Tampospumantabletten* zu 2 g, welche in leichteren Fällen in die Scheide eingeführt werden (etwa 3mal täglich 1 Tablette), während man in schwereren zur zervikalen Applikation in Form der *Tampospuman Styli* zu 1 g greift. Bettruhe ist bei starker Blutung nicht zu umgehen, bei schwacher wenigstens nach der Einführung sehr erwünscht. Mit Rücksicht darauf, daß die Stäbchen nicht groß sind, kann selbst bei virginellem Genitale die Einführung in die Scheide geschehen, die freilich am besten durch den Arzt erfolgen wird.

Nicht mit Unrecht wird bei der Metropathie ausgedehnt von der Calciumtherapie Gebrauch gemacht, wobei der Gedanke führend ist, durch Anreicherung der Gewebe mit Calcium den Calciumblutspiegel entsprechend hoch zu halten und auf diese Weise eine Gefäßwanddichtung zu erzeugen. Man verordnet für leichtere Blutungen Calcium per os:

57. Calc. lact. pur. 50,0
D. S. 3 Messerspitzen täglich.

und gibt es am besten in Suppe, Milch, Fruchtsäften oder Gemüsen verrührt oder man verordnet die wohlfeilen *Calcium-lact.-Tabletten* à 0,5 oder *Kalzantabletten* (3mal 2 Tabletten täglich), *Calmedtabletten* oder *Calcium-Gluconat* mit 9,3% Calcium 3mal täglich 1 Teelöffel oder auch die Brausetabletten (je 4 g Calcium-Gluconat enthaltend), die mit Wasser oder Fruchtsaft eine Brauselimonade geben. Für längeren Gebrauch eignet sich auch die Anwendung einer Lösung etwa nach folgender Zusammensetzung, die man nach einer Woche Pause mehrmals wiederholen läßt:

58. Calcii chlorat. cristall. ...   20,0
    Syr. Rub. Id.   10,0
    Aqu. font. ad   300,0
D. S. 3stündlich 1 Eßlöffel in Milch
    oder Fruchtsäften.

59. Liquor. Calcii chlorat.   60,0
    Liquor. Ammon. anis.   3,0
    Syr. Rub. Id.   20,0
    od. Muc. Gummi arab.
    Aq. dest. ad   300,0
MDS. 2mal täglich 2 Eßlöffel in viel
    Flüssigkeit.

Zur Verstärkung der Wirkung kann man *Calcium-Clavipurin* (3stündlich
1 Tablette) verordnen (entsprechend Calcium-Resorpta 0,25 und Clavipurin 0,0005) oder man verbindet das Calcium mit Ergotin und Chinin
nach Rp. Nr. 19 S. 30. Vielfach greift man nach Versagen der internen
Calciumtherapie gerne zur Injektion von *Calcium chloratum cristallisatum*
(10%ige Ampullen zu 10 ccm) oder *Afenil* oder *Calcium Sandoz*,
Ampullen zu 10 ccm (10%ig), zur intramuskulären und intravenösen
Injektion und in Ampullen zu 10 ccm entsprechend einer 20%igen Lösung
von Calcium-Gluconat, ebenfalls für intramuskuläre und intravenöse
Injektionen geeignet. Die intramuskulären Injektionen gibt man am
besten in die Gesäßmuskulatur, bei der intravenösen Verabreichung hüte
man sich wegen der leicht entstehenden Infiltrate vor paravenösen
Injektionen. Das gleiche gilt bei der Injektion von

60. Calcii chlorat.   10%ig
    Natrii chlorat.   10%ig   aa 10,0
D. S. Steril zur Injektion.

welche Mischung gelegentlich nicht schlechte Erfolge aufweist, doch
keineswegs immer wirkt. Alle Calciumpräparate haben den Nachteil, den
Stuhlgang ungünstig zu beeinflussen, weshalb man gerade in dieser Hinsicht besonders durch schlackenreiche Kost mit und ohne Abführmittel
vielfach nachhelfen muß. Die Mischung von *Calcium lact.* oder *Calcium
Gluconat* mit *Magnesium citricum* aa partes (3mal täglich 1 Kaffeelöffel)
kann die Stuhlverstopfung erfolgreich beheben.

Bei bedrohlichen Blutungen ist die intramuskuläre Injektion von
Gelatine manchmal nicht zu umgehen. Das Präparat muß absolut
einwandfrei sein, am besten eignet sich *Gelatina sterilis.* 10%, Ampullen
zu 40 ccm. Von diesen großen Ampullen, die vor der Injektion im Wasser-
bade erwärmt werden müssen, damit die Gelatine dünnflüssig wird, gibt
man eine bis zwei subkutan in die Oberschenkel, was nicht schmerzlos
ist. Angenehmer ist es für die Patientin, ihr die Gelatine in Form
der *Kochgelatine* oder als *Gelatineklysma* beizubringen. Man verschreibt
100 Blatt feine Kochgelatine und gibt täglich 5 bis 10 Blatt in Form
der schmackhaft zu machenden Fleisch-, Milch-, Frucht-, Weingelees
oder als Gelatinegrütze oder in heißer Suppe oder in Schokolade
(STRASSMANN). Die Gelatineklysmen werden in der Weise bereitet, daß

die billigen Gelatinetafeln, und zwar ihrer 25 Stück in $^1/_4$ Liter Wasser gekocht, dann auf 40 g eingedickt werden, worauf man sie in $^1/_4$ Liter warmen Wassers nach Zusatz von *8 Tropfen Opiumtinktur* rektal verabfolgt.

Gegen den Gebrauch von blutstillenden Teesorten, welche heute mehr denn je in weiten Kreisen beliebt sind, ist durchaus nichts einzuwenden, zumal man bei längerer Verabfolgung solcher Volksmittel tatsächlich wiederholt eine Einwirkung auf die Blutstillung sieht. Das *Zinnkraut*, der *Knöterich* und das aus ihm gewonnene *Polygonorm* (3mal täglich 20 Tropfen), der *Wasserpfeffer*, der *Reiherschnabel* und verschiedene *Nesselarten* sowie das *Hirtentäschelkraut* sind neben der *Ruhrwurz* beliebte pflanzliche Styptica. Man verordnet nach ASCHNER

> **61.** Hb. Equiseti (Zinnkraut)
> Hb. Polygoni (Knöterich)
> Hb. Capsellae bursae
> pastoris (Hirtentäschl) aa 30,0
> D. S. 1 Eßlöffel auf 1 Tasse Tee
> 2—3mal täglich.

oder macht von der folgenden Mischung Gebrauch (nach KÖNIG):

> **62.** Hb. Equiseti
> Hb. Millefolii (Schafgarbe)
> Hb. Centauri (Tausendgulden-
> kraut)
> Rad. Ebuli (Attichwurzel)
> Rad. Tormentillae (Ruhr-
> wurz).............. aa 30,0
> D. S. 2—3mal täglich 1 Schale Tee,
> eine Stunde vor den Mahlzeiten.

welche Verordnung gleichzeitig einer etwa durch diese Mittel eintretenden Stuhlverstopfung entgegenwirkt.

Blut- und Serumtherapie.

Die Injektion von Pferdeserum, die vielfach versucht wurde, scheint weniger zu leisten als die von Menschenserum, bzw. von Eigenblut. Überdies besteht die Möglichkeit anaphylaktischen Schocks. Menschenserum läßt sich namentlich in Gebäranstalten von Wassermann negativen Schwangeren anläßlich einer venae punctio leicht gewinnen, kann unter den Vorsichtsmaßregeln strenger Asepsis mit Glasperlen defibriniert und in der Menge von 10 bis 20 ccm, allenfalls wiederholt, in die Glutaealmuskulatur oder in die des Oberschenkels eingespritzt werden. Einfacher ist die Verwendung von *Homoseran* in gebrauchsfertigen Ampullen, das arteigenes, aus dem Retroplacentarblut gewonnenes Serum darstellt. Die Injektion von Eigenblut wird in der Weise gemacht, daß man aus der sorgfältig gereinigten Ellenbeuge 3 ccm Blut in eine mit 7 ccm Aqua destillata beschickte Spritze aufsaugt, mischt und in den Gesäßmuskel injiziert. Das einfache Verfahren kann unbedenklich wiederholt werden.

Wirksamer scheint nach den bisher vorliegenden Mitteilungen (ESCH, KRAUL, CLAUBERG u. a.) die Transfusion von 200 bis 300 ccm Blut von gruppengleichen Spendern zu sein. Mit Recht bemerkt HEYNEMANN, daß dieses Verfahren zugleich auch die bestehende Blutarmut bekämpft. Es wird aber, da es einen größeren Apparat erfordert, wohl nur auf ganz schwere Fälle zu beschränken sein. Die Verbindung der Transfusion von Schwangerenblut in der Menge von 300 bis 400 ccm mit der Corpus-luteum-Therapie (10 bis 20 mg *Progesteron* täglich) kann ausgezeichnete Ergebnisse liefern, aber auch versagen. Die bessere Wirksamkeit dieses Verfahrens gegenüber der Transfusion von gewöhnlichem Blut muß wohl in der Zufuhr einer großen Menge von gonadotropem Hormon durch das Schwangerenblut erblickt werden.

Wo die Mittel darnach sind, kann eine einschneidende Änderung der Lebensweise, ganz besonders brüsker Klimawechsel und vollständige Änderung der Kost gelegentlich mit einem Schlag das Bild ins Gute wenden. Die körperliche Betätigung muß sich in mäßigen Grenzen halten, doch können leichte Freiluftgymnastik ebenso wie milde hydriatische Maßnahmen, besonders in Form der kühlen, feuchten Abreibungen von 26 bis 25⁰ C, mit welchen man auf 20⁰ heruntergehen kann, gestattet werden und allmählich Erfolge bringen, wie Verfasser eigene Erfahrungen bei Virgines gezeigt haben. Kaltwasserprozeduren eignen sich für derartige Fälle nicht. Sie steigern bei diesen heruntergekommenen Patientinnen nur den Erschöpfungszustand. Bade- und Trinkkuren in den Badeorten mit alkalischen Eisenwässern, ebenso wie in denen mit alkalisch-salinischen Quellen (S. 18, 144) wirken belebend auf den Gesamtorganismus, kräftigen die Kreislauforgane und können die Blutungsbereitschaft günstig beeinflussen. Pyrmont, Kudowa einerseits, Pyrawarth, Tatzmannsdorf, Franzensbad, Bad Elster u. a. andererseits sind in dieser Hinsicht mit Recht berühmt. Auch die Solbäder können für solche Zwecke herangezogen werden, wobei aber zu bedenken sein wird, daß namentlich der Beginn der Badekur sich für den geschwächten Körper ziemlich eingreifend bemerkbar macht.

Operative und Strahlenbehandlung der Metropathia juvenilis.

Beim Versagen der geschilderten konservativen Maßnahmen wird man auch um den Preis der Verletzung des Hymens zur Abrasio greifen müssen. Bedient man sich ganz schmaler Spatel (sogenannter Virgospatel) und arbeitet man zart, kann man gröbere Verletzungen des Hymens vermeiden. An die Ausschabung, die nach genügender Erweiterung des Halskanals etwa bis Hegar 12 gründlich durchzuführen ist, kann unbedenklich eine Ätzung mit 4%igem Formalin oder auf die Hälfte verdünnter Jodtinktur, wie erwähnt, angeschlossen werden. Die Abrasio kann dauernd Heilung bringen, namentlich wenn an sie die S. 59 erörterte Hormontherapie angeschlossen wird. Ihr Erfolg ist aber soundso oft leider nur ein vorübergehender, so daß man gelegentlich zu einer zweiten und dritten Ausschabung gezwungen wird. H. RUNGE berichtet über eine Patientin, die in 4 Jahren 10 Abrasiones über sich ergehen ließ, um einer verstümmelnden Operation auszuweichen und keinen irreparablen Schaden nahm.

Was die Strahlenbehandlung derartiger Fälle anlangt, so kommt für leichtere eine Leber- und Milzbestrahlung in Frage, für schwere allenfalls eine Röntgenbestrahlung oder eine Radiumeinlage zum Zwecke der Erzielung einer temporären Amenorrhoe. Die Leber-Milz-Bestrahlung kann jedenfalls unbedenklich versucht werden, wenngleich ihre Erfolge keineswegs sichere sind. Was nun die fraktionierte Ovarialbestrahlung anlangt, nämlich den Versuch, die reifenden Follikel zu vernichten, welche durch ihren Fortbestand die Ursache der Blutung sind, das übrige Eierstockgewebe aber, also die heranwachsenden und die Primordialfollikel nicht zu schädigen, so muß man sagen, daß es sich bei dieser Art der Bestrahlung doch um kein gleichgültiges Vorgehen handelt. Abgesehen von der Möglichkeit der Erzielung einer nicht gewollten dauernden Amenorrhoe, namentlich bei Frauen vom 30. Jahre an, besteht vielleicht doch auch die einer allfälligen Schädigung später etwa zu befruchtender Eizellen. Trotzdem wird man in verzweifelten Fällen unstillbarer Blutung auf dem Boden der Metropathie, namentlich in Kreisen der Intelligenz die Kranken objektiv vor die Wahl einer verstümmelnden Operation oder der temporären Kastration durch Bestrahlung stellen, ihnen die Vor- und Nachteile auseinandersetzen, ohne die entfernte Möglichkeit einer etwaigen Schädigung der Nachkommenschaft ganz zu verschweigen, sie aber auch nicht übertrieben darstellen. Eine derartige Entscheidung wird namentlich dann in Frage kommen, wenn nach vergeblichen, wiederholten Ausschabungen der Gebärmutter bereits von einem weiteren konservativ-chirurgischen Verfahren, nämlich der beiderseitigen Ovarialresektion Gebrauch gemacht worden ist. Auch dann, wenn man aus beiden Eierstöcken (aus kosmetischen Gründen von einem Pfannenstielschen Querschnitt aus) einen Keil von mindestens einem Drittel des oft großen und glatten Ovariums entfernt und die Wunde sorgfältig näht, kann man binnen kurzer Zeit Mißerfolge erleben, die nun entweder zu radikalen chirurgischen Maßnahmen (vaginale Totalexstirpation, bzw. supravaginale Amputation der Gebärmutter) oder zur temporären Kastration zwingen. Darum ist es vorteilhafter, vor einem geplanten derartigen Eingriff bei jungen Frauen eine Radiumeinlage zu geben und deren Wirkung zunächst abzuwarten, wenn nicht akuteste Anämie zu radikalem Vorgehen augenblicklich zwingt. Auch solche Fälle kommen vor.

Was die Radiumbehandlung der Metropathia juvenilis anlangt, so kann man mit 20 bis 30 mg Radiumelement für 20 Stunden in einem 1,5 mm dicken Messingfilter, entsprechend 400 bis 600 mgelh, die Blutung stillen. Steigt man mit der Dosis bis 50 mg, wird die Amenorrhoe dauernd (s. die Radiumverwendung bei der präklimakterischen Metropathie S. 57). Bei kleineren Dosen aber sah GAL nach einer Zeit die Periode wiederkehren. Er berichtet sogar, daß Kranke später schwanger wurden und niederkamen. Zweifelsohne ist bei der geringen Reichweite des Radiums und dem dicken Muskelmantel, mit dem es in utero liegend umgeben ist, eine Wirkung auf die Eierstöcke bei dieser Dosis kaum zu erwarten.

Nach den bis jetzt vorliegenden Mitteilungen über die Erfolge der Atmokausis uteri aus der STOECKELschen und FUCHSschen Klinik werden die im vorhergehenden angeführten heroischen chirurgischen und Bestrahlungsverfahren zur Blutstillung bei Metropathia juvenilis voraussichtlich in den Hintergrund treten. Bei thrombopenischen Menarcheblutungen kann die Atmokausis geradezu lebensrettend wirken und wird die wiederholt vorgeschlagene und nicht immer mit Erfolg durchgeführte Milzexstirpation hoffentlich ersetzen.

Im Zuge der Behandlung ganz schwerer Metropathien hat man auch die Hypophysenbestrahlung (HOFBAUER) vorgenommen, über die allerdings ausgedehnte Erfahrungen nicht vorliegen.

Unregelmäßige Blutungen kommen außer bei Hyper- und Hypothyreosen bei normalem Tastbefund auch bei Akromegalie und bei Morbus ADDISON zur Beobachtung. Über die Menstruationsstörungen bei Akromegalie hat O. HIRSCH ziemlich ausführliche Mitteilungen gemacht. In Fällen mit maligner Akromegalie, welche die Hypophyse vollständig zerstören und sich so verhalten wie Hypophysentumoren ohne Akromegalie, konnte er in 87% der Fälle Regelstörungen nachweisen, während sie bei der benignen Akromegalie, die durch kleine gutartige Tumoren bedingt ist, nur in 17% vorkommen. Die Therapie dieser Blutungen kann ebenso wie die der bei diesem Leiden häufiger beobachteten Amenorrhoe natürlich nur eine ätiologische, auf die Beseitigung des Tumors gerichtete sein.

Unregelmäßige Blutungen beim Follikelsprung, bei Follikel- und Corpus-luteum-Zysten und nach Hemikastration.

Um die Mitte des Intervalls, zur Zeit des Follikelsprunges, also um den 14. Tag herum, beobachtet man bei einer Reihe von Frauen, besonders solchen mit dauernd hyperämischem Genitale (Entzündungen, Myom), neben dem sogenannten „Mittelschmerz" und vermehrtem Ausfluß auch eine leichte Blutung aus der Scheide, welche sich auf Stunden, aber auch auf 2 bis 3 Tage erstrecken kann. Sie beunruhigt begreiflicherweise ihre Trägerinnen, ist aber in ihrem Wesen harmlos. Mit der Besserung krankhafter, meist entzündlicher Veränderungen am Genitale kann auch diese Blutung schwinden. Längere Darreichung von *Calcium* (S. 63) oder Gebrauch von *Tinctura Urticae dioicae* (Rp. Nr. 28 S. 32) durch 6 Wochen hindurch können die Blutungsbereitschaft zur Zeit des Follikelsprunges beseitigen. SIEBKE klärte diese Blutungen durch den vorübergehenden Ausfall hormonaler Stimulierung der Uterusschleimhaut in der kurzen Zwischenzeit zwischen Sprung des Follikels und beginnender Ausbildung des Corpus luteum auf. Dadurch verliert die Uterusschleimhaut an Tonus und es blutet aus ihr, ohne daß sie in Zerfall gerät. Ersetzt man das Hormondefizit infolge des passageren Abfalls des Follikelhormonspiegels zur Zeit der Ovulation durch täglich 3000 M. E. Follikelhormon in den ersten 14 Tagen des Zyklus, so bleibt meist diese Ovulationsblutung aus. Bei länger dauernder, an den Ovulationstermin sich anschließender Blutung, wie sie besonders nach schwererer Entzündung, habituellem Coitus interruptus, Myomen, beobachtet wird, erhöht man zweckmäßig die Hormondosen auf etwa 5 Injektionen von 10 000 M. E. Follikelhormon in der ersten Intervallhälfte.

Der sogenannten kleinzystischen Degeneration des Ovariums wird hinsichtlich eines gestörten Ablaufes der Menstrualblutung mehr Gewicht beigelegt als ihr zukommt. Die wahre kleinzystische Degeneration der Ovarien, die auf dem Durchschnitte wabenartig durchlöchert aussehen, zeigt nebst übermäßig vielen Follikeln auch die Stadien des Corpus luteum, und zwar sowohl frischere wie ältere. Es ist am natürlichsten, mit R. SCHRÖDER anzunehmen, daß die Vermehrung der Follikel durch Blutüberfüllung des Unterleibes, wie sie bei den entzündlichen Prozessen die Regel ist, bedingt wird. Da aber die Reifungsvorgänge selbst weder eine Beschleunigung noch eine Verkürzung erfahren, so spielt dieser Zustand für den Ablauf des Zyklus keine nennenswerte Rolle, im Gegensatz zur Follikelpersistenz beim Bilde der Metropathie, bei der wir im Ovarium Corpus-luteum-Bilder vollständig vermissen, wodurch eben das Krankheitsbild der Metropathie erzeugt ist.

Auch bei manchen Follikelzysten kann man unregelmäßige Blutungen, und zwar solche schwerster Art sehen. G. A. WAGNER weist darauf hin, daß gegenüber derartigen pflaumen- bis kleinapfelgroßen Follikelzysten das gesamte Rüstzeug der Therapie vollständig versagen kann. Es gibt Fälle, in denen sogar die Bestrahlung der Ovarien mit der Kastrationsdosis die Blutung nicht zum Stehen zu bringen vermochte. Für diese Fälle ist die Entfernung der Follikelzyste der einzig gangbare Weg, der im Verlaufe von zwei Tagen dauernde Heilung ohne jede Operation am Uterus bringt.

Bisher ist es nicht möglich, morphologische Unterschiede zwischen solchen Follikelzysten, die Amenorrhoe, und solchen, die Blutungen auslösen, zu finden. Offenbar kommt es, wie WAGNER ausführt, auf den histologischen Aufbau der Zyste, im besonderen auf die Funktion ihrer Epithelien an, ähnlich wie Corpus-luteum-Zysten je nach dem Verhalten ihrer Luteinzellen Amenorrhoe oder Blutungen erzeugen können (HALBAN, FRÄNKEL). Dabei bleibe aber unentschieden, ob diese Symptome tatsächlich als die eines selbständigen Krankheitsbildes gewertet werden dürfen oder ob sie nicht bloß Ausdruck einer Entzündung der Adnexa oder des differentialdiagnostisch so wichtigen intrauterinen oder tubaren Abortes sind (R. SCHRÖDER). Da solche Zysten auch der Spontanresorption zugänglich sind, ist die Entfernung derselben, wenn der Zustand unbedenklich ist, nicht dringlich.

Im Schrifttum nicht, oder doch kaum beachtet sind unregelmäßige Blutungen, die sich an die Hemikastration anschließen. Meist ist es so, daß nach einseitiger Resektion der Adnexa, wie sie am häufigsten wegen Extrauteringravidität und sodann wegen entzündlicher Veränderung vorgenommen wird, der Regeltypus durch Monate und Jahre erhalten bleibt, bis er schließlich bei gleichzeitig vergrößert zu tastendem

Eierstock unregelmäßig wird und zu recht beträchtlichen Graden von Blutarmut zufolge der langdauernden und schweren Regelstörung führen kann. Diese Fälle sind konservativ häufig überhaupt nicht beeinflußbar und zwingen bei längerer Dauer zunächst zur Abrasio; bei Mißerfolgen derselben kann die Exstirpation des noch vorhandenen einzigen Ovars nötig werden. Die richtige Therapie liegt nur in der Prophylaxe, indem man nach Möglichkeit die einseitige Entfernung eines Ovars unterläßt, wenn der Uterus nicht fortgenommen wird. Dies kann in Fällen von Tubarabort, die ja nicht so bedrohlich ausgeblutet sind, meist geschehen, wodurch die Frauen vor diesem Zustand bewahrt werden.

Unregelmäßige Blutungen bei Granulosazellgeschwülsten.

Nicht unwichtig ist es, darauf hinzuweisen, daß die sogenannten Granulosazellgeschwülste der Eierstöcke zufolge der ständigen Produktion von Follikelhormon aus ihren Tumorzellen ein klinisches Bild erzeugen, welches in einem unregelmäßigen Wechsel zwischen Amenorrhoe und schweren, ja schwersten unregelmäßigen Blutungen besteht. Auch die dabei zu beobachtende besondere Entwicklung der sekundären Geschlechtscharaktere, Vergrößerung der Brust, Auftreten von Kolostrum, bei Kindern Pubertas praecox, und bei Frauen jenseits der Menopause das Wiederauftreten von Blutungen mit dem histologischen Bilde der glandulär-zyklischen Endometriumhyperplasie sind zwanglos als Folge des dauernden Follikelhormonstromes zu erklären. Die histologisch bösartigen Tumoren, welche von Apfelgröße bis zu besonderem Umfang sich entwickeln können und nach KLAFTEN zirka 4% der Ovarialgeschwülste ausmachen, also gar nicht so selten sind, setzen gleichwohl nicht häufig Metastasen. Sie sind daher prognostisch günstiger als die Eierstockkarzinome. Die Therapie dieser unregelmäßigen Blutungen bei solchen Granulosazellgeschwülsten besteht in der Entfernung derselben, worauf in der Mehrzahl der Fälle Heilung eintritt. Metastasen sprechen auf Röntgenbestrahlung auffallend gut an.

Bei bösartigen Ovarialgeschwülsten kommen auch unregelmäßige Blutungen aus dem Endometrium vor, die zum Teil auf Zirkulationsstörungen, zum Teil auf hormonaler Grundlage entstehen und natürlich einzig und allein durch Entfernung der Ovarialgeschwülste zu behandeln sind.

Unregelmäßige Blutungen infolge Entzündungen der Adnexa und ihre Behandlung.

Über die Bedeutung der Entzündung für die Hypermenorrhoe ist bereits in dem entsprechenden Abschnitt geredet worden. Hier gilt es mit wenigen Worten auch auf die unregelmäßigen Blutungen infolge schwerer Adnexentzündungen hinzuweisen. Sie können sich aus verstärkten Regelblutungen entwickeln, aber auch von vornherein unregelmäßig werden. Die Hyperämie und die mit ihr einhergehende Atonie der Gebärmutterwand und nicht zuletzt die Endometritis, welche die Adnexentzündung begleitet, sind meist für die Verstärkung und Verlängerung verantwortlich zu machen, während das Befallen des Ovariums durch die Entzündung zum unregelmäßigen Einsetzen der Blutung und zu meist verfrühtem Eintritt führt. Wichtig ist der Hinweis G. A. WAGNERS, daß wir bei Entzündungen des Beckens wie Parametritis, Appendicitis, Paraproktitis uterine Blutungen nicht sehen, wohl aber, wenn die Ovarien in den Bereich der Entzündung mit einbezogen sind. Diese Tatsache kann sogar nach WAGNER differentialdiagnostisch bei Entzündungen verwertet werden und eine Mitbeteiligung der Adnexa ausschließen lassen, wenn der Regeltypus erhalten bleibt. Davon machen nur die seltenen Fälle isolierter Corpus-luteum-Abscesse eine Ausnahme. Wahrscheinlich werden sie auf dem Wege der Lymphbahnen erzeugt. Indem sie das Corpus luteum teilweise oder ganz zerstören, kommt es frühzeitig zum Niederbruch der Schleimhaut und damit zur vorzeitigen Regel.

Was nun die Therapie dieser entzündlichen Blutungen anbelangt, so ist in den Abschnitten „Hypermenorrhoe" und „Gonorrhoe der oberen Geschlechtswege" das Nötige ausgeführt. Ergänzend soll hier nur bemerkt werden, daß in allererster Linie strengste Bettruhe, absolute Fernhaltung jeglicher geschlechtlicher Reize (womöglich Anstalts-aufenthalt) und ausgiebige Sorge für täglichen Stuhlgang notwendig ist. Da die Adnexreizblutung wie erwähnt zum Teil auf Endometritis beruht, kann das Follikelhormon durch Beschleunigung der Epithelisierung des Uterus rasch die Blutung beseitigen (SPIEGLER, TIETZE). 1000 I. E., 3 Tage nacheinander gespritzt, genügen für die Mehrzahl der Fälle. Von lokalen Maßnahmen sind bei starken Blutungen die sehr heißen Scheidenspülungen (42 bis 45⁰ C) mit und ohne Zusatz adstringierender Mittel wie des *Tannins* (Rp. 55, 56), ferner die vaginale Einführung der schon erwähnten *Tampospumanstäbchen* zu erwähnen, wogegen intrauterine Manipulationen wie die Ätzung des Cavum uteri (s. S. 55) besser unterbleiben. Nicht zu umgehen sind vielfach die Injektionen von *Hypophysenpräparaten*, welche wegen ihres Einflusses auf die Gefäße und die glatte Muskulatur des Uterus im Sinne der Kontraktion Gutes wirken. Auch nach *Kongorot-* und *Proteinkörper-injektionen* sieht man bei Blutung entzündlicher Art, die anderweitig nicht zu beeinflussen ist, manchmal auffallende Erfolge. Es scheint, als ob besonders die Injektion von *Milch* hier sehr Gutes leistet. Man spritzt 5 ccm in einem Kölbchen aufgekochter Milch tief in die Gesäßmuskulatur und erlebt soundso oft im Anschlusse an eine hoch fieberhafte Reaktion gleichzeitig ein Aufhören der Blutung. Auch andere *Proteinkörper* wie *Caseosan* (Ampullen zu 1,5 und 10 ccm der 5%igen Lösung von Casein) werden in der Dosis von 1 bis 5 ccm intramuskulär zu diesem Zwecke verwendet. Vom *Aolan* (Ampullen zu 1,5 und 10 ccm einer toxinfreien Kuhmilch-Eiweißlösung) injiziert man 5 bis 10 ccm intramuskulär. Bevor man sich zu einer nicht ungefährlichen intrauterinen Behandlung entschließt, versuche man auch die intramuskuläre, bzw. intravenöse Injektion von 10 ccm *Calcium chloratum* oder *Calcium-Gluconat*, die oft prompt wirkt (s. S. 64).

Nicht unerwähnt dürfen jene unregelmäßigen Blutungen bleiben, die im klinischen Bilde täuschend ähnlich einer entzündlichen Blutung, nicht auf einer solchen, sondern auf einer Tubargravidität beruhen. Mit Rücksicht auf den auch dem Erfahrenen keineswegs immer einwandfreien und klaren Palpationsbefund gewinnt ein einfaches diagnostisch-therapeutisches Hilfsmittel, bestehend in der Einspritzung von Hypophysenextrakten (1 ccm eines der gebräuchlichen *Pituitrinpräparate* i. m.) wichtige Bedeutung. *Pituitrin* pflegt aus den oben angeführten Gründen bei Adnexentzündung und uteriner Blutung zum Stillstand derselben zu führen, bei der Extrauteringravidität aber die meist schwache Blutung unbeeinflußt lassen (G. A. WAGNER). Dieses Verhalten wird dem Praktiker die Entscheidung für oder gegen die Diagnose Extrauteringravidität erleichtern.

7. Zyklusstörungen infolge Entzündungen des Cavum uteri.

Die verschiedenen Formen der Endometritis.

Das Bild der echten Endometritis, also der Entzündung der Gebärmutterschleimhaut im streng pathologisch-anatomischen Sinne ist heute wesentlich eingeengt, nachdem wir dank der berühmten Untersuchungen von HITSCHMANN und ADLER, R. SCHRÖDER u. a. sicher wissen, daß der größte Teil aller Blutungen, die als durch Endometritis verursacht angesehen wurden, nicht auf dem Boden der Entzündung entsteht und die Einreihung dieser Blutungen in solche entzündlicher Art auf der Verkennung der Zyklusphasen und der nicht entzündlichen Hyperplasie des Endometriums beruhte. Trotzdem kommen bakterielle Entzündungen des Endometriums nicht ganz selten vor. Frauen, die mit Intrauterinpessaren herumlaufen, die bei klaffendem Halskanal unreine Mutterspritzen gebrauchen, können sich eine Endometritis selbst beibringen, ebenso wie zweifelsohne das 28 Tage liegende und nur während der Periode gewechselte Okklusivpessar eine gar nicht seltene Quelle schleichender Endometritiden und Entzündungen der Adnexa ist. Leider sind auch ärztliche Eingriffe, wie die Sondierung oder die Einbringung von Medikamenten ins Cavum uteri Gelegenheit für Keimaszension, an welcher sich die septischen Keime, Kolibazillen und harmlose Saprophyten beteiligen können. Cervixrisse nach Geburt und Abort und Zervixpolypen, die aus dem Muttermund ragen, können ebenfalls die Keimaszension vermitteln. Diese kann klinisch durch einen leicht blutigen Ausfluß vor der Menstruation in Erscheinung treten, sie kann aber auch ganz übersehen werden. Besonders günstig werden die Bedingungen während der Periode, wo die Aufwanderung der Keime zufolge des offenen Halskanals und des fehlenden Schutzpfropfens des Zervikalkanals sehr leicht geschieht, wie uns leider tagtäglich die Aszension der Gonorrhoe während der Menstruation lehrt. Dasselbe gilt vom Wochenbett nach Fehlgeburt und Geburt am normalen Ende, welcher Zustand naturgemäß noch leichter als die Menstruation den gonorrhoischen und septischen Keimen das Aufsteigen ermöglicht. Wenn nun die Keime die Wundfläche besiedeln, so sind Anhäufung von

Rund- und Plasmazellen die Reaktion des Gewebes, welches aber mit Ausnahme der Gonorrhoe mit den Keimen fertig wird. Nur dort, wo die Störungen in der entzündeten Basalis weitergehende sind, kommen auch Unregelmäßigkeiten des Zyklus zustande. Es sind Blutungen, die schwach, aber auch stärker sein können, und recht charakteristisch ist die Klage über blutigen Ausfluß oder auch Blutungen vor und nach der Periode. Auch gehäuftes Auftreten von zu starken Regelblutungen kann durch Endometritis bedingt sein, ebenso die Fortdauer einer Regel über mehr als eine Woche und länger. Durch den Zykluswandel der Schleimhaut kommt es in der Mehrzahl der Fälle von selbst zur Heilung. Sie wird durch die Injektion von Follikelhormon nach TIETZE erleichtert. Die Erfolge beruhen auf der Gefäßdichtung durch das Hormon und der rascheren Heilung endometraner Ulzera durch den Proliferationsreiz, den das Hormon auf die Schleimhaut des Uterus ausübt. Meist genügen wenige Injektionen zu 1000 M. E. bis zum Stillstand der Blutung. Ein Erfolg tritt nur bei entzündlichen Blutungen ein. Diese Tatsache kann differentialdiagnostisch verwertbar sein. Bestehen trotz Follikelhormongaben die Blutungen fort, muß man an die Möglichkeit eines Placentarrestes post abortum denken, an einen Korpuspolyp, Korpuskarzinom und an submuköse Myome. Die genannten Zustände lassen sich durch Abrasio bzw. Aufschließung des Uterus ausschließen. Die Probeabrasio ist soundso oft auch gleichzeitig die beste Therapie. Hört trotzdem die Blutung nicht auf, so ist eine vorsichtige Ätzung mit 10% Chlorzink, Formalin oder Jodtinktur, wie sie im Vorangehenden (s. S. 55) beschrieben wurde, vorteilhaft. Bei der Endometritis post abortum ist ein zuwartendes Verhalten bei geringer Blutung um so eher berechtigt, als durch große Gaben von Follikelhormon- bzw. verestertem Stilben die Blutung meist zum Stehen kommt und die Endometritis abheilt. Man gibt an zwei aufeinanderfolgenden Tagen je 2,5 mg *Cyren B* forte (sog. *Cyrenstoß*). Wo eine starke Blutung oder längere Dauer derselben zum Eingreifen zwingen, muß man die Abrasio machen, die vorsichtig mit stumpfer Kürette zu geschehen hat. Nach der Abrasio, an die eine Ätzbehandlung nicht angeschlossen zu werden braucht, wird man durch Secalegaben die Rückbildung des Uterus beschleunigen.

Die Diagnose und Therapie einer Endometritis senilis setzt die einwandfreie Ausschließung eines Korpuskarzinoms voraus. Nur wenn man nach entsprechender Erweiterung des Halskanals das ganze Cavum uteri ausgetastet oder zumindest mit der Kürette allenthalben abgestrichen und das Geschabsel mikroskopisch untersucht hat, kann man bei negativem Befunde durch wiederholte Spülungen des Uterus mit 1% *Formollösung* und Einlegen eines Glasdrains den Zustand bessern bzw. heilen. Besteht aber eine ausgesprochene Pyometra, so zieht Verf. die sichere vaginale Totalexstirpation des Uterus der konservativen Therapie vor.

Jene Endometritiden, bei denen die genannten äußerlichen Schädlichkeiten bzw. Zervixpolypen die Quelle der Entzündung sind, schwinden mit und ohne Follikelhormonbehandlung durch Abstellung dieser Ursachen, bzw. bei Zervixpolypen durch Abdrehen, bei Zervixrissen durch operative Beseitigung derselben.

Hinsichtlich der Behandlung der tuberkulösen Endometritis gilt im allgemeinen das, was im Abschnitt der Amenorrhoe (S. 7) und in dem über Genitaltuberkulose (S. 202) ausgeführt ist.

Ob es eine syphilitische Endometritis gibt, ist bis heute nicht erwiesen. Immerhin wird man es bei Lues und unregelmäßigen, den üblichen Behandlungsverfahren trotzenden Blutungen mit einer anti-luetischen Behandlung, auf die hier nicht eingegangen werden kann, versuchen müssen. Schließlich darf man nicht vergessen, daß bei der großen Verbreitung der Lues und der Häufigkeit von Metrorrhagien oft nur ein zufälliges Zusammentreffen besteht.

Anhang. Submuköse Myome. Korpuspolypen.

Über die Myome, sofern sie, wie so häufig, verstärkte und ver-längerte Regelblutung verursachen, ist bei der Hypermenorrhoe (S. 34 ff.) die Rede gewesen und die Behandlung dieser Menorrhagien erwähnt worden. Freilich werden diese Myomblutungen häufig unregelmäßig, indem submuköse Myome sich abzustielen beginnen und als Fremdkörper im Uterus sich zur Geburt anschicken. Ernährungsstörungen der Ober-fläche des Tumors, Blutungen in der gestauten Kapsel durch Zerreißung von Venen, Andauung der Gefäße durch das tryptische Menstruations-ferment und echte Endometritis durch Aufwandern von Scheidenkeimen durch den klaffenden Halskanal sind die Hauptursachen der unregel-mäßigen Blutungen (H. Runge). Kann man in Fällen mäßig starker, aber regelrechter Periode, namentlich bei Frauen nahe der Menopause, die sich körperlich schonen, gelegentlich eine Operation oder Be-strahlung umgehen und die Frauen ins blutungsfreie Klimakterium überführen, so ist in den Fällen unregelmäßiger, schwerer Blutungen, wie sie submuköse Myome aus den genannten Gründen erzeugen, eine zuwartende medikamentöse Therapie ebensowenig am Platze wie hydriatische Prozeduren. Ernstlich zu warnen ist vor dem Kürettement solcher Fälle, durch welches die Myomkapsel zerrissen und infiziert werden kann. Hier ist einzig und allein eine andere Operation angezeigt: sie kann, sofern es sich um in die Scheide geborene polypöse Myome handelt, durch den praktischen Arzt in einfacher Weise ausgeführt werden, indem man das Myom anhakt und seinen Stiel abdreht, aber nicht abschneidet. Damit ist schlagartig die Blutung beseitigt, mag sie auch später von einem Rezidiv gefolgt sein, indem bei der Multiplizität der Myome oft eine zweite oder eine dritte Geschwulst, ja mehrere, von neuem sich abstielen und der ganze Vorgang des Geborenwerdens des Myoms sich wiederholt. Daß solche Fälle dann später am ungefährlichsten im blutungsfreien Zustand der Operation unterzogen werden können, soll hier nicht weiter erörtert werden. Im übrigen wird auf die Indikationsstellung bei der Myombehandlung und auf die Abgrenzung der Operationstherapie gegenüber der Bestrahlung (S. 220 ff.) hingewiesen.

Korpuspolypen (Adenoma uteri). Bei Frauen in den Vierzigerjahren bis etwa in die Mitte des 6. Lebensdezenniums, aber auch darüber hinaus bis ins hohe Alter sind Blutungen unregelmäßiger Natur, die nicht auf dem Boden eines Korpuskarzinoms entstehen, sondern gutartige Adenome des Endometriums sind, keine ganz seltene Erscheinung. Wenn auch ihre Umwandlung in Karzinome bekannt ist, so ist sie doch nicht häufig. Bei größeren, sich allmählich abstielenden polypös gewordenen Adenomen kann man es erleben, daß sie bis in den Muttermund herabreichen und auf diese Weise den Halskanal zum Klaffen bringen und dadurch das Aufsteigen von Keimen ins Cavum uteri begünstigen, wodurch eine Endometritis hervorgerufen werden kann. In etwa einem Drittel der Fälle verursachen sie nach R. Schröder sowohl vor als nach der Periode schwache Blutungen, auch Dauerblutungen kommen vor. Die Therapie besteht natürlich nur in der Abrasio, die, wenn sie gründlich ausgeführt wird, den Polypen beseitigt. Man muß wissen, daß die Krankheit zu Rezidiven neigt.

Behandlung unregelmäßiger Blutungen verschiedenen Ursprungs.

Blutungen infolge aktiver und passiver Hyperämie der Gefäße und Veränderungen der Gefäßwände.

Weitere Ursachen unregelmäßiger Blutungen können in abnormem Verhalten der Blutgefäße und der Gefäßwände gelegen sein. In dieser Hinsicht sind zunächst unregelmäßige Blutungen zu erwähnen, die sich unter dem Eindruck seelischer Erlebnisse hin ereignen. August Mayer hat treffende Beispiele hierfür in überzeugender Weise dargelegt. Die Erkennung dieser Blutungsursache ist nicht leicht, weil über dem Suchen nach einem pathologischen Palpationsbefund an die seelische Möglichkeit ihrer Auslösung nicht gedacht wird. Schmerz und Kummer, unbewußte Abkehr vom ungeliebten Mann, der Furcht vor Ansteckung oder ähnliche Beweggründe können die Blutung erzeugen. Auch auf der Hochzeitsreise beobachtet man neben der sogenannten Hochzeitsamenorrhoe, die nichts mit Schwangerschaft zu tun hat, manchmal unregelmäßige Blutungen, indem eine besonders heftige sexuelle Erregung zu einer arteriellen Erhöhung des Blutdruckes bis zur Blutung führen kann. Auch sehr heiße Spülungen können durch aktive Hyperämie der Gefäße blutungserzeugend wirken, weshalb sie seit alters her im Volk bei Bestehen unerwünschter Schwangerschaft angewendet werden. Die Therapie dieser Fälle ergibt sich aus dem Gesagten in der Abstellung der sie bewirkenden Schädlichkeiten, in Fällen rein psychogener Entstehung oft prompt durch Aufklärung der sich uns eröffnenden Frau, wenn es gelingt, ihre Bedenken zu zerstreuen.

Ungleich häufiger und darum von größerer Bedeutung sind die unregelmäßigen Blutungen auf dem Boden der passiven Beckenhyperämie. Oft genug schließen sie sich an zunächst regelmäßige, aber verstärkte Perioden an. Sie können Teilerscheinung einer allgemeinen Stauungshyperämie sein, welche in nicht völlig ausgeglichenen Herz٭fehlern und Herzfleischentartung ihre Ursache hat und durch die Digitalisbehandlung des Herzens mit der Beseitigung der Stauung wieder verschwindet. In solchen Fällen kann man *Digitalis* (s. S. 54) oder *Secale* mit *Digitalis* bzw. mit kleinen *Chinindosen* kombiniert geben, z. B.:

> **63.** Fol. Digit. titr............ 0,15
> Pulv. Secal. cornut. 0,5
> M. f. p. d. t. dos. Nr. X
> S. 2mal täglich 1 Pulver.

> **64.** Ergotin................. 2,0
> Chinin. sulfur. 0,4
> Pulv. fol. Digit. 0,2
> Mass. pil. q. s. ut f. pil. Nr. XX
> D. S. 5 Pillen täglich.

Praktisch nicht minder wichtig sind jene häufigen Fälle von Metrorrhagien, wie sie bei dickleibigen Frauen, bei übermäßiger Ernährung und besonders bei sitzender Lebensweise verbunden mit chronischer Stuhlverstopfung vorkommen. Hier ist es die schon bei der verstärkten Regelblutung angegebene Therapie, die Anwendung hauptsächlich salinischer Abführmittel (s. S. 294) am besten nach gründlichster Entleerung durch den Enterocleaner (Sudabad), Entfettungsdiät, am erfolgreichsten eine richtige Entfettungskur in Marienbad, Mergentheim, Elster, Stuttgart-Cannstadt oder Franzensbad. Ferner die bei der Amenorrhoe auf Basis der Fettleibigkeit angeführten Mittel und allenfalls ein Aderlaß (200 bis 300 ccm), wie ihn ASCHNER für diese Fälle als besonders wichtig hervorhebt, da er offenbar durch Änderung der Blutverteilung schlagartig die Blutung zum Stillstand bringen kann. Für derartige Menorrhagien bewährt sich auch die Hydrotherapie, besonders in Form von kühlen Teilwaschungen und Teilabreibungen (von 26 bis 20° C). Sie wirkt durch Tonisierung der peripheren Gefäße, beeinflußt günstig die Blutverteilung und läßt sich auch im Hause durchführen, muß allerdings durch längere Zeit geübt werden, soll sie erfolgreich sein. Kalte Sitzbäder in der Temperatur von 20 bis 15° C sind körperlich weit angreifender und werden auch, namentlich in unseren Gegenden, nur ungern von den Frauen genommen, können aber gut anämisierend auf den Uterus und damit blutstillend wirken.

Schließlich verdient Erwähnung, daß bei höheren Graden des Descensus des meist retrovertierten Uterus ebenfalls unregelmäßige Blutungen vorkommen können, die man durch Stauung der Venen erklärt, welche durch den prolabierten Uterus gezerrt und in ihrem Lumen verengt werden, während die dickwandigen Arterien das Blut weiter in die Gebärmutter ungehindert schaffen. Auf diese mechanische Rolle der Blutstauung bei der Retroversion wurde schon bei der verstärkten Regelblutung (S. 34) hingewiesen. Was dort über die Behandlung gesagt wurde, gilt auch hier für die Beseitigung der unregelmäßigen Blutungen. Mit der

Behebung des Prolapses bzw. der Retroversion kann die Blutung in normale Bahnen kommen. In manchen Fällen kann man auch mit konservativen Maßnahmen das Auslangen finden. Gymnastik mit besonderer Berücksichtigung der Beckenbodenmuskulatur (S. 267), Hydrotherapie (kalte Sitzbäder, Teilabreibungen) können im Verein mit systematischer Darreichung der genannten Uterustonica, wie *Hydrastis*, *Styptural*, *Cotarnin*, den erwähnten blutstillenden Teesorten (Rp. 61, 62) genügen, die unregelmäßige Periode zu beheben.

Trotz der großen Bedeutung der Atherosklerose, welche das weibliche Geschlecht keineswegs verschont, spielt sie als Ursache der unregelmäßigen Blutung aus dem Uterus nur eine untergeordnete Rolle. Man muß sie aber kennen, weil sie zur Verwechslung mit Korpuskarzinom Veranlassung geben kann, da sie ja meist nach der Menopause auftritt. Bezeichnend für sie ist ihre Heftigkeit, ihr unvermitteltes Kommen und ihr ebenso plötzliches Schwinden. Sie kann fast die ganze Uteruswand in Form einer hämorrhagischen Infarzierung betreffen. Die Therapie wird, sofern man den Fall erkennt — eine sorgfältige Abrasio ist, um ein Karzinom des Korpus ausschließen zu können, nicht zu umgehen —, gegen die Atherosklerose gerichtet sein, also im wesentlichen in einer schonenden Lebensweise, Vermeidung von Nikotin und Alkohol, fleischarmer, kohlehydratreicher Kost, allenfalls Jodpräparaten und Kalzium bestehen.

Mechanisch bedingte Blutungen.

Zunächst können es Verletzungen der äußeren Scham und der Scheide sein, welche als Maschinen- und Pfählungsverletzungen mit weitgehender Zerstörung der Gewebe einhergehen können und nach chirurgischen Regeln versorgt werden müssen. Der praktische Arzt tut gut, derartige Fälle mit ausgedehnten Zerreißungen, namentlich solchen mit unregelmäßigen Rißrändern, welche hinsichtlich der Zusammengehörigkeit der Wundränder gar nicht leicht übersehbar sind, nach Tamponade bei starker Blutung bzw. nach Abbinden spritzender Gefäße ehestens der Anstaltsbehandlung zu überantworten. Das gilt besonders für Fälle, welche den Sphinkter ani oder das Rektum mitbetreffen und die Operationstechnik eines erfahrenen Operateurs erfordern.

Weniger bedeutend pflegen Deflorationsverletzungen zu sein, doch kann man auch hier gelegentlich schwere Blutungen sehen, besonders wenn es sich um ein abwegig gebautes Genitale handelt, beispielsweise bei Hymen septus, Vagina septa, bei Rigidität der Teile, allenfalls bei Notzuchtsattentaten. Auch in diesen Fällen ist einzig und allein die chirurgische Versorgung größerer Wunden am Platze. Verletzungen beim Geschlechtsverkehr kommen im übrigen nicht ganz selten auch bei deflorierten Frauen — meist bei abnormer Position beim coitus — vor und erfordern in der Mehrzahl der Fälle eine exakte Naht, zu der gute Beleuchtung und meist Assistenz notwendig ist.

Dagegen machen die mechanisch bedingten Wunden, wie wir sie beim Prolapse sehen, an dessen Spitze das infolge mangelhafter Ernährung entstehende Dehnungsgeschwür auftritt, nur leichte Blutungen. Durch die *Glyzerinauflage* solcher Prolapse mit blutenden Dehnungsgeschwüren, durch die Reposition und die Zurückhaltung derselben mit Tampons, die mit epithelanregenden Salben beschickt sind, wie der 2%igen *Lapis*-, 2%igen *Pellidol*-, *Desitin*-, *Casalginsalbe* u. a., pflegt die Blutung aufzuhören, bis man so weit ist, die einzig ätiologisch richtige Therapie, nämlich die Operation auszuführen. Dauernd wird man sich mit diesen konservativen Maßnahmen nur in Ausnahmsfällen absoluter Kontraindikation gegen die Operation begnügen, worüber beim Prolaps S. 259 ff. ausführlich gehandelt wird. Blutende Geschwüre bei Pessarträgerinnen, die den Wechsel des Ringes für längere Zeit verabsäumt haben oder ein zu großes Pessar tragen, sind hinsichtlich ihrer Behandlung ebenfalls beim Prolaps erwähnt.

Blutungen auf dem Boden einer Kolpitis vetularum sind gar nicht selten, aber manchmal schwierig zu deuten. Leider kann es geschehen, daß neben einer solchen im Spiegelbild blutenden Kolpitis vetularum auch eine uterine Blutung besteht, die, weil sie spärlich ist, lange übersehen wird und in einem Korpuskarzinom begründet sein kann. Über die Behandlung der Kolpitis vetularum ist ausführlich auf S. 180 die Rede.

Über das Korpuskarzinom und die Richtlinien seiner Behandlung siehe S. 230.

Um nicht weitläufig zu werden, muß auch über die Erosion, die ebenfalls die Ursache unregelmäßiger Blutungen werden kann, und rein mechanisch bei der Behandlung ebenso wie bei der Berührung blutet, auf den Abschnitt Entzündungen verwiesen werden (S. 186).

Dasselbe gilt von den die Erosion so häufig begleitenden Cervixpolypen als Quelle unregelmäßiger Blutung (S. 73 u. 185).

Die differentialdiagnostisch mit der Erosion konkurrierende Kontaktblutung auf dem Boden des beginnenden Kollumkarzinoms sei hier nur gestreift. Dieses selbst findet in den Richtlinien zur Beratung geschwulstkranker Frauen S. 227 gebührende Erwähnung. Selten wird eine Blutung bei tuberkulösen oder syphilitischen Geschwüren entstehen.

Bei älteren Frauen bedingen nicht selten Karunkeln der Urethra unregelmäßige Blutungen, mit deren Entfernung (S. 308) die Blutung auch wegfällt.

Großen Schrecken jagt so mancher Frau, die sich einer Totalexstirpation der Gebärmutter unterzogen hat, eine nach längst erlangter Gesundheit plötzlich auftretende Blutung aus der Scheide ein, die auch bei den Ärzten dann sehr gefürchtet ist, wenn es sich um Frauen handelt, bei denen eine Karzinomoperation vorgenommen wurde, weil sie ein Rezidiv vermuten. Meist handelt es sich um unschuldige Granulome, die sich um zurückgebliebene Seidenfäden entwickeln. Sie lassen sich durch Entfernung der Fäden und Verätzen des Granuloms mit dem Lapisstift, allenfalls nach vorheriger Abkratzung mit dem scharfen Löffel ohne weiteres beseitigen.

Behandlung der Begleiterscheinungen der Klimax.

Natürliches Klimakterium.

Wenn es richtig ist, daß Leib und Seele der Frau zu allen Zeiten vielfach in zwangsläufiger Abhängigkeit von der körperlichen Anlage stehen, so gilt dies in so hohem Maße von keinem anderen Zustand als von dem der Wechseljahre. Mit Fug und Recht kann man mit WIESEL sagen, daß die Frau d a s Klimakterium erlebt, das sie gewissermaßen verdient, dessen Ablauf also von der Anlage und ihrer Persönlichkeit weitgehend abhängig ist. In der Tat sieht man beim Vollweibe, der Pyknika im Sinne von MATHES die Wechseljahre mehr minder in äußerer und innerer Ruhe ablaufen und in ein Leben körperlichen und seelischen Gleichgewichtes nach nur unbeträchtlichen Schwankungen vorübergehender Art hinübergleiten. Ganz anders die intersexuellen und die asthenischen Frauen, von denen MATHES nicht mit Unrecht gesagt hat, daß sie ihr Leben nicht leben, sondern leiden. Für sie bedeutet die Klimax eine schwere, manchmal nur mit Mühe durchzustehende Zeit; dazu trägt oft die Erwartung, daß es so kommen müsse, nicht wenig bei.

Wenn die Wechseljahre in ihren körperlichen und geistigen Äußerungen unter dem Gesichtswinkel des Fehlens der Inkrete des Eierstockes und des Mangels einer Menstruationsblutung betrachtet werden müssen, so wäre es falsch, das Ausbleiben der Menses der Klimax gleichzusetzen. Die Erscheinungen der Klimax brauchen, wie wir ja tagtäglich wissen, keineswegs an eine kürzere oder längere Menopause sich anzuschließen. Es gibt genug Fälle, wo auch lange Menopausen ohne klimakterische Erscheinungen verlaufen. Umgekehrt sehen wir, daß in den kritischen Jahren die Symptome des Klimakteriums in hohem Maße bereits bestehen können, trotzdem die Blutungen fortdauern, allerdings unregelmäßig und sogar in einer Weise, daß sie uns zum Eingreifen zwingen. Menopause und Klimakterium lassen sich daher nicht ohne weiteres gleichsetzen, wenngleich der Ausklang des Klimakteriums eine dauernde Menopause bedeutet.

Nach dem Stand unseres heutigen Wissens kann es nicht zweifelhaft sein, daß das Versiegen beider Funktionen des Eierstockes, seiner azyklischen vegetativen und seiner periodischen generativen kein plötzliches, sondern ein allmähliches ist, ein Umstand, der ja das natürliche Klimakterium so wohltätig vom künstlichen unterscheidet, besonders dann, wenn das künstliche in früheren Jahren gesetzt werden muß. Auch die Fälle von Wiedererwachen der Periode nach längerem Ausbleiben sind, wenn pathologische Ursachen ausgeschlossen werden können, nicht anders als dadurch zu erklären, daß eben nicht alle Ovula dem Schwunde anheimgefallen waren und daß aus irgendwelchen, uns nicht näher bekannten Ursachen das eine oder andere wieder heranreift. In unseren Breiten gilt bekanntlich die Zeit von rund 47 Jahren als mittlere Zeit der Menopause. Fälle, wo vor dem 40. und nach dem 55. Jahre die Periode ausbleibt, bzw. weiter besteht, sind Ausnahmen von der Regel. Ob es richtig ist, daß Frauen mit gut entwickelten Geschlechtsorganen,

die bald in die Jahre der Reife kommen, auch verhältnismäßig lang
menstruieren, indes solche, welche spät zur Menstruation kommen,
auch früher mit derselben aufhören, bleibe dahingestellt; der Eindruck
der Sprechstundenpraxis scheint dafür zu sprechen. Fälle, in denen
schon unverhältnismäßig bald die Klimax eintritt (vor dem 40. Jahr
kommt sie in zirka 4% der Fälle vor), sind Abwegigkeiten, welche bei der
Amenorrhoe erwähnt wurden; sie sind weniger durch primäre Ovarialschwäche, meist durch erschöpfende Krankheiten, starke Blutverluste,
langes Wochenbettfieber, zu langes Stillen mit Laktationsatrophie des
Uterus, Entbindungen im vorgeschrittenen Alter, aber auch durch
geburtshilfliche Operationen, wie manuelle Plazentalösung (FIEBAG)
bedingt. Sie stellen an unsere therapeutischen Bestrebungen die größten,
leider oft unerfüllbaren Anforderungen (s. Amenorrhoe). Dort, wo über
das 50. Jahr hinaus die Periode regelmäßig weiterbesteht, oft genug
ziemlich stark, liegen gar nicht selten, wie allgemein bekannt, Myome,
aber auch Lageanomalien vor. Jenseits des 55. Jahres findet sich nach
SCHÄFFER die Periode noch in 1,64% aller Fälle. Diese Tatsache ist es
ja, die Myomträgerinnen, welche begreiflicherweise dringlich die Menopause herbeiwünschen, oft ungebührlich lange darauf warten läßt,
wodurch ein hoher Grad von Blutarmut herbeigeführt werden kann,
der noch vor Eintritt der Klimax zu energischer Behandlung zwingt.

Mit dem Eintritt des Wechsels, dem endgültigen Versiegen des Hormonstromes aus dem Ovarium wird die Frau keineswegs mit einem
Schlag zur Matrone. Die den Körper im ganzen wie den Geschlechts-
apparat im besonderen betreffenden Veränderungen gehen vielmehr so
allmählich vor sich, daß man an der in den Wechsel eingetretenen Frau
zunächst vergeblich nach auffälligen körperlichen Unterschieden gegenüber der Zeit der Vollfunktion des Eierstockes suchen würde. Matronen-
haftes Aussehen und senile Rückbildung des Genitales sind der späte
Endausgang, das Klimakterium dessen Einleitung. Die schließlich sich
ergebenden Veränderungen bestehen bekanntlich im Bereiche der Genitalorgane in deren Schrumpfung, welche dieselben ausnahmslos in ihrer Ge-
samtheit betrifft. Im Eierstock schwinden allmählich die Eifollikel, mögen
auch im Beginn des Klimakteriums die letzten noch heranreifen und durch
ihren weiteren Bestand unregelmäßige Blutungen im Sinne der echten
Metropathie erzeugen. Praktisch wichtig, weil einerseits zum Geschlechts-
leben, anderseits zu krankhaften Erscheinungen in Beziehungen stehend,
ist die Schrumpfung der Scheide, die Atrophie der Scheidenschleimhaut,
die zu Entzündung neigt und leichter auch für Keime anfällig wird,
die in den Jahren der Geschlechtsreife hier nicht Fuß fassen können
(Tripper der Scheide bei alten Frauen). Bedeutungsvoll sind mit
zunehmendem Alter die Schrumpfungsvorgänge an der Portio und besonders an den Scheidengewölben, welche auch gelegentlich ein daselbst
sich entwickelndes Karzinom eine Zeitlang dem Tastbefunde und der Sicht
entziehen können. Weniger gefährlich, aber die Frauen belästigend, ist der
Tonusverlust und die Schrumpfung der Ligamente, welche das Gefühl des
Verlierens der Genitalorgane erzeugen und dasselbe bei schon bestehenden

Vorfällen vermehren. Nur zum Teil stehen Blasenbeschwerden, die im Klimakterium stärker werden, mit tatsächlicher Vergrößerung einer Cystocele in Zusammenhang. Man sieht vielmehr häufiger, daß das Gefühl der Lockerung des Beckenbodens an sich bereits Erscheinungen, wie häufigen Harndrang, Schwäche des Schließmuskels, damit Cystitis und besondere Neigung zur Erkältungsblase mit sich bringt (s. S. 298, 303). Nächst den Veränderungen an den Geschlechtsteilen sind solche am übrigen Körper meist unverkennbar. WIESEL weist aber mit Recht darauf hin, daß die vollsaftige Pyknika auch im Klimakterium nur wenig ihr Äußeres ändert, indes andere Typen und besonders diejenigen, welche an der Grenze des Krankhaften stehen, solche sehr wohl aufweisen. Diese Veränderungen betreffen bekanntlich das Gesicht mit seiner vermehrten Runzel- und Faltenbildung, seiner Fettanhäufung an Wangen und Kinn, Verdichtung der Augenbrauen, Aufsprossen von dicken Haaren an Kinn und Oberlippe; sie betreffen die Brust, deren Drüsengewebe schwindet, während das Fett der Oberbrust zunimmt (ZACHERL) und die Warzen um so mehr hervorzutreten pflegen. Das Klimakterium führt weiter oft zu besonderer Lokalisation des Fettes am Bauch, an den Hüften und nicht selten auch in der Knöchelgegend, Zustände, die wieder ihrerseits auf die Beweglichkeit des Körpers, auf die Belastung der Wirbelsäule und den Eingeweideblock recht unangenehm abfärben; neben der Zunahme des Fettes, wie sie besonders hypothyreotischen Frauen eigentümlich ist, kommt auch Abmagerung vor, hauptsächlich in jenen Fällen, in denen die Schilddrüse abwegig im Sinne einer gesteigerten Tätigkeit (Hyperthyreose) arbeitet. Davon soll noch ausführlich die Rede sein.

Wenn es gilt, von frauenärztlicher Seite die klimakterischen Beschwerden und deren Behandlung darzustellen, so muß an erster Stelle zufolge der Lebenswichtigkeit der Frage, die Therapie der sogenannten klimakterischen Blutungen berührt werden, sofern sie nicht bereits an anderen Stellen ausführlich besprochen ist. Erst dann soll die Schilderung der Behandlung der übrigen Beschwerden folgen.

Es müssen sich durchaus nicht bei jeder Frau am Ausgange des geschlechtsreifen Alters die Blutungen häufen, aber in einer großen Zahl der Fälle geschieht es, daß durch Follikelpersistenz und Mangel eines Corpus luteum die Blutung zur Dauerblutung wird und schwere Anämien aufkommen. Es ist verhältnismäßig ein unschuldiges Krankheitsbild, welches sich hier ausbildet und welches wir an anderer Stelle (S 53) unter dem Titel Metropathia haemorrhagica praeklimacterica ausführlich behandelt haben. Hier wird auf seine Bedeutung deswegen nochmals hingewiesen, weil sich hinter diesen von den Frauen als Wechselblutung gedeuteten Störungen auch ein Karzinom verbergen kann. Es geht also immer darauf hinaus, daß jede in diesen gefährdeten Jahren blutende Frau dahin genau untersucht werde, ob sie nicht Karzinomträgerin ist. Gerade in der zweiten Hälfte des 4. Lebensjahrzehnts, die mit dem Wechsel zusammenfällt, werden so viele Kollumkarzinome offenbar. Ein Viertel aller Blutungen während der Klimax sind nach den Feststellungen TIETZES und C. MAYERS durch Karzinome

bedingt. Das ist die kritische Zeit, in der der praktische Arzt mit allen
ihm zu Gebote stehenden Mitteln die Frau auch dahin bringen muß,
sich trotz der bestehenden „Menstruation" oder der sogenannten Wechselblutung untersuchen zu lassen, weil eben diese Menstruation abnorm
verläuft und gar keine zu sein braucht. Es ist leicht oder verhältnismäßig
leicht, durch die einfachen Mittel der gynäkologischen Untersuchung das
Kollumkarzinom auszuschließen, aber es ist geradezu unmöglich, durch
die Untersuchung auch ein Korpuskarzinom ausschließen zu können. Mag
dasselbe mit Vorliebe erst längere Zeit nach längst erfolgtem Wechsel
auftreten, so kann es doch von dieser Regel Ausnahmen geben, indem gelegentlich einmal eine sogenannte klimakterische Blutung ein Korpuskarzinom vortäuscht. Darum muß man auch in Fällen länger dauernder
Blutung aus dem Uterus bei normalem Tastbefund an der Gebärmutter
durch sorgfältige Probeabrasio nach genügender Erweiterung des Halskanals durch mikroskopische Untersuchung der Schleimhaut entscheiden,
ob eine unschuldige Hyperplasie der Schleimhaut oder ein Korpuskarzinom
vorliegt. Das ist um so notwendiger, als diese Abrasio zugleich in mehr
als der Hälfte der Fälle der beste Weg der Therapie und die notwendige
Vorbedingung für eine Kastrationsbestrahlung ist. Auch der S. 56 emp-
fohlenen Atmokausis sollte sie im klimakterischen Alter vorangehen. Es ist
durchaus verwerflich, die Blutung, wenn sie länger dauert und stärker wird,
durch Medikamente beeinflussen zu wollen, ohne zu wissen, welchen Ursprungs sie ist, und noch schlechter ist es, ohne Probeabrasio zu bestrahlen.

Dank der in weiteste Kreise dringenden Aufklärung haben viele
Frauen gelernt, auf Blutungen besonders zu achten, die sich nach
längst vollzogenem Wechsel, oft erst im späteren Greisenalter un-
vermittelt einstellen. So naheliegend der Verdacht auf eine bösartige
Krankheit ist — zwei Drittel der Blutungen nach der Menopause sind
durch Karzinome verursacht —, so lehrt doch die Erfahrung, daß auch
im Matronenalter gutartige Blutungen vorkommen können. Endometritis, polypöse Wucherungen und Blutungen auf dem Boden von
Gefäßveränderungen (Hochdruck, aber auch örtliche Gefäßveränderungen)
können die Ursache sein. Die senile Endometritis (vgl. auch S. 73) ist
nach den Erfahrungen BENTHINs nicht selten und erklärt sich durch die
leichtere Infektionsmöglichkeit der atrophischen Gebärmutter, der der
abschließende Zervixschleimpfropf mangelt. Es bedarf wohl keines besonderen Hinweises, daß jede Blutung, wie immer sie auch beschaffen
sei, nach dem Klimakterium unter allen Umständen in ihrer Ursache
geklärt werden muß. Abrasio, allenfalls Austastung und mikroskopische
Untersuchung gestatten dies so gut wie immer.

Es ist keine leichte Aufgabe, das ganze Heer der gelegentlich bei ein
und derselben Frau entweder gleichzeitig oder nacheinander in wechsel-
vollem Bilde auftretenden Beschwerden zu beeinflussen. Die Richtlinien
dafür lassen sich dann besser geben, wenn man sich bemüht, gewisse
Typen herauszuarbeiten, denen wieder bestimmte Beschwerden mehr
minder eigentümlich sind. Mit v. JASCHKE und WINTER erscheint es vorteilhaft, Fälle von sogenanntem hyperthyreotischen Typus von solchen

abzusondern, in denen die Tätigkeit der Schilddrüse eher darniederliegt, hypothyreotische Formen und schließlich in einer dritten Gruppe alle jene unterzubringen, bei denen die Beschwerden mehr minder unbestimmt sind und weniger an eine bestimmte Körperverfassung gebunden erscheinen. Man darf sich aber nicht verhehlen, daß schließlich alle Frauen, mögen sie welcher Konstitution immer angehören, von drei Punkten her ihre Beschwerden haben, nämlich von Stoffwechselstörungen, die gewiß mit dem Darniederliegen der Ovarialtätigkeit ursächlich in Beziehung stehen, von den Störungen der Nerven und schließlich von solchen der Blutzirkulation. In unserer jetzigen Zeit ist gerade die Neigung klimakterischer Frauen zum Fettansatz eine der unwillkommensten Erscheinungen, der man aber nicht bloß aus Gründen der Mode entgegenarbeiten muß. Die Herausstellung der Tatsache, daß mit dem Fortfall des Säfte- und Kräfteverlustes durch Ausbleiben der Periode ein Hauptgrund für den vermehrten Fettansatz gegeben ist, erscheint nach den Ausführungen von SELLHEIM besonders wichtig, und es wird wohl so sein, daß in den Fällen, in denen keine Änderung in der Nahrungszufuhr erfolgt, die Überernährung angebahnt wird, nachdem der 4wöchentliche Blutverlust wegfällt. Man soll daher mit SELLHEIM bei der durch das Ausbleiben der Periode und den Mangel der inneren Sekretion des Eierstockes bereits im Sinne des Fettansatzes gefährdeten Frau die Nahrungsmenge herabschrauben und eine Kost empfehlen, die aus etwa 100 g Eiweiß, 60 g Fett und 350 g Kohlehydraten besteht und einem Brennwert von 2100 bis 2400 Kalorien entspricht. Man wird noch weiter gehen müssen, wenn es sich um Frauen handelt, die schon mit Neigung zum Fettansatz oder starken Fettpolstern in die kritischen Jahre eintreten. Hier wird man jene Kostformen geben, welche bei Adipositas und Amenorrhoe erwähnt wurden: ohne daß ein Hungergefühl aufkommen darf, muß die Nahrung eingeschränkt und bei Aufrechterhaltung des Stoffwechselgleichgewichtes hinsichtlich der Eiweißkörper mit Fett ebenso wie mit reichlichen Kohlehydraten gespart werden. Es ist also Fett nach Möglichkeit zu streichen, Zucker, Kartoffeln, Teigwaren und das süße Backwerk sind tunlichst auszuschalten, ebenso Weißgebäck; der Hunger kann durch viel Obst, fett- und kohlehydratarm zubereitete Gemüse (ohne Mehlzusatz) gestillt werden. Mit Flüssigkeitszufuhr sei man sparsam. Daneben ist ausgiebiger körperlicher Bewegung (weitere Spaziergänge, morgendliche Gymnastik) nicht zu entraten. Nicht nur daß sie die Verbrennung vermehrt, sie ist gerade bei Klimakterischen durch bessere Blutverteilung, ebenso wie die Massage, ein heilsames Mittel gegen örtliche Wallungen, gegen Schwindel, Kopfschmerz und Magenbeschwerden. Sie arbeitet der Blutstauung in den unteren Gliedmaßen, ebenso wie in der Bauchhöhle entgegen und erleichtert die Ausleerung ektatischer Venen. Sie ist überdies bei Frauen, die Zeit haben, ein ausgezeichnetes Mittel gegen Langeweile und trübe Gedanken. Am besten eignen sich die Übungen der schwedischen Gymnastik, die dem Alter, der Beweglichkeit und dem Habitus der Frau angepaßt werden können, wobei besonderer Wert auf die Atemübungen zu legen ist. Nächstdem sind die Schwimmbäder von bestem Einfluß, und es ist erfreulich, daß unsere Strandbäder nicht bloß von der Jugend, sondern auch von älteren Jahrgängen sehr zu deren Nutzen besetzt werden. Wer es sich leisten kann, wird sich in Seebädern, besonders an der Nord- und Ostsee, in der Übergangszeit besonders wohl fühlen, freilich unter der Voraussetzung, daß es sich nicht um Frauen handelt, die durch vorangegangene präklimakterische Blutungen stark geschwächt sind.

Wie erwähnt, kommen auch vollwertige Frauen über längere und kürzere Störungen der Zirkulation, ebenso über solche der seelischen Stimmung nicht ganz hinweg, doch dauern die Beschwerden oft nur Monate, seltener $1^1/_2$ bis 2 Jahre. Für diese Fälle — die ausgesprochen pathologischen sollen später erörtert werden — bewähren sich hydriatische Maßnahmen ausgezeichnet. Lauwarme Vollbäder von 34 bis 36⁰ C mit und ohne aromatische Zusätze (z. B. von Fichtennadelextrakt) und einer Viertelstunde Dauer sind namentlich am Abend von beruhigender Wirkung. Sie ermöglichen durch Herabsetzung der Reizbarkeitsschwelle leichter das Einschlafen, besonders wenn ihnen eine Abwaschung mit kühlerem Wasser folgt oder wenn die Patientin die Temperatur des Bades durch Zufließenlassen kälteren Wassers im ganzen um 2⁰ herabmindert und nun in diesem wesentlich kühler empfundenen Bad noch 5 Minuten verbleibt. Strenge Kaltwasserkuren sollen nicht ohne Leitung des Arztes und ohne Vorschreibung bestimmter Prozeduren gemacht werden, weil sie auch Schaden anrichten können. Hyperthyreotische werden dadurch in einen schlechteren Zustand gebracht, dagegen sind milde Kaltwasserkuren nur von Vorteil. Kurze kalte Fußbäder in der Dauer von 5 Minuten und einer Temperatur von etwa 12 bis 15⁰ C vermögen auch auf reflektorischem Wege Kongestionen zum Kopf und zum Unterleib zu beseitigen. Angenehmer werden aber wechselwarme Fußbäder empfunden. Während die eine Wanne mit Leitungswasser, die andere mit Wasser von 40 bis 42⁰ C gefüllt ist, werden beide Füße für 2 Minuten in das warme und für 30 Sekunden in das kalte Wasser getaucht und der ganze Vorgang auf etwa 5 bis 10 Minuten erstreckt (LAQUEUR). Sie sind besonders für jene klimakterischen Frauen in bescheidenen Verhältnissen, die über kein Badezimmer verfügen, an Stelle der beruhigenden Vollbäder zur Bekämpfung der Schlaflosigkeit ebenso wie zur Beseitigung von Wallungen nach dem Herzen und dem Kopfe sehr empfehlenswert. Sauerstoff- und Luftperlbäder eignen sich durch ihre Wirkung auf die Vasomotoren besonders für derartige Störungen, wozu deren blutdruckerniedrigende Wirkung beiträgt. Sauerstoffbäder von 35 bis 33⁰ C, welche auf chemischem oder physikalischem Wege herstellbar sind, können auch für häusliche Kuren warm empfohlen werden. Von Badekuren sieht man bei klimakterischen Beschwerden Besserung durch kohlensaure Stahlbäder, besonders aber durch die Wildbäder (Akratothermen), wie Gastein, Badenweiler, Johannisbad, Schlangenbad, Teplitz, Ragaz u. a. Ihr wohltätiger Einfluß auf das vegetative Nervensystem einerseits, anderseits ihre Wirkung im Sinne der Blutdruckherabsetzung und Pulsverlangsamung machen ihren Gebrauch im

Klimakterium besonders wertvoll. Solche Kuren bleiben aber proble·
matisch, wenn die Frauen den großen Feinden des Nervensystems,
Alkohol, Kaffee, Tee und nicht zuletzt dem Nikotin huldigen und in den
späten Abendstunden an üppigen Mahlzeiten teilnehmen. Gerade das
Nachtmahl soll bescheiden, eher kärglich sein, am besten aus Vegetabilien
bestehen und eher zu früh, als zu spät eingenommen werden. Ein Glas
Milch, am besten Joghurtmilch, die bekanntlich stuhlfördernd wirkt,
und ein Butterbrot oder 50 bis 100 g magerer Schinken, aber auch weicher,
nicht zu fetthaltiger Käse, etwas Obst oder 1 Teller Suppe mit einer Ein-
lage u. ä. genügen bei Frauen, die zu Fettansatz neigen, durchaus zum
Abendbrot während der kritischen klimakterischen Zeit. Die häusliche Beschäftigung soll, wenn nicht ausgesprochen schwere Störungen
vorliegen, unbedingt, allenfalls sogar in erhöhtem Maß als seinerzeit,
weiter getrieben werden, verhindert sie doch die Frauen, über die „verlorene Jugend" zu grübeln. Es ist SELLHEIM beizupflichten, wenn er für
diejenigen Frauen, welche nicht in der häuslichen Arbeit voll beschäftigt
sind, ausgiebige gemeinnützige Betätigung für sehr vorteilhaft hält und
jene glücklich preist, die an Stelle der körperlichen Reize, die ja doch
vorüber sind, nun die geistigen pflegen. Gerade in dieser Hinsicht vermögen Ärzte, die ihre Patientinnen länger kennen, und das war bei dem
fast ausgestorbenen Hausarzt der Fall, Ausgezeichnetes durch guten Zuspruch zu leisten. Auch die Frauenärzte müssen sich selbst bei einmaliger
Beratung bemühen, über der Untersuchung des Körpers nicht der Seele
zu vergessen und bestimmte Regeln des Verhaltens den Frauen mitgeben.
Unser Bestreben muß auch dahin gehen, den Frauen das Törichte und
Unsinnige des ewigen Klagens über die verlorenen Jahre auszureden.
Man muß beweisen, daß das Gerede von der alten, ausgedienten über-
flüssigen Frau, die ins Greisenalter kommt, unrichtig ist, und das Klimakterium auf den wahren Kern zurückführen. In dieser Hinsicht ist SELL-
HEIMS Schrift „Über Altern und Klimakterium" und das Buch von
Dr. HELENEFRIEDERIKE STELZNER „Gefährdete Jahre im Geschlechts-
leben des Weibes"[1] sehr lesenswert. Aus diesen geht mit aller wünschens-
werten Klarheit hervor, daß das Altern der Eierstöcke und Geschlechtsorgane, das Einstellen ihrer Funktion keineswegs auch einem ebenso
weitgehenden Altern der übrigen Organe entspricht. Es ergibt sich
vielmehr, daß die Jahre stillstehender Eierstockstätigkeit eine Zeit
wohlverdienter Erholung und Rastens von der aufreibenden Arbeit
der Mutterschaftsjahre sind, daß sie ein harmonisches Ausklingen der
stürmischen Zeit in den Hafen ruhiger Gelassenheit bedeuten und
daß diese Jahre für die Betreffende, ebenso wie für ihre Umgebung
keineswegs wertlos genannt werden dürfen. Ist man so weit, daß
man von dieser im übrigen einzig richtigen Auffassung die Frauen
überzeugt hat — Verfasser hat intelligenten Frauen die Schrift von
SELLHEIM wiederholt zur Lektüre mit bestem Erfolg übergeben — so
sieht man, daß sie die Beschwerden, die sie nun drücken, ebenso wie die

---

[1] München: J. F. Lehmann. 1931.

seelische Verstimmung, die auf ihnen lastet, bereits viel leichter nehmen.
So manche mit allen Mitteln der Therapie nicht zu beseitigenden Symptome und Beschwerden können auf dem Boden eines vernünftigen Zu-
spruches gebessert und beseitigt werden. Das gilt ganz besonders von
unbestimmten, flüchtigen, aber die Kranken ungemein tief berührenden
seelischen Verstimmungen, während die körperlichen vielfach einer teils
örtlichen, teils allgemeinen medikamentösen und physikalischen Behandlung bedürfen. Es wird nachgerade Mode, bei der nicht zu leugnen-
den Wirksamkeit des Follikelhormons auf klimakterische Beschwerden,
Frauen selbst nach vollzogenem Eintritt des Wechsels nach Aufhören
der lästigen Beschwerden durch Monate hindurch und länger Hormone
zu verabreichen, um ihnen gleichsam eine neue Blüte damit in Aussicht
zu stellen. Dies sind Übertreibungen der Hormontherapie und eine Überschreitung ihrer Indikationsgrenzen, welche sich rächen können. Das
Erwachen und das Bewußtsein des Alters kommt trotzdem und läßt sich
nicht hinausschieben.

Die Behandlung der klimakterischen Beschwerden wird am besten
unter den Gesichtspunkten vorgenommen, welche eine Scheidung in hyperthyreotische und hypothyreotische ermöglichen. Freilich wird eine solche
keineswegs immer reinlich möglich sein, doch wird sich bei genauerer Betrachtung mehr minder deutlich eine dieser Formen herausschälen lassen.
Beim hyperthyreotischen Typus stehen die vasomotorischen Erscheinungen, Wallungen, Herzklopfen, Schweiße und Diarrhoen und ganz
besonders die Schwankungen des Blutdruckes im Vordergrunde des Bildes.
Abmagerung und Steigerung des Grundumsatzes sind häufiger als das
Gegenteil, welches nur bei kleineren fetten Frauen beobachtet wird,
während mageren, dem intersexuellen Typus entsprechenden Frauen der
sympathikotonische Symptomenkomplex eignet. Auf Grund der von
L. ADLER erstmalig erhobenen Tatsache der Verminderung des Blut-
kalkes durch die Kastration, die, wie experimentell festgestellt ist, das
vegetative Nervensystem übererregbar macht, ist im allgemeinen bei
solchen hyperthyreotischen Typen die *Kalkzufuhr* einerseits, anderseits
die beruhigende *Bromtherapie* in den Vordergrund zu stellen. Man
verordnet meist mit ausgezeichnetem Erfolg:

> **65.** Calc. bromat. 10,0
> Aqu. dest. ad 300,0
> D. S. 3 Eßlöffel pro Tag.

und gibt diese Arznei durch 4 Wochen hindurch, wobei man einen Tag der
Woche ausläßt, dabei das Mittel aber im ganzen 3 Monate geben kann.
Sehr Gutes hat Verfasser durch Verordnung der von v. JASCHKE an-
gegebenen Pillen folgender Zusammensetzung gesehen:

66. Ferr. lact.
Pulv. rad. Valerian. ...aa 20,0
Extract. Chin. aquos. 12,0
Calc. glycerino-phosphor. . 15,0

Extract. Belladonn.   0,6—1,2
Acid. arsenicos. 0,12
Mass. pilul. q. s. ut fiant
pil. Nr. CCC

> D. S. Beginnen mit 3 Pillen täglich, jeden 4. Tag eine Pille mehr
> nehmen bis zu 9 Pillen im Tage, dabei 8 Tage bleiben, dann wieder
> jeden 4. Tag eine Pille weniger nehmen.

Auch die Arsen-Bromtherapie ist nach WIESEL vorteilhaft und am ehesten geeignet, bei den intersexuellen, abgemagerten Typen beruhigend zu wirken. Man verordnet etwa das genannte *Brom-Calcium* und daneben die *Solutio arsenical. Fowleri* (*Liquor Kalii arsenicos.*), die man in der bekannten Weise gibt, 3mal täglich mit je 1 Tropfen beginnend und bis zu 8 Tropfen steigend, daselbst 8 Tage verweilend und in derselben Weise zur Anfangsdosis allmählich zurückkehrend. Wie schon erwähnt wurde, sind bei Basedow und Menstruationsstörungen, aber auch bei Allgemeinbeschwerden die auffallenden Erfolge einer längeren *Ergotaminbehandlung* ebenso bemerkenswert wie die gute Verträglichkeit. Diese hat sich Verfasser auch bei klimakterischen Frauen hyperthyreotischer Art bestens bewährt. Je eine Tablette *Gynergen* am Abend durch 3 Tage hindurch, am 4. Tage eine Pause — diese Behandlung durch etwa 3 Wochen hindurch fortgesetzt — genügt, um die Symptome wesentlich zu bessern, ohne irgendwie schädlich zu wirken. Auch mit der Verabreichung von *Bellergal* kann man in solchen Fällen dieselben Erfolge erzielen. Sowohl bei *Gynergen* wie bei *Bellergal* fällt die günstige Beeinflussung übermäßiger Schweißsekretion, die klimakterische Frauen oft sehr belästigt, auf. Das *Bellergal* verordnet man am besten in Form 3- bis 4wöchiger Kuren zu 3 bis 4 Dragees am Tage. Nicht zuletzt sei darauf hingewiesen, daß gerade in diesen Fällen auch das *Klimasan* HALBANs, welches durch die Herabsetzung der Erregbarkeit des Nervensystems durch *Theobromin* und *Calcium* und durch das die Blutgefäße des Kopfes und der Brust erweiternde Nitroglyzerin, sei es in der Form des alten *Klimasan*, sei es in der des durch Ovarialhormon verbesserten *Hormoklimasan*, Ausgezeichnetes leistet. Man verordnet *Klimasan* à 0,5 und läßt bis zu 3 bis 6 Tabletten im Tage nehmen. Auch das *Papaverin*, dessen spasmolytische Wirkung bekannt ist, verdient in Form von Pulvern von 0,02 bis 0,04 g, von denen auch von der stärkeren Dosis (0,04) unbedenklich 3 pro Tag gegeben werden können, Anwendung:

> 67. Papaverini hydrochlor. 0,02—0,04
> Sacch. albi ad 1,0
> M. f. pulv. D. tal. dos. Nr. X
> S. bis 3 Pulver täglich.

oder von Fabrikmarken das *Eupaco*, das *Eupaverin* und *Bellafolintabletten*. Trotz aller Geringschätzung, die zeitweise ungerechtfertigt der *Baldrian* erfahren hat, bleibt aber auch dieser geradezu unentbehrlich, besonders zur Behebung der vasomotorischen Übererregbarkeit. Ein Fehler ist es, den Baldrian nur nach Bedarf zu geben und nicht für längere Dauer zu verordnen. Die wechselnde Verordnung von *Brom-Calcium* und *Valeriana* durch Monate hindurch gestattet auch recht schwer ansprechbare Fälle in einen leidlichen Zustand bis zum Abklingen der Erscheinungen hinüberzuführen. WIESEL bemerkt mit Recht, daß die Tinktur weniger genommen wird wie die wässerigen Auszüge, weshalb man mit Vorteil den *Baldriantee* als tägliches Abendgetränk trinken läßt, der am besten kalt in der Weise zubereitet wird, daß man am Vormittag 1 Tee-

löffel Baldrian mit einer Tasse kalten Wassers aufgießt, bis abends ziehen
läßt und vor dem Trinken abseiht. Er ist ja auch ein wesentlicher Bestand-
teil der *Species nervinae*, die dann mit Vorteil Anwendung finden, wenn
Magendarmbeschwerden vorhanden sind und der so häufige Meteorismus die Frauen quält. Man verordnet entweder den *Baldriantee*
oder die *Species nervinae* in der beigesetzten Form:

> 68. Fol. Trifol. fibrin. 40,0
> Fol. Menth. piperit.
> Rad. Valerian. conc. . . . aa 30,0
> D. S. 1 Eßlöffel voll auf 1 Tasse Tee.

Die beliebte und zweifelsohne auf Erfolge zurückblickende Kombination
von *Valeriana* mit *Tinctura Castorei* ist durch den nicht billigen Preis
letzterer eingeschränkt, wird aber besonders in Fällen erotischer Reizbarkeit gelegentlich notwendig:

> 69. Tinct. Valerian.
> Tinct. Castor. . . . . aa 25,0
> D. S. 3mal täglich 15 Tropfen.

Auch mit *Hovaletten* (4 bis 6 Tabletten) und *Castoreum Bromid* (Erlen-
meyersches Bromsalzgemisch mit Castoreum und Valeriana, 3mal täglich
1 Teelöffel) dämpft man die geschlechtliche Übererregbarkeit, ebenso
mit *Epibrol-Brausetabletten*, herab. HOFSTÄTTER haben sich Zirbel-
extrakte bei sexueller Übererregbarkeit in Form von *Epiphysaninjek-
tionen* oder in Form von Tabletten in fast zwei Dritteln aller Fälle,
darunter auch bei Klimakterischen, als geeignet erwiesen.

Ein Kapitel für sich bilden die Klagen über Herz- und Gefäß-
beschwerden klimakterischer Frauen. Sie sind ungemein häufig und
treten in verschiedenen Formen — von Wallungen, Herzklopfen und
Herzbeklemmung angefangen bis zum schwersten Vernichtungsgefühl —
in Erscheinung. Es ist diagnostisch nicht ohne Bedeutung, daß sie im Gegensatz zu organisch bedingten ebensolchen Symptomen meist ganz unver-
mittelt, ohne vorangegangene körperliche Überanstrengung, oft genug
aus dem Schlafe heraus auftreten und meist nur flüchtiger Art sind.
Gar nicht selten findet man auch Gefäßschmerzen entlang der Aorta,
die höchst quälend sein und mit Angina pectoris verwechselt werden
können, wenngleich diese Vasalgien im Gegensatz zur echten Angina
pectoris gewöhnlich mit Parästhesien an den Fingern der linken Hand
beginnen und nach dem Herzen zu fortschreiten, indes bei der Angina
pectoris gerade umgekehrt vom Herzen nach den Fingerspitzen ablaufen.
Wenn in solchen Fällen überdies Tachykardie und erhöhter Blutdruck
bestehen, neigen ängstliche Ärzte meist zur Annahme einer prognostisch
üblen echten Angina pectoris. Andere wieder nehmen alle derartigen
Beschwerden als eine klimakterische Herzneurose. Beides ist meist falsch!
Aus den Untersuchungen von SCHERF geht klar hervor, daß klimakterische
Frauen mit Herz- und Gefäßzuständen oft deutliche Veränderungen
im Ekg. zeigen, und zwar dieselben Veränderungen, die auch bei Jugendlichen mit Ovarialinsuffizienz gefunden werden. Sie bestehen in einer

Senkung des Zwischenstückes (der S—T-Strecke) unter die O-Linie und in einer niedrig werdenden, manchmal verschwindenden T-Zacke. SCHERF erklärt diese Veränderungen und die erwähnten Symptome aus einer ungenügenden Durchblutung der Coronargefäße infolge eines größeren oder kleineren Defizites an Follikelhormon im Klimakterium. Der letzte Beweis für die Richtigkeit dieser Anschauung wird durch die verblüffenden Erfolge der Hormontherapie erbracht: In leichteren Fällen schwinden die Beschwerden auf 3000 bis 6000 I. B. E. Follikelhormon per os in Tabletten- oder Tropfenform (S. 12) im Tage, in schwereren nach einigen intramuskulären Injektionen von 10 000 I. E. *Oestradiolbenzoat*, bzw. der entsprechenden Menge der *veresterten Stilbene* (S. 14). Es ist interessant, daß auch die ältere, empirische Therapie bei diesen Störungen sich gefäßerweiternder Mittel, wie des *Nitroglyzerins* oder des *Klimasans*, bedient. Man verordnet nach WIESEL:

70. Nitroglycerin. 0,05
     Tinct. Valerian. 10,0

und läßt davon am ersten Tag 3 Tropfen auf der Zunge zergehen und steigt dann täglich um 1 Tropfen bis zu 8, um hierauf in derselben Weise fallend zur Anfangsdosis zurückzukehren. Wiederholung nach kurzen Pausen ist zulässig. Auch das Aufgießen von 3 bis 5 Tropfen *Amylnitrit* (Amyl. nitr. 10,0) auf ein Taschentuch und einatmen, bis das Gesicht trocken und warm wird, ist vorteilhaft. Cardiaca lasse man besser aus dem Spiel. So wie die Menschen mit Angina pectoris besonders im Winter und bei raschem Temperaturwechsel vom Warmen ins Kalte besonders leicht zu Anfällen neigen, so kommt auch dies bei diesen Vasalgien vor, weshalb der schroffe Wechsel der Außentemperatur möglichst zu meiden ist. Auch örtliche Wärmeanwendung, Thermophor, warme und feuchte Umschläge, heiße Sandbäder und Massage (v. JASCHKE) leisten Gutes. Bei den Vasalgien der Venen, besonders der erweiterten Venen, können oft Antineuralgika und Antidolorosa (S. 46ff., 236ff.) nicht entbehrt werden. Auch dem *Extrakt* aus *Kastanien* (Extract. Aesculi hippocastani fluid., 3mal täglich 20 Tropfen) wird eine Art spezifische Wirkung nachgesagt. Derselbe Stoff findet sich in den Fabriksmarken *Venostasin* (2mal je 12 Tropfen) und *Proveinase Midy* (3 bis 6 Tabletten im Tag). Recht quälend sind ebenfalls die nicht seltenen Gefäßspasmen in den oberen und unteren Gliedmaßen, die auch mit heftigen Schmerzen einhergehen können. Am besten bewähren sich einfache Hausmittel, wie die schon erwähnten Wechselbäder mit und ohne Zusatz von *Senfmehl*. (Auf ein Senffußbad nimmt man 100 bis 150 g entöltes Senfpulver, rührt es mit kaltem Wasser zu einem Brei an, läßt es $^1/_4$ Stunde stehen und fügt dann den Rest des Wassers hinzu, das nicht heißer als 30, höchstens 32° R [40° C] sein darf.)

An dieser Stelle muß eine Bemerkung über den Blutdruck im Klimakterium und dessen Bedeutung eingeschaltet werden. Bei der medizinischen Aufklärung, wie sie jetzt modern ist, glauben die Frauen über den Blutdruck manchmal mehr zu wissen als die sie behandelnden

Ärzte, und wer heute bei einer klimakterischen Frau nicht sofort den Blutdruck mißt, gilt als veraltet. Richtig ist, daß weit seltener die Erhöhung des Blutdruckes bei herz- und nierengesunden Frauen zum Bilde des Klimateriums gehört, als vielmehr Schwankungen desselben (ZONDEK u. a.). Diese sind es ja auch, welche die Verschiebungen der Blutmenge vom Zentrum zur Peripherie und umgekehrt und damit das Wallungsbild hervorrufen. Ohne leugnen zu wollen, daß natürlich eine Hypertonie vorhanden sein kann und als Ausdruck einer Organstörung auch oft vorhanden ist, möchte Verfasser doch ganz besonders den Satz WIESELS anführen, der sagt, daß er ein spezielles Vorgehen gegen die Hypertonie, wenn sie nicht auf dem Boden einer schweren Erkrankung besteht, für nicht gegeben erachtet und in diesem Zusammenhange auch auf gedankenlose Jodmedikation hinweist, die zum Jodbasedow führen kann, ganz besonders bei jenen klimakterischen Frauen, welche dem hyperthyreotischen Typus angehören. Man messe immerhin in einschlägigen Fällen den Blutdruck und halte sich an die alte Regel, daß die abgelesenen Zahlen, wenn sie soviel über 100 mm Quecksilber betragen, als das Alter der Patientin ausmacht, durchaus zur Norm gehören, messe ihn aber nicht nur einmal und schon gar nicht zu Beginn der Untersuchung, weil er dann auf dem Boden seelischer Aufregung erhöht sein kann und darum falsch gewertet wird, oder vergleiche wenigstens einen anfangs gefundenen Wert mit einem später erhobenen, wenn sich die Patientin bereits in einem gewissen Gleichgewichte befindet. Es ist natürlich nichts näherliegend, als auf vasomotorische Störungen und gar auf Blutdrucksteigerung mit dem Aderlaß zu kommen. Wir wissen ja, daß ASCHNER in ihm eines der vorzüglichsten Mittel zur Behandlung ganz besonders der klimakterischen Störungen erblickt, und es wäre unrichtig, zu bestreiten, daß dieses Verfahren ausgezeichnete Erfolge zeitigt. Wichtig ist, daß man nicht zu große Mengen Blutes — $^1/_4$ Liter genügt — abläßt, gar dann, wenn dieser Aderlaß nur das subjektive Gefühl der Überfüllung des Gefäßsystems beheben und nicht der Senkung eines erhöhten Blutdruckes dienen soll. Sein Nachteil ist nur, daß es in einer Reihe von Fällen nicht mit einem ein- oder zweimaligen Aderlaß getan ist, sondern daß er oft regelmäßige Wiederholungen verlangt und daß, ist eine gewisse Spanne Zeit vergangen, die Frauen sich besonders unwohl fühlen, bis von neuem zur Ader gelassen wird. Aderlassen und Purgieren waren zu einer Zeit, da man Organ- und Hormonpräparate nicht kannte, die Säulen der Therapie klimakterischer Beschwerden. Sie sollten auch heute nicht in den Hintergrund treten. Auch in den klimakterischen Zuständen muß auf eine genaue Stuhlregelung ein strenges Augenmerk gerichtet werden. In diesem Sinne und zugleich gegen die Wallungen wirkt folgende Verschreibung:

71. Magnes. sulfuric.
    Natr. bicarb. . . . . aa 25,0
    Eleosacch. Menth. pip. 20,0
  D. S. 3mal täglich 1 Messerspitze nach
        dem Essen.

Nicht umsonst haben sich auch MARTINS *Species gynaecologicae* F. M. B.

72. Cortic. Frang. conc.
Fol. Senn. conc.
Herb. Millefol. conc.
Rhiz. Gramin. conc. ... ₍a 25,0
D. S. 1 Eßlöffel voll auf 1 Ta ₍e Tee.

bis heute durchaus bewährt, und die Zahl der verschiedenen Teesorten, denen gerade bei klimakterischen Beschwerden ₍esentliche Erleichterung zugeschrieben wird, beruhen ja zum Großteil auf einer auf den Darm ableitenden Wirkung. Solche Wechseltees sind in den verschiedensten Zusammensetzungen namentlich von ASCHNER geprüft und empfohlen worden. Auch die Weinsteinpräparate, ganz besonders das alte *Seidlitzpulver*, wirken in dieser Hinsicht günstig (*Pulvis aerophorus laxans Seidlitzensis* der Pharmakopöe). Man löst den Inhalt der gefärbten Kapsel (*Tart. natr. pulv. 7,5, Natr. bicarb. 2,5*) in einem Glas Zuckerwasser, fügt die *Weinsteinsäure* (*Acid. tart. 2 g*) der anderen Kapsel hinzu und trinkt das Gemisch während des Aufbrausens. Dieses Mittel hat Verfasser oft genug mit recht gutem Erfolg nicht nur zur Behebung der Stuhlverstopfung, sondern auch zur Besserung des Allgemeinbefindens besonders bei künstlich herbeigeführter Klimax jüngerer Frauen gegeben. Salinische Abführmittel in nicht zu großen Dosen sind ebenfalls oft nicht zu umgehen. Wo Meteorismus und Obstipation im Vordergrunde stehen, wird der Gebrauch der salinischen Abführmittel (Bitterwässer, kleinere Dosen von *Karlsbader Salz* und *Glaubersalz*; S. 288) mit und ohne *Papaverin* von Vorteil sein. Auch die *Tierkohle*, besonders in Form der *Eucarbontabletten* und das *Intestinol* leisten Gutes, nicht aber dort, wo es sich um eine atonische Form der Obstipation handelt. Immer kann man es mit der *Aqua carminativa* (enthält Kamillen, Orangen, Zitronen, Pfefferminz, Kümmel, Koriander und Fenchel, 3 Teelöffel täglich) versuchen. Wichtig ist, daß auch im Klimakterium die Obstipation überhaupt erst in letzter Linie medikamentös bekämpft werde. Ganz besonderes Gewicht ist auf körperliche Bewegung zu legen. Hydrotherapie, Strahl- und Fächerduschen, Selbstmassage, Faradisation, schwedische Gymnastik, besonders in der Art der MENSENDIECKschen Methode leisten Ausgezeichnetes (s. S. 289).

Die recht lästigen Schweiße sind nicht leicht zu beeinflussen. Sie sind übrigens meist örtlicher Natur, befallen Kopf, Brust, Hände und betreffen weniger die unteren Körperabschnitte. Waschungen am Morgen und am Abend mit lauem Wasser von 1 bis 2 Minuten Dauer sind dann, wenn die Patientin sich nur oberflächlich abtrocknet und allenfalls in einer Wolldecke liegen bleibt, erfahrungsgemäß von schweißhemmender Wirkung und eignen sich auch, vor dem Schlafengehen verabreicht, als gutes Schlafmittel. Auch laue Duschen von 35 bis 25° C und ¹/₂ bis 2 Minuten Dauer bewirken dasselbe. Trotzdem erwachen die Frauen wieder unter Wallungen und Schweißausbrüchen, und man muß gelegentlich medikamentös vorgehen. *Spirituöse Flüssigkeiten* (1- bis 2%iger Salizylspiritus, Franzbranntwein, Kölnisch Wasser) oder 1 Eßlöffel Essig auf 1 Liter Wasser in einen Schwamm gesogen, womit der Körper abgerieben wird, wirken schweißhemmend, ebenso

    73. Acid. boric. 10,0
          Terrae silic. 10,0
          Lycopod. 10,0
    M. f. p. S. Äußerlich.

Von den Medikamenten kommt allenfalls in Frage: *Kampfersäure*, die man als Acidum camphoricum (1 g in Oblaten drei Stunden vor dem Schlafengehen) geben läßt oder vielleicht besser Tabletten von *Chlorcalcium* von 0,1 bis 0,3 (BACHEM), schließlich *Salvysatum* (3mal täglich 20 bis 30 Tropfen). Im allgemeinen aber wirken diese Mittel viel weniger bei den klimakterischen Schweißausbrüchen als vielmehr bei den Nachtschweißen der Phthisiker. Dort, wo auch sonst *Gynergen* angezeigt ist, also bei hyperthyreotischen Formen, wird man gerade hinsichtlich der Schweißhemmung davon und von *Bellergal* (4 bis 6 Tabletten im Tag) Ausgezeichnetes sehen (s. S. 87).

Herz- und Gefäßschmerzen, Schweißausbrüche und Kopfschmerzen sind neben den gerügten Diätfehlern und dem Genuß von Alkohol und Koffein häufig die Hauptursachen der im Klimakterium gar nicht seltenen Schlaflosigkeit. Die eingangs erwähnten wechselwarmen Fußbäder und die Senffußbäder, die lauwarmen Vollbäder sind wertvoller als die Schlafmittel, welche freilich nicht ganz entbehrt werden können. Als Einschlafmittel bewährt sich neuerdings das *Evipan* (1 bis 1$^1/_2$ Tabletten) allenfalls in Verbindung mit *Phanodorm* ($^1/_2$ Tablette *Evipan* + 1 Tablette *Phanodorm*) ausgezeichnet. Verteilung von kleinen Gaben von *Adalin* (3 halbe Tabletten über den Tag genommen), *Abasin*, *Sedormid*, *Bromusal* à 0,3 g, *Neolubrocal* oder von *Luminaletten* (0,015 g 3 Stück) machen häufig die Verordnung eines eigentlichen Schlafmittels nicht mehr notwendig. Jedenfalls ist vor zu langem Gebrauch von Schlafmitteln nur zu warnen. Besteht gleichzeitig eine Neigung zu H y p e r t o n i e, bewährt sich *Luminal* in Kombination mit *Theobromin* sehr

    74. Luminal. 0,15
          Theobromin. natr. salicyl. . 0,75
          M. f. p. D. tal. dos. Nr. X
    S. abends 1 Pulver.

Ist die Schlaflosigkeit durch J u c k r e i z verursacht, welcher besonders im Klimakterium vorkommt, so kann sie sehr schwer, ja manchmal kaum beeinflußbar sein. Abreibungen mit dem *Unnaschen Juckspiritus* schaffen neben Abführmitteln und „*Wechseltee*" (Rp. 72) manchmal Wandel.

    75. Acid. carbol. 1,0
          Menthol. 0,5
          Tetrachlorkohlenst. 5,0
          Spir. dil. ad 100,0
    S. Juckspiritus.

Auch durch *Kleiebäder* (s. S. 123) oder durch Zusatz von 200 ccm *Fulfursal* zu einem Vollbad (Kleberstoffe gekoppelt mit Schwefel) läßt

sich der Juckreiz mildern. In hartnäckigen Fällen wird neben Bäder-
und Lichttherapie der Rat eines Dermatologen nicht zu umgehen sein.
Über Eigenblut- und Eigenseruminjektionen nach LUITHLEN bei Juckreiz
klimakterischer Frauen fehlen Verfasser Erfahrungen. Über den Pruritus
vulvae, ebenso wie über die Kolpitis vetularum als typische gynäkologische
Krankheitsbilder in den Jahren der Klimax ist S. 153 und 180 die Rede.

Galten die bisherigen therapeutischen Maßnahmen mehr jener Form
der Beschwerden, wie sie hauptsächlich der hyperthyreotischen Form
eignen, so sollen im folgenden jene beschrieben werden, deren Symptome
mehr dem Bilde ähneln, wie es von der Insuffizienz der Schilddrüse
bekannt ist, im wesentlichen also in Neigung zur Fettsucht und zu Veränderungen besteht, welche mit dem Myxödem einiges gemeinsam haben.
Es sind die Frauen, die vielfach schon vor der Klimax zu Fettansatz
neigen, der nun einen bedenklichen Grad erreicht, eine trockene ab-
schuppende Haut, eine leise, träge Herzaktion bei meist niedrigem Blutdruck aufweisen, schmerzhafte Fetteinlagerungen in der Haut, besonders
um die Knöchel, Varizen und Hämorrhoiden zeigen, meist verstopft sind
und geistig einen recht gleichgültigen, manchmal geradezu trägen Charakter darbieten. Sie sind es auch, die zu Sklerose der Hirngefäße einerseits und zu Myokardschädigungen anderseits hinneigen, weshalb ausgesprochene derartige Fälle nicht unterschätzt werden dürfen. Für sie
eignet sich einzig und allein eine gut geleitete *Schilddrüsentherapie*
(S. 19ff.), die vor allem ein Fortschreiten des Prozesses und eine Zunahme
der Fettsucht in Schranken hält. Gleichzeitig soll man zwar hinsichtlich
der Nahrungsmittel eine gewisse, aber nicht eine allzu große Strenge
walten lassen, unter keinen Umständen aber die Frauen in den Hunger-
zustand überführen. Rapide Abmagerung ist gerade in diesen Stadien
der Übergangszeit sehr bedenklich und kann bei solchen Frauen binnen
kürzestem den geistigen und körperlichen Zusammenbruch herbeiführen.
Sparsamkeit mit Fett, ebenso mit Kohlehydraten ohne Übertreibung und
Überspitzung, mit einem Wort ein guter Mittelweg, wird hier vieles erreichen. Neuerdings ist namentlich von NOORDEN das *Elityran* in der
Therapie der Fettsucht in die vordere Reihe gerückt worden, von welchem
schon bei der Amenorrhoe die Rede war. Indem man eine Stunde vor
der Mahlzeit 2mal 2 Tabletten gibt, früh und abends oder 3mal eine und
nach 14 Tagen eine Pause macht, erzielt man freilich auch bei entsprechender Diät gute Erfolge, merkwürdigerweise auch gerade bei
Klimakterischen hinsichtlich von Gelenkschmerzen, Gliedersteifheit und
Ungelenkigkeit. Dieses Mittel soll außerdem den natürlichen Appetit
etwas herabsetzen. Auch dem *Inkretan* ist dasselbe nachzusagen. Wo
der Hunger quälend ist, ist es möglich, außer durch Obst auch durch Verabreichung von *Decorpa*, einem Pflanzenschleim von stark quellenden
Eigenschaften (1 Teelöffel $^1/_2$ Stunde vor der Mahlzeit), ein Sättigungs-
gefühl hervorzurufen, weil dieser getrocknete Pflanzenschleim, ohne
resorbiert zu werden, durch seine Quellung im Magen die Völle vortäuscht
und damit den Hunger weniger leicht aufkommen läßt.

Bei Klimakterischen finden sich leider nicht selten chronisch deformierende Gelenkkrankheiten (Arthropathia ovaripriva, MENGE). Im Abschnitt über Kreuzschmerzen wird ausführlicher erwähnt werden, daß die Arthritis der Sacroiliacal- und kleinen Wirbelsäulengelenke gerade im Klimakterium häufig erstmalig in Erscheinung tritt, ebenso ist es mit der Coccygodynie und Schmerzen im Kniegelenk, aber auch die anderen Gelenke einschließlich der Fingergelenke (HEBERDENsche Knötchen) werden befallen. Durch den vermehrten Fettansatz werden überdies statisch-dynamische Beschwerden um diese Zeit leicht ausgelöst. Offenbar desselben Ursprungs wie die Arthropathia ovaripriva ist auch die Neuralgie des Nervus ischiadicus, welche nach MENGE bei bestrahlten, amenorrhoisch gewordenen Frauen, aber auch bei Matronen in der natürlichen Klimax gelegentlich eintritt. Sie wird besonders durch *Solbadekuren*, freilich häufig nach vorübergehender Verschlimmerung, sehr gut beeinflußt. Die Behandlung der Gelenkkrankheiten ist besonders schwierig. Seit wir standardisierte Hormonpräparate haben, wird es auch damit besser. Mittlere bis hohe Dosen von **Follikelhormon**, bzw. seiner Ersatzprodukte, der **Stilbene**, zeitigen bei wechselbedingten Gelenkserkrankungen, aber auch schon vor dem Klimakterium bei bestehender Ovarialschwäche oft auffallend prompte Erfolge. Man gibt 2mal 10 000 I. B. E. bis 2mal 50 000 I. B. E. *Oestradiolbenzoat*, bzw. die entsprechende Menge eines der S. 14 genannten **Stilbenpräparate**. Auch das *Elityran* und *Inkretan* kann versucht werden, letzteres in Form von Kuren, die sich, allerdings mit Unterbrechungen, auf viele Wochen zu erstrecken haben. Daneben muß an Antineuralgicis, an physikalischen, besonders thermischen Maßnahmen alles aufgezogen werden, um einigermaßen erträgliche Zustände zu erzeugen. Das *Atophan* (Tabletten zu 0,5, Suppositorien zu 1 g und Salbe), die S. 277 erwähnten *Salizylpräparate*, Injektionen von *Schwefel*, nach WIESEL am besten in Form 1⁰/₀₀iger Lösungen von *Sulfur depuratum* in sterilem Olivenöl, die man täglich verabreicht und in der Stärke bis zur 1%igen Lösung steigert, bessern die Schmerzen. Einreibungen mit den erwähnten Antineuralgicis, Tragenlassen warmer Flanellbinden, Pelze, Felle. alles muß versucht werden, bis schließlich gewöhnlich eine Trink- und Badekur nicht zu umgehen ist, wenn heiße Bäder, Röntgenbehandlung, Quarz- und Profunduslampe, Fangopackungen und Schlamm im Hause nicht geholfen haben. Die Pistyaner Bäder, die Bäder in Gastein, Schallerbach und St. Joachimsthal, in Ragaz usw. sind mit Recht ob ihrer Wirkungen berühmt.

Es mag vielleicht befremden, daß eine so große Reihe symptomatischer Maßnahmen für die verschiedensten Beschwerden des Klimakteriums vorgeführt wurde. Da das Klimakterium in seinen Erscheinungen hauptsächlich durch den Ausfall der Keimdrüse zu erklären ist, ist nichts natürlicher, als durch Ersatz derselben von Grund auf Besserung zu schaffen. Dies geschieht in unzähligen Fällen tagtäglich, und doch ist der Erfolg der **Hormontherapie** nicht immer ein befriedigender, wenngleich die standardisierten Hormonpräparate einen entschiedenen Fortschritt in der Therapie der klimakterischen Beschwerden gegenüber den alten Organextrakten darstellen. Daß auch sie den allmählichen Schwund der Keimdrüse und ihrer Inkrete nicht aufhalten, sondern nur weniger fühlbar machen, soll man sich immer gegenwärtig halten und den Frauen nicht eine zweite Jugend versprechen, wie nochmals erwähnt sei. Die im Kapitel Amenorrhoe erwähnten verschiedenen *Follikelhormon*- und *Stilbenpräparate*, die wohl alle gleichwertig sind, werden bei leichteren klimakterischen Störungen in kleineren Dosen per os als Dragees oder Tropfen verabreicht. Mehrwöchige bis mehrmonatliche Kuren mit 1000 bis 6000 I. E. je Tag, bei schwereren Ausfallserscheinungen die „forte"-Dragees oder Tropfen (1 Dragee oder 2mal 10 Tropfen im Tag), wenn nötig Injektionen von 10 000 I. E. 2- bis 3mal in der Woche sind unbestritten bewährt. Auch ihr günstiger Einfluß auf die Psyche klimakterischer Frauen ist unverkennbar. Nicht nur Herzbeschwerden, auch die erwähnte Arthritis und Durchblutungsstörungen (Akrocyanose) der unteren Gliedmaßen und die gelegentlich bei hypothyreotischen Frauen auftretenden flüchtigen Ödeme (CURSCHMANN) werden dadurch günstig beeinflußt. Da aber die Beschwerden des Klimakteriums nicht nur durch den Ausfall der Keimdrüse, sondern durch das gestörte Zusammenspiel der endokrinen Drüsen überhaupt und die Übererregbarkeit des vegetativen Nervensystems erklärt werden müssen, ist die Industrie mit Recht darangegangen, zu den Organ- ebenso wie zu den neuen Hormonpräparaten Zusätze in Form von Extrakten anderer endokriner Drüsen und Medikamente, welche die Erregbarkeit des Nervensystems herabsetzen, hinzuzufügen. Auch die Präparate, welche neben dem Hormon den Extrakt des gesamten Ovarialgewebes enthalten, wie das *Novarial „stark"*, das *Ovibion* oder das *Ovarium-Panhormon*, werden als besonders wirksam gerühmt. Es sei aber zugegeben, daß auch die nicht standardisierten Ovarialpräparate, wie *Ovaria siccata*, ebenso wie die pluriglandulären Präparate *Polyhormon fem.* u. ä. wenigstens vasomotorische Störungen günstig beeinflussen können. Von den Präparaten, welche sowohl Eierstocksubstanz wie antispasmodische und antineuralgische Stoffe nebst Drüsenextrakten enthalten, sind zahlreiche Typen im Handel und bewährt. Erwähnt seien das *Klimakton*, auch *Klimakterin* genannt (Ovaraden, Thyraden, Bromural und Kalzium-Diuretin enthaltend), das *Hormoklimasan* und bei hypothyreotischen Frauen das *Klimova*, nach v. JASCHKE sehr empfehlenswert, das *Prokliman* (Ovarialhormon, Peristaltin, Nitroglyzerin, Pyramidon und Koffein enthaltend), das neben der Ovarialsubstanz und Ichthyol noch Kalzium und Magnesium, Aloe und Salbei enthaltende *Ovotransannon*, das *Thelygan* und das *Thelygan-Antepan*, das *Eukliman*, das *Perclimol*, das *Ovosedicyl*, welches durch seinen Gehalt an Nitroglyzerin und Agarizinsäure gegen die Wallungen und die Schweißausbrüche gut brauchbar ist. Das *Mencessan* enthält neben Follikelhormon Bromisovalerianharnstoff (0,15), Calc. lact. (0,15) Papaverin. hydr. 0,01 und Nitroglyzerin (0,0002) und zeitigt gute Erfolge. Ob diese und andere Präparate — die Aufzählung ist keineswegs vollständig — die ihnen vielfach nachgerühmte spezifische Wirkung ausüben, muß freilich fraglich bleiben.

Schließlich haben wir bei der Behandlung der klimakterischen
Störungen einen nie zu vergessenden zuverlässigen Helfer und das ist
die fortschreitende Zeit. Über kurz oder lang, leichter oder schwerer,
werden die Frauen mit den Beschwerden fertig. So sehr auch die medikamentöse Therapie lindernd und erleichternd einspringt, soll sie doch,
wie noch einmal betont sei, nicht im Vordergrunde der Behandlung
stehen. Die Allgemeinbehandlung, eine vernünftige Lebensweise, die
nicht zu reichliche, mehr vegetabilische, reizlose Kost, die richtige Einteilung des Tages und der Beschäftigung wird neben den erwähnten
physikalischen Maßnahmen das nächste und natürlichste Ziel der Therapie
bleiben. Darum wird man nur ganz selten zu besonderen Verfahren, wie
der Strahlenbehandlung gegenüber vasomotorischen Störungen, Kopfschmerzen und ähnlichen Erscheinungen greifen müssen. WERNER,
BORAK u. a. haben durch Röntgenbestrahlung der Hypophyse, SZENES
durch Diathermiebehandlung derselben die Beschwerden schwinden
gesehen. BORAK hat bei Hyperthyreosen, die erst im Klimakterium auftreten, durch Bestrahlung der Hypophyse mit Röntgen rascher und mit
kleineren Dosen Erfolge erzielt als durch Bestrahlung der Schilddrüse.
Offenbar beruhen die Erfolge darauf, daß das bei der klimakterischen
Frau anscheinend vermehrte thyreotrope Hormon des Hypophysenvorderlappens durch die Bestrahlung der Hypophyse vermindert wird.

Daß nach längst vollzogenem Wechsel jede Abwegigkeit im Bereiche
der ruhenden Geschlechtsorgane unbedingt sofortige ärztliche Klärung
erfordert, besonders daß jeder Fluor und erst recht jedwede Blutung auf
ihre letzten Ursachen genau geprüft werden muß, ist S. 81 gebührend
hervorgehoben worden.

Künstliches Klimakterium.

An die Schilderung der Behandlung des natürlichen Klimakteriums
und seiner Beschwerden seien noch ergänzende Bemerkungen über das
künstliche Klimakterium, wie es durch operative oder Strahlenkastration hervorgerufen wird, angeschlossen. Beide Arten der Kastration führen zu den bekannten Ausfallserscheinungen, welche sich im
wesentlichen mit den Beschwerden des natürlichen Klimakteriums
decken. Genaue Untersuchungen haben ergeben, daß nach der Strahlenkastration einzelne Beschwerden und Erscheinungen deutlicher in den
Vordergrund treten, wie z. B. vermehrter Scheidenfluß, Pruritus vulvae;
ebenso scheint es, als würden die vasomotorischen Beschwerden nach
Strahlenkastration stärkere sein als nach der durch Operation gesetzten.
Nach dieser wieder ist der Fettansatz häufiger als nach Strahlenkastration. ZACHERL gibt auch an, daß die Beschwerden von Seite des
Magendarmtraktus nach der operativen Kastration entschieden häufiger
auftreten. Würden alle Fälle, in denen man zur Kastration, sei es durch
Strahlenbehandlung, sei es durch Operation, bei Frauen in verhältnismäßig jungen Jahren gezwungen war, sich so verhalten, wie dies ASCHNER
mehrfach geschildert hat, so müßte man im künstlichen Klimakterium

auch der Vierzigerjahre und gar in früheren Zeitabschnitten eine geradezu untragbare und nicht zu verantwortende Verstümmelung sehen. Mag es auch richtig sein, daß so manche der von uns namentlich in Anstalten kastrierten Frauen mit ihren klimakterischen Beschwerden sich von uns als den vermeintlichen Begründern ihres Übels abwendet, so kann es doch nicht so im Argen damit liegen, weil viele Frauen wieder kommen, sei es gern und freiwillig, sei es nach Einberufung zu Kontroll-untersuchungen. Was wir da hören, entspricht nun in der größten Mehrzahl der Fälle jenen vorübergehenden, auf $^1/_2$ bis 2 Jahre sich er-streckenden Symptomen und Erscheinungen, wie wir sie bei der natür-lichen Klimax geschildert haben, und gerade hier bewahrheitet sich zur vollsten Klarheit der WIESELsche Satz, daß das Klimakterium eine An-gelegenheit der Konstitution ist. Auch hier sieht man die Pyknika, selbst wenn sie in verhältnismäßig jungen Jahren kastriert worden ist, sich ganz anders verhalten als den intersexuellen Typ und die asthenische Frau. Es soll nicht geleugnet werden, daß diese beiden letzteren Typen ganz gewiß, wenn vorzeitig oder gar besonders früh die Kastration gemacht wurde, schwerer leiden als sie leiden würden, wenn sie ins natürliche Klimak-terium kämen. Aber die Fälle, welche in schwere, ja unheilbare Krank-heiten wie Atherosklerose, Nierenkrankheiten, Entartung des Herzens, schwerste Gelenkprozesse, Augenkrankheiten u. a. ausarten, sind denn doch so selten, daß man in langen Jahren kaum einen solchen drastischen Fall sieht. Von diesem Gesichtspunkte aus muß man darum das künstliche Klimakterium betrachten. Trotzdem wäre es durchaus verfehlt, auch dann, wenn man in der Kastration so große Gefahren, wie sie ASCHNER schildert, nicht erblicken kann, die Anzeige zu derselben auch nur einigermaßen leichtsinnig zu stellen. Das ist zweifelsohne in vorangegangenen Jahr-zehnten öfter geschehen; namentlich die nicht gefestigte Indikations-stellung bei Operation der entzündlichen Krankheiten der Adnexa hat dies verschuldet. Heute wissen wir, daß wir den Eierstock, dieses kost-bare Organ, hoch zu respektieren haben, und entschließen uns darum zur Kastration, auch wenn wir von ihr nicht jene furchtbaren Wirkungen erwarten wie andere, doch nur höchst ungern und nur dann, wenn ein anderer Ausweg nicht mehr besteht. Ist also in jungen Jahren, und man muß unter solchen füglich auch den Anfang des 5. Lebensjahrzehnts verstehen, die Kastration als ein Verfahren des Zwanges gerechtfertigt, so ist sie um das 50. Jahr, wenn überhaupt operiert werden muß, beispielsweise bei Myomen, durchaus nicht mehr zu verwerfen, weil man damit ein für allemal die Frau vor jeden Weiterungen von Seite der inneren Genitalorgane schützt und der Preis eines etwas schrofferen Wechsels diese Möglichkeiten späterer Gefährdung aufwiegt. Wir sind im übrigen heute operativ technisch so weit, daß wir bei einiger Bemühung die Opferung beider Eierstöcke, maligne Tumoren natürlich ausgenommen, vielfach umgehen und einen oder wenigstens einen Rest zurücklassen können, womit schon viel getan ist, indem auch ein solcher Rest, der schließlich der Atrophie anheimfallen mag, einen brüsken Übergang in den Wechsel verhindert. Mit der Operation, der Totalexstirpation des

Uterus und der Belassung der Adnexa kann man die Sympathikusausschaltung nach DOPPLER zur Erzielung einer arteriellen Hyperämie und damit zu lebhafter Tätigkeit des Eierstockes verbinden. Dieses Verfahren ist technisch einfach und besteht in der Pinselung mit *Isophenal*. Das Medikament wird mittels Tupfer, ohne daß der peritoneale Überzug über den Gefäßen entfernt zu werden braucht, auf das Ligamentum infundibulopelvicum und auf die Mesosalpinx aufgetragen. Die verwendete Menge kann für eine Seite 20 bis 25 ccm betragen. Da das Verfahren unschädlich ist — auch größere Mengen von Isophenal werden anstandslos vertragen — und da durch die Pinselung ein wesentlicher Zeitverlust bei der Operation kaum eintritt, kann von ihr um so mehr Gebrauch gemacht werden, als die Beseitigung der vasokonstriktorischen Nerven denn doch für die längerdauernde Hyperämie des Ovariums von Belang sein kann. Schließlich bleibt für diejenigen Fälle, in denen es technisch nicht möglich erscheint, das Ovarium in loco zu erhalten, noch die Möglichkeit, dasselbe zu transplantieren — Autotransplantation — sei es, daß man es in die vordere Bauchwand (Rectusscheide), sei es, daß man es zwischen die Blätter des Netzes bringt oder am Ligamentum latum befestigt. Nach solchen Autotransplantationen sieht man, daß wenigstens eine Zeitlang die Ausfallserscheinungen hinausgeschoben werden.

Im Schrifttum ist über eine große Zahl von Homoiotransplantationen, also Einpflanzung des Eierstockes einer anderen Frau auch bei Ausfallserscheinungen infolge vorzeitiger Kastration berichtet. Entschieden findet sie beim Klimakterium und bei klimakterischen Beschwerden viel seltener als beim Hypogenitalismus Anwendung. In diesem Abschnitt (Amenorrhoe) ist über den Wert und die Anzeigen sowie die Bedenken gegen diese Art der Transplantation einiges ausgeführt. Hier sei darauf verwiesen und hinzugefügt, daß die Homoiotransplantation selbst dann, wenn sie keine Operation wäre und wenn die Beschaffung des Gewebes nicht auf sehr bedenkliche Schwierigkeiten auch rechtlich ethischer Art stieße, für die Behandlung der klimakterischen Störungen von Frauen überhaupt nicht berechtigt erscheint und schon gar nicht bei einer natürlichen Klimax und mag sie noch so schwer sein. Es kann ja nicht Zweck der Therapie sein, die einmal nicht mehr arbeitenden oder fehlenden Eierstöcke neu einzupflanzen, vielmehr haben wir uns zu bestreben, den Boden für eine Lebenstätigkeit vorzubereiten, welche sich ohne die Inkrete des Eierstockes entsprechend diesem Lebensalter abzuspielen hat. Dagegen wird man im vorzeitigen, namentlich durch Operation oder Bestrahlung bedingten Klimakterium sich alle erdenkliche Mühe geben, das Heer der Erscheinungen und Beschwerden nach Tunlichkeit zu mildern. Dazu werden die bei der natürlichen Klimax angeführten Maßnahmen für die Mehrzahl der Fälle auch ohne Ovarialtransplantation, die nur vorübergehenden Effekt hat, genügen. In Fällen schwerer Ausfallserscheinungen, wie sie nach frühzeitig vorgenommener Kastration sich gelegentlich in Form starker Erregungszustände, schwerer Wallungen, Schwindelanfällen, Gefäßschmerzen usw. bemerkbar machen, sind wir durch die Hormonbehandlung in hohen Dosen weniger hilflos als früher. Freilich kann es notwendig werden, in den ersten Wochen nach der Kastration 50 000 bis 100 000 I. B. E. zu geben. Nach einigen Wochen kann man auf weniger heruntergehen. In anderen Fällen genügen auch kleinere Dosen. Vorteilhaft ist es, bei schweren Ausfallserscheinungen überdies die von SELLHEIM empfohlene Milchkur nach KISCH anzuwenden. Sie erlaubt nur eine Mahlzeit zu Mittag und während des Tages 4 Gläser Milch in der Menge von 90 bis 180 bis 250 g. Wird durch Wochen hindurch eine solche Ernährung eingehalten — zweckmäßig können Pausen eingeschaltet werden — läßt sich damit vieles erreichen.

Bei Depressionszuständen kastrierter Frauen kann man es nach M. JOHN mit der *Eigenblutbehandlung* versuchen. Man injiziert intragluteal alle 2 bis 3 Tage 10 ccm Eigenblut, das man der Cubitalvene entnimmt. Die Erfolge sind keine unbefriedigenden. Dort, wo ausgesprochene Melancholie vorliegt, hüte man sich, ohne Zuziehung eines Psychiaters Maßnahmen zu treffen, weil die Gefahr des Suizids bei diesen Kranken nicht zu unterschätzen ist. Anstaltsbehandlung ist bei ausgesprochener Melancholie Klimakterischer nicht zu umgehen.

Was endlich die Ausfallserscheinungen nach der Entfernung des Uterus bei Belassung eines oder beider Eierstöcke anlangt, so können dieselben keinesfalls denen nach Entfernung der Ovarien oder Vernichtung durch die Strahlenbehandlung gleichgesetzt werden. Mögen auch die zurückgelassenen Eierstöcke nach Exstirpation des Uterus all-mählich einem gewissen Schwund anheimfallen, so schicken sie doch noch geraume Zeit die entsprechenden Stoffe ins Blut, was sich als Menstruationswelle im Sinne MANDLS und BÜRGERS in Form der Molimina menstrualia zur Zeit der nicht mehr einsetzenden Periode äußern kann. Diese Molimina menstrualia bestehen in Kreuz- und Rückenschmerzen ebenso wie in Allgemeinbeschwerden wie sie von der Dysmenorrhoe her bekannt sind. Daß die zurückbleibenden Eierstöcke ihre Tätigkeit nach der Entfernung des Uterus nicht unmittelbar einstellen, beweisen jene seltenen Fälle, wo man anläßlich einer neuerlichen Öffnung der Bauchhöhle bei uterusberaubten Frauen ein Corpus luteum als Zeichen zyklischer Eierstocktätigkeit gesehen hat. Aber selbst dann, wenn diese zyklische Eierstocktätigkeit unterbrochen wird und aufhört, so bleibt die so wichtige vegetative Funktion des Ovariums, welche einen dauernden Follikelhormonstrom spendet, noch wirksam. Darum sieht man auch nach der Exstirpation des Uterus allein höhere Grade von Fettsucht ebensowenig wie Schrumpfung der Scheide und äußeren Scham. Alles in allem sind eben die Ausfallserscheinungen andere, und zwar wesentlich geringere als die nach der Entfernung des Uterus allein im Gegensatz zur Kastration. Das gilt nicht zuletzt auch für die seelische Stimmung derartiger Fälle. Die am leichtesten hinzunehmenden Wallungen finden sich freilich bei beiden Gruppen. Die im obigen ausgeführten Behandlungsgrundsätze für die klimakterischen Beschwerden können bei dieser leichteren Form der Ausfallserscheinungen sinngemäß Anwendung finden.

7*

Behandlung der entzündlichen Krankheiten des Genitales.

1. Gonorrhoe.

Vorbemerkungen.

Die Zeiten sind vorbei, da so mancher Arzt, der eine Gonorrhoe bei einer Frau zu behandeln hatte, gleichgültig oder mutlos an den Fall herantrat, getragen von dem Gedanken, daß die Gonorrhoe trotz allen Bemühens doch nicht ausheilen werde. Der Triumphzug der Chemotherapie mit den *Sulfonamiden*, dessen glückliche Zeugen wir sind, hat den Pessimismus von ehedem in einen wohlgegründeten Optimismus verkehrt. Steht die Diagnose fest, und sie muß e h e s t e n s gestellt werden, so gelingt es heute bei sofort einsetzender Behandlung, die Gonorrhoe nicht nur in einem unwahrscheinlich hohen Hundertsatz und in unwahrscheinlich kurzer Zeit auf die denkbar einfachste Art restlos auszuheilen, sondern auch ungleich öfter als früher ihre Folgezustände ganz zu verhüten, die gerade bei der Frau so schwerwiegende sind.

Es liegt im Wesen dieser Krankheit, daß sie nach dem S i t z e in den Geschlechtswegen g a n z v e r s c h i e d e n gewertet und in ihrer Vorhersage beurteilt werden muß.

Wir trennen bekanntlich die Gonorrhoe der Urethra und ihrer Umgebung, der Bartholinischen Drüsen und der Cervix als Gonorrhoe der u n t e r e n A b s c h n i t t e von der der o b e r e n G e s c h l e c h t s w e g e, die bauchhöhlenwärts vom inneren Muttermund liegen. Ist die Gonorrhoe der unteren Geschlechtswege im allgemeinen eine örtliche, im wesentlichen auf die Oberfläche der Schleimhäute beschränkte Krankheit, so ist die innere Gonorrhoe nicht bloß eine Oberflächen-, sondern eine Tiefenkrankheit, bei der Blut und Lymphe mitbefallen sind, ein Verhalten, welches durch den Ausfall der Komplementbindungsreaktion nach MÜLLER-OPPENHEIM sich erweisen läßt. Daß eine Gonorrhoe, welche die natürliche Grenze des inneren Muttermundes überschritten hat, demnach mit Rücksicht auf die möglichen Folgen für den so empfindlichen inneren Genitalapparat, besonders die Eileiter grundsätzlich ernstest beurteilt werden muß, liegt auf der Hand und besteht trotz der Erfolge der Chemotherapie nach wie vor zu Recht.

Die Art der I n f e k t i o n s v e r m i t t l u n g ist praktisch von großer Wichtigkeit. Die Nullipara oder die Virgo tragen beim Geschlechtsverkehr mit dem gonorrhoisch infizierten Mann meist immer eine Harnröhrengonorrhoe davon, während der feste Schleimpfropf des Zervikalkanals die Ansiedlung der Gonokokken daselbst eher verhindert. Anders bei der Frau, die geboren hat. Bei ihr wird primär gewöhnlich die Cervix infiziert, da der Scheidenvorhof dem vordringenden Glied kaum Hindernisse bietet, während besonders eine klaffende Cervix leicht die Gonokokken aufnimmt. Heutzutage verursacht eine akute Gonorrhoe seltener die Ansteckung. Meist sind es längst geheilt geglaubte „Katarrhe" der Harnröhre der Männer, die vielfach schon den Ehekonsens erteilt bekommen haben oder beim außerehelichen Verkehr ärztlicherseits dazu die Erlaubnis hatten. Es kann nun sein, daß sich eine akute Urethritis oder Cervicitis entwickelt. Oft genug aber geschieht es, daß sich das Leiden ganz schleichend, vielleicht mit leichtem Brennen beim Wasserlassen und mit etwas Ausfluß entwickelt und so lange verkannt bleibt, bis Regelstörungen auf dem Boden einer Endometritis corporis und Beschwerden der inneren Geschlechtsorgane, besonders von seiten des Beckenbauchfelles, die Frau zum Arzt treiben, der eine aszendierte Gonorrhoe feststellt. Der praktische Arzt muß auch wissen, um Ehe- und Familienglück nicht zu zerstören, daß eine längst geheilt geglaubte Gonorrhoe aus Gründen, die nicht immer bekannt sein müssen, durch eine Art Passage durch die Ehepartner wieder an Virulenz gewinnen und bei dem einen oder anderen Teil den akuten Zustand von neuem anfachen kann. Ebenso wissen wir seit WERTHEIMS klassischen Untersuchungen, daß eine chronische, lang zurückliegende, der Frau vielleicht gar nicht bekannte Gonorrhoe trotzdem beim Manne eine akute Urethritis auslöst. Richtig ist, daß die Gonorrhoe des Weibes durch die Natur restlos ausgeheilt werden kann. Das gilt nicht nur für die Gonorrhoe der unteren Abschnitte, das gilt auch für die innere Gonorrhoe, auf welche Möglichkeiten aber natürlich niemand warten wird! Scheinheilungen sind häufiger; es ist nämlich eine Eigenschaft des Gonokokkus, noch lange Zeit nach der Ansteckung und nach dem Schwinden akuter Symptome Epithelinseln zu bevölkern, die, versteckt gelegen, immer wieder Quellen neuer Ansteckung werden können. Das sind abgekapselte Herde, die sowohl am äußeren Genitale, der Urethra, den paraurethralen Gängen und Krypten und ganz besonders in den Ausführungsgängen der Bartholinischen Drüsen als auch in den Falten der Cervix liegen können.

Urethra und Cervix stehen hinsichtlich der gegenseitigen Ansteckungsmöglichkeiten in einem wechselseitigen Verhältnis. Von der Urethra kann es durch Herabfließen des Sekretes über den Scheidenvorhof mit und ohne mechanische Förderung zur Infektion der Cervix kommen, wie anderseits durch den Zervikalschleim das gonokokkenhaltige Sekret in das Vestibulum vaginae vertragen und auf den genannten Stellen aber auch im Rektum Fuß fassen kann. Daß dieses Sekret nicht bloß für die genannten Schleimhäute hoch pathogen ist, sondern auch der Augenbindehaut gefährlich werden kann, macht es jedem eine Gonorrhoe behandelnden Arzt zur Pflicht, als ersten Punkt in der Beratschlagung sauberste Waschung der Hände der Kranken nach jeder Berührung des Genitales aufs schärfste anzuraten. Desgleichen muß man darauf verweisen, daß alle bei der Behandlung der Gonorrhoe gebrauchten Vorlagen, Wattestücke, Wäsche- und Bekleidungsgegenstände hoch infektiös sein können, solange sie feuchtes Sekret beherbergen. Verbrennung gebrauchter Vorlagen und Watte, sofortiges Einlegen verschmierter Wäsche in 2%ige Lysollösung muß besonders den Müttern zur Pflicht gemacht werden, damit nicht etwa Hausgenossen und besonders Kinder, die so sehr zur Gonorrhoe der Vulva und der Rektalschleimhaut neigen, angesteckt werden. Diese Ansteckung erfolgt durch die Übertragung des feuchten

Eiters, während eingetrocknete Sekrete nicht mehr leicht anstecken,
da der Gonokokkus nichts so schlecht verträgt als die Eintrocknung.
Darum ist die Möglichkeit der Ansteckung durch die Benützung ungenügend gereinigter Badewannen nach dem Bad gonorrhoisch kranker
Personen, durch die Verschmierung feuchten Sekretes ebenso gegeben
wie durch die gemeinsamen Liegestätten, die erwachsene Gonorrhoiker
mit Kindern teilen, die gemeinsame Benützung von Handtüchern und
feuchten Badeschwämmen, auf denen sich die Gonokokken 24 Stunden
lebend erhalten können (JOACHIMOVITS).

Das bedeutungsvollste Ereignis im Verlaufe einer Gonorrhoe des
Weibes ist ihr Aufsteigen in die inneren Geschlechtsabschnitte. Im
Augenblick, da die Gonorrhoe die Barriere des inneren Muttermundes
überschritten hat und zur inneren geworden ist, ist sie — das muß
nochmals betont werden — eine sehr ernst zu nehmende Krankheit
geworden. Wenn sie auch nur ausnahmsweise das Leben verkürzt und
auch als innere Gonorrhoe durchaus heilbar ist, so stellt sie doch eine die
Gesundheit schwer beeinträchtigende, die Arbeitskraft und Lebensfreude
stark schmälernde Krankheit dar. Sie macht die Frauen gerade in der
besten Zeit des Lebens siech und krank und bringt sie oft genug um die
schönsten Möglichkeiten, den Kindersegen — nur 10 bis 15% der Fälle
beidseitig aszendierter Gonorrhoe bleiben konzeptionsfähig! — oder sie
führt nach der Aszension im ersten Wochenbett durch entzündlichen
Verschluß beider Eileiter zur berüchtigten Einkindsterilität. Bei der
enormen Verbreitung dieser Krankheit ist auch der durch sie verursachte
Ausfall an Kindern sehr hoch; er wird von RODECURT (1941) für Deutschland auf jährlich rund 40000 geschätzt! Wie geht nun die Aszension der
Gonorrhoe vor sich? Man nimmt mit R. SCHRÖDER wohl richtig an,
daß nach Überschreiten der Barriere des inneren Muttermundes bzw. des
Isthmus uteri durch die Gonokokken das Corpus uteri und mit ihm
gleichzeitig die Tuben befallen werden, ein Vorkommen, das in rund
20 bis 30% aller Gonorrhoefälle beobachtet wird. Die Ursachen für die
Aszension liegen vor allem in Kontraktionen der Uterusmuskulatur, die
mit Erschlaffung derselben abwechselnd eine Druck- und Saugwirkung
ausüben (WAGNER). Dasselbe geschieht durch Druckschwankungen bei
schwerer körperlicher Arbeit und übertriebener sportlicher Betätigung. In
den meisten Krankengeschichten derartiger Fälle kann man der Aszension
bestimmte Ereignisse vorausgehen sehen. Immer sind es solche, bei denen
Uteruskontraktionen im Vordergrunde stehen, vor allem die Menstruation,
das Wochenbett nach Abort und Geburt, intrauterine ärztliche Eingriffe
bei der früher fast ausschließlich von vielen Ärzten betriebenen Lokaltherapie und Kohabitation. Warum in dem einen Fall alsbald nach der Infektion der Cervix das Aufsteigen der Gonokokken erfolgt, warum in einem anderen Monat und Jahr vergehen können und, was das Wichtigste ist, warum
schließlich eine solche Aszension trotz erwiesener Gonorrhoe der Cervix
ausbleiben kann, ist dermalen nicht bekannt. Soviel aber ist sicher, daß
alle den Körper schwächenden Einflüsse und örtliche Unterentwicklung
des Genitales die Aszension begünstigen können.

Schließlich verdient noch Erwähnung, daß der Gonokokkus im allgemeinen andere Erreger neben sich nicht aufkommen läßt und daß demnach Mischinfektionen nur selten beobachtet werden. Immerhin wird er auch zusammen mit Staphylo- und Streptokokken sowie Kolibazillen besonders in chronischen Fällen gefunden, wenngleich sein alleiniges Vorkommen mit Ausnahme der Sekundärinfektion der befallenen Tuben vom Darm her die Regel ist. Aber auch bei der seltenen Endokarditis und bei der häufigen gonorrhoischen Arthritis sind Staphylo- und Streptokokken zugleich mit dem Gonokokkus gefunden worden.

Wenn man beim Manne von einer Inkubationszeit von etwa 3 Tagen zu sprechen gewohnt ist, so soll das nur heißen, daß für den Patienten gewöhnlich nach dieser Zeit die ersten Erscheinungen des Harnröhrentrippers offenkundig werden. Eine echte Inkubation gibt es aber weder beim Mann noch bei der Frau. Vielmehr treten pathologisch-anatomisch unmittelbar nach der Einbringung der Keime auf die empfindliche Schleimhaut die ersten Erscheinungen im Sinne der Sekretion ein, die freilich erst am 2. oder 3. Tag sehr deutlich werden. Ferner ist noch wichtig zu wissen, daß es eine Immunität gegen die Gonorrhoe, wenn überhaupt, so nur in enorm seltenen Ausnahmsfällen gibt, daß daher praktisch jede Frau als infektionsbereit angesehen werden muß, wenngleich nicht geleugnet werden soll, daß die Empfänglichkeit der Menschen verschieden ist, wie man denn sieht, daß in dem einen Fall die Erscheinungen stürmisch und typisch, also gleich nach der Infektion, in dem anderen allmählich, langsam und leicht verkennbar, weil nur schleichend, beginnen.

Es kann nicht Aufgabe dieser Darstellung sein, die Pathogenese der Gonorrhoe zu erörtern. Hervorgehoben sei nur, daß die sich flächenhaft ausbreitenden Gonokokken, die besonders Zylinderepithel bevorzugen, eine mächtige seröse Ausschwitzung erzeugen und Leukozyten anlocken, weshalb nach der Vorstufe der heftigen Rötung und Schwellung der Schleimhaut alsbald infolge des Leukozytengehaltes das vorbrechende Sekret weiß, bzw. gelblich gefärbt ist. Dieses ist es, welches in den Leukozyten die in Semmel- oder Kaffeebohnenform meist in Gesellschaft beieinander liegenden Gonokokken beherbergt. Sie sprengen die Kapsel der Leukozyten, bringen ihre Kerne vielfach zum Zerfall und finden sich meist in und nicht außerhalb des Rahmens der weißen Blutkörperchen. Mit ihrem Nachweis steht und fällt die Diagnose der Gonorrhoe. Die intracutane *Compligonprobe* ist nur ein diagnostisches Hilfsmittel. Tritt nach der intradermalen Impfung an der Außenseite des Oberarmes oder Oberschenkels mit 0,3 *Compligon* eine deutliche Vergrößerung der Impfquaddel auf etwa Fünfmarkstückgröße ein, so spricht dies bei vorher nicht Vakzinierten für Gonorrhoe, entbebt aber nicht von der Fahndung nach den Erregern, die nach dieser provozierenden Impfung übrigens leichter nachweisbar sein können.

Was nun die Sekretentnahme anlangt, so genügt bei der akuten Harnröhrengonorrhoe ein leichter Druck auf die hintere Harnröhrenwand, um einen dicken Tropfen Eiter vorquellen zu lassen, oft schon das bloße Abwischen der hochrot geschwollenen, wie eine Papille vorragenden Harnröhrenöffnung. Man entnimmt das Sekret am einfachsten mit einem sterilen, mit Watte umwickelten Holzstäbchen oder der Platinöse oder mit den eigens für diesen Zweck hergestellten Löffelchen. In den Fällen chronischer Harnröhrengonorrhoe muß man aber von hinten her mit dem Zeigefinger die Urethra ausstreichen. Während die meisten Ärzte bei vermuteter chronischer Harnröhrengonorrhoe den Harn vor der Sekret-entnahme längere Zeit zurückhalten lassen, geht BUCURA gerade umge-kehrt vor. Hat nämlich die Patientin lange Zeit nicht uriniert, so kann der kräftige Harnstrahl, der sich bei gefüllter Blase ergießt, zuviel Sekret und mit ihm die Erreger abschwemmen. Darum ist es nach BUCURA besser, nach Reinigung der Harnröhrenmündung von den ersten Tropfen, die immer Bakterien der Scheide enthalten, erst nach Ausmassieren der Urethra von der Scheide her beim zweiten Auspressen das Sekret zu entnehmen. Auch für diese Fälle der Sekretentnahme eignen sich die dünnen Wattestäbchen oder stumpfe Sekretlöffel (wie der von WOLF) besser wie die zu stark biegsame Platinöse.

Schwieriger ist schon die Sekretentnahme aus den Ausführungsgängen der Bartholinischen Drüse. Nach Reinigung der Ausmündungsstelle mit steriler Watte drückt man die Öffnung des Ganges gegen den Knopf einer ganz feinen Haarsonde aus und bringt diese minimale Sekretmenge auf den Objektträger. Aus den Skeneschen und paraurethralen Gängen kann man Sekret nur nach Reinigung der Oberfläche mit Hilfe desselben Verfahrens gewinnen, was technisch nicht ganz leicht ist.

Die Entnahme des Vaginalsekretes kommt für geschlechtsreife Frauen nicht, wohl aber für Kinder, Schwangere und Greisinnen in Frage, deren zarte Schleimhaut für den Gonokokkus anfällig ist.

Für die Beurteilung des Falles von grundlegender Bedeutung ist die Sekretentnahme aus der Cervix. Für die Mehrzahl aller Fälle ge-nügt es, mit einem in 10%iges Natrium bicarbonicum oder 10%igem Sodaglyzerin getauchten Wattestäbchen den Schleimpfropf zu entfernen.

Die Sekretuntersuchung ist verantwortungsvoll, oft sehr mühsam und zeitraubend und soll nur von dem Arzte geübt werden, der gut damit vertraut ist. Mag für Erfahrene jene Übersicht über ein Sekretpräparat. wie sie die einfache Methylenblaufärbung liefert, genügen, so ist zweifels-ohne die Anfertigung eines *Grampräparates* — der Gonokokkus ist Gram-negativ — wegen der leichteren Deutbarkeit entschieden vorzuziehen. Grundsätzlich wichtig ist, daß alle Sekretpräparate in dünner Schicht auf den Objektträger verstrichen und erst nach Lufttrocknung oder vorsichtigem Durchziehen durch die Flamme gefärbt werden. Ist man sich nach einer Methylenblaufärbung — nach Lufttrocknung des Aus-striches wird das Präparat einmal kurz in konzentrierte wässerige Methy-lenblaulösung oder alkalische Methylenblaulösung Dr. GRÜBLER, Leipzig, eingetaucht und in reinem Wasser abgespült — nicht klar geworden, so kann man aus demselben Präparat ein Grampräparat ohne weiteres durch Um-färbung herstellen, wenn man vorher jede Spur von Zedernöl mit Xylol, dann mit Äther und schließlich mit Alkohol und Wasser entfernt hat.

Der Gonokokkennachweis ist in akuten Fällen leicht, in chronischen, lang zurückliegenden oft ungemein schwierig und nur nach geduldig wiederholter Untersuchung soundso oft erst unter Anwendung der Provokation und des Kulturverfahrens zu erbringen.

Man darf nicht vergessen, daß man 5 und 10 und mehr Sekretabstriche machen kann und 10mal vergeblich nach Gonokokken sucht, während man sie z. B. beim 11. Mal doch findet. Darum kann man der P r o v o k a t i o n, wenn nötig unter Ausnutzung des leistungsfähigen Kulturverfahrens, nicht entraten. Wie bekannt, ist die Menstruation als solche eine ausgezeichnete Provokation, weshalb wir unmittelbar nach der Regel Sekretabstriche untersuchen, oder wir bedienen uns chemischer oder mechanischer Provokationsverfahren, so der i. v. *Arthigoninjektion* (0,3 bis 0,5) der Flaschenpackung oder Dosis 2 bis 4 der Ampullenpackung oder der von 50 bis 70 Mill. Keimen *Gonoyatren* oder *Toxogon* (i. v.), nach welchen wir nach 2 bis 3 Tagen nach Gonokokken fahnden. Ferner verwenden wir die *Blennovakzineinjektion* (s. d.) unmittelbar vor der Menstruation und Sekretuntersuchung darnach — allenfalls auch Portioinjektion (Reaktion oder Reaktionslosigkeit auf dieselbe). Das *Compligon* eignet sich auch zu Provokationszwecken in Form von subkutanen Injektionen von $^1/_2$ ccm. Steigerung der Temperatur, Rötung und Schmerzhaftigkeit der Injektionsstelle und Störungen des Allgemeinbefindens sind stärker ausgeprägt als bei fehlender Infektion. Aber auch die mechanische Provokation bei Cervicitis durch Absaugen des Schleimes mit der BUCURAschen Saugglocke sowie die chemische mit *schärferen Lapislösungen* (2%ig für die Urethra, 10%ig für die Cervix) oder mit *Lugol* 1:4 und mit 3%igem *Wasserstoffsuperoxyd* ist aussichtsreich, weil sie eine stärkere Schleimabsonderung bewirkt und damit die Erreger aus der Tiefe herausbefördert. R. SCHRÖDER machte seinerzeit das Urteil über die erfolgte Heilung einerseits von der völligen Abwesenheit nicht nur von Leukozyten und Gonokokken in 6 bis 8 Sekretabstrichen, die in Zwischenräumen von mehreren Tagen vorgenommen werden, sondern auch von der völligen Abwesenheit von Gonokokken in 5 Abstrichen, die nach Provokation entnommen worden sind, abhängig. In der Ära der Lokaltherapie war es ein Gebot der Vorsicht, wenn schon nach zwei Menstruationen die Sekretprüfung gonokokkenfrei ausfiel, noch weiter während des nächsten halben Jahres nach der Periode nach Gonokokken zu forschen.

Aber auch bei Verwenduug der ungleich leistungsfähigeren Chemotherapie muß m i n d e s t e n s nach der e r s t e n der Kur mit ihren Provokationen folgenden Periode die Untersuchung der Abstriche negativ ausfallen, soll man von Heilung sprechen können. Gegenwärtig ergänzt man mit Recht die Untersuchung durch das Kulturverfahren bei jedem verdächtigen Abstrich und bei jedem Fall, der bei negativem Abstrich klinisch verdächtig ist. Das ist natürlich im klinischen Betrieb leichter, wohin eigentlich alle Frauen mit Gonorrhoe der oberen Geschlechtswege gehören; es ist aber auch außerhalb der Klinik durchführbar. Dazu eignet sich anscheinend das sog. Kaltbewahrungsverfahren

der Klinik MEMMESHEIMER: Nachdem das Sekret mit einem in destillierten Wasser oder physiologischer Kochsalzlösung getauchten Holz-
watteträger entnommen ist, wird dieser Träger in ein Reagenzglas gegeben, dessen Boden mit feuchter Watte beschickt ist. Das mit einem
Korken verschlossene Probierröhrchen wird in eine mit Eis gefüllte Ther-
mosflasche gestellt und der auf die Kultur eingerichteten Untersuchungs-
anstalt sogleich übermittelt. Die Gonokokkenzüchtung erweist sich
besonders auf der Neumann-D-Platte aussichtsreich. Eine reichliche
Anwendung des Kulturverfahrens ist um so wünschenswerter, als durch das überraschend schnelle Versiegen des
Ausflusses unter der Einwirkung der Sulfonamide leichter
als früher eine scheinbare Heilung vorgetäuscht werden kann
und das um so eher, wenn in dem einen oder anderen Sekretpräparate Gonokokken zufällig gerade fehlen (vgl. auch S. 111
und S. 134)!
    Die sichtlich zunehmende Bedeutung der Gonokokkenkultur hat
die MÜLLER-OPPENHEIMsche Komplementbindungsreaktion in den Hintergrund gedrängt. Sie hat aber ihre Bedeutung deswegen noch nicht
verloren. Fällt sie bei nicht Vakzinierten positiv aus, so beweist sie, daß
in den tieferen Gewebsschichten (periurethral und um den Duct. gland.
Bartholini, im Collum uteri und in den Adnexen) so gut wie immer
gonorrhoische Herde vorhanden sind. Dagegen sagt sie uns nicht, ob
gleichzeitig auch eine oberflächliche Schleimhautgonorrhoe besteht. Fällt
sie negativ aus, so ist die Patientin entweder vollständig gesund, oder
sie kann an einer Oberflächengonorrhoe leiden, demnach auch infektiös
sein, was nur durch oftmalige Sekretuntersuchung zu entscheiden sein
wird. Die Reaktion zeigt uns also auch in länger zurückliegenden Fällen,
mag die Oberflächengonorrhoe längst ausgeheilt sein, die Grundnatur des
Leidens an und gibt uns damit wertvolle Hinweise für den therapeutischen Weg. Da die Anstellung der Komplementbindungsreaktion selbstverständlich nur Sache eines entsprechend eingerichteten Laboratoriums
sein kann, hat der Praktiker nichts anderes zu tun, als 5 bis 10 ccm Blut
aus der Armvene unter den üblichen Maßnahmen durch venae punctio
zu entnehmen und einzusenden.
    Da auch der wiederholte negative Ausfall der Sekretuntersuchung nicht
mit völliger Sicherheit unbedingt die Ausheilung gewährleistet, so soll
man bei der schriftlichen Bescheinigung der Heilung immer vorsichtig
sein. Geboten ist es, die Ausstellung eines Zeugnisses rundwegs abzulehnen, wenn der Ehewerber nur ein oder zwei Wochen vor der Ehe-
schließung sich vorstellt (G. A. WAGNER), weil für eine so folgenschwere
Bestätigung eine 3 monatliche Beobachtungszeit notwendig ist, innerhalb
welcher die wiederholte Durchsicht von Präparaten unter Heranziehung
von Provokation, Kultur und Anstellung der Komplementbindungsreaktion zu fordern ist. Aber auch ein solches Zeugnis soll nur dahin
lauten, daß trotz gewissenhafter und wiederholter Untersuchung unter
Verwendung aller zu Gebote stehenden Mittel gegenwärtig keine An-
haltspunkte für eine Gonorrhoe vorhanden sind. Wichtig ist es für die

Praxis, bei auch nur einigermaßen hinsichtlich der Ausheilung fraglichen Fällen unbedingt den Coitus condomnatus anzuempfehlen, der im übrigen ebenso wie körperliche Anstrengung ein Provokationsmittel ist.

Zur Chemotherapie der Gonorrhoe mit den Sulfonamiden.

Bis zum Jahre 1935 waren der Chemotherapie der bakteriellen Allgemeininfektionen trotz vieler mühseliger Forschungen durchschlagend- Erfolge nicht beschieden gewesen. Da entdeckte DOMAGK in den Elberfelder Laboratorien in dem von seinen Mitarbeitern MIETZSCH und KLARER synthetisch dargestellten *Sulfonamiddiaminoazobenzol*, dem sog. *Prontosil*, ein Mittel, das bei der experimentellen Streptokokken- infektion der Maus und der chronischen Streptokokkensepsis des Ka- ninchens bisher nicht gekannte Erfolge aufwies, die offenbar auf Phago- zytose und Verdauung der Erreger zurückzuführen waren. Die Über- tragung der Tierversuche auf den Menschen zeitigte bei rascher Ein- verleibung dieses Körpers aussichtsreiche, zum Teil geradezu glänzende Ergebnisse, besonders bei Erysipel, aber auch bei anderen septischen, vornehmlich auf dem Boden der Streptokokken, aber auch der Staphylo- kokken entstandenen Infektionen.

Erst auf der Grundlage dieser ewig denkwürdigen Entdeckung DO- MAGKs konnte an dem immer erstrebten, bislang aber wenigstens für die bakteriellen Infektionen nie erreichten Ziel einer Therapia magna sterili- sans mit Aussicht auf Verwirklichung weiter geforscht werden. In dieser Richtung lieferten nun in der Folge TRÉFOUEL, NITTI und BOVET im Pariser Pasteurinstitut einen weiteren, gleichfalls grundlegenden Baustein. Sie konnten nämlich zeigen, daß eine wesentlich einfachere Verbindung als das *Prontosil*, ein Spaltprodukt des komplizierten Körpers, das *p-Amino- phenylsulfonamid*, dieselben Eigenschaften besitzt wie der Mutterkörper.

$$H_2N-\langle\ \rangle-N{=\!=}N-\langle\ \rangle-SO_2-NH_2$$
$$\begin{array}{c}|\\NH_2\end{array}$$

Konstitutionsformel des Prontosil.
Rechts vom Pfeil p-Aminophenylsulfonamidrest.

Dieses Bruchstück des *Prontosils* wird übrigens im Harn von mit *Prontosil* Behandelten ausgeschieden, eine Tatsache, die darauf hinweist, daß das *Prontosil* im Körper ähnlich verändert wird. Dieser neue Körper, der *p-Aminophenylsulfonamidrest*, kurz *Sulfonamid* genannt, wurde nun im wissenschaftlichen Wettlauf der Forscher und Laboratorien fast aller Kulturstaaten das Ausgangsprodukt neuer, durch chemische Variation hergestellter Verbindungen, bei deren Prüfung das Höchstmaß an Wirk- samkeit gegenüber den verschiedenen Kokken (Staphylokokken, Strepto- kokken, Pneumo-Meningo-Gonokokken), aber auch gegen andere Erreger bei geringster Toxizität erstrebt wurde. Im Zuge der Forschung nach neuen, wirksamen und dabei möglichst ungiftigen Verbindungen zeigte

sich, daß beim „Zielen durch chemische Variation" die Substitution am
Benzolkern wirkungslos ist, während sich die Substitution des Wasser-
stoffes der Sulfonamidgruppe ($-SO_2-NH_2$) für die Zwecke der Therapie
eignet. Die Ersetzung des H der Aminogruppe setzt zwar die Giftigkeit,
gleichzeitig aber auch die Wirksamkeit herab und kommt daher für eine
weitere Synthese nicht in Betracht.

Von den vielen durch Substitution verschiedener Radikale hergestellten
Präparaten, die zum Teil ebenso rasch bekannt wurden, als man sie nach
Einführung neuer, verbesserter Verbindungen vergaß, seien zunächst
erwähnt die *Diseptale* (*Sulfanylsulfanilamide*). Von diesen erwies sich
das *Diseptal A* als sog. *Uliron* besonders bei der Gonorrhoe als hochwirksam, wurde aber wegen seiner nicht immer vermeidbaren Nebenwirkungen durch das *Diseptal B-Neouliron* verdrängt, das bei günstigeren
Ausscheidungsverhältnissen eine geringere Toxizität besitzt, dabei aber
hinsichtlich der Wirkung auf die Erreger das *Uliron* übertrifft. Einen
weiteren Schritt nach vorwärts auch im Sinne der Erweiterung des
Indikationsbereiches brachte die Darstellung des *Sulfapyridins* (eines
Pyridinderivats des Sulfanilamids) durch WHITBY. Es zeigte sich
gegenüber Pneumokokken und Meningokokken den bisher bekannt
gewesenen Präparaten durchaus überlegen und bewährte sich promptest
bei Gonorrhoe, aber auch anderen Erregern gegenüber. Bei uns ist derselbe Körper als *Eubasin Nordmark* und *Sulfapyridin Bayer und Homburg*, im Ausland als *Sulfapyridin* bzw. *Dagénan* im Verkehr.

Ein anderes, durch Acetylierung an der Sulfamino- ($-SO_2NH_2$)Gruppe
von DOHRN und DIEDRICH dargestelltes Sulfonilamid ist das sog. *Albucid*.
Es hat sich vor allem bei der Gonorrhoe, aber auch bei Meningokokken
und Coliinfektionen in ungezählten Fällen besonders bewährt, ohne daß
es dabei ernste Nebenerscheinungen macht.

Trotzdem mit den genannten Präparaten ungeahnte Leistungen
erzielt worden sind, hat die Forschung nicht geruht, die bisherigen Erfolge womöglich noch zu steigern, und zwar durch Herstellung von Verbindungen, die schlagartig die verschiedensten Kokken- und Stäbchen-
formen schädigen, bzw. vernichten, dabei aber für den Körper des Wirtes
die geringste Toxizität bis zur völligen Indifferenz entfalten sollen. Eine
Verbindung, die diesen Idealforderungen gegenwärtig am nächsten kommt,
ist das *Sulfanilamidothiazol*, kurz *Sulfathiazol* genannt. Es kommt
unter den Markennamen *Cibazol* (*Ciba*) und *Eleudron* (*I. G. Farben*), die
c h e m i s c h   i d e n t i s c h   s i n d, in den Handel.

Die Sulfonamide sind keine Desinfektionsmittel im engeren Sinne wie
etwa das Sublimat oder die Kresole, Beweis dessen, daß sie, abgesehen von
ihrer geringeren Toxizität, im wesentlichen nur auf die im Wirt ver-
ankerten Bakterien, nicht aber, oder doch weit schwächer, auf die in
vitro wirken. Die Vorgänge, die zur Vernichtung der Keime im lebenden
Organismus führen, sind sehr verwickelte und erst zum Teil aufgehellt.
Eine wesentliche Rolle spielt darin die Phagozytose, der die Erreger
schließlich anheimfallen, nachdem sie durch die Sulfonamide in ihrer
Vitalität weitgehend geschädigt sind. Diese Schwächung der Keime

kann man sich unter anderem durch Antagonismus der Sulfonamid-
verbindungen gegenüber den wichtigsten, zum Aufbau der Bakterien
unumgänglich notwendigen Stoffwechselprodukten, wie der p-Amino-
benzoesäure, und der Aufhebung gewisser für die Bakterien vitaler Fer-
mentreaktionen durch die intermediären Oxydationsprodukte dieser
chemischen Stoffe vorstellen.

Jedenfalls ist für ihre Wirksamkeit conditio sine qua non, daß sie
in genügender Konzentration von einigen mg% im Blute vorhanden,
überall mit den Erregern auf dem Blutwege in direkte Berührung kommen.
Das ist eine Notwendigkeit, deren gelegentlich vorkommende Unerfüll-
barkeit uns einzelne Versager der Chemotherapie gegenüber festab-
gekapselten Herden, z. B. in den paraurethralen Gängen oder tief im
Collum uteri (Metritis colli) oder in den Adnexen erklärt.

Auf die denkbar einfachste Weise, durch orale Verabreichung, welche
die Regel ist, wird durch die sog. Stoßbehandlung rasch jene Höhe des
Medikamentspiegels im Blut erzielt, die nun ihre Wirkung auf die Erreger
entfaltet. Je rascher die Resorption erfolgt, um so schneller wird auch
der therapeutisch wirksame Titer im Blut erreicht, aber auch die Ausscheidung besorgt. Gerade das schnelle Verschwinden des Präparates
aus dem Blut und die rasche Ausscheidung durch den Harn verhindert
eine Kumulierung und dadurch etwaige Vergiftungserscheinungen. Bei
so günstigen Ausscheidungsverhältnissen im Harn, wie sie dem *Sulfathiazol* (*Cibazol*, *Eleudron*) eigen sind — die Ausscheidung ist in 24 bis
36 Stunden praktisch bei Anwendung der optimal wirksamen Dosis
beendet — im Gegensatz zu anderen Präparaten, bei denen sie sich etwa
auf eine Woche erstreckt, ist eine Gefährdung der Nierentätigkeit nicht
zu erwarten. Das Sulfathiazol ist nämlich besser löslich und wird weniger
leicht acetyliert als andere Sulfonamide, z. B. das *Sulfapyridin*, bei denen
es zu Hämaturie, allenfalls zu Anurie infolge Ausscheidung von Kristallen
schwer löslicher acetylierter Verbindungen kommen kann. Trotzdem
ist es auch bei Verwendung des *Cibazols* oder *Eleudrons* ein Gebot der
Vorsicht, eine etwaige Übersättigung des Harnes durch reichliche Flüssig-
keitsaufnahme hintanzuhalten und sulfathaltige Abführmittel (Glaubersalz, Bitterwasser) oder schwefelhaltige Mineralwässer zu vermeiden.
Es liegt im Wesen der Chemotherapeutika, daß sie auch für den Körper
des Wirtes nicht ganz gleichgültig sind, sollen sie gegen die Erreger ihre
volle Wirksamkeit entfalten. Bei einigen Präparaten wurden zum Teil
ernste Nebenwirkungen beobachtet, wie schweres Erbrechen, Magendarmbeschwerden überhaupt, Exantheme, Innenkörperanämie, Neuritis,
Polyneuritis, Gefäßwandschädigungen, Hämaturie, Anurie u. a. Sofern
sie nicht durch Kumulierung des Medikaments (meist bei Selbstbehandlung!) zurückzuführen waren, gingen sie hauptsächlich auf die schlechtere
Verträglichkeit der zum Teil älteren Präparate, besonders bei auch
anderweitig geschwächten Patienten zurück.

Sind schon beim *Albucid* die Nebenwirkungen sehr gering, so treten
sie beim *Sulfathiazol* (*Cibazol*, *Eleudron*) womöglich noch mehr in den
Hintergrund. Im Gegensatz zum *Sulfapyridin*, bei dessen Einnahme nicht

selten Erbrechen beobachtet wird (dagegen wird Verrühren in Schleim-
suppe empfohlen), kommen beim Gebrauch des *Cibazols* oder *Eleudrons*
nur leichtere Magenverstimmungen gelegentlich vor. Solche können
ebenso wie vorübergehende Temperatursteigerungen, Kopfschmerz,
Schwindel und leichte Zyanose durchaus hingenommen werden. Exantheme, die sich am ehesten bei Pat. mit allgemeiner Unverträglichkeit
(Allergie?) gegenüber den Sulfonamiden finden, lassen es aber geraten
erscheinen, eher von der weitern Behandlung abzustehen. Dasselbe gilt von
Fällen degenerativer Nierenstörungen, bei denen die Ausscheidung des
Chemotherapeutikums von vornherein ungünstiger liegt, wodurch früher
die Möglichkeit der Kumulierung gegeben ist. Tuberkulose, Diabetes
und leichtere Stoffwechselstörungen sind keine Gegenanzeige. Bei
ernsten Blutkrankheiten und Leberschäden unterbleibt besser die Sulfonamidbehandlung, insbesondere mit *Eubasin, Sulfapyridin*. Weder
die Menstruation noch die Gravidität oder das Wochenbett verbieten die Anwendung der Sulfonamide. Immerhin
wird man sich mit Vorteil der verträglichsten bedienen. Da die Sulfonamide in alle Se- und Exkrete übergehen, finden sie sich auch im Frucht-
wasser, jedoch liegt ihr Spiegel wesentlich niedriger als im Blut. Darum
ist eine Gefährdung der Frucht im Mutterleib nicht zu befürchten. Auch
der Übertritt des Sulfonamids in die Muttermilch führt bei Einhaltung
der üblichen Dosen nicht zur Schädigung des Säuglings, da die Höhe
des Medikamentspiegels in der Milch den des Blutes eher unterschreitet
und keinesfalls übertrifft. Aus dem gleichen Grunde ist aber auch eine
Heilung einer etwa bestehenden Infektion des Säuglings durch die Muttermilch nicht zu erwarten.

Für die Sicherheit der Keimvernichtung und die möglichst geringe
Schädigung des Organismus ist die Art der Dosierung bei allen Sulfonamidpräparaten von größter Wichtigkeit. In dieser Hinsicht hat sich die
sog Stoßtherapie als die richtige Art der Einverleibung erwiesen.
Durch die orale Verabreichung der in halbgrammigen Tabletten hergestellten Präparate wird bei Einhaltung bestimmter Mengen in gewissen
Zeitabständen rasch eine optimale Höhe der Medikamentkonzentration im
Blut erreicht, die die notwendige Wirksamkeit gegenüber den Erregern
ebenso gewährleistet wie die relative Gefahrlosigkeit dem Träger gegenüber. Für die verschiedenen Präparate ist die Gesamtmenge des im
Einzelstoß, bzw. in allen Stößen zusammen zu verabreichenden Sulfonamids verschieden. Auf Grund unzähliger Einzelerfahrungen hat sich
für jedes Präparat ein entsprechender Dosierungsplan ermitteln lassen,
der deswegen einzuhalten ist, weil einerseits bei seiner Unterschreitung
möglicherweise Scheinheilungen vorkommen, die überdies zur unliebsamen Erscheinung sulfonamidresistenter Gonokokken führen können,
während anderseits bei Überdosierung die erwähnten Vergiftungserscheinungen möglich sind, die zum Abbrechen der Chemotherapie überhaupt zwingen. Deswegen wird hier die gebräuchlichste Dosierung der
verschiedenen älteren und neueren Präparate angeführt.

Bei *Uliron* und *Neouliron* galt und gilt als Stoßdosis: 3×2 Tabletten durch 4 Tage. Bei *Albucid* nach der älteren Vorschrift 3×3 Tabletten durch 7 Tage, nach der neueren die Konzentration höherer Dosen auf die ersten beiden Behandlungstage, und zwar 5×3 Tabletten am 1. Tag, 4×3 am 2. Tag und 3×3 Tabletten am 3. und 4. Tag. Bei *Eubasin* und *Sulfapyridin* 3×2 Tabletten durch 4 Tage. Beim *Cibazol* und *Eleudron* ist nach den neuesten Erfahrungen die Verabreichung von 5×2 Tabletten an drei aufeinander folgenden Tagen in der Weise am meisten zu empfehlen, daß je 2 Tabletten im Abstand von einer Stunde eingenommen werden. Diese Art der Dosierung und die Gesamtmenge von 15 g pro Stoß ist der von 10 g (2 Tage lang 5×2 Tabletten) mit Rücksicht auf die größere Sicherheit der restlosen Heilung wenigstens bei kräftigen, sonst vollkommen gesunden Pat. wohl vorzuziehen. Immerhin gab sogar die „Einschlagtherapie" MIETSCHERS mit einem Stoß von 10 Tabletten (5 g) an einem einzigen Tage auffallend gute Ergebnisse, allerdings auch Rezidiven.

Ob bei der Chemotherapie der Gonorrhoe ein einziger Stoß genügt oder ob er ein- oder zweimal wiederholt werden muß, entscheidet neben dem klinischen Befund der Ausfall des Abstriches unter Heranziehung der unerläßlichen Provokationen und allenfalls der Kultur. Der Zeitpunkt der ersten Provokation steht zu den Ausscheidungsverhältnissen des Sulfonamidpräparates in direkter Beziehung. Erst wenn die Ausscheidung des Chemotherapeutikums als beendet anzusehen ist, erweist sich die erste Provokation als angezeigt, denn erst dann kann man annehmen, daß etwa noch vorhandene, jetzt aber der Einwirkung des Medikaments entzogene Kokken und damit der Beweis des Rezidivs zum Vorschein kommen. Daher ist die Provokation um so früher ausführbar, je günstiger die Ausscheidungsverhältnisse des betreffenden Medikaments liegen. So ermöglicht die rasche Ausscheidung des *Sulfathiazols* (*Cibazol*, *Eleudron*) bei einer Durchschnittsrezidivzeit von nur 4,3 Tagen (SCHREUS) unter Anwendung eines nur zweitägigen Stoßes schon nach dieser verschwindend kurzen Zeit der Behandlung die erste Provokation. Bei anderen Sulfonamiden mit etwas langsamerer Ausscheidung, wie sie dem *Neouliron*, *Albucid*, *Eubasin*, *Sulfapyridin* eigentümlich ist, wird dieser Zeitpunkt nicht vor dem 6. Tage nach Beendigung der Chemotherapie anzusetzen sein, also durchschnittlich eine Woche Wartezeit erfordern. Aber auch bei dieser etwas längeren Beobachtungszeit ist die Gesamtbehandlungsdauer immer noch auf einen geradezu unwahrscheinlich kurzen Zeitraum zusammengedrängt und damit auch die Zeitspanne der Ansteckungsmöglichkeit auf wenige Tage eingeengt. Dazu trägt wesentlich bei, daß die neueren Sulfonamidpräparate das Einsetzen mit dem Stoß sofort nach festgelegter Diagnose gestatten, ja unbedingt geboten erscheinen lassen — im Gegensatz zu älteren Präparaten, wie dem *Uliron*, vor dessen Verwendung erst eine gewisse Immunitätslage des Körpers abzuwarten war. Damit vergingen aber etwa zehn kostbare Tage, innerhalb derer die so gefährliche Aszension durchaus möglich ist! Der Zeitpunkt der Wiederholung eines Sulfonamidstoßes ist im allgemeinen nicht vor Ablauf einer Woche anzusetzen, um auch bei langsamerer Ausscheidung eine Kumulierung zu vermeiden. Wird ein zweiter oder dritter chemotherapeutischer Stoß notwendig, so erweist sich dabei das Wechseln des Präparats sehr vorteilhaft. Auch die Einschaltung einer Vakzinebehandlung, bzw. unspezifischen Reizkörpertherapie zwischen die Sulfonamidstöße ist in einzelnen, später zu erörternden Fällen geeignet, die Ergebnisse der Chemotherapie noch zu verbessern. Der heutige Stand der Chemotherapie der Gonorrhoe macht die alte Lokalbehandlung so gut wie überflüssig. Sie bleibt auf die wenigen, meist gesondert gelagerten und keineswegs immer erklärbaren endgültigen Versager beschränkt, von denen bei den einzelnen Lokalisationen der Krankheit noch die Rede sein wird.

Was leistet nun die Chemotherapie ohne Heranziehung der Lokalbehandlung? Man kann auf Grund der an einem großen Krankengut gewonnenen zusammenfassenden Literaturberichte die Zahl der auf den ersten Stoß restlos ausgeheilten Gonorrhoen auf 85% ansetzen, eine wahrhaft imposante Heilungsziffer! Kommt noch hinzu, daß in einer beachtlichen Zahl von länger zurückliegenden Gonorrhoen und ungünstigerer Lokalisation ein zweiter oder dritter Sulfonamidstoß noch völlige und dauernde Gonokokkenfreiheit bringt. Sondert man von dieser Gesamtzahl alle akuten, nur auf die unteren Geschlechtswege beschränkten Gonorrhoen des Weibes aus, so kommt man für diese zu Heilungsziffern, die bei 95 bis 97 v. H. liegen! Gerade in der in wenigen Tagen und in der größten Mehrzahl aller Fälle gelingenden restlosen Ausheilung der akuten Gonorrhoe des Weibes liegt der riesige Wert der Chemotherapie, während sie nach einmal erfolgter Aszension naturgemäß weniger leistungsfähig ist.

Bei der erwiesenen Ungefährlichkeit des *Sulfathiazols* (*Cibazol*, *Eleudron*) und seiner schlagartigen Wirkung auf die Erreger finden sich bereits Stimmen, die einer prophylaktischen Anwendung dieses Mittels in verdächtigen Fällen das Wort reden. Wenn man einer solchen zustimmt, dann könnte dies aber nur unter der Voraussetzung geschehen, daß die volle Stoßdosis verabreicht und Abstrich und Provokation ebenso sorgsam durchgeführt werden wie bei einer bakteriologisch festgestellten Erkrankung. Nur auf diese Weise können scheinbare Heilungen und allenfalls eine unerwünschte Heranzüchtung sulfonamidresistenter Stämme durch ungenügende Dosierung vermieden werden.

Angesichts der Erfolge der Chemotherapie, mit der die mühselige alte und vielfach problematische Lokaltherapie einen Vergleich nicht aushält, darf man wohl sagen, daß ein uralter Wunschtraum, die Therapia magna sterilisans der Kokkeninfektionen im allgemeinen und der Gonorrhoe im besonderen vor unseren Augen greifbare Form angenommen hat. Die Ergebnisse dieser Behandlung gestalten sich von Bericht zu Bericht immer großartiger. Und die Folgen dieser Errungenschaft? Die große Seuche wird mehr und mehr eingedämmt. Die Zahl derer, die eine Ansteckung vermitteln können und die Zeit, innerhalb

der sie infektiös bleiben, wird dank der hohen und schlagartig raschen
Wirkung der Chemotherapie kleiner und kleiner. Durch die in wenigen
Tagen mögliche Ausheilung — unter der Voraussetzung einer sofort
einsetzenden und fortlaufend strengstens kontrollierten Behandlung —
muß die Häufigkeit der Komplikationen durch Aszension zwangsläufig
sinken. Damit aber bleibt den von dieser Krankheit Befallenen ungleich
öfter denn früher das Glück ungestörter Fortpflanzungsmöglichkeit erhalten, der Frau durch rechtzeitige Abriegelung der aufsteigenden
Gonorrhoe und damit Verhütung einer meist zur Sterilität führenden
Eileiterentzündung, dem Mann durch weitgehende Ausschaltung einer
Spätfolge des Harnröhrentrippers, der Epididymitis. So wird die Chemotherapie bevölkerungspolitisch den zusätzlichen Gewinn vieler tausender
Geburten Jahr für Jahr erbringen.

Die Behandlung der Gonorrhoe der unteren Geschlechtswege.

Urethritis gonorrhoica.

Ist die Diagnose bakteriologisch gesichert, so beginnt man sofort
mit der Chemotherapie. Hierzu eignet sich das *Albucid* besonders in der
neuen Dosierung von 45 Tabletten in 4 Tagen, und zwar 5×3 am 1.,
4×3 am 2. und 3×3 am 3. und ebenso am 4. Tag. Ebenso wirksam
und wohl am verträglichsten ist der *Cibazol*- oder *Eleudronstoß*. Es ist
ratsam, an drei aufeinanderfolgenden Tagen 5×2 Tabletten im Verlauf
von 5 Stunden zu geben. Nur bei anderweitig kranken oder von Haus
aus schwachen Menschen begnüge man sich mit einem 2 Tage dauernden
Stoß von insgesamt 10 g. Der Eintagstoß mit 5×2 Tabletten, also nur
5 g im ganzen, gewährleistet doch nicht hinreichende Sicherheit hinsichtlich der restlosen Ausheilung. Schonung und Bettruhe ist auch bei der
Chemotherapie besonders vorteilhaft. Ihre Durchführung scheitert freilich oft an der Ungunst der Verhältnisse. Die reichliche Aufnahme von
Flüssigkeit ist aus den S. 109 erwähnten Gründen anzuraten; es ist
ziemlich gleichgültig, ob es sich dabei um Wasser oder Tee handelt.
Man läßt z. B. neben dem *Lindenblütentee* den bekannten *Bärentraubentee*
gemischt mit *Bruchkrauttee* trinken:

> **76.** Herb. Herniar.
> Fol. Uv. urs. . . . . aa 50,0
> D. S. 1 Eßlöffel auf 1 Tasse Tee (bis
> 4 Tassen im Tag).

oder

> **77.** Fol. Uv. urs.
> Herb. Herniar.
> Fol. Bucco
> Herb. Chenopod. . . . . . aa 20,0
> D. S. 1 Eßlöffel auf 1 Tasse Tee
> 3mal täglich.

Was die *Balsamica* anlangt, so verordnet man sie gerne bei Krämpfen in
der Urethra und Blase neben *Gonosankapseln*:

78. Balsam. Copaiv.   79. Balsam. Copaiv.
    in capsulis gelatin. ..à 0,3—0,6   Tinct. aromatic. .... aa 7,5
D. S. 3 Kapseln täglich.   D. S. 3mal täglich 15 Tropfen.

80. Balsam. Copaiv.
    Extract. Cubebar. ...... aa 0,3
    in capsulis gelatin.
D. tal. dos. Nr. X
S. 3 Kapseln täglich.

Wenn auch infolge der raschen Ausscheidung des *Cibazols* oder *Eleudrons*
(S. 111) die Durchschnittsrezidivzeit nur 4,3 Tage beim 2tägigen Stoß
beträgt (SCHREUS), und bereits nach dieser kurzen Zeit die erste Provo-
kation angesetzt werden kann, so ist es doch vielleicht ratsamer, diesen
Termin um einige Tage hinauszuschieben, was bei Anwendung von
Präparaten mit langsamer Ausscheidung wie *Neo-Uliron*, *Albucid*,
Eubasin, *Sulfapyridin* als Regel gelten muß. Bei diesen wird die früheste
Provokation nicht vor dem 6. bis 8. Tag nach Beendigung der Behandlung
durchgeführt. Die Abstriche werden womöglich täglich oder in 2- bis
3tägigen Intervallen mindestens 3mal wiederholt und durch einen letzten
Abstrich bei der nächsten Periode als der besten Gonokokkenprovoka-
tion beendet (Mindestforderung, vgl. auch S. 105). Positive Befunde machen die Wiederholung des Stoßes 1 Woche nach dem ersten
bzw. zweiten notwendig. Erst in Fällen endgültigen Versagens
der Chemotherapie kommt die alte örtliche Behandlung
in Frage.

Die Injektions- und Stäbchenbehandlung hat den Vorteil, daß sie
von der Patientin selbst geübt, daher längere Zeit ohne Kosten durchgeführt werden kann. Für die Injektionskur ist am einfachsten die
männliche Tripperspritze nach NEISSER, die mit 2 bis 5 ccm der gleich zu
besprechenden verschiedenen Lösungen beschickt, nach Harnlassen mit
ihrem Konus auf die Urethralmündung aufgesetzt und nach Niederdrücken des Spritzenstempels in dieser Stellung durch 3 Minuten belassen wird, damit die Flüssigkeit ohne zurückzufließen allseits mit der
Schleimhaut in Berührung komme, dieselbe entfalte und auch auf einzelne Inseln stehengebliebener Gonokokken wirke.

In der Sprechstunde benützt man mit Vorliebe für Frauen die
Spritze mit dem Ansatz von FRITSCH, der ungefähr 7 cm lang ist und
hinter seiner olivenförmigen Anschwellung 7 kleine Öffnungen hat; die
Spritze wird so weit eingeschoben, daß die Olive den Sphinkter internus
berührt. Nach Niederdrücken des Spritzenstempels berieselt die aus den
Augen austretende Spülflüssigkeit die Harnröhre von hinten nach vorne.
Als Spülflüssigkeiten bzw. zur Einspritzungstherapie werden die bekannten *Silberpräparate*, in erster Linie das altbewährte *Argentum
nitricum* — auch heute noch wohl das wirksamste Heilmittel — aber auch
die *Silber-Eiweißverbindungen* benützt. Man verschreibt 2%ige *Argentum-
nitricum-Lösung*, 2⁰/₀₀ige *Argentaminlösung*, 2%ige *Ichthargan*- oder
3%ige *Protargollösung* in der Gesamtmenge von 100 g oder die ebenfalls
3%ige *Protargolglyzerinlösung*. Hinsichtlich des *Protargols* ist zu be-

merken, daß es sehr vorteilhaft ist, das leicht lösliche *Protargolgranulat* (3 g des Granulats = 1 g des Protargol) vorrätig zu halten und sich frisch die Lösung in kaltem Wasser selbst zu bereiten. Dadurch wird die Wirksamkeit derselben nur erhöht. Ferner bewähren sich *Albargin* und *Transargan* in 1- bis 2%iger Lösung. Es ist nach dem Rate G. A. WAGNERS immer empfehlenswert, mit den Medikamenten zu wechseln, weil die Gonokokken gegen ein und denselben Stoff leicht unempfindlich werden. Man kann diese Medikamente oder eine 5- bis 10%ige Lösung von *Cuprum sulfuricum* auch mit feinen Tamponttr ägern entweder mit dem Sängerschen Silberstäbchen oder dem dünnen Chrobakschen Tampontträger auftragen (R. FRANZ). Die Tampontträger dürfen nicht dicker als eine mittlere Stricknadel sein und müssen zwecks sicherer Befestigung der Watte ein aufgerauhtes Ende haben. Dort, wo die Tripperspritze aus Ungeschick nicht verwendet werden kann, erweist sich die Selbsteinführung von Stäbchen in die Urethra, welche bei Körperwärme gelöst werden und das Medikament auf der Schleimhaut zur Wirkung bringen, als praktisch sehr gut brauchbar. Mit Hilfe eines möglichst großen Spiegels, den die Kranke zwischen die Beine stellt, führt sie sich das Stäbchen in die Harnröhre ein, deren äußere Öffnung ihr zuerst vom Arzt gezeigt worden ist. Findet einmal die Patientin die Urethralöffnung, ist die weitere Selbstbehandlung nicht mehr schwer. Diese soll mindestens 3mal täglich mit den im folgenden genannten Stäbchen durchgeführt werden. Die Zahl dieser in den Handel gebrachten Stäbchen ist sehr groß. Am besten sind diejenigen, die wasserlöslich sind und keine Kakaobutter als Träger des Silberpräparates enthalten, weil die Kakaobutter, wenn sie bei der Körperwärme schmilzt, die Schleimhaut mit Fett überzieht und dadurch dem Eindringen des Silbers Schwierigkeiten bereitet. Sehr gut sind die von ASCH angegebenen Stäbchen von folgender Zusammensetzung:

> 81. Sacch. alb. subt. pulv.
> Sacch. lactis
> Gummi arabic. .... aa 3,0
> Traganth. Glycerin qu. s.
> Choleval 10%
> M. f. bacill. urethr. crassitu-
> dine 4 mm, longitudine
> 70 mm.

Ferner die fertigen *Styli Spuman* à *0,5 cum argent. nitric. 0,15%* oder *Protargolstäbchen* (5%ig, 24 mm lang, 4 mm dick) oder *Gonostyli Albargini* (0,2%, 10 cm lang). Sehr zu empfehlen ist die *Cholevalgleitmasse*, die aus kleinen Tuben, die 5 ccm enthalten, in die Harnröhre eingespritzt wird, also Spritzen- und Stäbchenwirkung verbindet. Ferner seien noch erwähnt die *Targesinstäbchen* (6- bis 10%) und die *Partagonstäbchen*, die *1,5% Argentum nitricum* enthalten und vor der Einführung kurz in Wasser getaucht werden, damit sie leichter hineingleiten. Wo es angeht, ist tunlichst Injektions- und Stäbchenbehandlung auszuführen, am besten so, daß die Patientin sich ein Stäbchen einführt, nachdem sie etwa $1/4$ Stunde nach der Spülung der Urethra ausuriniert hat. Nach

Einführung des Stäbchens soll 20 bis 30 Minuten der Harn zurückgehalten werden.

Das Aufsteigen der gonorrhoischen Infektion in die Blase ist selten. Eine gonorrhoische Cystitis bietet, wenn sie gelegentlich einmal vorkommt, nichts für diese Krankheit Besonderes. Häufig ist dagegen der Blasenhals an der Infektion mitbeteiligt. Blasenkrämpfe können die Urethritis und Trigonitis begleiten und erfordern neben Bettruhe, warmen Tüchern, Thermophor und heißen Sitzbädern (2mal täglich von 40° C) eine entsprechende Kost: Vorteilhaft ist besonders reine Milchdiät, Fleisch und Kochsalz ist einzuschränken, Gewürze und Alkohol sind ganz zu verbieten (s. Zystitis S. 296). Gegen Blasenkrämpfe muß man mit *Belladonna* ankämpfen:

82. Extract. Belladonn....... 0,02	83. Extract. Belladonn...... 0,1
But. Cac. ad 2,0	Natr. salicyl............ 5,0
M. f. supp. an. D. tal. dos.	Syr. simpl. 10,0
Nr. X	Aqu. font. ad 100,0
S. 2—3 Zäpfchen.	D. S. 3mal täglich 1 Eßlöffel (STRASSMANN).

Im übrigen ist zu reichliches Trinken, namentlich am Abend, eher schädlich, weil es zu häufiger Blasenentleerung und damit zu Tenesmen Veranlassung gibt.

Bei der seit längerem bestehenden, sich des öfteren wieder neumeldenden Entzündung des Blasenhalses empfiehlt sich das Auswischen des Blasenhalses nach KNORR im urethroskopischen Tubus. Der mit dem Obturator versehene Tubus wird bis in die Blase geschoben. Nach Entfernung des Obturators wird ein mit 5%iger *Silbernitratlösung* getränktes Wattestäbchen in den Tubus eingeschoben, der über dem in situ bleibenden Wattestäbchen zurückgezogen wird. Schließlich entfernt man das Wattestäbchen, wobei die Argentumlösung über Blasenboden und Urethra fließt. STOECKEL macht mit Recht auf die Schmerzhaftigkeit des Verfahrens aufmerksam, das nur in einem Abstand von 8 Tagen wiederholt werden darf.

Vulvitis gonorrhoica der Erwachsenen.

Die Beseitigung des aus den infizierten Geschlechtswegen austretenden eitrigen Sekretes, welches, über die Vulva herabfließend, daselbst die Erscheinungen der akuten Entzündung, Rötung, Schwellung, Schmerzen, Epitheldefekte und Intertrigo auslöst, ist seit der Einführung der Chemotherapie deswegen leichter geworden, weil mit der raschen Vernichtung der Quelle der Sekretion, den Gonokokken, der Eiterfluß rasch versiegt. Den lästigen Begleiterscheinungen der Vulvitis gonorrhoica kann man durch äußerste Sauberkeit beikommen, wobei sich die betreffende Kranke bewußt sein muß, daß hoch infektiöses Material in das Badewasser, in die Sitzbadewanne und in die Wäsche vertragen wird. Am besten ist, mindestens zweimal täglich für die Reinigung des äußeren Genitales durch ein örtliches Bad mit 2%iger körperwarmer bis heißer *Lysol*- oder *Hypermanganlösung* zu sorgen. Gut bewährt ist der Zusatz von *Pastill. hydrargyr.*

oxycyanat. 0,5, davon eine Pastille auf etwa 2 Liter Wasser. Die Reinigung erfolgt mit Watte, die sofort nach Gebrauch verbrannt wird. Außerdem muß die Patientin, wie schon betont, streng darauf achten, die Augen nicht zu infizieren. Manchmal ist die Rötung und Schwellung des Genitales so stark, die akute Vulvitis so heftig, daß man zunächst ohne Umschläge mit *essigsaurer Tonerde, Bleiwasser, Borsäure* nicht auskommt. In einer Schale bereitet man sich die essigsaure Tonerde (aus *Burowsic, Essigsäure-Tonerde-Dispert* oder *Statimpatronen*) oder gibt vom

84. Liquor. Aluminii acetic. (Burowi)
D. S. 1 Eßlöffel auf 1¹/₄ Liter Wasser.

oder bereitet sich aus

85. Liquor. plumb. subacet.
D. S. 1 Eßlöffel auf 1 Liter Wasser.

das Bleiwasser selbst, taucht in dasselbe einen Gazefleck oder eine Watte ein und gibt die kühlende Lösung vor die Vulva, die großen Labien dabei leicht entfaltend. Alle 3 Stunden wechselt man den sofort zu beseitigenden Umschlag. Auch das 1- bis 3%ige Borwasser

86. Acid. boric. pulv. ... 10,0 bis
    20,0—30,0
D. t. D. Nr. X
S. 1 Päckchen in 1 Liter heißem Wasser lösen und abkühlen lassen.

ist zweckdienlich. Für die Sprechstundenbehandlung ist die Pinselung der Vulva und des Vestibulum mit *2- bis 5%iger Lapislösung* das leistungsfähigste Verfahren. Ist die Vulvitis infolge Vernachlässigung stärker geworden, so eignen sich im Hause zunächst *Kamillen-* und *Käspappelbäder* (Malva silvestris), dann *Eichenrindenbäder.* Letztere werden am besten so bereitet, daß ¹/₂ kg Eichenrinde auf 2 Liter Wasser gegeben und diese Menge auf 1 Liter eingekocht wird. Dieser Liter wird jetzt in das Sitzbad geschüttet oder etwa ¹/₄ desselben für eine Bidetwaschung verwendet. Metallwannen sollen, da sie durch den Gerbstoff angegriffen werden, nicht benützt werden. Sorgfältige Trocknung, am besten wieder durch sanftes Aufdrücken von Wattebauschen und nachheriges Auftragen kühlender Puder ist erwünscht. Man verordnet als Puder

87. Zinc. oxydat. 20,0
    Talc. venet. 80,0
D. S. Äußerlich zum Einstauben.

oder die käuflichen *Vasenol-, Nivea-* und *Lenicetstreupuder.* Salbenbehandlung erscheint weniger angezeigt, weil die Sekrete dadurch eher kleben bleiben.

Die Gonorrhoe der **paraurethralen Gänge,** welche neben dem Ductus der gland. Bartholini (macula gonorrhoica Sängeri!) leider nicht

selten ungemein hartnäckige Schlupfwinkel der Erreger darstellt, ist
auch durch die Chemotherapie soundso oft nicht endgültig auszuheilen,
weil die Sulfonamide in diese abgekapselten Gonokokkeninseln keineswegs immer in der notwendigen Konzentration eindringen. Dabei wäre
es verfehlt, sie durch eine erhöhte Dosierung erzwingen zu wollen, die
unliebsame Zufälle auslösen könnte. Versagen mit und ohne Vakzination
(s. d.) die allenfalls wiederholten *Sulfonamidstöße*, so muß man die paraurethralen Gänge nach Ausdrücken mit einem Tropfen 3- bis 5- bis
10%iger Silbernitratlösung oder mit

> 88. Ammon. sulfoichthyol.
> Glycerin. .... aa 10,0
> D. S. Zum Auspinseln.

mit einer entsprechend kurzen Knopfnadel oder nach dem Vorgehen von
Asch mit einer Tränengangkanüle aus Silber behandeln. Die Amerikaner
und die Venerologen ziehen die elektrokaustische Behandlung vor. In
Ermanglung dieser Vorrichtungen kann man auch einen feinst zugespitzten
Lapisstift verwenden. Für Gonokokkeninseln, wie sie sich auch in der
Hinterwand der Urethra gelegentlich immer wieder halten, wird der
Facharzt ebenfalls die galvanokaustische Verschorfung verwenden. Die
seltenen paraurethralen Abszesse erfordern chirurgisch-fachärztliche Be-
handlung.

Was die Bartholinitis selbst anlangt, so hat die Chemotherapie,
allerdings bei möglichst frühzeitigem Einsetzen, auch hier Erfolge auf-
zuweisen. So sah Verf. eine akute Bartholinitis im Stadium des derben
Infiltrats nach einem 2-Tage-Stoß mit *Cibazol* unter Ausbildung eines
Ödems der großen und kleinen Schamlippe der zugehörigen Seite in
5 Tagen restlos ohne Abszedierung schwinden, in zwei anderen, weiter
fortgeschrittenen Fällen aber rasch Spontanaufbruch nach Einschmelzung.
Seinerzeit hat die Eigenblutumspritzung der Bartholinitis viel von sich
reden gemacht. Man entnimmt zu diesem Behufe aus der Ellenbeuge in einer
10 ccm fassenden Spritze, die zur Hälfte mit 5%*iger Natrium-citr.-Lösung*
gefüllt ist, das Blut und bringt es in Depots zu je 2 ccm in Form eines Rhom-
bus (nach Art der Anlegung einer Umspritzung zum Zwecke der Exstirpation
der Drüse in Lokalanästhesie) rund um sie herum an. Die Schule Bucuras
übt die Umspritzung mit Vorliebe mit Vollmischvakzine, indem ein
1/4 ccm der Vollmischvakzine mit physiologischer Kochsalzlösung auf
1 ccm aufgefüllt und damit die Drüse oberhalb und unterhalb des Aus-
führungsganges umspritzt wird. Das Verfahren ist weniger schmerzhaft
als die Umspritzung mit Eigenblut, da kleinere Mengen zur Verwendung
kommen, doch erzeugt es höhere Temperaturen. Damit kann man
entzündliche Drüsen, wenn auch nicht immer, zum Rückgange bringen
und nach dieser Behandlung durch einen neuen *Sulfonamidstoß* allenfalls leichter Rezidivfreiheit erzielen.

Ist der Pseudoabszeß bereits ausgebildet, hat die Patientin hohes
Fieber, kann sie infolge der schmerzhaften Schwellung nicht mehr gehen,
dann inzidiere man mit einem Spitzmesser breit die Drüse, und zwar an

der Stelle der größten Verdünnung, eine Operation, die der praktische Arzt unbedenklich machen kann. Man sorge nur, daß die Schnittöffnung nicht zu klein ist, damit es nicht zur Sekretstauung komme. Wenn man die Höhle mit einem in essigsaure Tonerde getauchten Streifen zart auslegt und durch einige Tage über die Vulva feuchte Umschläge gibt, kann man am 4. Tag das Auslegen bereits unterlassen, warme Sitzbäder mit *Hypermanganlösung*, später mit *Eichenrinde* nachschicken und rasch Heilung erzielen.

Dort, wo aus der immer wieder rezidivierenden Entzündung bei verschlossenem Ausführungsgang eine B a r t h o l i n i s c h e   Z y s t e geworden ist, ist namentlich dann, wenn sie beim Gehen und bei der Kohabitation sich störend bemerkbar macht, die chirurgische Ausschälung der einzige Weg zur Heilung. Eindringlich muß vor einer Ausführung dieser Operation, die technisch gar nicht so einfach ist, durch ungeschulte Hände gewarnt werden. Heilt die Wunde nicht per primam, dann kommt es infolge der Narbenschrumpfung leicht zu einem Klaffen der Schamspalte und damit zu einem kaum zu beseitigenden ständigen Fluor.

Noch einige Worte über die s p i t z e n   K o n d y l o m e und ihre Behandlung als häufige Begleiterscheinung einer Gonorrhoe. Bekanntlich werden sie für die Trägerin durch die Sekretion, durch die sie offenbar bedingt werden, die sie aber auch vermehren, recht quälend, zumal sie einen äußerst üblen Geruch zu verbreiten pflegen und zu Ekzemen in der Umgebung und Intertrigo hohen Grades Veranlassung geben. Während man ganz kleine, isoliert stehende Wärzchen mit *rauchender Salpetersäure* oder *konzentrierter Milchsäure* abätzen kann, hat Verfasser von der Pulver- und Pastenbehandlung mit *Sabina* und *Resorcin* von seiten der Patientinnen oft Klagen gehört. Vielleicht, daß der Rat von JOACHIMOVITS, das *Sabinapulver* nach der Vorschrift:

89. Summitat. Sabinae Alumin. crud. .... aa 10,0 D. S. Äußerlich.	**90.** Summitat. Sabinae ...... 10,0 Resorcin. albiss. .... 5,0 D. S. Äußerlich.

gleichzeitig mit *Dermatol* der Patientin zu verordnen und dieses aufzutragen, wenn die Sabina Brennen verursacht, die Nachteile dieser Behandlung aufwiegt. Am einfachsten und sichersten ist die c h i r u r g i s c h e T h e r a p i e mit dem scharfen Löffel, die in Narkose bei größeren, reichlich um den After, Damm und an der Vulva verstreut liegenden Kondylomen, bei kleineren auch unter Chloräthylspray gemacht werden kann. Die Warnung, während der Gravidität wegen der Gefahr des Abortus von diesen Operationen abzusehen, scheint mehr theoretisch. Jedenfalls hat Verfasser bei wiederholter Übung dieser Operation in der ersten Hälfte der Schwangerschaft keinen Abortus erlebt, wohl aber binnen kürzester Zeit völlige Beschwerdefreiheit, gleichzeitig damit aber, was das Wesentliche ist, Beseitigung höchst gefährlicher Brutstellen von Bakterien in Hinsicht auf Geburt und Wochenbett. Andere ziehen in der Schwangerschaft die R a d i u m b e h a n d l u n g der Operation vor. Die Röntgen-

therapie ist für Fälle breitbasig aufsitzender, rasch wachsender, blumen-
kohlähnlicher spitzer Kondylome von besonderer Größe sehr vorteilhaft
und gibt kosmetisch ausgezeichnete Ergebnisse (R. STEIN u. a.). Auch
das Abbrennen großer Kondylome mit dem Paquelin oder auf elektro-
kaustischem Wege verursacht keine auffälligen Narben.

Cervicitis gonorrhoica.

Welchen Segen die Chemotherapie gerade bei der oralen Behandlung
der Cervixgonorrhoe bringt, können nur die Älteren ganz ermessen, die
in der Lokaltherapie aufgewachsen sind und nicht nur immer wieder
Rezidive, sondern auch so manche Aszension durch brüske und poly-
pragmatische Behandlung erleben mußten oder zum mindesten soundso
oft dem Aufsteigen des Trippers gegenüber machtlos waren. Darum
kann man den Wert einer Therapie nicht hoch genug schätzen, die
schlagartig in wenigen Tagen der Erreger Herr wird und dadurch allein
schon in vielen Fällen die Aszension verhindert. Am einfachsten bedient
man sich wohl des *Sulfathiazols* (*Cibazol* oder *Eleudron*) oder *Albucids*
in der S. 113 angegebenen Dosierung unter Einhaltung der daselbst
angeführten Kontrollen.

Jede Lokalbehandlung unterbleibt grundsätzlich während
der Chemotherapie. Lediglich der lästige, zu Juckreiz, Rötung und
Intertrigo führenden Fluor kann behandelt werden. Diesem begegnet
man am besten durch (35⁰ C) warme Sitzbäder, die 2mal täglich
genommen werden und zu denen Hypermanganlösung zugesetzt wird.
Mit Vaginalspülungen sei man vorsichtig und lasse sie nur aus nicht zu
hoher Fallhöhe (etwa 50 cm) machen. Man verordnet Spülungen mit
Irrigator und Mutterrohr (niemals sind Gummiballons erlaubt) mit

91. Zinc. oder Cupr. sulfur. ... 50,0   **92.** Zinc. chlorat.
D. S. 1 Kaffeelöffel auf 1 Liter   Aqu. font. .... aa 150,0
        Wasser.   D. S. 1 Eßlöffel auf 1 Liter Wasser.

Treten Schmerzen dabei auf, unterlasse man die Spülungen, die im
übrigen nicht mehr als adstringierend wirken.

Die alte örtliche Behandlung der Cervixgonorrhoe
kommt nur nach dem endgültigen Versagen aller Möglichkeiten der Chemotherapie im Verein mit Vakzination in
Frage. An dem natürlichen Schutzwall, wie ihn der innere Muttermund
bietet, muß bei dieser Behandlung respektvollst haltgemacht werden. Wird
sie über ihn hinaus ausgedehnt, so werden dadurch Uteruskontraktionen
ausgelöst und die Erreger ins Korpus und in die Tuben geschafft, womit
die Salpingitis und all ihre Folgeerscheinungen unausbleiblich sind.

Nach Entfernung des zähen gelb-grünen Schleims, den man zart mit
einem in 10%ige *Natrium-Bicarbonatlösung* getauchten Wattestäbchen
oder durch 2 Minuten langes Ansaugen mit der BUCURASchen Saugglocke beseitigt, ätzt man den Halskanal mit 5- bis 10- bis 20%iger
Argentum-nitricum-Lösung oder mit 10%iger *Chlor-Zink-Lösung*; ebenso

mit dem zur Hälfte verdünnten käuflichen 40%igen *Formalin* oder mit 20%*igem Protargol,* das man wohl noch wirksamer als *Protargolglyzerin* nach folgender Vorschrift verordnet (WAGNER):

93. Argent. protein. 2,0
Tere cum glycerino
Adde aquae ad 10,0
D. S. Äußerlich. (Die Lösung muß
stets frisch bereitet werden.)

Diese Ätzung soll man nicht öfter als zweimal wöchentlich machen. Auch hier ist uns die Industrie in der Behandlung hilfreich an die Hand gegangen, indem sie Cervixstäbchen hergestellt hat, deren Auflösung längere Zeit in Anspruch nimmt, wodurch eine größere Tiefenwirkung verbürgt ist. Bewährt haben sich neben den *Choleval-, Protargol-, Transargan*stäbchen besonders die *Partagon*stäbchen, deren trockene Oberfläche und Quellungsvermögen zu inniger Berührung mit der Cervixwand und damit zur Entfaltung des Medikaments Veranlassung gibt. Jetzt werden übrigens auch 10% *Cibazolcervixstäbchen* hergestellt (vgl. S. 185). Für die Einführung solcher Stäbchen ist der LINDENFELDsche Stäbchenträger recht bequem. An die Einführung des Stäbchens schließt sich die Vorlage eines mit 10%igem *Ichthyol-* oder *Tanninglyzerin* usw. getränkten Tampons an. Die von JOACHIMOVITS angegebene lokale Cervixbehandlung mit ätherischen Ölen gewährleistet womöglich noch eine bessere Tiefenwirkung. Sie hat auch den Vorteil, daß die Emulsion der ätherischen Öle unbegrenzt haltbar ist. Die Vorschrift von JOACHIMOVITS lautet:

94. Mastic. .... 10 g
Solve in Alcohol. abs.... 25 g
Adde Cineoli .... 20 g
Aqu. dest. ad .... 200 g
ut. f. emulsio
D. S. Vor Gebrauch zu schütteln.

Natürlich muß auch dieser Behandlung die sorgfältige Reinigung des Halskanals vorausgehen. Wichtig ist, daß man die mit ätherischem Öl beschickten Wattestäbchen nicht länger als 5 Minuten liegen läßt und zwecks Vermeidung der Verätzung der Scheide in dieselbe vorher einen Tupfer einführt.

Dort, wo aber nicht bloß die Cervikalschleimhaut ergriffen ist, sondern auch die tieferen Partien von Gonokokken besiedelt sind, gleichzeitig also neben der Cervicitis eine Metritis colli besteht, ist die Vakzinebehandlung (siehe S. 129ff.) angezeigt, an die ein neuer *Sulfonamidstoß* angeschlossen wird.

Es kann nicht genug betont werden, daß die örtliche Behandlung der Cervix 3 bis 4 Tage vor der zu erwartenden Periode unbedingt abzubrechen und erst einige Tage nach Aufhören der Periode wieder aufzunehmen ist, um die große Gefahr der Aszension zu verhüten. Weiter soll man den behandelnden Frauen dringendst anraten, während der Periode

Bettruhe einzuhalten. Um die Uteruskontraktionen auszuschalten, ist jede Verkühlung zu vermeiden und die Waschung der äußeren Geschlechtsteile nur mit warmem Wasser vorzunehmen. Am besten hält sich die Patientin mehrere *Papaverinstuhlzäpfchen* (Rp. 67, S. 68) bereit, die sie bei den geringsten Anzeichen von Uteruskontraktionen nimmt.

Das heikle Problem der Behandlung einer Cervixgonorrhoe bei Schwangerschaft liegt dank der Chemotherapie ohne Gefährdung der Schwangeren oder eine solche der Frucht wesentlich einfacher. Da auch Schwangere auf diese sehr gut ansprechen, kann die ältere Therapie wohl als überholt gelten.

Man führte die erwähnten Stäbchen auch in den Cervikalkanal der Schwangeren ein und trieb diese Therapie sogar bis zum Ende der Schwangerschaft. Das Aschsche Verfahren besteht darin, daß man aus einer Salbenspritze mit weiter Bohrung 2%ige *Arg. nitricumsalbe* in den Halskanal spritzt, die infolge ihrer zähen Beschaffenheit tagelang an der Schleimhaut haftet. Asch führte diese Therapie nur in der ersten Hälfte der Schwangerschaft aus.

Gegen die chemotherapeutische Behandlung der Gonorrhoe im Wochenbett bestehen keinerlei Bedenken. Bei Einhaltung der üblichen Dosen tritt auch eine Schädigung des Brustkindes nicht ein (Philipp). Es sind aber die verträglichsten Mittel anzuwenden, also *Cibazol* oder *Eleudron* oder *Albucid*.

Eine ungemein häufige Begleiterscheinung der Cervicitis ist die Erosion. Richtig ist, daß mit der Abheilung des Katarrhs der Cervix auch die Erosion sich meist zurückbildet. Darum werden wir bei einer Erosion als Begleiterscheinung einer gonorrhoischen Cervicitis erst dann therapeutisch vorgehen, wenn die Gonokokken restlos vernichtet sind. Ihre Behandlung deckt sich mit der der Erosion überhaupt, welche S. 186 beschrieben ist.

Mastdarmgonorrhoe.

Sie entsteht in der Mehrzahl der Fälle durch die über den Damm gegen den Mastdarm herabfließenden gonokokkenhaltigen Sekrete während der Stuhlentleerung. Da sie symptomarm verläuft und schleichend in ein chronisches Stadium übergeht, bleibt ihr Beginn oft unerkannt, obwohl sie im großen klinischen Material sehr häufig (bis 30% der Fälle und mehr) vorkommt. Schmerzhafte Stuhlentleerung, schleimige Sekretion müssen nicht immer vorhanden sein, doch bieten sie einen Hinweis auf die Erkrankung des Rektums. Nur durch den bakteriologischen Befund kann die Diagnose erhärtet werden, indem die nach einer Irrigation mit 100 ccm lauwarmen Wassers aufgefangenen Eiterflocken nach Gram gefärbt werden.

Die Behandlung erfordert auch bei Anwendung der *Sulfonamide* peinliche Genauigkeit, zumal die Feststellung der Ausheilung nicht leicht ist. Reinfektionen infolge ungenügend behandelter Genitalgonorrhoe werden immer wieder beobachtet. Es ist aber zu hoffen, daß die möglichst frühzeitig und mit ausreichenden Dosen durchgeführte Chemotherapie der Urethral- und Cervixgonorrhoe die Rektalinfektion bzw. Reinfektion eindämmen wird. Hämel und Link treten bei der Rektalgonorrhoe für die Verstärkung des peroralen *Sulfathiazolstoßes* durch i. m. Injektion von 5 ccm *einer* 20%*igen Na-Cibazollösung* (in gebrauchsfertigen Ampullen) zu Beginn und am Ende des Stoßes ein. Wird eine Lokalbehandlung nötig, so sind Mastdarmspülungen mit *Protargol* 1 : 1000, *Argentum nitricum* 1 : 2000 oder *Kalium hypermanganicum* 1 : 5000 wirksam, die 1- bis 2mal täglich mittels Irrigators gemacht werden. Der vielerfahrene Asch zieht Einläufe von 100 ccm 1%/₀₀iger *Trypaflavinlösung*, morgens nach dem Stuhlgang gemacht, anderen Medikamenten vor. Dazu verordnet er abends abwechselnd 20 g einer Salbe von folgender Zusammensetzung:

> **95.** Argent. nitric.   1,0
> Balsam. Peruv.   10,0
> Vaselin. flav. ad 100,0

oder 2 bis 5%ige *Alumnol*salbe. Man braucht zur Salbenbehandlung große Spritzen mit abschraubbarem, stumpfem konischen Ansatz und ganz weiter Bohrung. Mit diesen gelingt es, nach Abschrauben des Ansatzes die Salbe anzuziehen und ins Rektum einzuspritzen, wo sie Stunden verbleibt. Es kann auch 10%ige auf 45° erwärmte *Protargolvaseline* benützt werden. Weiter werden Mastdarmzäpfchen, beispielsweise die 10%igen *Targesinzäpfchen*, oder die *Tampovagan-Suppositorien* (cum. argent. proteinico et ichthyolo aa 3%) gebraucht. Die Behandlung, welche, genau durchgeführt, nicht undankbar ist, dauert immerhin 4 bis 5 Wochen und mehr.

Vulvovaginitis gonorrhoica infantum.

An dieser Stelle soll nur von der Vulvovaginitis gonorrhoica infantum gesprochen werden, wenngleich auch andere Erreger eine Vulvovaginitis bei Kindern häufig erzeugen. Bei der unspezifischen Vulvovaginitis handelt es sich meist um geschwächte und konstitutionell minderwertige Kinder, ganz besonders um solche, die unter schlechten äußeren Verhältnissen leben. Am häufigsten sind es Mikrokokken, die nach den Feststellungen Munders eine unspezifische Vulvovaginitis machen. Bei der gonorrhoischen erfolgt die Ansteckung der Kinder fast immer durch gemeinsame Schlafstellen und gemeinsamen Gebrauch von Handtüchern, Nachtgeschirren usw. Epidemien in Kinderspitälern und Waisenhäusern sind ebenfalls beobachtet. Leider wird bei der Vulvovaginitis gonorrhoica in der Mehrzahl der Fälle auch die Urethra und das Rektum (bis 70%!) miterkrankt angetroffen, hingegen ist die Aszension begreiflicherweise bei dem ruhenden und noch nicht entwickelten Genitale selten. Entdeckt man eine frische Vulvovaginitis, müssen Bettruhe und 2mal täglich warme Sitzbäder mit *Käsepappel, Kamillentee, Kleie* (1 bis 1½ kg Weizenkleie werden in einem Beutel in das Badewasser hineingehängt, der von Zeit zu Zeit ausgedrückt wird) oder *Kalium hypermanganicum* verordnet werden. Bei besonders starker Verschwellung der äußeren Teile kann man die Maßnahmen, wie sie bei der Vulvitis der Erwachsenen (S. 116) geschildert sind, nicht umgehen.

Auch bei dieser gonorrhoischen Erkrankung gehört jetzt die Chemotherapie an die Spitze des Behandlungsplanes. Es muß aber hierzu bemerkt werden, daß die bis jetzt bekanntgewordenen Ergebnisse der *Sulfonamidtherapie* nicht so glänzende sind wie bei der Gonorrhoe der Erwachsenen. Deshalb wird von verschiedenen Seiten eine *kombinierte Hormon-Sulfonamidtherapie* als zur Zeit am wirksamsten empfohlen (H. NAGELL u. a.). Die Hormontherapie beruht auf der Tatsache, daß eine Vaginitis der Erwachsenen beim verhornten Epithel nicht vorkommt, weshalb es naheliegt, durch Zufuhr von *Follikulin*, das bekanntlich im Tierversuch zur Epithelverhornung führt, den Gonokokken auf diese Weise ihren Nährboden abzubauen. Man gibt den Kindern eine Injektion von 10000 I. B. E. *Oestradiolbenzoat* in Form eines der S. 14 genannten Follikelhormonpräparate[1] und beginnt 2 bis 3 Tage darauf mit der Chemotherapie. Von den Sulfonamidpräparaten wählt man die am besten verträglichen wie *Cibazol oder Eleudron oder Albucid* und gibt sie zerkleinert in Apfelmus oder Fruchtsäften. Die Dosierung ist bei *Cibazol* oder *Eleudron* für Kinder über 2 Jahre mit der halben, für jüngere mit einem Viertel der Gabe für Erwachsene anzusetzen. Bei Albucid verabfolgt man je nach dem Alter des Kindes 3mal täglich eine, 4mal täglich eine oder 3mal täglich zwei Tabletten; vom 6. Jahr an kann man durch 4 bis 5 Tage 3mal 2 Tabletten geben.

Wird eine örtliche Behandlung notwendig, so kann man sich der Scheidenspülungen bedienen. Am ungefährlichsten sind sie mit Nelaton- oder Janetkatheter auszuführen. In Ermangelung eines solchen kann aber auch eine Tripperspritze auf den Vorhof aufgesetzt und als Spülflüssigkeit 1- bis 5%ige *Argentum-nitricum-*, 1- bis 5%ige *Protargol-* oder *hellrote Hypermanganlösung* benützt werden. Die Spülungen müssen 1- bis 2mal im Tage wiederholt, die Kinder gut beaufsichtigt und mit geschlossenen Beinkleidern versehen werden. Auch die Stäbchenbehandlung (2 bis 5%ige *Agesulfstäbchen* oder solche mit 5 bis 10% *Protargol*) eignet sich hierfür. Praktisch gut bewährt hat sich auch die Behandlung nach OPPENHEIM: In die Harnröhre werden täglich 1 ccm, in die Scheide 3 ccm *Protargol* in steigender Konzentration ($^1/_8$ bis 10%), *Albargin* (1 bis 5%) und *Argentum nitricum* (1 bis 2%) instilliert. Die Rektalgonorrhoe der Kinder behandelt man nach OPPENHEIM durch Mikroklysmen von 20 ccm einer 5 bis 10%igen *Silbersalzlösung*. Von einer Heilung kann man erst nach der Untersuchung zahlreicher Abstriche reden. Sie zu erzielen, muß unbedingt unser Bestreben sein, da selbst Jahre nach einer solchen Kindergonorrhoe noch Gonokokken zurückbleiben können. ZARFL berechnete die Dauer der örtlichen Therapie auf 3 bis 6, ja 8 Monate, Grund genug, sie durch die Sulfonamidbehandlung womöglich ganz zu ersetzen!

---

[1] H. MÜLLER läßt bis zur Gonokokkenfreiheit täglich 1 *Menformonstäbchen* zu 500 M. E. vaginal einführen und erzielte mit dieser Hormonbehandlung allein in 3 bis 23 Tagen Heilung (11 Fälle). Sie läßt sich natürlich mit mit der Chemotherapie verbinden.

Die Behandlung der inneren Gonorrhoe.

Die gonorrhoische Entzündung der Adnexe.

Das akute Stadium der inneren Gonorrhoe macht oft stürmische, ja geradezu besorgniserregende Symptome und bietet für diejenigen, welche wenige derartige Fälle gesehen haben, sehr leicht den Anschein einer zur allgemeinen Peritonitis sichtlich hinneigenden Krankheit von hoher Lebensgefahr. Wenn es auch richtig ist, daß die akute Appendizitis differentialdiagnostisch eine sehr große Rolle spielt, und alle Umstände, die für und gegen dieselbe sprechen, ins Treffen geführt werden müssen, wobei namentlich der Nachweis einer Gonorrhoe unter allen Umständen anzustreben ist, wenn ferner stielgedrehte Ovarialtumoren, Tubarabort und in seltenen Fällen akute Sigmoiditis ein ähnliches Bild heraufbeschwören können, so läßt sich doch in der Mehrzahl der Fälle durch Erheben der Anamnese und den Sekretabstrich, allenfalls das Kulturverfahren, die Diagnose auf Aszension einer Gonorrhoe stellen. So unheimlich beim ersten Anblick das Bild sein mag, besonders wenn neben den heftigen Schmerzen und Temperaturen bis 39⁰ C und darüber, Meteorismus, Brechneigung, belegte Zunge bestehen, so zeigt sich doch, wenn man nur den Mut hat zuzuwarten und seiner Sache sicher ist, daß dieser so gefährlich scheinende Zustand im Verlaufe weniger Tage wesentlich sanfter zu werden beginnt. Üblichkeit und Brechneigung nehmen ab, das Fieber geht zurück und auch die Darmtätigkeit kommt mit und ohne Abführmittel in Gang. In diesem Stadium, also im Beginn der Aszension, ist auch von der Chemotherapie — am einfachsten von einem 3tägigen *Cibazol-*, *Eleudron-* oder einem 4tägigen *Albucidstoß* — noch am ehesten ein Rückgang aller Erscheinungen, zu erhoffen, während man sie später bei einmal ausgebildeten Adnextumoren als anatomischen Folgezustand der abgelaufenen Entzündung nicht mehr erwarten kann. Wichtig ist, daß im Anschluß an die Regel, sehr häufig unter neuem Auftreten einer Blutung, das Krankheitsbild sich entwickelt, also deutlich abhängig von der Periode ist, die, wie nochmals betont sei, keine Gegenanzeige gegen die Sulfonamidbehandlung darstellt. Ist es einmal geschehen, daß der Gynäkolog oder, was häufiger vorkommt, der Chirurg in der Annahme einer akuten Appendizitis die Bauchhöhle geöffnet hat und nun düsterrote geschwollene Eileiter findet, aus deren Fransenende vielleicht rahmiger Eiter ausfließt, so soll er, will er die Sache nicht zum Schlimmen wenden, unangetastet die Bauchhöhle wieder schließen, jedweden Versuch einer Entfernung von Teilen des inneren Genitales unbedingt unterlassen und die Chemotherapie einleiten. Demnach ist im allgemeinen die Indikation zum operativen Eingreifen im akuten Stadium nur äußerst selten tatsächlich unabweisbar. Mag es auch so scheinen, als ob das hohe Fieber und die Vorwölbung des Douglas wenigstens zur vaginalen Inzision zwingen müßten, so ist auch dieser Eingriff, wie G. A. WAGNER ausdrücklich hervorhebt, nur selten angezeigt, da es sich meist nicht um pelveoperitonitische Abszesse, sondern viel öfter um abgesackte Eiterungen in den Tuben handelt, deren restlose Entleerung nicht gelingt und die zu ständigem Eiterfluß Veranlassung geben. Auch die Punktion der Eitersäcke vom Douglas her ist wohl kein ganz unbedenkliches Verfahren. Man weiß nicht, bis wohin man mit der Nadel gelangt, kann Adhäsionen aufreißen und den Eiter in die freie Bauchhöhle vertragen.

Indem man der Patientin anschaulich vorstellt, daß zwar Veränderungen im Bauchfell vorhanden sind, die die Schmerzen erklären — der anatomisch allerdings unhaltbare Ausdruck der Bauchfell-„Reizung" für den Zustand der akuten Perimetritis ist·da üblich und für den Laien nicht schlecht —, beruhigt man auch seelisch die meist schwer betroffene Frau, der man durch eine Reihe von wichtigen symptomatischen Maßnahmen wesentliche Erleichterung zu schaffen hat. Oberstes Gebot ist zunächst strengste Bettruhe, welche sich soweit zu erstrecken hat, daß auch Harn- und Stuhlentleerung im Bette zu erfolgen haben; darum dreht sich zunächst alles. Je länger und je genauer das Gebot der Bettruhe befolgt wird, um so sicherer kann man sein, daß die Gonorrhoe ausheilen wird. Dazu gehört heutzutage der Aufenthalt im Krankenhaus. Er wäre eigentlich für jede innere Gonorrhoe grundsätzlich zu fordern, denn nur die Anstaltspflege garantiert die notwendige strenge Kontrolle der Kranken und ihrer Befunde, die Durchführung der Abstriche, Provokationen, des Kulturversuches und der systematischen Therapie, von der im folgenden die Rede ist.

Daß bei der Behandlung alles vermieden werden muß, was eine Vermehrung der Hyperämie des kleinen Beckens bewirkt, ist selbstverständlich, und unsere Vorsorge muß soweit gehen, daß nicht bloß, was nicht zu betonen ist, jedwede unmittelbare erotische Reizung des Genitales wegzufallen hat, sondern daß auch alles, was mittelbar durch Besuche, Lektüre usw. auf die Genitalsphäre hyperämisierend einwirkt, vollständig in Fortfall kommen muß. Darunter gehört absolutes Verbot von Alkohol, ein leichtes, dabei aber nahrhaftes Kostregime, bestehend aus Suppe, möglichst passierten Gemüsen, geschabtem, wenig gewürztem Fleisch, nicht blähenden Mehlspeisen leichter Art, besonders solchen mit Fruchtmarmeladen, als Getränke Fruchtsäfte und nicht zuletzt Kamillentee, welcher auf die schmerzhaften Darmbewegungen einen entschieden lindernden Einfluß hat. Was nun die Ruhigstellung der Bauchorgane anlangt, kann man es einerseits mit der Kälte, anderseits mit der Wärme versuchen. Es klingt unverständlich, daß zwei gerade entgegengesetzte thermische Verfahren schmerzlindernd wirken sollen. Richtig ist, daß die Kälte mehr zur Ruhigstellung des Darmes und zur Anämisierung desselben und des Uterus führt, daß aber nach ihrer Entfernung eine um so stärkere Hyperämie einsetzt. Merkwürdig, aber Tatsache ist es, daß bei verschiedenen Völkerschaften die Empfindungen verschieden liegen. In unseren Gegenden ist bei Frauen entschieden die Hitze mehr beliebt als die Kälte, in Amerika ist es gerade umgekehrt. Man hält sich am besten an den Ratschlag G. A. WAGNERS, dasjenige zu geben, das im Einzelfalle die Schmerzen am besten lindert. In der Mehrzahl der Fälle kommt man aber ohne schmerzstillende Mittel nicht aus. So manche der bei der Dysmenorrhoe angeführten Antidolorosa (S. 46 ff.) tun auch hier gute Dienste. Besonders sei auf das *Papaverin* (Rp. 67, S. 87) und die *Belladonna* (Rp. 82, S. 116) hingewiesen. Kombinationen dieser beiden Mittel oder mit *Codein*

96. Extract. Belladonn. 0,02
    Papaverin. hydrochlor. .. 0,03
    But. Cac. ad 2,0
    M. f. suppos.
    S. 1—2 Zäpfchen täglich.

97. Extract. Belladonn. 0,02
    Codein. hydrochlor. 0,02
    But. Cac. ad 2,0
    M. f. suppos.
    S. 1—2 Zäpfchen täglich.

sind manchmal nicht zu umgehen. In leichteren Fällen genügt Codein

98. Codein. phosphor. 0,3
    Aqu. Amygd. amar. 6,0
    Aqu. font. ad 20,0
    D. S. 3mal täglich 20 Tropfen.

oder

99. Codein. phosphor. 0,3
    Sirup. simpl. 30,0
    Aq. font. ad 150,0
    D. S. 3stündlich 1 Eßlöffel.

Wohlfeil und sehr gut wirksam sind

100. Phenacetin.
     Amidopyrin.
     Antipyrin. coff.-citr. ... aa 0,2
     M. f. p., d. t. d. Nr. XX
     D. S. Bei Schmerzen 1—3 Pulver
            täglich.

Ferner MARBURGS Pulver (Rp. Nr. 137, S. 237) und die *Antipyrin-klysmen*: Man löst in 3 Eßlöffeln Wasser 2 g *Antipyrin* und gibt es nach Reinigungsklysma in einer kleinen Spritze 1- bis 2mal täglich. Auch die Verordnung von *Ichthyolscheidenkugeln* mit Zusatz von *Pyramidon* oder *Antipyrin* hat einen entschieden schmerzstillenden, vielleicht auch entzündungswidrigen Einfluß. Man verordnet:

101. Ammon. sulfoichthyol. (oder
     Cehasoli) 0,2
     Amidopyrin. 0,3
     (od. Antipyrin. 0,5)
     But. Cac. ad 2,0
     M. f. Globuli vag.
     D. tal. dos. Nr. X

Bewährt haben sich von schmerzstillenden Fabriksmarken das Spezialpräparat *Eupaco* in Tabletten oder Zäpfchen, das *Veramon* à 0,4 mehrmals im Tage, die *Gelonida antineuralgica, Eumed-, Treupelsche Tabletten, Optalidon, Saridon*, die *Belladonna-Excludzäpfchen, Bellafolin* (1 bis 2 Tabletten à 0,25 mg oder 10 bis 20 Tropfen). Von *Morphin, Heroin* kann man so gut wie immer, von *Opium* und *Pantopon* auch vielfach absehen. Diese Medikamente im Verein mit Umschlägen machen auch heftigste Schmerzen durchaus erträglich. Entweder man gibt echte

Prießnitzumschläge, d. h. man nimmt eine in kaltes Wasser getauchte Kompresse (Handtuch), das man ausgerungen hat, deckt es mit einem trockenen Tuch zu und gibt darüber entweder Billrothbatist oder Flanellstoff oder ein Wolltuch und läßt diesen Umschlag mehrere Stunden liegen (etwa 3 bis 4 Stunden lang). Seine Wirkung besteht in einer langsam einsetzenden, daher angenehm empfundenen reaktiven Hyperämie, die schmerzstillend und krampflösend wirkt. Die Wirkung ist schwächer als die jener Hyperämie, die dadurch erzeugt wird, daß wir von Haus aus warme oder heiße Kompressen auflegen und die Wärme durch einen Thermophor erhalten. Beider Methoden kann man sich bedienen, wobei man, wie noch einmal erwähnt sei, weitgehend dem Empfinden der Patientin entgegenkommen soll. Von nicht zu unterschätzender Wirkung ist unbeschadet der Dunstumschläge das Aufpinseln von *Tinct. Jodi-glycerini* aa oder einer 6 bis 10%igen *Jod-Vasogen-Lösung* auf den Bauch. Auch das Auflegen eines Leinwandlappens, auf den eine Ichthyolsalbe folgender Zusammensetzung dick aufgetragen wird,

> 102. Cehasol. oder Ammon. sul-
> foichthyol. ....-... 20,0
> Lanolin.
> Vaselin. .... aa 10,0
> M. f. U.
> S. Äußerlich.

wirkt resorptionsfördernd. Benützt man die Eisblase, so muß man dafür Sorge tragen, daß sie niemals der Haut unmittelbar anliegt, sondern durch mehrere Lagen von Tüchern von derselben getrennt bleibt und bei länger dauernder Verordnung am besten in einer Art Hängevorrichtung, die man leicht behelfsmäßig aus Tüchern oder Gurten herstellen kann, angebracht wird, damit sie nicht durch Druck störe. Wo ein recht unangenehm ziehender Schmerz gegen den Mastdarm hin besteht, wo vielleicht ein Douglasexsudat sich einzustellen droht, machen wir von der Kälte mit Vorliebe Gebrauch, indem wir den ATZBERGERschen Mastdarm-Kühlschlauch anwenden. Derselbe ist sehr einfach zu handhaben und stellt nichts anderes dar als ein geschlossenes Mastdarmrohr mit Zu- und Ablaufvorrichtung, in der das Wasser von der gewünschten Temperatur kreist. Man nimmt diesen ATZBERGERschen Kühler, der auch in der Chirurgie bei paraproktalen und proktalen Erkrankungen gern verwendet wird, mindestens zweimal täglich durch etwa eine halbe Stunde in den Behandlungsplan auf. Er kann auch als vaginale Apparatur ohneweiters Verwendung finden. Ganz besondere Aufmerksamkeit muß dem Darme zugewendet werden. Eine etwa bestehende Stuhlverstopfung ist auf jeden Fall hintanzuhalten, nicht nur weil sie besonders in der Flexura sigmoidea zu Kottumoren führen, sondern weil sie auch die ohnehin schon bestehende Hyperämie nur noch vermehren kann. Am besten eignen sich Kamilleneinläufe oder solche mit Öl, außerdem die unschädlichen Gleitmittel, besonders das *Paraffinum liquidum* und *Parafluid* (2mal täglich 1 Eßlöffel) oder (die teureren) Fabrikspräparate *Nujol*,

Paraffinal, Paraffinum aromaticum, Purgiolax, Rigalit und *Agarol* (siehe auch bei Obstipation S. 292 ff.). Von salinischen Abführmitteln macht man nur zeitweise Gebrauch. Das von ASCHNER zwecks Milderung des Ablaufes der Entzündung besonders empfohlene *Calomel* wird bei diesem Zustande nicht in der abführenden, sondern in kleinen Dosen entweder als solches (3mal täglich 0,01) oder in Verbindung mit *Podophyllin* in Form der *Chologentabletten* (Stärke I) verordnet.

Sind die Temperaturen zur Norm zurückgekehrt oder erreichen sie wenigstens nicht mehr höhere Werte als gegen Abend 37,5, sind die Schmerzen gelinde geworden, lassen sich aber bereits Verdickungen und Schwellungen der Adnexa feststellen, während im akuten Stadium der Perimetritis sehr häufig zu Seiten des schmerzhaften Uterus noch kein solcher Befund erhoben werden kann, so zeigt dies an, daß die Aszension nicht verhindert werden konnte und sich in anatomisch greifbare Folgen umzusetzen beginnt. Jetzt sind die Schwellungen der Adnexa voraussichtlich noch in jenem Zustande, der einer Rückbildung fähig ist. Dazu eignet sich am besten entweder für sich allein oder als Sensibilisierung des Körpers für einen neuen chemotherapeutischen Stoß die

Vakzinetherapie der Gonorrhoe.

Die auf den Forschungen der Pasteurschen Schule fußende, von WRIGHT begründete Vakzinetherapie ist in Deutschland wohl zuerst von BRUCK praktisch angewendet und unter anderen von MUCH, BUSCHKE und LANGER verschiedentlich ausgearbeitet worden. Für die Vakzinebehandlung der weiblichen Gonorrhoe hat aber unbestreitbar BUCURA durch zahllose mühselige Untersuchungen das Verfahren so ausgebaut, daß es auch heute noch neben der Chemotherapie als das wertvollste Behandlungsverfahren der weiblichen Gonorrhoe genannt werden muß. BUCURA und seine Schüler haben uns zeigen können, daß die Vakzinebehandlung der Gonorrhoe denn doch eine spezifische ist. Damit ist aber von vornherein ausgedrückt, daß sie mehr leisten muß als die Proteinkörpertherapie. Unter der Voraussetzung der Benützung einer wirksamen Vakzine leistet diese Therapie das, was sie zufolge ihrer Wesensart leisten kann. Sie beeinflußt in spezifischer Weise die tiefe Gonorrhoe, also jene Prozesse, bei denen die Gonokokken bereits in inniger Berührung mit dem Lymph- und Blutstrom des Körpers stehen. Sie ist aber wirkungslos bei der oberflächlichen Gonorrhoe, dort, wo die Gonokokken nur als Rasenbildner auf den Schleimhäuten auftreten, nicht in die Tiefe gedrungen sind und infolgedessen nicht in Kontakt mit dem Blut- und Lymphstrom stehen. Darum ist auch nur bei der Tiefengonorrhoe die Komplementbindungsreaktion positiv, während sie bei der oberflächlichen Gonorrhoe negativ ausfällt. Die Vakzinetherapie stellt nichts anderes dar als eine aktive Immunisierung des Körpers. Eine solche ist im akuten Zustand der Gonorrhoe weder notwendig noch angezeigt, im Gegenteil, zu diesem Zeitpunkt bringt der Körper genug Immunisierungsstoffe durch die eben in ihn eingedrungene Krankheit auf, und es könnte gefährlich werden, dieselben künstlich vermehren zu wollen. Die Vakzinierung darf erst einsetzen, wenn der Körper an seine eigenen Immunisierungsstoffe gewöhnt ist und wenn ihrer nicht mehr genug aufgebracht werden, um mit den restlichen Herden der Krankheit fertig zu werden. Mit der Therapie darf man also erst dann beginnen, wenn klinisch gesprochen der Prozeß ein subakuter geworden ist oder beginnt in den chronischen Zustand überzugehen. Erst dann, wenn die Temperatur unter 37,5⁰ gesunken ist, wenn die Senkungsgeschwindigkeit nicht mehr auffallend kurze Werte aufweist, erst dann ist es Zeit, mit der Vakzinetherapie zu beginnen. Gerade das Erfassen des richtigen Augenblicks für den Anfang der Behandlung ist einer der wichtigsten Punkte für den Erfolg oder Mißerfolg. Daß sie nicht zu früh gegeben werden darf, wurde gesagt. Wo sie aber zu spät begonnen wird, und dies ist leider vielfach der Fall, dann kann sie, wenn einmal weitgehende anatomische Veränderungen bindegewebiger Natur an den Eileitern und im Beckenbauchfell entstanden sind, diese nicht mehr zur Norm zurückbringen. Das muß die einfache Überlegung lehren, derzufolge Schwarten und Bindegewebe als Endzustand einer abgelaufenen Entzündung nicht mehr verschwinden können, da sie längst nicht mehr Hyperämie, Ödem, Exsudat und bakterielle Herde darstellen, sondern ein anatomisch greifbarer Folgezustand der abgelaufenen Entzündung sind. Hält man sich dies vor Augen und beginnt man möglichst bald, aber nicht zu bald mit der Vakzinetherapie, dann wird es zur Entwicklung solcher Folgezustände, die nicht mehr beeinflußbar sind, weniger leicht kommen. Bevor auf die Technik der Vakzinetherapie eingegangen wird, sei ausdrücklich daran erinnert, daß beim Bestehen einer Lungentuberkulose oder einer Nephritis die Vakzinierung nicht in Angriff genommen werden darf, weil sie eine Verschlechterung dieser Leiden hervorrufen kann. Es ist auch ein Gebot der Vorsicht, bei heruntergekommenen oder von Haus aus anämischen Frauen die Therapie hinauszuschieben, wenn sie überhaupt in Erwägung gezogen wird, bis der Allgemeinzustand gebessert ist. Welche Prozesse sind es nun, so lautet die Frage, welche der Vakzinierung unterworfen werden sollen? Zunächst einmal bleibt ihr Hauptgebiet die Salpingoophoritis gonorrhoica mit und ohne Beteiligung des Corpus uteri als echte Tiefenerkrankung der Gonorrhoe.

Wie wir wohl mit Sicherheit annehmen können, ist die *Gonorrhoe des Corpus uteri* als selbständiges Krankheitsbild nur von untergeordneter Bedeutung, indem mit dem Wechsel der Schleimhaut auch die durch die Gonokokken erzeugte Endometritis in der Mehrzahl der Fälle durch die Natur zur Abheilung kommt. Da aber die Corpusschleimhaut die Straße darstellt, auf der die Gonokokken in die Tuben aufsteigen, so ist ihre eheste Blockierung durch Chemotherapie und nicht durch Lokalbehandlung das gegebene Verfahren. Rechtzeitig eingeleitet, vermag sie auch im Verein mit den geschilderten Allgemeinmaßnahmen (S. 126) die Aszension soundso oft zu verhindern. Aber auch bei der chronischen Entzündung der Adnexen, die durch Schübe vom Corpus her wieder aufflackert, ist die alte Ätzbehandlung der Corpusschleimhaut mit 40% Formalin, 10% Jodtinktur usw. als ein heikles, in der Hand Ungeübter geradezu gefährliches Verfahren um so eher abzulehnen, als die Vakzinetherapie mehr leistet.

Auch bei der sogenannten offenen Gonorrhoe sieht man durch die *Sulfonamid*behandlung bekanntlich Versager, weil die Gonokokken nicht allein die Oberfläche der Schleimhaut besiedelt haben, sondern auch in der Tiefe abgekapselte Herde bilden, wohin das Chemotherapeutikum nicht in genügender Konzentration gelangt. Gab darum die Vakzinetherapie seinerzeit allein bei der Cervicitis mit Metritis colli infolge Eindringens der Gonokokken in die Tiefe, ebenso wie bei der Periurethritis und der Peribartholinitis ausgezeichnete Resultate, so ist sie gegenwärtig bei diesen Zuständen auch als Bahnung für einen letzten erfolgreichen chemotherapeutischen Stoß nach Versagen vorangegangener wertvoll. Bei den echten Metastasen der Gonorrhoe, der Arthritis gonorrhoica und bei den glücklicherweise seltenen Fällen von Endocarditis, in denen die Komplementbindungsreaktion immer positiv ist, galt sie bis zum Aufkommen der Sulfonamide als das Verfahren der Wahl. Besonders leistungsfähig erwies sich nach den Erfahrungen WIEDMANNs bei Arthritis gonorrhoica die periartikuläre Umspritzung des erkrankten Gelenks in Form von 3 bis 4 subkutanen Depots einer durch $1/2$%ige *Novokainlösung* verdünnten *Vakzine* nach Vorbereitung des Körpers durch Vakzination in der steigenden Dosis von $1/_4$ bis 2 ccm. Die Dosierung der periartikulären Depots wird in derselben Weise wie bei der allgemeinen Vakzination gehalten. Verfasser hat schon nach wenigen Injektionen nicht nur subjektiv, sondern auch objektiv Besserung bis zum vollen Schwinden der Funktionsstörung bei dieser Art der Behandlung gesehen, die natürlich der einfacheren mit den *Sulfonamidstößen* Platz machen wird, wenn die bis jetzt damit gemeldeten guten Erfolge sich mehren. In Fällen, in denen der Krankheitsbeginn lange zurückliegt, fällt die Serumreaktion, trotzdem eine Gonorrhoe die Ursache der Krankheit war, soundso oft negativ aus. Dann erlebt man es auch, daß die Gonokokkenvakzine nicht das leistet, was man erwartet hat. Darum ist es für diese Fälle besser, statt der Gonokokkenvakzine die sogenannte *Vollmischvakzine* zu verwenden, welche neben den Gonokokken die abgetöteten Leiber der Wundkeime (Staphylokokken, Streptokokken, Kolibazillen) enthält. Dort, wo eine reine Infektion mit Wundkeimen vorliegt, ist die Anwendung der Mischvakzine angebracht, über welche bei den septischen Entzündungen noch einmal gesprochen wird. Da die Blenovakzine BUCURAS eine polyvalente ist, also aus einer größeren Zahl verschiedener Gonokokkenstämme unter besonderer Berücksichtigung einer nicht zu langen Kultivierung hergestellt wird, sind Versager wenig zu befürchten. Die Blenovakzine BUCURAS, welche im Kühlen aufbewahrt und vor dem Gebrauch unbedingt geschüttelt werden muß, wird entweder als intramuskuläre (nicht intravenöse) Injektion oder als lokale Injektion in die Portio gegeben. Letzteres Verfahren ist bereits ausgesprochenes Arbeitsgebiet des Gynäkologen. Nach bakteriologischer und womöglich auch serologischer Feststellung der Gonorrhoe beginnt man die Behandlung folgendermaßen:

Die gut durchgeschüttelte Vakzine wird in einer 1 ccm fassenden, ausgekochten Spritze in der Menge von etwas mehr als $1/_{10}$ ccm aufgezogen und tief nach Art einer Quecksilberinjektion in die Gesäßgegend injiziert. Bei Klagen über Schmerzen daselbst wird sie das nächste Mal in den Oberschenkel, und zwar in dessen Außenseite eingespritzt. Die Patientin wird angewiesen, mindestens zweimal täglich Temperatur zu messen und bei Steigerung derselben über 37,2⁰ das Bett aufzusuchen. Diese kleine Dosis bewahrt uns als tastende Anfangsdosis vor zu stürmischen Reaktionen.

Die spezifische Reaktion äußert sich als allgemeine Reaktion mit Einsetzen von Schüttelfrost, Fieber und Krankheitsgefühl, als Herdreaktion durch Vermehrung der Schmerzen im Becken und des eitrigen Ausflusses und an der Stelle der Injektion durch Rötung und Schmerzhaftigkeit des Stichkanals.

Die Anfangsdosis besteht aus 300 Millionen Keimen, da 1 ccm 3000 Millionen Keime enthält. Diese Gabe wird bis zur Höchstgabe von 2 ccm, d. i. 6000 Millionen Keime gesteigert. Tritt auf die Injektion von $^1/_{10}$ ccm keine Reaktion auf, so steigert man nach 3 Tagen die Gaben auf das Doppelte und nach weiteren 3 bis 4 Tagen auf das Dreifache der Anfangsdosis. Hat man bisher keine Reaktion erzielt, so gibt man nach BUCURA als nächste Gabe $^6/_{10}$ ccm und bei weiterem Ausbleiben der Reaktion 1 ccm. Dann steigert man auf $1^1/_4$, $1^1/_2$, $1^3/_4$, schließlich auf 2 ccm, welche Dosis man niemals überschreitet. War die Reaktion aber sehr stark ausgesprochen, so bleibt man auf der unveränderten Gabe solange stehen, bis die Reaktion ausbleibt. Erst dann steigert man nach BUCURAS Schema. Bei jungen und kräftigen Personen, denen man eine stärkere Reaktion zumuten darf, beginnt man mit $^1/_4$ ccm und steigert bei Fehlen der Reaktion das nächste Mal auf das Doppelte, dann auf $^3/_4$, 1 ccm, $1^1/_2$ und 2 ccm und verbleibt bei dieser Dosis längere Zeit. Ist aber eine Reaktion bei den Einzelgaben aufgetreten, so wird auch bei kräftigen Frauen die nächste Gabe nicht gesteigert, vielmehr der Eintritt der Reaktionslosigkeit abgewartet, was 7 Tage dauern kann. Die Höchstdosis von 2 ccm wiederholen wir so oft, bis die Patientin nicht mehr reagiert.

In Gonorrhoefällen, die infolge Mischinfektion mit den Wundkeimen auf die Blenovakzine nicht oder nicht genügend ansprechen, bedienen wir uns zur Sicherung des Erfolges nach der oben skizzierten Blennovakzinebehandlung der Vollmischvakzine BUCURAS, die im Kubikzentimeter außer 3000 Millionen Gonokokken je 1000 Millionen Staphylo-, Streptokokken und Kolibazillen enthält. In der Dosierung halten wir uns im allgemeinen an die Vorschriften BUCURAS und beginnen mit $^3/_{10}$ bis $^5/_{10}$ ccm und steigen um $^2/_{10}$ bis $^3/_{10}$ bis zur Höchstmenge von 2 ccm.

Neben der intramuskulären Verabfolgung der Vakzine machen wir ausgiebig — aber nicht bei ambulanten Patientinnen — von der Injektion in die Portio Gebrauch. Da die Reaktion schon nach 10 Minuten bis zu einer $^1/_2$ Stunde unter starkem Schüttelfrost und schwerem Krankheitsgefühl einsetzen kann, eignet sie sich für ambulatorische Behandlung nicht, gibt aber hinsichtlich der Reaktionsfähigkeit der tiefen Gonorrhoeherde ausgezeichnete Ergebnisse, so daß wir sie in der Spitalsbehandlung der Gonorrhoe nicht mehr missen möchten. Besonders dort, wo die intramuskuläre Injektion der Blenovakzine und auch die Vollmischvakzine versagt hat, erweist sich die Portioinjektion oft noch als wirksam, besonders dann, wenn nebst den Adnexveränderungen auch eine schwer zu behandelnde Cervicitis besteht. Daß sie überdies ein ausgezeichnetes Provokations- und Sensibilisierungsmittel für einen weiteren *Sulfonamid*stoß ist, sei hier nochmals betont. Man stellt die Portio im selbsthaltenden Spekulum ein, betupft die vordere und hintere Muttermundslippe, in deren Substanz die *Vakzine* zu verabreichen ist, mit Jodtinktur, fixiert sie mit einem Häkchen und spritzt nun $^1/_{10}$ ccm in die Portio selbst ein. Man kann sich dazu wegen der Härte des Gewebes der Portio vorteilhafterweise einer eigenen Spritze nach Art der von den Zahnärzten verwendeten mit nicht abgleitender Nadel bedienen, kommt aber auch mit gewöhnlichen Injektionsspritzen zum Ziele. Mit der Steigerung der Dosis wartet man, bis die Reaktion vollständig abgeklungen ist, was bei heftiger Reaktion sogar bis eine Woche dauern kann. BUCURA bezeichnet die Maximaldosis, die gegeben werden soll, mit $^1/_2$ ccm. Wir haben aber auch von der Verabreichung von 1 ccm keine üblen Zufälle gesehen und sind im allgemeinen über 4 bis 6 Portioinjektionen nicht hinausgegangen.

Andere Vakzinepräparate sind das *Arthigon* nach BRUCK, welches im Gegensatz zur Blenovakzine BUCURAS intravenös gegeben wird, und zwar in der ersten Woche jeden zweiten Tag in steigenden Dosen von 0,2, 0,4, 0,6 ccm. Mit Rücksicht auf die intravenöse Einspritzung ist die Reaktion bereits nach 2 bis 3 Stunden zu erwarten, so daß die Patientin bis dahin zu Hause und in der Lage sein muß, das Bett aufzusuchen. Für andere Vakzinepräparate, wie das *Toxogon, Gonargin,* das *Gonoyatren* und die *polyvalente Gonokokkenvakzine* von MERCK gilt die Regel, sie der Keimzahl entsprechend abgestuft zu dosieren. SCHREUS empfiehlt alternierend intravenös und intramuskulär *Toxogon* oder *Gonargin* wie folgt zu injizieren:

1. Tag	500	Millionen	Keime	i. m.
2. „	50	„	„	i. v.
3. „	1000	„	„	i. m.
4. „	100	„	„	i. v.
5. „	2000	„	„	i. m.
6. „	200	„	„	i. v.

R. SCHRÖDER gab diese Behandlung im Verein mit *Albucid* bei aszendierter Gonorrhoe sehr befriedigende Leistungen.

Ein anderes Prinzip der Behandlung der Tiefengonorrhoe und der extragenitalen Komplikationen (Arthritis, Endokarditis) ist durch das von PIEPER und WOLFENSTEIN hergestellte *Compligon* gegeben, welches keine Gonokokken, wohl aber deren Toxine enthält. Man injiziert subkutan jeden zweiten Tag davon in steigenden Dosen 0,5, 0,8, 1 ccm und schließt in der zweiten Woche einen neuen *Sulfonamid*stoß an. In der KNAUSschen Klinik wurden durch diese kombinierte Behandlung mit

Compligon—Albucid Adnextumoren günstig beeinflußt. Dabei hat man
die Patientin auf die Reaktion wie bei der Vakzinetherapie (s. diese)
aufmerksam zu machen und den Erfolg in der üblichen Weise durch
Kontrolle der Abstriche unter Heranziehung des Kulturverfahrens und
durch Erhebung des Befundes zu prüfen. Das im staatlichen serothera-
peutischen Institut in Wien hergestellte *Blennocur* beruht auf demselben
Prinzip und wird in steigender Dosis von 0,5 bis 1,0, 1,5 und 2 ccm
subkutan oder intramuskulär verabreicht.

Über die anscheinend sehr leistungsfähige Vakzination mit lebenden
Gonokokken nach LOESER mangeln Verfasser eigene Erfahrungen.

Neben der Behandlung mit Vakzine steht uns noch die unspezifische
Reizkörperbehandlung ebenso wie die physikalische Therapie zur
Verfügung. Man kann von der Reizkörpertherapie auch bei Adnexen
gonorrhoischer Ätiologie Erfolge sehen. Die Technik der Proteinkörpertherapie und die physikalische Behandlung der chronisch entzündeten
Adnexe und ihrer Folgezustände wird, um Wiederholungen zu vermeiden,
für die gonorrhoischen und septischen Adnexentzündungen S. 195 bzw.
S. 137 gemeinsam abgehandelt, da die therapeutischen Maßnahmen die
gleichen sind.

Über die Regelstörungen bei Gonorrhoe ist hinsichtlich der Amenorrhoe infolge Perioophoritis S. 8, hinsichtlich von Metrorrhagien
S. 70 ff. die Rede gewesen. Für letztere müssen die Uterustonica, ferner
das *Kalzium*, das gerade bei entzündlichen Blutungen vielversprechende Erfolge aufweist, ebenso Verwendung finden, wie *Hypophysenpräparate*. Über
die Erfolge der *Follikelhormonbehandlung* der Endometritis bei Adnex-
reizblutungen wird auf S. 73 verwiesen. In Fällen eines etwa bestehenden
Corpus-luteum-Abszesses und einer unstillbaren Blutung auf dem Boden
eines solchen, wird man es mit *Corpus-luteum-Hormon* versuchen (2 bis
5 mg durch eine Woche). Daß eine Abrasio in solchen Fällen, weil sie
den Zustand verschlimmert, unterbleiben soll, bedarf keiner besonderen
Betonung, weshalb wir gelegentlich vor schweren Aufgaben in der Blutstillung stehen. Es ist daher kein Wunder, daß man gerade für derartige
Fälle, aber auch für solche von gonorrhoisch entzündeten Adnexen, in
denen zwar nicht die Blutung im Vordergrunde steht, aber der Krank-
heitsfall als solcher besonders schwer ist, durch temporäre Unterbrechung
des Menstruationszyklus den Zustand als solchen zu bessern sucht. In der
Tat spielt ja, wie wiederholt ausgeführt, gerade die Wiederkehr der Menstruation hinsichtlich der Verschlechterung des Zustandes eine wesentliche
Rolle. EYMER und MENGE haben die Strahlenbehandlung bei der
aszendierten Gonorrhoe in das Rüstzeug der Therapie aufgenommen und
damit gute Erfolge erzielt, welche G. A. WAGNER nicht nur hinsichtlich
der schmerzstillenden und blutungbeherrschenden Wirkung, sondern
auch wegen des raschen Rückganges entzündlicher Tumoren sogar bei
alten Entzündungsschwarten lobend hervorhebt. Sie ist um so unbedenk-
licher, als mit einer allfälligen Keimschädigung in derartigen schweren
Fällen nicht zu rechnen ist weil sie durch die Krankheit unheilbar steril
geworden sind.

Grenzen der konservativen Behandlung, Anzeigen zur operativen Therapie der Gonorrhoe.

Wenn es auch richtig ist, daß die operative Behandlung der entzündeten Adnexa um die Jahrhundertwende herum und noch länger entschieden eine zu ausgedehnte gewesen ist, weil vielfach selbst bei ganz jugendlichen Individuen unnötig früh der gesamte innere Genitalapparat geopfert wurde und bei unrichtiger Anzeigestellung sogar bei einwandfreier Operationstechnik genug Menschenleben an der Operation zugrunde gegangen sind (und noch zugrunde gehen), so will es gegenwärtig scheinen, als ob vielleicht doch, in einzelnen Fällen wenigstens, der Konservativismus zu weit getrieben würde. Diesem wäre ohne weiteres das Wort zu reden, wenn in solchen Fällen letzten Endes vollkommene Beschwerdefreiheit und Arbeitsfähigkeit erzielt werden könnte. Das ist aber, und das muß rund herausgesagt werden, soundso oft nicht möglich. Wenn auch eine möglichst frühzeitige und richtige, geduldig durchgeführte Chemotherapie viele Kranke vor diesem durch Jahre sich hinschleppenden Stadium in Zukunft bewahren dürfte, so bleiben, gemessen an der weiten Verbreitung der Gonorrhoe, jetzt noch eine große Reihe ungeheilter Fälle zurück, sei es, daß sie überhaupt nicht, ungenügend oder zu spät behandelt wurden oder daß die Behandlung unwirksam gewesen ist. Diese Fälle aber weiter konservativ zu behandeln, ist bei den vorhandenen pathologisch-anatomischen Grundlagen recht wenig aussichtsreich. Darüber muß man sich klar sein, daß dicke alte, verschlossene Tubensäcke und Tuboovarialzysten, welche als anatomische Unterlage kein entzündliches Ödem und keine Hyperämie mehr, sondern derbes Bindegewebe aufweisen, den konservativen Behandlungsmethoden trotzen müssen und trotz aller physikalischen Maßnahmen sich immer wieder zu rühren pflegen. Darum darf man wohl sagen, daß man nach einer entsprechenden Wartezeit bei äußerst gewissenhaft durchgeführter konservativer Behandlung, bei der keines der bewährten Verfahren, insbesondere die Vakzinetherapie unberücksichtigt geblieben ist, zum Messer greifen soll. Vor etwa Jahresfrist wird eine operative Behandlung nicht in Vorschlag zu kommen brauchen, schon deswegen nicht, weil über dem Stadium der Bettruhe, der wiederholten Chemotherapie und Vakzinierung und den verschiedenen physikalischen Behelfen Monate vorübergehen und sich noch manches im Befunde ändern kann. Ist aber allerfrühestens nach Jahresfrist oder noch später der Befund ein schlechter, indem die Adnextumoren nach wie vor fortbestehen, die Beschwerden besonders zur Zeit der Menstruation subjektiv recht unangenehm sind und auch objektiv die Periode selbst Abweichungen vom Regeltypus zeigt, dann soll man sich doch zur Operation entschließen, es sei denn, daß es sich um Frauen handelt, die ihren ganzen Lebenszweck der weiteren Behandlung ihrer Krankheit widmen können und deren es nur sehr wenige gibt. Operiert man im Zustande der längst abgelaufenen akuten Entzündung, so läuft man, wenigstens in der Regel nicht Gefahr, daß man infektiöse Fälle angeht, wovor man durch die Prüfung der Ab-

striche nach Provokation unter Anwendung der Gonokokkenkultur, der
Temperatur, die Ermittlung der Leukozytenzahl und das einfache Verfahren der Senkungsgeschwindigkeit sowie das Verhalten der Komplementbindungsreaktion bewahrt wird. Ist die Senkungsgeschwindigkeit nach
LINZENMAYER kürzer als 75 Minuten, soll man derartige Fälle unbedingt
weiter konservativ behandeln, ebenso bei positivem Ausfall der MÜLLER-
OPPENHEIMschen Reaktion. Ist sie wesentlich länger als dieser Grenz-
wert (etwa 2 Stunden und mehr), wird man nicht nur ernste Gefahren
vermeiden, sondern auch Bauchdeckeneiterungen nicht zu befürchten
haben.

Was nun die Operation selbst anlangt, so kann man bekanntlich zwischen konservativen Operationsmethoden und radikalen unterscheiden. Von den konservativen sind einige entschieden schlecht
und abzulehnen. Das ist zunächst bei der Gonorrhoe der Adnexa die
einseitige Resektion derselben. Bei der erwiesenen Doppelseitigkeit
des Prozesses pflegt in vielen Fällen bald nach der Operation der einen
Seite die zweite sich zu melden, und die operierte Frau ist schlechter daran
als ehedem. Konservative Verfahren müssen mindestens in der beidseitigen Entfernung der Eileiter bestehen. Das uterine Ende der
Eileiter muß exzidiert, der Gebärmuttergrund kann dabei nach BEUTTNER
gekappt werden, doch sei nicht verschwiegen, daß auch nach dieser
Operation gar nicht so selten schmerzhafte Stumpfexsudate auftreten
können, die auf lange Dauer physikalische Heilverfahren notwendig machen.
Der große Vorteil des Verfahrens, welches den Uterus als menstruierendes
Organ, wenn auch nicht als Fruchthalter, im großen und ganzen erhält, soll
nicht geleugnet werden. Derartige Frauen haben das Gefühl der Vollwertig-
keit ihrer Geschlechtsorgane, wenn sie auch steril sind. Man darf aber nicht
vergessen, daß die Periode weiter stark bleiben, daß sie Unregelmäßigkeiten nach wie vor darbieten kann und ganz besonders, daß von Seite
der einmal krank gewesenen Cervix Erscheinungen allenfalls bestehen
bleiben. Fluor, Erosion und Schmerzen beim Verkehr infolge alter narbiger
Parametritis posterior können trotz der Entfernung der Tuben, defun-
diertem Uterus und belassenen Ovarien auch weiterhin den Zustand als
keineswegs gut erscheinen lassen. Das muß man bedenken, so sehr man
auch für junge Frauen wünschen möchte, ihnen die Geschlechtsorgane
möglichst zu erhalten. Ob man im Einzelfalle die BEUTTNERsche Operation machen oder aber radikal vorgehen muß, kann nur angesichts der
geöffneten Bauchhöhle entschieden werden. Darum ist es schlecht, einer
Patientin ein konservatives Operationsverfahren zu versprechen, das
nachträglich zu halten der Frau nur zum Nachteil gereichen kann.
Man muß sich in derartigen Fällen unter allen Umständen freie Hand
vorbehalten. Auch die supravaginale Amputation der Gebärmutter ist
für die Behandlung chronisch entzündlicher Adnexe grundsätzlich nicht
das richtige Verfahren. Sie beläßt nämlich die Cervix, das Eintrittsorgan
für die Krankheit, das, besteht auch längst Gonokokkenfreiheit, soundso
oft an den genannten Folgeerscheinungen noch krankt. Außerdem gibt sie
gerade in diesen Fällen gar nicht so selten die Grundlage für langwierige,

schwere Stumpfexsudate ab. Wird der Bauchschnitt ausgeführt, und sind schwere anatomische Veränderungen da, so glaubt Verfasser dem radikalen Verfahren unbedingt das Wort reden zu sollen. Zur Zeit, wo es angezeigt ist, ist die Gefahr der Operation nur mehr gering und übertrifft in der Regel nicht die Gefahr einer Totalexstirpation überhaupt, wenn die Technik eine entsprechende ist. Dem Wunsch nach Erhaltung eines Ovarialrestes, womöglich eines Ovariums überhaupt, wird man, wo immer es angeht, nach Tunlichkeit nachkommen und auch von der Autotransplantation Gebrauch machen. Die Entfernung der Portio aber gehört folgerichtig mit in das Programm dieser Operation. Wenn der Weg per laparotomiam als der bevorzugte zuerst angeführt wird, so erscheint dies um so begreiflicher, als die meisten Fälle von Adnextumoren zufolge ihrer komplizierten anatomischen Verhältnisse ausgiebige Lösung von Adhäsionen und Deckung der Serosadefekte erfordern, was durch die Laparotomie weit übersichtlicher geschieht. Trotzdem darf man auch den vaginalen Weg, namentlich für tiefersitzende, nicht allzu große und bereits etwas beweglich gewordene Adnextumoren keineswegs verwerfen. Er gibt in der Form der Spaltung des Uterus und der Luxierung der Adnexa erfahrenen vaginalen Operateuren ganz ausgezeichnete Ergebnisse und ist trotz aller Einwände bei entsprechender Technik durchaus nicht ungangbar, ja er gestattet sogar die Belassung eines oder beider Ovarien.

Gelegentlich wird von einem Mittelding zwischen konservativer und operativer Behandlung alter cystischer Adnextumoren in Form der Punktion von der Vagina her Gebrauch gemacht. Wenn es sich um eine junge Frau handelt, bei der ausgesprochen cystische Adnextumoren bestehen, deren Inhalt längst steril geworden ist, ist es natürlich verlockend, die durch die Tumoren bestehenden Druckschmerzen durch Punktion beseitigen zu wollen. In Ausnahmefällen, in denen man den Verlauf der Krankheit selbst beobachten konnte und über die Natur der Tumoren überhaupt kein Zweifel bestehen kann, läßt sich der Versuch einer solchen Punktion — von der Scheide her mit dünner Nadel auszuführen — wohl rechtfertigen, nicht aber bei Frauen, bei denen die Diagnose irgendwie unklar oder der Prozeß vielleicht noch infektiös ist. Verfasser gelang es in einem Falle, einer 32jährigen Frau mit beidseitigen, vielleicht sogar intraligamentär gelegenen cystischen Adnextumoren durch Punktion vom tiefsten Punkte des der Scheide anliegenden Tumors über 250 ccm seröser Flüssigkeit zu entleeren, mit dem Erfolg, daß ein Jahr nach dieser Punktion der Tumor noch nicht Taubeneigröße erreicht hatte.

Die physikalische Behandlung der Adnextumoren und der Pelveoperitonitis chronica nach Gonorrhoe und septischen Entzündungen.

Schon in der Behandlung des akuten und subakuten Stadiums der Entzündung der Adnexa ist die physikalische Therapie in Form von Kälte und Wärme — Eisbeutel, Prießnitzumschlag, Dunstwickel und Thermophor — unentbehrlich. Aber auch in späteren Stadien, gar bei solchen Entzündungen gonorrhoischer Natur, welche zu spät oder mangelhaft einer rationellen Therapie unterzogen wurden und in so manchen hartnäckigen Fällen septischer Adnextumoren, wie sie durch die Wundkeime erzeugt werden, muß man immer und immer wieder physikalische Heilbehelfe heranziehen. Die im Nachfolgenden geschilderten Verfahren werden demnach nicht bloß bei den entzündlichen Folgezuständen nach Gonorrhoe, sondern auch bei solchen nach Adnex- und Bindegewebeentzündungen septischen Ursprungs verwendet.

Wärmeanwendung.

Was die Wärmebehandlung anlangt, so ist auch in den zum chronischen Zustand neigenden Fällen die tägliche Anwendung feuchter Wärme in Form des Dunstumschlages mit dem Thermophor oder trockener Wärme durch den Thermophor allein je nach dem Wunsche der Patientin immer angebracht. Die stärkste Wärmewirkung wird durch Verbindung von feuchter und trockener Wärme erzielt, indem man nach Entfernung des feuchten Umschlages auf den feuchten, nicht abgeriebenen Bauch durch weitere 10 Minuten das Heizkissen einwirken läßt. Höhere Wärmegrade können im Haus ohne Apparat in wirksamer Weise durch *Leinsamenumschläge* (Bereitung siehe S. 198) oder die Verwendung der *Antiphlogistine* erzielt werden. Dieses im wesentlichen aus Kaolin und Glyzerin nebst ätherischen Ölen bestehende Gemisch wird, so heiß als es vertragen wird, auf die Haut gebracht, nachdem es in seinem Blechbehälter im Wasserbad entsprechend erhitzt wurde. Darüber kommt eine möglichst dicke Schicht Verbandstoff. Die Masse bleibt solange liegen, bis sie leicht von der Haut abfällt (gewöhnlich nach 12 bis 24 Stunden). Sie ist übrigens nicht nur von den Bauchdecken, sondern auch von der Vagina her anwendbar. Man nimmt ein etwa nußgroßes Stück der erhitzten *Antiphlogistine* oder *Enelbin*, umhüllt es mit mehreren Lagen von Gaze und bindet den so entstandenen Beutel mit einem längeren Faden zu, an welchem die Masse nach 12- bis 24-stündigem Liegen im Scheidengewölbe leicht entfernt werden kann.

Nicht zu umgehen ist ferner die fast überall durchführbare Heißluftbehandlung POLANOs, deren einfache Apparatur auch in die Häuser verliehen wird. Wie weit die Heißluft geeignet ist, heilend, insbesondere resorptionsfördernd zu wirken, ist schwer zu entscheiden, jedenfalls ist sie nicht ohne Erfolg in subjektiver und wohl auch in objektiver Hinsicht. Die erste Anwendung der Heißluft ist gleichzeitig ein brauchbarer Hinweis auf das Stadium des Prozesses, indem beim subakuten Fall die Heißluft schmerzhaft empfunden wird, und die Temperatur anzusteigen pflegt, ein Beweis, daß die Behandlung zu früh in Angriff genommen wurde, während sie in den späteren Stadien gut vertragen und von den Frauen immer gelobt wird. Die eigentliche Heißluftbehandlung wird durch Heißluftkästen vermittelt, die durch eine Spiritus- oder Gasflamme erhitzt werden. Die Feuergefährlichkeit dieser Apparate hat bald dazu geführt, daß man an Stelle der eigentlichen Heißluftbäder Lichtkasten- oder Lichtbügelbäder gibt, bei denen die Erwärmung durch Kohlenfadenlampen geschieht, weil die Kohlenfadenlampen mehr Wärme ausstrahlen als die Metallfadenlampen. Während bei den ursprünglichen

Heißluftbädern nur die sogenannte geleitete Wärme zur Einwirkung kommt, wirken die Lichtbügelbäder durch Licht-Wärme-Strahlung. Der Beginn der Behandlung sei möglichst vorsichtig, die Höhe der anzuwendenden Temperatur muß dem Empfinden der Patientin angepaßt werden. Man beginne nicht mit Temperaturen über 70° C und steigere sie zunächst nicht höher als bis zu 80 bis 90° C (gemessen an der Decke des Apparates, wobei die Temperatur nahe der Haut um etwa 15° weniger beträgt). In der Regel soll man nicht öfter als 3mal wöchentlich in der ersten Woche und bei guter Verträglichkeit erst in der 2. Woche jeden Tag die Heißluftkur vornehmen. Die erste Sitzung dauere nicht länger als $^1/_4$ Stunde. Auch bei lang fortgesetzter und gut vertragener Behandlung soll sie 30 bis 45 Minuten nicht überschreiten. Bei der Heißluftbehandlung des Beckens kommen Herzklopfen, Kopfschmerz, Schwäche und Müdigkeit nicht ganz selten vor, welche einigermaßen durch Auflegen kalter Tücher auf das Herz und den Kopf gelindert werden können. Wichtig ist, daß der erkrankte Körperteil bei empfindlichen Personen besser mit einem dünnen Stoff bekleidet der Heißluft ausgesetzt wird, und daß der Kasten nach außen hin gegen die Beine zu mit einer Decke abgedeckt werden soll, damit nicht zuviel Wärme verlorengehe. Für Orte ohne elektrischen Lichtanschluß sind die billigen Luftschwitzapparate, von denen ein recht brauchbares Modell von HILZINGER-REINER als sogenannter Zirkulations-Heißluftapparat angegeben ist, zu empfehlen. Man kann mit diesem Apparat schon in einer $^1/_4$ Stunde Temperaturen bis 45° erzielen und die Patientin $^1/_2$ bis $^3/_4$ Stunden darunter liegen lassen. Man sorge, daß die Frauen nach der Behandlung jede Erkältung vermeiden und den Bauch mit einem Frottiertuch abreiben, das Zimmer nicht sofort verlassen und am besten auf einem Ruhebett einige Zeit ruhen. Auch eine kühle Abwaschung mit nachfolgender energischer Trocknung ist von großem Vorteil, weil die nach länger durchgeführter Heißluftbehandlung auftretenden Ermüdungserscheinungen durch Anwendung von Kältereizen verhütet werden können.

Die vaginale Wärmeapplikation kann außer durch die S. 20 erwähnten heißen Scheidenspülungen und die Antiphlogistine-behandlung auch durch verhältnismäßig einfache Apparate erzielt werden, wie den Gynotherm, Pelvitherm und den ATZBERGERschen Apparat (S. 128). Während der Gynotherm ein geschlossenes, sondenförmiges Instrument darstellt, in welchem heißes Wasser zirkuliert, geschieht die Erhitzung beim Pelvitherm durch die Elektrizität. Der resorptionsfördernde Einfluß dieser Apparate bei chronischen Entzündungen der Adnexa, Parametritis und Exsudatresten muß aus eigener Erfahrung bestätigt werden. Der Pelvitherm nach FLATAU kann etwa 1 bis 2 Wochen nach völliger Entfieberung angewendet werden und 2 bis 3 Stunden liegen bleiben. Über die vaginale Heißluftbehandlung durch Föhnapparate und über die Scheidenheizlampen von SEITZ und die Scheidenbestrahlungslampe von WINTZ mangeln Verfasser eigene Erfahrungen. Zweifelsohne stellen sie aber im Programm der physikalischen Therapie eine Bereicherung dar.

Die Erzielung einer starken aktiven Hyperämie, die schmerzstillende Wirkung und die Förderung und Aufsaugung von Exsudaten ist zwar durch die bis jetzt genannten Verfahren erwiesen, wird aber durch die Diathermie in noch höherem Maße gewährleistet. Trotzdem ist es fehlerhaft, den Frauen mit der Diathermie, wie dies gar nicht so selten geschieht, völlige Heilung zu versprechen. Soundso oft ist auch natürlich die Diathermie nicht imstande, restlos die Krankheitserscheinungen zu beseitigen. Man erlebt es, daß Frauen, besonders vom Lande, die von der Diathermie gehört haben, alles daran setzen, um derselben teilhaftig zu werden, weil sie ihnen als Allheilmittel geschildert worden ist. Nicht zu vergessen ist, daß eine zu früh begonnene Diathermiebehandlung schadet und zum neuerlichen Aufflackern des Prozesses führen kann. Ein guter Prüfstein dafür, ob die Diathermie bereits angezeigt ist, ist die klaglose Verträglichkeit der Heißluft. Gegenüber dieser bedeutet sie ein wirksameres Verfahren, erzeugt sie doch im Körper selbst infolge der Durchleitung eines elektrischen Hochfrequenzstromes Wärme und auch in der Tiefe Temperatursteigerungen. Dadurch wird die Resorption der chronischen Entzündungsprodukte besonders gefördert, und ein wohltätiger Einfluß auf die Schmerzen erzielt. Darum ist es kein Wunder, daß mit Diathermie behandelte Fälle von Adnextumoren, die trotzdem nicht schwinden, nach dieser Behandlung für die Operation besser geeignet sind als früher, weil sie beweglich wurden. Man bedient sich sowohl der äußeren wie der wirksameren inneren Diathermie. Die letztere soll man bei sexuell erregbaren Personen nach Tunlichkeit einschränken, allenfalls muß man sie ganz unterlassen. Sie ist aber für Douglasinfiltrate und Entzündungen der Sacrouterinligamente heute nicht mehr zu entbehren. Ein Diathermieplan ist mit 12 bis 15 Sitzungen zu veranschlagen, die man nicht mehr als bis auf höchstens 20 erhöhen soll. Es ist vorteilhaft, sich einschleichend diathermisch zu betätigen, und zwar zunächst nur wöchentlich zweimal und da nur äußerlich, in der dritten Woche kombiniert, einmal innerlich und zweimal äußerlich. Die Stromstärke, mit der man beginnt, beträgt 1 Ampère und wird auf $1^1/_2$ bis 2 bei äußerer, bei innerer auf $^1/_2$ bis 1 Ampère gesteigert. Die einzelne Sitzung dauert im Anfang 15 Minuten, später bis 30 Minuten. Für die bessere Stromverteilung im kleinen Becken eignet sich besonders die Gürtelelektrode von KOWARSCHIK und KEITLER. Die Anwendung der Diathermie halten wir mit R. FRANZ im Gegensatz zu GIESECKE dann für nicht angezeigt, wenn gleichzeitig unregelmäßige Blutungen bestehen, welche denn doch durch dieselbe eine beträchtliche Verstärkung erfahren können. Schließlich sei bemerkt, daß die Diathermie nur von Ärzten mit guter Kenntnis der Apparatur unter Beobachtung der nötigen Vorsichtsmaßregeln gehandhabt werden darf, und daß die Patientin während der Sitzung ständig beobachtet bleiben muß. Nur so lassen sich üble Zufälle wie Verbrennungen, die zu Schadenersatzprozessen Anlaß geben, vermeiden. Klagen der diathermierten Frauen über das Gefühl des Elektrisiertwerdens, über Hitzegefühl, Stechen und Brennen dürfen niemals gering geachtet, sondern müssen mit Stromausschaltung und Durchsicht des Apparates beantwortet werden. Bei Störungen der Wärmeleitung infolge Nervenleiden oder Durchschneidung der Hautnerven bei Laparotomien soll man nach dem Rate LAQUEURS die Diathermie entweder überhaupt nicht oder zumindestens nicht an diesen Stellen anwenden.

Bald nach dem Aufkommen der Kurzwellenbehandlung wurden vom Verfasser zahlreiche Fälle von Adnexentzündungen diesem Verfahren unterworfen. Ausgesprochen guten Erfolgen stehen minder gute und vollständige Versager gegenüber. Nach den Mitteilungen SIEDENTOPFS scheint die gonorrhoische Adnexentzündung besonders gut zu reagieren. Jedenfalls kann das Verfahren als eine Bereicherung unserer therapeutischen Möglichkeiten angesehen werden. Sein besonderer Vorteil gegenüber der bisher üblichen Behandlung liegt darin, daß die Bestrahlung auch in hoch fieberhaften Fällen vertragen wird und, wenn auch nicht immer, auch da Erfolge zeitigt; auffallend ist die oft rasche Schmerzbeseitigung. Die vaginale Behandlung mit der Ultrasonne LANDEKERS kann bei den Folgezuständen der Entzündung des inneren Genitales ebenfalls mit Erfolg angewendet werden (s. S. 23).

Bäderbehandlung.

Unentbehrlich im Behandlungsplane der Adnexentzündung sind Badekuren. Wenn auch die Vakzinetherapie in einer großen Reihe von Fällen Ausgezeichnetes leistet, und bei vollem Erfolg eine Bädertherapie überflüssig sein kann, so ist doch in vielen Fällen ohne eine solche nicht auszukommen. Wenn seinerzeit ausgesprochene Badekuren in den mit Recht zu berühmtem Ruf gekommenen Badeorten nur von einer kleinen Schicht der Bevölkerung gemacht werden konnten, so hat die soziale Fürsorge auch hierin bereits vielfach helfend eingegriffen. Es unterliegt keinem Zweifel, daß die Badebehandlung in Badeorten weit bessere Ergebnisse zeitigt als die zu Hause, selbst bei jenen Bädern, deren chemische Zusammensetzung und Wirkung im Hause von der in Kurorten sich nicht wesentlich ʹunterscheidet. Die vollständige Entfernung aus der Umgebung, der nicht zu unterschätzende Klimawechsel, die Einstellung nur auf die Gesundung, der Wegfall der täglichen Sorgen einerseits, anderseits eine ganz streng geregelte, auf die Eigentümlichkeit des Badegebrauches abgestimmte Lebensweise, eine angepaßte Diät, sexuelle Abstinenz, regelrechte Sorge für Stuhl, Einschaltung von Ruhepausen, alle diese Umstände sind es, die den Badegebrauch im Badeort selbst erfolgreicher zu gestalten pflegen als daheim. Trotzdem muß auch der Bäderkur zu Hause als wichtigem Heilmittel gedacht werden.

Für die Behandlung der entzündeten Adnexe, der Pelveoperitonitis chronica, der Douglas- und parametranen Infiltrate durch Bäder im Hause eignen sich zunächst als recht einfach herzustellen die Solbäder, besonders in Form der Solsitzbäder, die, abgesehen von ihrer thermischen Wirkung, den Stoffwechsel und die resorptiven Vorgänge ebenso wie das vegetative Nervensystem günstig beeinflussen. Grundsätzlich muß man die Solsitzbäder so geben, daß sie den natürlichen Solbädern mit 1 bis 4%

Kochsalzgehalt hinsichtlich desselben gleichkommen, d. h. mindestens
1 bis 2% Kochsalz enthalten. Rechnet man ein Sitzbad mit mindestens
25 Liter Wasser, so braucht man für ein solches 1 bis 2 kg Salzzusatz.
Man nimmt entweder das rohe Steinsalz (Viehsalz) oder das bekannte Halleiner, Ausseer, Ischler, Gmundner Salz, das Salz von
Staßfurt, Reichenhall u. a. Es wird auch in Würfeln, die schon abgepaßt
sind und die entsprechende Konzentration des Salzbades gewährleisten,
in den Handel gebracht. Eine andere praktische Art des Salzbades ist
die Bereitung mit Sole (z. B. Kreuznach, Münster a. Stein, Aussee, Hall,
Ischl, Hallein). Sie enthält 20 bis 30% Salz. Zu einem Sitzbad
müssen etwa 2 bis 4 Liter der Sole zugesetzt werden. Konzentrierter sind
die Mutterlaugen, die durch Einkochen der salzhaltigen Quellen, die
auch andere Chloride enthalten, überdies öfter auch einen geringen Gehalt
an Jod, Brom oder Arsen aufweisen, gewonnen werden. Da solche Mutterlaugen bis 40% Salzgehalt aufweisen, so genügen zu einem Sitzbad 1 bis
2 Liter der Mutterlauge. Es ist wichtig, die Bäder, die immer etwas an-
greifend wirken, nicht öfter als dreimal wöchentlich zu verordnen, immer
vor dem Schlafengehen und nicht länger als auf 15 Minuten ausdehnen zu
lassen. Die am besten die Resorption fördernde Temperatur liegt zwischen
35 bis 40° C, doch werden auch höhere Temperaturen bis 43° empfohlen. Es
sei noch hervorgehoben, daß die Temperatur im Sitzbad ziemlich rasch
absinkt, weshalb es wichtig ist, neben der Sitzwanne einen mit möglichst
heißem Wasser gefüllten Krug bereit zu haben, um der Abkühlung begegnen zu können. Der Körper ist bis zum Nabel im Wasser, Brust und
Rücken sollen vor Erkältung durch entsprechende Kleidungsstücke geschützt sein. Systematisch fortgesetzte Solbäder steigern die Stickstoff-
ausscheidung und sind daher sowohl bei Kindern wie bei Erwachsenen
geeignet, Ermüdungserscheinungen auszulösen. Auch soll daran erinnert
werden, daß bei infantilen Frauen die Bäder nicht zu heiß und der Salzzusatz nicht zu konzentriert sei, weil gelegentlich entzündliche Reiz-
zustände an der äußeren Scham hervorgerufen werden können (STICKEL).
Allgemein wird die gute Wirkung der Solbäder auf das vegetative Nervensystem im Sinne einer deutlichen Aktivierung desselben sowie die
Steigerung der Diurese hervorgehoben. Im allgemeinen genügt es, eine
Serie von 15 bis 20 derartigen Solbädern zu geben, wobei man gut tut,
etwa 3 Tage vor der zu erwartenden Periode und ebenso lang darnach eine
Pause einzuschalten (O. FRANKL). Die Wiederholung einer solchen Kur
kann man unbedenklich nach einigen Wochen machen.

Die Zahl der Solquellen, welche zum Kurgebrauch in Frage kommen,
ist sehr groß. In der Ostmark sind es vor allem die Salzkammergutquellen,
Gmunden, Aussee und Ischl, welche hochkonzentrierte Solquellen sind,
weshalb sie zum Badegebrauch, ebenso wie die von Reichenhall, Traun-
stein, Frankenhausen verdünnt werden müssen. Bekannte Quellen mit
geringerem Kochsalzgehalt, welche daher unverdünnt zu den Bädern gebraucht werden, sind Hall i. T., Pyrmont, Kreuznach, Solen, Harzburg,
Kolberg u. a. Wichtig ist, daß zahlreiche dieser Quellen auch Jod enthalten, so Hall in Oberdonau, Tölz, Kreuznach, Wiessee, ein Umstand,

der zweifelsohne hinsichtlich der Resorption von Exsudaten günstig ist. Auch der Kohlensäuregehalt so mancher dieser Bäder, wie Pyrmont, Kissingen, Nauheim und Oeynhausen ist eine erwünschte Beigabe. In allen Badeorten ist die Zahl 21 eine Art heilige Zahl! 21 Bäder kann man in 4 Wochen nehmen, wobei man gewöhnlich schematisch so vorgeht, daß man in der ersten 4, in der zweiten 5, und in der 3. und 4. Woche je 6 Bäder verabreicht, beginnend mit einer Dauer von 10 Minuten, die bis 30 steigt und mit einer Temperatur von 34 bis 36° C. Die einzelnen Badeärzte und die einzelnen Kurorte haben da ihre verschiedenen, durch den Gebrauch als praktisch erwiesenen Behandlungspläne, denen sich die Patientin ohne weiteres fügen soll. Auch gegen die Zwischenschaltung von Solsitzbädern, wie sie in zahlreichen Badeorten neben den Solvollbädern üblich ist, allenfalls gegen die Einführung von Spekulis im Bade ist ebenfalls nichts einzuwenden, wohl aber gegen jede andersartige Lokalbehandlung bei allen Arten der Badekuren. Es will so scheinen, als würden hartnäckige Erosionen, schwerere Fälle von Fluor als Begleiterscheinung der Adnexentzündung dann besser ansprechen, wenn während des Bades ein der Weite des Vaginalschlauches entsprechendes Spekulum eingeführt wird, wodurch durch etwa 10 Minuten das Scheidengewölbe von der Salzlösung dauernd bespült wird. Hervorgehoben sei noch, daß für die chronischen Adnexentzündungen gonorrhoischer Natur weniger die Salzbäder in Frage kommen. Ihr Hauptanwendungsgebiet ist in Fällen von Entzündungen nach puerperalen Prozessen, bei Asthenie und Infantilismus, bei Sterilität sowie bei den von Myomen ausgelösten Verwachsungsschmerzen und endlich nach MENGE bei Ischias klimakterischer Frauen gegeben, worüber in den betreffenden Abschnitten Hinweise erfolgen bzw. erfolgt sind. Wo die Kochsalzquellen zugleich jodhaltig sind, kann der innerliche Gebrauch infolge der Trinkkur auch bei geringem Jodgehalt resorptionsunterstützend wirken, wie man dies von Jodbad Hall, Kreuznach und anderen Badeorten weiß. Davon kann man in Fällen alter Unterleibstuberkulose vorteilhaft Gebrauch machen.

Auch die Wildbäder (Akratothermen) Gastein, Badenweiler, Johannisbad, Teplitz, Ragaz üben bei leichteren Formen der Beckenzellgewebs- und Adnexentzündung nach den Erfahrungen KOBLANCKs, die durchaus bestätigt werden können, eine gute Wirkung, zumal sie auch das vegetative Nervensystem günstig beeinflussen. Am vorteilhaftesten werden sie freilich in der Gynäkologie bei klimakterischen Störungen angewendet.

Mit Recht erfreuen sich die Moorbäder in der konservativen Behandlung der Adnexentzündung, wie in der Gynäkologie aus den mannigfachsten Indikationen überhaupt, der größten Beliebtheit. War es bei den Solbädern verhältnismäßig leicht möglich, die Wirkung einer Hausbadekur der im Badeort ziemlich anzugleichen, so ist dies bei den Moorbädern nur in dazu eingerichteten Anstalten und nicht im Privathause tunlich. Wenn auch Ersatzmitteln des Moors in Form von Extrakten

und Laugen bei Hausbäderkuren eine gewisse chemische Wirkung nicht
abgesprochen werden kann, so fallen dabei die nicht minder wichtigen
thermischen und mechanischen Umstände ganz weg (LAQUEUR). Darum
ist dort, wo eine dringende Anzeige nach Moorbädern besteht, das Aufsuchen eines Badeortes kaum zu umgehen. Solche Badeorte sind
die bekannten Frauenbäder Tatzmannsdorf, Marienbad bei Salzburg,
Franzensbad, Marienbad, Pyrmont, Elster, Spa, Landeck, Kudowa,
Freienwalde u. a. (Es liegt in der Natur dieser Badeorte, daß sie gleichzeitig auch kohlensaure Stahlquellen aufweisen, deren Vorhandensein
nur von Vorteil bei den Badekuren ist.) Die halbfesten Moorbäder,
aus den Mineralmooren bestehend, enthalten vegetabilische und oestrogene Substanzen und organische Säuren, deren chemische Wirkung
von Belang ist. Entweder werden sie als Moorvollbäder gegeben mit
einer Temperatur von 35 bis 42⁰ und einer Dauer von 15 Minuten bis
1 Stunde. Die Wirkung des Moorbreies, dessen Herstellung und Füllung
nicht weiter beschrieben werden soll, ist zunächst die der Wärmestauung,
weil das Moor die Wärme sehr lange behält und nur langsam abgibt.
Darum, und das ist wesentlich, kann das Moorbad höher temperiert sein
als ein Wasserbad, wobei die Körpertemperatur bei $^1/_2$stündiger Dauer
bereits um 1,5⁰ und darüber steigt, ohne daß das Herz dadurch so alteriert
wird wie bei einem Wasserbad der gleichen Temperatur. Hierzu kommt
noch die mechanische Wirkung des Moorbreies, die im Sinne der Reibung
durch die Bewegung der Patientin im Bade und im Sinne des Gewichtes,
also der Belastung auf die Bauchorgane wirkt. Schließlich ist auch die
stoffwechselfördernde Wirkung nicht zu vergessen. Da nach exakten
Untersuchungen in der Tiefe der Entzündungsherde die Temperatur deutlich ansteigt, ist eine rasche Resorption solcher Herde außer Zweifel.
Die stoffwechselanregende Wirkung ist hauptsächlich durch die organischen
und anorganischen Säuren und die Eisensalze gegeben, ferner ist die
adstringierende Wirkung des Moorbreies für Fälle von Hypersekretion
wertvoll. Neben den Vollbädern werden gerne auch Moorumschläge gegeben, wie sie für die Fango- und Schlammpackungen üblich sind. Dabei
werden Temperaturen zwischen 40 und 55⁰ C vertragen. Ohne diese Moorbäder, die seltener als Sitzbäder, meist, wie gesagt, als Vollbäder und Umschläge verwendet werden, kann man in schwereren Fällen von Adnex-
und Beckenzellgewebsentzündung chronischer Art nicht auskommen. Es
ist erstaunlich, wie lang zurückliegende, anderweitig nicht mehr zu beeinflussende Entzündungsherde, seien es Adnextumoren oder Douglasexsudate,
ganz besonders aber parametrane Schwielen an Konsistenz verlieren,
unempfindlich werden und weitgehend, ja vollständig der Resorption
anheimfallen. Man hüte sich aber, subakute oder gar akute Fälle
solchen Badekuren zu unterwerfen, die zwangsläufig zu einer akuten
Steigerung des Symptomenbildes führen würden. Die Schmerzhaftigkeit muß weitgehend geschwunden sein und Temperatursteigerungen
dürfen seit langem nicht mehr bestehen. Recht vorteilhaft ist es auch, die
Senkungsgeschwindigkeit der roten Blutkörperchen zu prüfen, welche
das Abgeklungensein des akuten Stadiums anzeigen muß (mehr als

75 Minuten nach LINZENMEIER), bevor man diese Bäderkur verordnet (CUKOR). Man darf auch nicht vergessen, daß Frauen mit Tuberkulose, Emphysem, Herzfehlern und Atherosklerose sich für diese eingreifende Kur nicht eignen. Dort, wo neben der Entzündung auch die asthenische Konstitution günstig beeinflußt werden soll, ist die Moorbadekur nebst dem Gebrauch kohlensaurer Stahlbäder, wie dies in Franzensbad, Elster, Pyrmont der Fall ist, beliebt oder wird mit einer Trinkkur verbunden. Bezüglich der anderen mannigfaltigen Indikationen der Moorbadekur wie bei Fluor, den Zyklusstörungen, besonders bei Amenorrhoe und Dysmenorrhoe und nicht zuletzt bei der Sterilität, aber auch bei der Fettsucht, ist an den betreffenden Stellen hingewiesen.

Von den hauptsächlich chemisch wirksamen M o o r e x t r a k t e n , welche zu Hausbadekuren verwendet werden, ist das *Salhumin* allgemein bekannt. Es wird zu Sitzbädern in der Temperatur von 36 bis 42⁰ C von etwa 15 Minuten Dauer am besten dreimal wöchentlich vor dem Schlafengehen verordnet. Es ist auch wohlfeil, da für ein Sitzbad nur $1/_3$ bis die Hälfte der Packung notwendig ist. Außer dem Salhumin sind auch noch andere Moorsalze und Laugen (Hermsen, Schmiedeberger, Sedlitzky und Mattoni) im Handel (vgl. S. 176). Praktisch recht gut brauchbar sind die *Tatzmannsdorfer Moorkompressen* im Ausmaße von 25×45 cm, die, genügend erhitzt, 30 bis 50 Minuten liegen bleiben und 15- bis 20mal verwendet werden können.

Als recht wirksames Mittel zur Förderung der Resorption bei länger bestehenden, dem chronischen Stadium sich nähernden oder bereits chronisch gewordenen Adnextumoren müssen ferner die F a n g o p a c k u n g e n erwähnt werden, welche, wenn auch nicht im Hause, so doch in physikalischen Heilanstalten im Wohnsitz der Patientin verabreicht werden können. Der Badeschlamm Fango, der aus vulkanischer Erde besteht und meist italienischen, aber auch deutschen Ursprungs (Eifel) ist, wirkt nicht chemisch, sondern durch feuchte Wärme, während beim P i s t y a n e r Badeschlamm auch dessen Schwefelgehalt therapeutisch belangvoll ist. Der pulverisierte Schlamm, der zu einem Brei angerührt wird, kommt in einer Temperatur von 40 bis 50⁰ als Umschlag entweder um den ganzen Unterleib oder nur auf dessen Vorderseite in der Weise zur Anwendung, daß er auf ein Gummituch aufgestrichen wird, in das sich die Patientin hineinlegt. Zwecks Vermeidung eines größeren Wärmeverlustes wird während der $1/_2$ bis $3/_4$ Stunden dauernden Fangopackung eine Wolldecke über die Patientin gebreitet. So wie beim Moorumschlag muß auch nach dem Fangoumschlag ein Reinigungsbad der Prozedur folgen. Auch die Fangopackung gestattet ähnlich dem Moorumschlag die Anwendung höherer Temperaturen infolge der geringen spezifischen Wärme und hat den Vorteil, die Ausgangstemperatur infolge des schlechten Wärmeleitungsvermögens lange beizubehalten. Wie beim Moor erzeugt auch hier das Gewicht des Schlammes und die Reibung seiner feinsten Partikelchen auf der Hautoberfläche eine resorptionsfördernde Wirkung. Die Fangopackungen werden anfänglich 2mal, später 3mal wöchentlich gemacht. Jede Temperatursteigerung ist ein Zeichen einer zu frühen Anwendung des Verfahrens, welches dann ausgesetzt werden muß. 15 bis 20 Packungen bilden eine Kur.

In einer Zeit ganz besonderer und sehr berechtigter Hinneigung der Mehrzahl aller Frauen zu Luft- und Wassersport muß auch noch der See-, Fluß- und Meerbäder sowie der Sandbäder in ihrer Bedeutung für die Adnexerkrankungen gedacht werden. Darüber besteht wohl kein Zweifel, daß die vielfach übertriebene Anwendung der kalten Bäder auch bei gesundem Genitale nicht gleichgültig ist. Schädlich sind sie unmittelbar vor oder gar während der Menstruation. Zufolge des Klaffens des Halskanals und des Mangels des schützenden Schleimpfropfens der Cervix kann es unter dem Einfluß des Kältereizes zu Kontraktionen der Gebärmutter und damit zur Beförderung des Blutes in der Richtung nach den Eileitern kommen. Auf diese Weise können Scheidenkeime aszendieren und sogar zu schweren Entzündungen, ja gelegentlich einmal zur Peritonitis führen. Was aber den Badegebrauch außerhalb der Periode bei Frauen mit Entzündungen der Adnexa anlangt, so muß gesagt werden, daß bei kalten Bädern in Flüssen, Seen, künstlichen Strandbädern, große Vorsicht am Platze ist, da scheinbar bereits abgeklungene Entzündungserscheinungen der Adnexa recht üble Verschlimmerungen zeigen können. Es ist daher notwendig, ausdrücklich darauf hinzuweisen, daß Frauen, die eine Adnexentzündung hinter sich haben, auch dann, wenn sie geheilt erscheinen, in dem betreffenden Jahr mindestens der kalten Freibäder sich enthalten sollen. Besonders schlecht ist es, und man kann im Anschluß daran Verschlimmerungen nachweisen, wenn die Frauen mit den nassen Badeanzügen stundenlang bei kühlem Wetter und bedecktem Himmel am Strand verweilen. Hinsichtlich der Meerbäder ist zu bemerken, daß warme bis heiße Wannen- und Sitzbäder mit Seewasser gleich den Solbädern nicht bloß bei Folgezuständen nach Entzündungen, sondern auch bei Amenorrhoe, Sterilität und Neigung zu Abortus Ausgezeichnetes leisten. Diese Seewasserbäder bilden auch eine gute Vorbereitung für Bäder im freien Meer, welche durch die klimatischen Faktoren, durch den Salz- und Jodgehalt des Meerwassers, seine thermische Wirkung und die mechanische durch den Wellenschlag von Belang sind. Für zarte Individuen eignen sich in erster Linie die italienischen Seebäder und allenfalls die Ostseebäder, besonders als Nachkuren nach Moorbädern, während kräftigere Frauen auch solche in der Nordsee gebrauchen können. Das Bad soll nie länger als 12 Minuten in den südlichen und 6 in den nördlichen Meeren dauern (O. FRANKL).

Mit dem heutigen Badebetrieb in den sogenannten Strandbädern sind auch Sandbäder verbunden. Trockener heißer Sand kann bei chronisch entzündlichen Adnexerkrankungen einerseits durch das auf den Unterleib verteilte Gewicht, anderseits durch die Reibung des Sandes an der Hautoberfläche mechanisch und bei großer Hitze des Sandes auch thermisch von Wirkung sein. In Fällen, wo die Frauen des Aufenthaltes am Strande nicht entraten zu können glauben, anderseits aber aus den obengenannten Gründen die Wasserbäder nicht gleichgültig sind, kann man diese heißen Sandbäder unter der Voraussetzung, daß der Sand vollständig trocken ist, ohne weiteres gelten lassen, und durch den Aufenthalt in frischer Luft, besonders an der See, und die Wirkung der Sonnenstrahlen eine Stoffwechselanregung und -förderung erzielen. Diese Art des Bädergebrauches erscheint dort, wo er unbedingt verlangt wird, noch der beste Ausweg.

Mit Erfolg können die Folgezustände nach gonorrhoischer Entzündung auch durch die sogenannten *U-Bäder Rieds* behandelt werden. Es sind dies Bäder, denen ein mit Rot- und Quarzlicht bestrahltes Kalisalzgemisch zugesetzt wird (1 Liter der bestrahlten Lösung zu einem Bad von 36⁰ C, Dauer des Bades 20 Minuten, im ganzen eine Serie von 20 Bädern). Nach den Erfahrungen der Klinik KERL und nach eigenen können diese Bäder für jene Patienten, welche einen Kurort aufzusuchen nicht in der Lage sind, empfohlen werden.

Zur Therapie chronisch entzündeter Adnexa kann endlich noch die Quarzlichtbestrahlung des Unterbauches unterstützend herangezogen werden. Entsprechend der Empfehlung von FROMME macht man eine Kur von etwa 15 bis 20 Sitzungen, beginnend mit einer Minute in 75 cm Entfernung bis 20 Minuten Dauer in 40 cm Entfernung. Es ist schwer, die Wirkungsweise der Behandlung festzustellen, doch kann ihr ein Wert als allgemeines Roborans durch Aktivierung von Vitamin B_1 nicht abgesprochen werden, weshalb sich eine solche Kur besonders in den Wintermonaten in Großstädten empfiehlt. Über die vaginalen Licht- und Wärmebestrahlungsverfahren erfolgen Hinweise beim Fluor.

Gynäkologische Massage.

Während die Generation vor uns in der gynäkologischen Massage nach THURE BRANDT eines der wichtigsten Behandlungsmittel zum Ausgleiche der nach Entzündung der Adnexa und des Parametriums zurückgebliebenen Veränderungen gesehen hat, ist sie in der Gegenwart immer mehr und mehr in Vergessenheit geraten. Sofern die gynäkologische Massage bei den Adnextumoren Anwendung finden soll, soll sie dieser auch nicht entrissen werden. Es ist unnatürlich und falsch, Hohlorgane wie sie die Tuben sind, und überdies noch krankhafte Hohlorgane, welche durch bindegewebigen Verschluß unter einem gewissen Druck stehen, durch Massage heilen zu wollen. Sie kann daher bei entzündlichen Erkrankungen der Adnexa keinesfalls empfohlen werden. Anders ist es dort, wo es sich um die Förderung der Resorption parametraner Infiltrate und Schwielen handelt. Mit dieser berechtigten Einschränkung der Anwendungsbreite der Massage ist aber auch die schulmäßige Überlieferung der Methode in den meisten Anstalten verloren gegangen, so daß es gegenwärtig nicht viele Gynäkologen gibt, die eine wirksame Massage treiben können. Es ist aber gar kein Zweifel, daß die zum richtigen Zeitpunkt angewandte, an ausgewählten Fällen erfolgende Massage sehr Gutes leisten kann, wenn die Technik derselben vom Arzte beherrscht wird. Die Fälle müssen, sollen sie durch die Massage gebessert und nicht verschlechtert werden, im Stadium der längst abgeheilten Entzündung sich befinden, mag auch dabei der Uterus verlagert und fixiert sein. Überdies verbieten kranke Nerven und großer Fettreichtum der

Bauchdecken von vornherein die Massage oder machen sie im letzteren Falle ziemlich zwecklos. Diejenigen Handgriffe, welche zur Dehnung von Adhäsionen und zur Resorption von Exsudaten angewendet werden, lassen sich etwa folgendermaßen schildern: Die Patientin liegt auf einem niedrigen Sofa oder Untersuchungstisch mit gut erhöhtem Kopf und Schultern, der Arzt sitzt oder steht an ihrer Linken und benützt als inneren Finger den Zeigefinger der linken Hand, während die rechte äußere Hand der inneren entgegenarbeitet. SCHAUTA betont ausdrücklich, daß der Ellbogen der linken Hand auf dem gleichnamigen Oberschenkel des Arztes aufruht, damit die Bewegungen der Hand nur in Finger- und Handgelenk gemacht werden, also leicht und zart erfolgen. Die rechte äußere Hand macht nun mit vollkommen gestreckten Fingern unter sehr sanftem Druck kreisende Bewegungen und dringt dadurch immer mehr in die Tiefe, bis endlich das zu massierende Gewebe zwischen den Fingern der äußeren Hand und dem auf die Spitze des inneren Fingers aufgeladenen Infiltrat gefühlt wird. Man massiert womöglich nicht mit den Fingerspitzen, sondern mit der Volarfläche der dritten Fingerglieder des Zeige- und Mittelfingers. Bei massigeren Exsudaten kann man nach THURE BRANDT zunächst als Einleitungsmassage in jeder Sitzung an der vorderen Kreuzbeinfläche und am Promontorium kreisförmige streichende Bewegungen in der Richtung nach aufwärts ausführen, um die retroperitonealen Lymphdrüsen zu entleeren und dieselben zur Aufnahme neuer Lymphe tauglich zu machen. Um gespannte oder verkürzte Ligamente auszuzerren oder um dem Uterus und den Ovarien wieder ihre Beweglichkeit zu verschaffen, geht man so vor, daß man die Hand in dem Sinne kreisförmig bewegt, in dem man die Adhäsionen auszudehnen beabsichtigt. So beginnt man z. B. mit der Massage eines den Uterus an die Beckenwand heranziehenden Infiltrates in der Nähe der Beckenwand und zieht ihn allmählich nach der Mittellinie und sogar über dieselbe hinaus nach der entgegengesetzten Seite. Auch kleine zitternde Bewegungen zur Auszerrung des Ligamentes werden von SCHAUTA empfohlen. Wichtig ist, daß niemals bei der Massage von Seite der Patientin Äußerungen über Schmerzen fallen dürfen, weshalb dieselbe einschleichend beginnen muß und sich am Anfange nur auf 2 Minuten beschränken soll, während man in späteren Sitzungen die Dauer bis auf 15 Minuten ausdehnen und auch den Druck verstärken kann. Will man Erfolge sehen, muß man sie durch 1 bis 3 Monate etwa dreimal in der Woche betreiben. Bei dieser Art der Massage kann man mit Resorption der Exsudate durch Beförderung des Blut- und Lymphstroms und mechanische Auszerrung der Adhäsionen rechnen, freilich muß man die Fälle aussuchen und darf auch nicht vergessen, daß sexuell besonders empfindsame Frauen sich für dieselbe durchaus nicht eignen. Vielfach kann sie außer durch Diathermie durch die Vibrationsmassage ersetzt werden, die als äußerliche und vaginale, mit einem entsprechenden Ansatzstück für letztere jeden, zweiten Tag durch 1 bis 5 Minuten hinsichtlich der Dehnung von Narben und Verwachsungen wohl dasselbe leistet. Dabei tritt das erotische Moment ent-

schieden in den Hintergrund, das bei der Massage nach THURE BRANDT
nicht unterschätzt werden darf.

Belastungstherapie.

Schließlich muß auch noch der Belastungstherapie zum Zwecke
der Dehnung und Resorption von Exsudaten und parametranen Schwielen
als einer brauchbaren, durch einen gleichmäßigen und durch längere Zeit
anhaltenden Druck wirksam werdenden Behandlung Erwähnung getan
werden. Sie hat sich in der von HALBAN-SCHAUTA angegebenen Methode
bis heute gut bewährt. Der Druck von außen wird durch einen Schrot-
beutel erzielt, der 1 bis 2 kg schwer ist, der Gegendruck von der Scheide
her durch einen mit Quecksilber gefüllten Kolpeurynter. Die Patientin
wird in mäßige Beckenhochlagerung gebracht, der Kolpeurynter zu-
sammengerollt in die Scheide eingeführt und mittels Trichters $1/_2$ kg
Quecksilber eingegossen. Dabei schmiegt sich das flüssige Quecksilber
den Konturen des Scheidengewölbes, dasselbe ausdehnend und auf die
Exsudate drückend, voll an. Man beginnt mit $1/_2$ kg Quecksilber, das
man eine $1/_2$ Stunde einwirken läßt und kann bis $1^1/_2$ kg mit der Queck-
silberbelastung steigen und das Gewicht 2, ja 3 Stunden wirken lassen.
Nach Beendigung der Sitzung läßt man das Quecksilber langsam abfließen, um nicht eine zu starke reaktive Hyperämie zu erzeugen. Man behandelt etwa 3mal wöchentlich und sieht meist nach 15 bis 20 Sitzungen
bei parametranen Schwielen, besonders solchen am Beckenboden, ausgezeichnete Ergebnisse. Der fixierte, retrovertierte oder retroflektierte
Uterus läßt sich ebenfalls durch dieses Verfahren allmählich beweglicher
machen. Daß hinter Schwielen etwa liegende, entzündlich veränderte
Adnexe nicht zum Schwinden kommen, liegt in der Natur des Verfahrens.
Es kann aber auch mit SCHAUTA als eine Vorbereitung zu einem allenfalls
noch notwendig werdenden konservativen Eingriff angesehen werden.
Bei Retroflexio uteri läßt man die äußere Belastung weg. Selbstverständlich darf sie überhaupt nicht im akuten Stadium und auch nicht im subakuten angewendet werden. Auftreten von Schmerzen oder gar Temperatursteigerungen zwingen zur sofortigen Unterbrechung der Behandlung.

2. Die Behandlung der entzündlichen (nicht gonorrhoischen) Krankheiten der äußeren Scham, der Scheide, Cervix und Portio.

Vulvitis.

So leicht die Diagnose der akuten Vulvitis ist, die durch Verschwellung, Rötung und Schmerzhaftigkeit der Scham schon bei der
bloßen Berührung durch Kleidungsstücke, reichliche Sekretion, Hitze und
quälenden Juckreiz ausgezeichnet ist, so schwer kann es im einzelnen
Falle sein, ihre Ursache zu ergründen. Sie aber festzustellen, muß Aufgabe einer rationellen Behandlung sein. Obenan in der Häufigkeitsursache
steht die akute Gonorrhoe. Die Behandlung der durch sie verursachten
akuten Vulvitis ist in diesem Abschnitt (S. 116ff.) beschrieben. Hier soll
zunächst die Behandlung unspezifischer Vulvitiden angegeben und dann

noch der selteneren, vielfach ein Grenzgebiet zwischen der Dermatologie und Gynäkologie bildenden Formen gedacht werden. Der Diabetes, manchmal vergesellschaftet mit Furunkulose, ist eine häufige Ursache der akuten Vulvitis, wobei ohne Behandlung des Grundleidens natürlich die symptomatische Therapie nur wenig Erfolg hat. Akne und Furunkulose der Vulva mit schwerer Vulvitis kommen aber auch ohne diabetische Grundlage vor. Blasenkatarrhe, gar solche bei Frauen, welche infolge Senkung und Zystokele an Harnträufeln leiden, sind weiter eine häufige Ursache, die bei Blasen-Scheiden-Fisteln selbstverständlich ist und zu ganz schweren Vulvitisformen chronischer Art führt. Habituell ge- übte Onanie kann ebenfalls zur Vulvitis führen, weil durch die Onanie, wenn sie bis zum Orgasmus betrieben wird, das Sekret der Bartholinischen Drüsen und vielleicht auch das Cervixsekret unge- bührlich oft austritt und reizend und mazerierend auf die Vulva- epithelien wirkt, besonders bei fettreicheren Individuen, wenn sie kein großes Reinlichkeitsbedürfnis haben. Der Mangel an Reinlichkeit ist bei dicken Frauen, besonders bei solchen mit starken Coxa vara, bei denen die Oberschenkel beim Gehen aneinanderstreifen, Ursache entzündlicher Veränderungen der Vulva und ihrer Umgebung. Diese sind recht schmerz- haft und können sogar bis zu tieferreichenden Geschwüren führen. Auch Filzläuse, besonders aber Oxyuren[1] können dasselbe machen. K. MAHLER macht die Oxyuren auch für Kopfschmerzen, Schwindelgefühl und mannigfaltige andere nervöse Beschwerden verantwortlich. Das schaumige Sekret der Trichomonas vaginalis pflegt in stärkeren Graden recht schwere Vulvitisformen hervorzurufen. Bei Schwangeren sieht man auch Soor Vulvitis machen. Neben dem Fluor bei der Gonorrhoe kann aber auch ein unspezifischer Fluor, wenn er eitrigen Charakter hat und reichlich ergossen wird, dasselbe bewirken. Ebenso sieht man auch bei Frauen, welche an sehr schweren Regelblutungen und an atypischen Blutungen leiden, besonders wenn sie sich nicht rein halten und schlechte, scheuernde Binden tragen, Vulvitis entstehen. Bei den langdauernden Fällen ist die Diagnose auf den ersten Blick bei der in Steinschnittlage auf dem Unter- suchungstisch liegenden Patientin zu stellen, indem sich die entzündete Vulva und beiderseits davon die entzündlich veränderte, hell- bis braun- rote, manchmal wie gegerbte Haut der Umgebung in Schmetterlingsflügel- form von der gesunden Haut abhebt. Die Vulvitis ist auch eine zwangs- läufige Begleiterscheinung spitzer Kondylome. Sie erreicht in solchen Fällen meist besonders hohe Grade, die stärksten allerdings bei gleich- zeitig bestehender Schwangerschaft, wo die mit den Schamhaaren ver- backenen Sekrete nicht nur eine schwere Vulvitis bis über die Genitokrural-

---

[1] Man beseitigt sie durch *Knoblauchklistiere* und Wurmmittel wie *Butolan* und *Helminal*. 1 bis 3 Knoblauchzwiebeln werden $^1/_2$ Stunde in 1 Liter Wasser gekocht und nach dem Erkalten als Klysma gegeben, das man mindestens 5 Minuten halten läßt. Dazu 3mal täglich 2 Tabletten *Butolan* à 0,5 oder 3mal täglich 2 Tabletten *Helminal* à 0,25 und zum Abfangen der Oxyuren in der Aftergegend *Unguentum hydrarg. cinereum* oder *Ungu- entum praecipitatum album* 10%ig.

falten erzeugen, sondern auch zu einem durch die Kleider hindurch wahrzunehmenden, widerlichen Geruch Veranlassung geben können.

Was die Behandlung der akuten und der schon chronisch gewordenen Form der Vulvitis anlangt, so wird sie sich bei steter Richtung der Therapie auf die Grundursache in der Mehrzahl der Fälle nicht schwierig gestalten. Das oberste Gebot ist Reinlichkeit, deren Mangel ja vielfach die einzige Ursache der Vulvitis ist. Freilich ist sie nicht immer angeboren und sehr oft nicht anerzogen, weshalb man immer wieder bei manchen Frauen nach Zeiten der Besserung Rückfälle sieht. Besonders die fettleibigen Frauen müssen, ganz abgesehen von den Zeiten der Periode, nicht nur täglich sorgfältige Waschungen der äußeren Scham und deren Umgebung machen, sondern auch durch peinliches Trockenhalten der Partien, am besten mit Pudern, und zwar mit Talkpudern in dünnem Aufstrich, die dem Reismehl vorzuziehen sind, der Vulvitis vorbeugen. Gut bewährt ist das aus Zinkoxyd, Kampfer und Talk bestehende, gleichzeitig den Juckreiz mildernde Puder folgender Zusammensetzung:

> **103.** Camph. trit. 1,0
> Zinc. oxyd. 20,0
> Talc. Venet. ad 80,0
> D. S. Puder. (STRASSMANN).

Auch das *Vasenol-Körperpuder* (mit Formalinzusatz), das *Nivea-Fußpuder* und das *Lenicetpuder* (essigsaure Tonerde in fester Form enthaltend) werden mit Vorteil gebraucht. Im akuten Stadium sind eingreifendere Maßnahmen nicht zu umgehen. Am sichersten wirken im Beginn der schmerzhaften Entzündung kühlende, reizlose Berieselungen und Sitzbäder mit *Kamillen-* und *Käspappeltee* (15 bis 20 Minuten 2mal täglich) oder *Weizenkleie*, die entweder nach der auf S. 123 gegebenen Vorschrift oder in der Weise bereitet werden, daß man $^1/_2$ kg Weizenkleie in 3 Liter Wasser löst, durchseiht und dem Sitzbad zusetzt. Auch lauwarme Sitzbäder auf dem Bidet, denen man 1 Eßlöffel *Borax* oder ebensoviel *Speisesoda* zugibt, sind vorteilhaft. Bei heftigen Schmerzen und Brennen sind Vorlagen, die mit *Bleiwasser, Liquor Aluminii acetici (Burowi)* oder 1%igem *Resorcinwasser* getränkt sind, oft nicht zu umgehen, wie dies bei der gonorrhoischen Vulvitis S. 116 ff. beschrieben ist. In der Sprechstunde bedient man sich mit Vorteil einer zarten Betupfung der am meisten entzündeten Partien mit 2- bis 3- bis 5%iger *Argentumnitricum-Lösung* oder nach BUCURA folgender adstringierender Lösung

> **104.** Alumin. 1,0
> Plumb. acet. 10,0
> Aqu. ad 150,0

Nach Abklingen der stürmischen Erscheinungen ist das *Unguentum Diachylon Hebrae*, das zur Hälfte mit Olivenöl vermischt wird, ganz besonders aber die *Pasta Zinci oxyd.* am Platze. Natürlich geht es auch hier ohne peinlichste Reinlichkeit, namentlich nach der Harn- und Stuhlentleerung, nicht ab. Auch die Diät soll möglichst reizlos, hauptsächlich vegetabilisch und salzarm sein. Manchmal sind Schlafmittel wegen des Juckreizes nicht zu umgehen. Waschungen mit Wasser wirken verschlimmernd, ebenso jedes energische Abreiben der gereizten Partien. Auf weitere Einzelheiten kann hier nicht eingegangen werden, zumal sie in das Gebiet der Dermatologie gehören. Bei Furunkulose wird manchmal neben der Lokalbehandlung eine Vakzinebehandlung z. B. *Staphylo-Yatren* 2,5 ccm pro dosi und Hefezufuhr *(Levurinose, Furunkulin)* rascher zum Ziele führen. Hier bewährt sich auch, wie übrigens in anderen Fällen der Vulvitis, sehr gut die Anwendung von Sitzbädern mit *Eichenrinde* (S. 117). Die Erfolge in bezug auf das Abschwellen, das Verschwinden der Rötung und auch auf die Milderung des Juckreizes sind recht befriedigende. Kommt man mit diesen Maßnahmen nicht zum Ziel, kann man es immer noch mit der gerade bei der Vulvitis auf dem Boden von Furunkulose sehr wirksamen Röntgenbestrahlung versuchen, auf die man nicht vergessen soll und die man, wenn sie anfänglich nicht wirkt, unbedenklich wiederholen kann.

Von besonderen Vulvaerkrankungen sei die durch Soor erzeugte Vulvitis erwähnt, die fast nur bei Schwangeren im Verein mit gleichzeitiger Entzündung der Scheide beobachtet wird. Ihre Behandlung ist ebenso wie die der Trichomonadenvulvitis bei den Entzündungen der Scheide S. 181 geschildert.

Von weiteren Erkrankungen ist noch auf das Ulcus vulvae acutum virgineller Mädchen hinzuweisen, dessen Erkennung und sichere Feststellung keineswegs leicht ist. Von größter Wichtigkeit ist die Unterscheidung der Krankheit von dem Ulcus molle. Darum ist für den Gynäkologen eine Konsiliarbehandlung mit einem Dermatologen unbedingt anzuraten. Auch der bakteriologische Aufschluß wird vielfach nicht zu umgehen sein. LIPSCHÜTZ und SCHERBER fordern den Nachweis des Bacillus crassus. Der Therapie erwachsen bei der Neigung der oberflächlichen, mit Vorliebe auf der Innenfläche der großen und kleinen Labien sitzenden Ulcera zur Selbstheilung keine großen Schwierigkeiten. Trockenbehandlung mit *Dermatol, Xeroformpuder,* auch mit *Jodoform* und Reinigung des Geschwüres durch Sitzbäder mit *Kamillen* und Berieselung mit 3% *Hydrogenium hyperoxydatum* sind empfehlenswert.

Weicher und harter Schanker fallen nicht mehr in unser Behandlungsgebiet.

Eine beim ersten Auftreten manchmal die Frauen sehr erschreckende, nicht selten aber nach dem Geschlechtsverkehr immer wieder auftretende oder an die Periode regelmäßig gebundene Krankheitserscheinung ist der belanglose Herpes vulvae. Unter Verwendung von *Pasta zinci oxyd.* und *Zinkoxyd-Vasenol-Lenicetpuder* heilen die Bläschen in kurzer Zeit.

Über die durch Bartholinischen Abszeß verursachten Vulvitiden ist bei der Gonorrhoe S. 118 das Nötige ausgeführt. Nicht verfehlen möchte Verfasser, auch auf jene Vulvitiden hinzuweisen, die nicht durch Staphylo- und Streptokokken und auch nicht durch Gonokokken, sondern durch Bacterium coli erzeugt sind, mag es sich um Fälle von Vulvitis auf dem Boden einer Cystitis oder Pyelitis handeln oder um solche, welche durch

Infektion vom Darme her entstanden sind. Es gibt auch heute noch Frauen und Mädchen, die sich bei der Stuhlentleerung und der Reinigung einer solchen Indolenz befleißigen, daß sie direkt die Kolierreger nach der Scheide zu wischen. Auch bei eben verheirateten Frauen entstehen gelegentlich durch die ersten ungeschickten Koitusversuche Kolivulvitiden. Sie heilen übrigens bei Anwendung der oben gezeigten Behandlung rasch ab. Anders ist es in solchen Fällen, wo in den Kinderjahren entstandene Kolicystitis und Pyelitis Ursache der immer wieder schubweise auftretenden Vulvitis sind (S. 300 ff.). Dann muß die Grundursache, allenfalls unter Zuhilfenahme der *Sulfonamid*therapie beseitigt werden. Man kann sich auch der Mischvakzine in der Form, wie sie bei den entzündlichen Adnexerkrankungen S. 195 beschrieben ist, bedienen.

In der Diagnose und Behandlung der tuberkulösen Ulzerationen des äußeren Genitales sind die Dermatologen mehr erfahren als die Frauenärzte. Entsprechende Hinweise erfolgen im Abschnitt über Genitaltuberkulose S. 199.

Das seltene Ulcus chronicum vulvae (Esthiomène), dessen Ätiologie keine einheitliche ist und sich als ein langsam in die Tiefe wucherndes sklerotisches Ulcus findet, ist therapeutisch schwer zu behandeln. Arsen und Jod innerlich, Galvanokaustik und chirurgische Therapie lokal werden empfohlen. Bei der Elephantiasis vulvae ist die chirurgische Entfernung der verdickten Partien der äußeren Scham das einfachste und beste Verfahren.

Pruritus vulvae.

An die Entzündungen der äußeren Scham und der Scheide schließt sich ohne Zwang die Besprechung der Behandlung des Pruritus vulvae, der juckenden Entzündung der äußeren Scham an. Sie ist ein sehr häufiges, oft ungemein qualvolles Leiden, das zufolge seines besonders in der Nacht auftretenden Juckreizes bei längerer Dauer die Frauen geradezu zur Verzweiflung bringen kann. Der Juckreiz erstreckt sich oft nicht nur auf das gesamte äußere Genitale mit besonderer Beteiligung der Klitorisgegend, sondern über den Damm zum After herab und in die Scheide hinein. Eine gewisse Schwellung und Starrheit der Haut- und Schleimhautbedeckung des äußeren Genitales ist nebst zahlreichen Kratzwunden zu beobachten, Erscheinungen, die sekundärer Art sind und auf den verschiedensten Versuchen, das Jucken zu beseitigen, beruhen. Die Behandlung ist sehr schwierig und, wie gleich vorweggenommen sei, auch dann nicht immer erfolgreich, wenn man die Ursachen des Pruritus ermittelt hat. Nach ihnen muß man immer forschen, sonst bleibt die ganze Behandlung planlos. Jeder Klage über Pruritus muß zwangsläufig die Harnuntersuchung folgen, weil zuckerhaltiger Urin eine häufige Ursache des Pruritus ist, indem er zur Aufweichung der Epithelien und zu Geschwürsbildungen Veranlassung gibt, auf denen die Bakterien dann gut gedeihen. Aber auch Würmer, und zwar meist die recht verbreiteten Oxyuren, auch Spulwürmer, ferner entzündliche, beißende Scheidenflüsse, Soor, Trichomonas vaginalis und Ungeziefer oder ein Cervixfluor bei

Erosion der Portio können zur Mazeration der Vorhofschleimhaut und der Haut des äußeren Genitales führen und den Juckreiz bewirken. Es sollen auch bestimmte Arzneien (nach SCHRÖDER Belladonna, Opium, Brom, Arsen, Phosphor, Aspirin, Quecksilber, Ichthyol, Lysol und Lysoform) gelegentlich Pruritus verschulden können. Unrichtige, einseitige Ernährung, dauernder, übermäßiger Genuß scharfer Speisen wird auch als Ursache des Juckreizes angeschuldigt und wäre dann als Allergie aufzufassen. Auch ungeeignete Leibwäsche, rauhe Menstruationsbinden mögen ihn erzeugen. Die genannten Ursachen sind es, die mehr minder deutlich diese Art des Pruritus als einen symptomatischen anzusehen gestatten. In einer großen Zahl der Fälle aber ist seine Ursache schlechterdings nicht auffindbar. Man spricht von einem essentiellen Pruritus, der nach neueren Auffassungen entweder eine Dysfunktion im Zusammenspiel der endokrinen Drüsen oder nur eine Folgeerscheinung einer psychosexuellen Funktionsstörung ist. Nach KEHRER, dem wir die letztere Feststellung der Hauptsache nach verdanken — auch WALTHARD spricht von einer Psychoneurose — handelt es sich um eine seit längerer Zeit bestehende Blut- und Lymphüberfüllung infolge abwegiger erotischer Erregung. Diese schaffe die Bereitschaft zum Pruritus. Demnach müßte man gerade dieser Ätiologie das Hauptaugenmerk zuwenden und das Symptom des Pruritus häufiger psychosexuell bedingt als biochemisch oder mechanisch gegeben auffassen. Wenn es richtig ist, daß psychosexuelle Ursachen die Krankheit verschulden, und zwar in der Mehrzahl der Fälle, dann muß der Hebel der Therapie dort ansetzen. Besprechung mit der Frau, taktvolles Erforschen ihrer Vita sexualis, allenfalls unter abgesonderter Heranziehung ihres Mannes, wird von Vorteil sein, besonders wenn man mit KEHRER auf die Notwendigkeit einer gleichzeitigen Entspannung der Sexualpartner bei der Kohabitation den größten Wert legt. Also Persuasion und Psychanamnese können hier helfen, soundso oft aber wird man, weil man die Verhältnisse nicht ändern kann, auch in solchen Fällen symptomatisch vorgehen müssen. Von Wichtigkeit ist es, alles, was die Geschlechtsgegend hyperämisieren kann, abzuhalten. Sorge für guten Stuhl, allenfalls eine Abführkur, regelmäßige Anwendung des subaqualen Darmbades in der Mitte des Intervalles bei noch menstruierenden Frauen, Aufenthalt in frischer Luft mit Märschen bis zur weitgehenden Ermüdung, der Wassersport in jeder Form, hydrotherapeutische Prozeduren, besonders Halbbäder von 34 bis 30⁰ C und 5 Minuten Dauer verbunden mit den üblichen Abreibungen und Übergießungen, kalte Sitzbäder (20 bis 15⁰ C, 10 Minuten Dauer) können hier Gutes tun. Über den Pruritus anogenitalis, der als Folge von Stauungszuständen in den venösen Netzen der Mastdarmwand entsteht und demnach ein Ausdruck des varikösen Symptomenkomplexes des Mastdarmes ist, siehe unter Hämorrhoiden S. 252.

Was die symptomatischen Mittel anlangt, so ist ihre Zahl kaum übersehbar, Beweis genug, daß viele, manchmal sogar alle versagen. Man beginnt in allen Fällen am besten der Empfehlung LIEPMANNs folgend mit einer Entfernung der Schamhaare, nachdem dieselben mit Wasser und Seife eingeseift wurden, trocknet durch Tupfen mit Watte gründlich ab und bepinselt nun das Pudendum externum bis zum Anus hinunter mit 10%iger Lösung von *Argentum nitricum*. Dieses wirkt dort, wo Fissuren bestehen, heftig brennend, doch läßt der Schmerz sehr bald nach. Dieses alte Verfahren ist immer noch mehr erfolgverheißend als so manche andere Mittel, denen aber im Einzelfalle ihre Bedeutung nicht abgesprochen werden soll. Wichtig ist, daß bei dieser Therapie häufige Waschungen mit gewöhnlichem Wasser unterbleiben sollen und daß nur einmal im Tage eine zarte Reinigung mit *Karbol- oder Teerseife* statt-finden darf. Dabei ist jedes Reiben auch beim Trocknen zu vermeiden. Noch besser ist die Reinigung der äußeren Scham auf dem Bidet mit *Kamillen- und Käsepappelbädern*, welche eine kühlende, den Juckreiz mildernde Wirkung meist nicht vermissen lassen. Auch das Bad mit *Weizenkleie* (Anwendung S. 151) hat nicht selten überraschenden Erfolg. STRASSMANN empfiehlt bei Tage nach der Waschung mit Karbolseife die Haut einzupudern, und zwar mit dem erwähnten Puder (Rp. 103, S. 151), H. ALBRECHT das 5%ige *Bortalkumpuder*. Der Juckreiz ist bekanntlich in der Nacht weit ärger als bei Tage. Viel trägt dazu die Bett-wärme bei. In kühlen Zimmern und mit leichten Decken bei gut ein-gewickelten Füßen zu schlafen ist notwendig. Vielfach werden über die Nacht Salben empfohlen. Solche sind in den verschiedensten Zusammen-setzungen angegeben. Man verordnet:

105. Menthol. . . . . 0,25 (bis 0,5)
Eucain. hydro-
chlor. . . . . 1,0 (bis 2,0)
Anaesthesin. 5,0
Salol.
Ol. Olivar. . . . . aa 2,0
Lanolin. ad 50,0
M. f. ungt.
D. S. Zum Salben für die Nacht
(STRASSMANN).

106. Anaesthesin. 5,0
Vaselin. ad 50,0
M. f. ungt.
D. S. Zum Gebrauch beim Jucken.

107. Bismut. subnitr. 0,5
Zinc. oxyd. 1,0
Ungt. lenient.
Vaselin. . . . . aa 25,0
D. S. Salbe.
(LITAUER).

108. Tumenol. 2,0
Anaesthesin. 0,5
Acid. boric. 1,0
Zinc. oxyd. 6,0
Ungt. lenient. 30,0
M. f. ungt. sterilisat.
D. S. Morgens und abends auftragen
(KEHRER).

109. Anaesthesin. 2,0
Menthol. 0,2
Ol. Olivar. 2,0
Lanolin.
Vaselin. . . . . aa 10,0
D. S. Zum Gebrauch bei Juckreiz.

Für die Nacht kann man vielfach, namentlich am Anfang, Schlaf-mittel nicht entbehren. Die Verordnung von

110. Pyramidon.
     Medinal. .... aa 0,3
     But. Cac. ad 2,0
     M. f. suppos. an.
     D. tal. dos. Nr. VI
S. Abends 1 Zäpfchen eingefettet in
   den Mastdarm einführen.

ist deswegen empfehlenswert, weil mit Zäpfchen kaum ein Mißbrauch getrieben wird. Auch die Beruhigungsmittel *Somnacetin* (30 Tropfen, 2 Tabletten), *Adalin*, *Luminal* (0,15), *Abasin* (3mal täglich 1 bis 2 Tabletten), *Sedormid* (4 halbe Tabletten über den Tag verteilt), *Hovaletten*, *Valeriana*, besonders in Form einer Tasse Baldriantee, wirken beruhigend, gar dann, wenn man vor dem Schlafengehen die juckenden Stellen mit

111. Acid. carbol. crystall. ...   2,0
     Aqu. font. ad 100,0
D. S. Äußerlich.

auf einem Watteträger zart betupft.

Auch die verschiedenen Nervina müssen zur Milderung des Juckreizes herhalten. Ausgezeichnete Wirkung wurde dem *Gardan* (3- bis 4mal 1 Tablette zu 0,5) nachgesagt, die Verfasser aber nur teilweise bestätigen kann. Da im Tierexperiment das *Gynergen* offenbar infolge seiner Wirkung auf den Sympathikus den künstlich erzeugten Juckreiz prompt beseitigt, ist seine Anwendung auch beim Menschen ätiologisch nicht unangebracht. Ein Versuch mit diesem Mittel oder mit Rücksicht auf die amphotone Nervenlage so mancher Frauen mit dem sowohl dem Sympathikus wie dem Vagus gerecht werdenden *Bellergal* kann immer in Form einer 3- bis 4wöchigen Bellergalkur (3 bis 6 Tabletten am Tage) unternommen werden.

Mit Einreibungen der Vulva mit

112. Mesotan 25%ig
     Ol. Olivar. .... aa 25,0

kann man es, wenn nicht dadurch das Brennen verstärkt wird, versuchen. Nach SCHWABE soll auch das Auftragen einer *Vitrisolemulsion* mit *weißem Quecksilberpräzipitat* (O. P.) oder mit *Tumenol* Gutes leisten. Auch die *Naphthalanzinksalbe* O. P. mit 20% *Zinkoxyd* wird empfohlen. BAKOFEN hat sich ein Öl nach der Zusammensetzung von

113. Ol. Cadin. (Wacholderteer) 10,0
     Ol. Jecor. Aselli 20,0

bewährt, doch kann es gelegentlich so reizend wirken, daß man von seiner Verwendung Abstand nehmen muß. SCHULTZE-RHONHOFF hatte mit dem Auftragen von *Bienenhonig* auf die Vulva verblüffende Erfolge, die Nachahmung verdienen. Durch Wochen hindurch geduldig fortgesetztes Bestreichen der juckenden Partien mit 1%iger *Vigantol-Zinksalbe* oder mit der billigen 10%igen *Zinklebertranpasta* hat sich Verfasser manchmal ausgezeichnet bewährt. Es wäre möglich, daß einzelne Fälle auf dem Boden von Vitaminmangel entstehen und deswegen auf diese Behandlung ansprechen. In einem verzweifelten Falle von senilem Pruritus kam Verfasser nach erfolgloser Erprobung fast sämtlicher gebräuchlichen Medikamente mit dem bloßen Bestreichen der äußeren Scham mit *Salizyltalk* überraschend schnell zu einem vollen Erfolg. Vorsichtiger muß man schon mit der *Bromocollsalbe* sein, weil Brom keineswegs immer vertragen, ja sogar als ursächlich juckreizbedingend angesprochen wird. Man verordnet 20%ige *Bromocollsalbe*, die aus einer organischen Brom-Tanninverbindung besteht. Seit einiger Zeit haben wir von *Magnobrol* bei Pruritus ausgiebig Gebrauch gemacht und sehr gute Ergebnisse damit erzielt. Man injiziert durch 3 Tage hindurch intramuskulär 10 ccm *Magnobrol* und gibt gleichzeitig 3mal täglich 1 Teelöffel des *Magnobrol-Pulvers* in Wasser. Auch das *Bromostrontiuran* (intravenöse Injektion von 10 ccm der 10%igen gebrauchsfertigen Ampullen) in Verbindung mit 2 bis 3 Tabletten desselben Mittels an den injektionsfreien Tagen ist zu empfehlen. Teerprodukte sind ebenfalls in Gebrauch, so die *Tumenol-Ammoniumsalbe* 10%ig, die ebenfalls in Tuben in den Handel kommt. Recht gut bewährt hat sich wiederholt die *Detoxinsalbe*, ferner die 1- bis 2%ige *Pantocainsalbe* und die *Percainalsalbe*. Letztere leisten auch bei Afterjucken auf dem Boden von Hämorrhoiden Gutes. Bei deutlichen Fissuren und Ulcera sind sie „ohne Menthol", sonst „mit Menthol" zu verschreiben. Dort, wo Oxyuren vorliegen und den Juckreiz bedingen, muß man zuerst diese durch die bekannten Wurmmittel austreiben (s. S. 150). Wo Trichomonaden einen beißenden Fluor unterhalten und zum Pruritus Veranlassung geben, wird die bei der Fluortherapie geschilderte Trichomonasbehandlung, für welche die *Devegantabletten* die Methode der Wahl darstellen, anzuwenden sein. Sorge für guten Stuhl im Anfang der Behandlung, besonders die Verwendung des Sudabades ist ebensowenig zu umgehen wie Verbot von Alkohol, Kaffee und Tee. Auch einer salzfreien Kost wird von verschiedenen Seiten, neuerdings auch von v. NOORDEN, das Beste nachgerühmt. In solchen Fällen muß man aber mindestens eine Woche eine vollständig salzfreie, hauptsächlich auf Gemüse, Milch-Mehlspeisen und Obst eingestellte Kost vorschreiben und nach einer Woche kann man mit der Zickzackkost nach NOORDEN beginnen, d. h. man gestaltet unter Einschaltung von 1 bis 2 Obsttagen wöchentlich die Nahrung kochsalzarm. Daß natürlich Fälle von Zuckerkrankheit und Pruritus lokal nur nebenher, durch Diät aber der Hauptsache nach behandelt werden müssen, bedarf keiner Begründung.

Vielfach herrscht die Anschauung, daß der Pruritus auf dem Boden der Ovarialinsuffizienz entsteht, weil er mit Vorliebe in den Jahren herabgeminderter oder fehlender Tätigkeit der Eierstöcke auftritt. Man hat daher versucht, durch *Ovarial-* (Ovosan, Ovaria siccata, Ovoglandol usw.) und *Ovarial-Hormonpräparate* (s. diese) den Zustand zu bessern. Ausgesprochene Erfolge hat Verfasser so lange nicht gesehen, als die Ovarialtrockenpräparate und Ovarialextrakte oder niedere Hormondosen verwendet wurden. Bei Verabreichung hoher Hormondosen kann man aber in einzelnen Fällen schlagartig die Beschwerden schwinden sehen, wie dies BUSCHBECK in einem Falle durch Verabreichung von 280 000 M. E. *Progynon B* gelang, der bereits zum Morphium gegriffen hatte. In dem von G. A. WAGNER mitgeteilten Falle schwersten Pruritus vulvae mit ausgedehnten Ulzerationen konnte wenige Tage nach Beginn der Behandlung das Schwinden des Juckreizes und die Überhäutung der Geschwüre festgestellt werden. In diesem Falle wurden durch 5 Wochen hindurch 22 mg *Progynon B oleosum* mit dem Nebenerfolg verabreicht, daß schwere arthritische Beschwerden im Knie vollkommen schwanden! Da weitere derartige Erfolge auch in schwersten Fällen von Pruritus vulvae beobachtet wurden, so muß man die Hormontherapie, und zwar in Form der Injektionskur (50 000 I. B. E. 1- bis 2mal in der Woche durch $^1/_4$ bis $^1/_2$ Jahr!) und gleichzeitigen lokalen Behandlung mit *Follikelhormonsalben* bzw. *Stilbensalben* trotz ihrer Kostspieligkeit sehr in den Vordergrund rücken (S. 160). Auch Schilddrüsenpräparate sind versucht worden (0,1 g täglich), doch sind die Erfolge fraglich. Daß in Fällen von Dermatosen und Dermatomykosen, allenfalls unter Heranziehung eines Fachmannes der Dermatologie, die Heilung erstrebt werden muß, ist klar. Trotzdem bleiben noch Fälle, die der weiteren Behandlung trotzen. In solchen hat man sich zu eingreifenderen Maßnahmen entschlossen, von denen die subkutane Infiltration der Vulva mit etwa 60 ccm $^1/_2$%iger *Novacain*- oder $^1/_5$%iger *Tutocainlösung* einfach und oft wirkungsvoll ist (HALBAN). Ferner wird die Pudendusanästhesie nach FRIGYESI, die Durchschneidung des Nervus pudendus, sogar die Sympathektomie an der Art. hypogastrica bzw. der Art. iliaca vorgenommen, deren Effekt wohl einfacher hin und wieder durch die DOPPLERsche Phenolpinselung erreicht werden kann. HALBAN und MATHES haben durch tiefe Stichelungen mit dem Paquelin verzweifelte Fälle von Pruritus schwinden gesehen. Diesem Verfahren ist noch eher das Wort zu reden als der Nervendurchschneidung, die doch wieder das Rezidiv nicht verhindern kann und dabei kein kleiner Eingriff ist. Es ist nicht zu wundern, daß man angesichts solcher unheilbarer Fälle mit Begeisterung zur Strahlenbehandlung gegriffen hat. Röntgenlicht und Radium, Quarzlampe und Hochfrequenz werden angewendet, ohne daß auch diese Verfahren immer zum Ziele führen. Die Radiumbehandlung wird in 5 bis 10 Sitzungen, jede zu $^1/_4$ Erythemdosis pro Sector und Woche, gegeben. Hat nach 4 bis 5 Bestrahlungen der Pruritus nachgelassen, verringert man die Erythemdosis auf $^1/_8$ in Abständen von 2 bis 3 Wochen (A. MARIN). In Fällen, in denen das ganze Register der Therapie aufgezogen worden ist, soll man es wohl immer mit einer Röntgenbestrahlung versuchen. Besonders bei essentiellem Pruritus, also solchem, der weder in lokalen Veränderungen entzündlicher Natur, noch im Nervensystem gelegen zu sein scheint, werden immerhin gute Erfolge bis zu 50 und mehr v. H. der Fälle berichtet. GAL gibt an, daß bei Frauen, bei denen die Ovarien operativ entfernt wurden, ein Versuch der Schilddrüsenbestrahlung nach WERNER mit geringen Dosen ($^1/_2$ der H. E. D.) versucht werden kann. So wie man durch Hormone und Medikamente die Hypophyse beeinflussen will, hat man es auch mit Röntgen und mit Diathermie getan und mag in einzelnen Fällen auch dazu greifen. Die örtliche Diathermie wird am wirksamsten in der Art gebraucht, daß man die Vulva mit einer feuchten (nicht nassen) Gaze bedeckt und darüber eine Lage dicken Stanniolpapiers gibt, welche als die eine Elektrode wirkt, während man die andere Elektrode auf den Bauch legt.

Wenn in diesem Abschnitt so viele Verfahren der Behandlung angeführt wurden, so geschieht dies gewiß nicht, um eine möglichst große Übersicht über die uns zu Gebote stehenden therapeutischen Vorschläge zu geben, sondern einzig und allein deswegen, weil es kaum ein zweites Leiden in der Gynäkologie gibt, das solche Schwierigkeiten in der Behandlung machen und so oft zum Wechsel der Therapie zwingen kann.

Leukoplakia vulvae.

Während der mit Vorliebe zur Zeit der Klimax sich entwickelnde Vitiligo therapeutisch unbeeinflußbar ist und auch keiner Behandlung bedarf, weil dieser Pigmentschwund am Genitale belanglos ist, ist die Leukoplakie mit ihren grauweißlichen Hautverfärbungen und Verdickungen der Hornschicht unter Verbreiterung des Rete Malpighii keineswegs gleichgültig, weil diese Krankheit in die Kraurosis übergehen oder aber auch mit und ohne diese Vorstufe zu dem mit Recht so gefürchteten Vulvakarzinom das Vorspiel abgeben kann. Sie wird ja sogar als präkanzeröse Krankheit geführt, und in der Tat kann man Krebse des äußeren Genitales inmitten von leukoplakischen Feldern entstehen sehen. Die Behandlung ist schwierig und wird mehr von dermatologischer, denn von gynäkologischer Seite betrieben und beruht auf *Strahlentherapie* einerseits, anderseits intern auf *Arsentherapie* (S. 18ff.). Da der Juckreiz dabei ein ungemein heftiger ist, so kann man auch um die symptomatische Behandlung desselben mit den beim Pruritus angegebenen Mitteln, besonders den dort angeführten *Hormonpräparaten* nicht herumkommen. Syphilis kann bei der Leukoplakie eine Rolle spielen, weshalb die W-Probe unbedingt anzustellen ist. Manche Autoren gehen mit Rücksicht auf die Möglichkeit einer Entstehung eines Karzinoms auf dem Boden einer Leukoplakie — 10 bis 15% leukoplakischer Frauen sollen ein Vulvakarzinom bekommen — so weit, daß sie die Exstirpation der Vulva fordern, wozu sich die Frauen allerdings nur ganz ausnahmsweise entschließen können. Auch die Exzision der einzelnen leukoplakischen Herde ist zu erwägen, wenn bei starkem Juckreiz, Fissuren- und Geschwürsbildung die Patientin nicht in die Totalexstirpation der Vulva einwilligt.

Kraurosis vulvae.

Die Kraurosis, eine Schrumpfung der Haut an der äußeren Scham, ist durch straffe, faltenlose, derbe, zu Einrissen neigende Haut auf weiß verfärbtem oder blaßgrauem Grund mit Ausfall der Schamhaare gekennzeichnet, führt in höheren Graden unter Bildung von schmerzhaften Rhagaden und Fissuren zu beträchtlicher Schrumpfung der Schamspalte und beruht in ihrem Wesen auf einer Atrophie, deren histologische Einzelheiten hier nicht zur Besprechung gelangen sollen. Wesentlich ist nur, daß der Schrumpfung und Atrophie so gut wie immer die Ver- änderungen, wie wir sie bei der Leukoplakie kennen, vorangehen. Für die Therapie ist der fast immer fortschreitende Charakter der Krankheit richtunggebend. Im Anfang ist es meist der Juckreiz allein, der die Frauen zum Arzte führt und dessen Behandlung, wie oben dargetan worden ist, vielfach eine recht undankbare Aufgabe darstellt. Die *Ovarial-hormontherapie* ist in großen Dosen (50 000 I. B. E. *Oestradiolbenzoat* 2mal wöchentlich) besonders mit lokaler Behandlung mit *Follikelhormonsalbe (Progynon—Follikulin—Menformon—Ovocyklin—Folipex—Oestroglan-dol—Oestromonsalbe—Hormostilboral—Cyren B)* den beim Pruritus er- wähnten symptomatischen Heilmitteln entschieden überlegen. Die Strahlenbehandlung weiß leider von Heilungen nicht zu berichten. Immerhin ist sie schon zwecks Linderung des Juckreizes anzuwenden. VOGT tritt für sie in Verbindung mit Ovarialersatz- und Hormon- therapie ein. Von den chirurgischen Verfahren haben sich die Novo- caininfiltration und die Stichelung mit dem Paquelin nicht ganz selten, allerdings meist nur vorübergehend, bewährt. In Fällen heftiger Juckbeschwerden auf dem Boden der Kraurosis kann man gezwungen sein, die Vulvektomie am besten als totale (weniger empfehlenswert als partielle) auszuführen. Wenn sie auch ein verstümmelnder Eingriff ist, der körperlich und seelisch die Kranke belastet, so ist dagegen anzuführen, daß es sich vielfach um ältere, jenseits der Jahre der Geschlechtsbetätigung stehende Frauen handelt, und daß im übrigen die regelrecht ausgeführte Vulvektomie den Geschlechtsverkehr keineswegs unmöglich macht, wenn nicht eine starke Narbenschrumpfung eintritt. Mit Rücksicht auf die naheliegende Möglichkeit des Aufkommens eines Karzinoms auf dem Boden der Kraurosis (in 10% der Fälle) kann der Vulvektomie ein bedeutender therapeutischer Wert nicht abgesprochen werden. In leichteren Fällen wird man den Zustand durch die erwähnten Maß- nahmen einschließlich der Quarz- und Röntgenbestrahlung erträglich machen können.

Von größter Wichtigkeit ist es, Trägerinnen einer Kraurosis, aber auch einer Leukoplakie, ständig unter ärztlicher Überwachung zu halten und ihnen die periodische Untersuchung als notwendig hinzustellen, ohne deswegen das freilich nicht ganz selten drohende Gespenst der Krebs- erkrankung an die Wand zu malen.

Vaginismus.

Höhere Grade dieses Zustandes, der in einer Verkrampfung des M. constrictor cunni, vergesellschaftet mit einem Krampf der Becken- bodenmuskulatur, ja sogar der Adduktorenmuskeln besteht, sind nicht gerade häufig. Leichtere Grade werden öfter beobachtet. Die längste Zeit hat man dieses Leiden als rein örtliches aufgefaßt und nach patho- logisch-anatomischen Grundlagen gesucht, die sich ja auch in einer Reihe von Fällen finden lassen, aber meist nicht Ursache, sondern Wirkung vergeblicher Bestrebungen von seiten des Ehepartners sind, den Krampf zu überwinden. Nur selten liegen tatsächlich krankhafte oder zumindestens abwegige Veränderungen am Hymen wie eine besondere Festigkeit desselben vor oder es sind leichte Fissuren am Introitus, die infolge Bloßliegens des nervenreichen Unterhautzellgewebes auf jede Berührung noch weiter gereizt werden und zum Muskelkrampf führen. Der Vaginismus ist nämlich nichts anderes als eine Abwehrstellung des Weibes gegenüber dem eindringenden Penis oder bei der ärztlichen Untersuchung gegen den eindringenden Finger oder ein Instrument. Diese Abwehrstellung aber geht vom Gehirn aus; sie ist die Schutzmaßnahme gegenüber der gefürchteten, schmerzhaften Einführung des Gliedes auf dem Boden einer besonderen Überempfindlichkeit einerseits, anderseits aus der Vorstellung der Unlust, ja des Abscheus vor dem Geschlechtsverkehr oder auch vor dessen möglichen Folgen heraus. Dort, wo örtliche Ursachen offenkundig vorliegen, besonders dann, wenn ein schwach potenter Mann durch ständig wiederholte, aber vergebliche Versuche, vorzudringen, zur Reizung, Verschwellung und Fissurenbildung an der hinteren Kommissur oder am Hymen Veranlassung gegeben hat, ist mit und ohne lokale Behandlung der Zustand leicht der Behebung fähig. Die Benützung anästhesierender Salben wie der 10- bis 20%igen *Anästhesinsalbe*, der 10%igen *Novocainlanolinsalbe*, *Percain-* (1,5%) und *Perkainalsalbe* macht die Empfindlichkeit weit geringer und es gelingt alsbald, den Krampf zu beheben, besonders dann, wenn die Patientin dem eindringenden Körper, sei es der Penis, ein Instrument oder ein Finger, dadurch möglichst entgegenkommt, daß sie die Bauchpresse kräftig anspannt, ein Kunstgriff, den uns Walthard gelehrt hat, und der von größter Bedeutung für die Behebung des Zustandes ist. Dort, wo das Hymen besonders fest und undehnsam ist und dadurch auch einem kräftig potenten Manne die Defloration unmöglich macht, wird man bei vielen Versuchen, sie doch zu erzwingen, selbst bei einem gesunden Nervensystem schließlich auch einen Vaginismus erleben können. In diesen Fällen von Pseudovaginismus und in schwereren von echtem Scheidenkrampf erscheint die operative Beseitigung des Hindernisses geboten. Handelt es sich aber um einen impotenten Mann, so liegt die Abwegigkeit bei ihm und — bei normalem Hymen der Frau — nicht bei ihr. In solchen Fällen durch Operation der Frau die letzten Reste der Potenz des Mannes zu retten und die Frau sozusagen als untauglich für den Geschlechtsverkehr hinzustellen, ist falsch. Solche Ehen scheitern auch trotz der im Nachfolgenden angeführten Operationsverfahren früher oder später doch. Bei berechtigter Indikationsstellung zu dieser Operation bewährte sich Verfasser am besten die Nachahmung der natürlichen Defloration, die Stoeckel als das einzig richtige Verfahren bezeichnet. In tiefer Narkose wird zunächst ein Finger durch das Hymen eingeführt und kräftig nach abwärts gegen den Damm zu gedrückt, worauf ihm ein zweiter folgt, der das Hymen, bis an seine Basis einreißend, auch das darunter-

liegende Gewebe, so weit dehnt, daß nunmehr eine solche Weite geschaffen ist, daß leicht der Penis eindringen kann. Indem mit den
beiden eingeführten Fingern der Scheideneingang nach allen Richtungen
stumpf gedehnt wird, ist die Operation beendigt. Man kann auch zu
blutigen Operationsmaßnahmen mit Messer und Schere greifen, von denen
namentlich die Methode von Pozzi beliebt ist. Die Operation ist ihrem
Wesen nach eine mediane Episiotomie, die so ausgeführt wird, daß der
Hymenalsaum rechts und links von der Mittellinie von zwei Assistenten
angespannt und nun in der Medianlinie $1^1/_2$ cm nach innen und ebensoweit
nach außen durchtrennt wird. Bucura rät, den Einschnitt weniger lang,
als vielmehr tief zu machen, damit die Fasern des M. constrictor cunni
und auch die des Transversus perinei superficialis getroffen werden. Man
kann nun an die Durchschneidung noch die stumpfe Dehnung mit den
Fingern anschließen und vernäht dann den sagittalen Schnitt durch quere
Nähte mittels feinen Katguts. Laterale Episiotomien sind nicht empfehlenswert, weil sie die Form des äußeren Genitales verunstalten und
zu Fluß führen können. Sie sind auch kaum notwendig. Andere bevorzugen die Hymenexzision mit und ohne mediane Episiotomie (Novak).
Eine weitere Behandlung nach völliger Abheilung und Schmerzlosigkeit
der Hymeneinrisse durch Einführen von Hegarstiften, die man der
Patientin schließlich selbst in die Hand gibt, ist auch insofern praktisch
wichtig, als mit der klaglosen Einführbarkeit immer größerer Nummern
(bis 33, 34) die Patientin selbst von ihrer Heilung überzeugt wird, bevor
sie den Geschlechtsverkehr aufnimmt (v. Dittel).

Wie erwähnt, ist aber der Vaginismus in der größten Mehrzahl der
Fälle nur der Ausdruck einer neuropathischen Konstitution (Krönig,
Walthard). Darum ist bei diesen Fällen eine örtliche Behandlung allein
nicht aussichtsreich. Das Hauptgewicht liegt hier auf der seelischen Beeinflussung der Kranken, nachdem durch eine der angeführten Operationen in der Patientin die Überzeugung gefestigt wurde, daß sie zur Zulassung des Geschlechtsverkehrs befähigt ist. Wenn es gelingt, restlos
das Vertrauen der Frau zu gewinnen, wird man durch die Betonung der
normalen Beschaffenheit der Geschlechtsteile und den kategorischen Hinweis auf die Grundlosigkeit der Abwehrstellung schon mit der bloßen
Überredungskunst, die man nach Dubois Persuasion nennt, Erfolge erzielen. Bei der schwankenden Beschaffenheit des Seelenlebens solcher
Frauen aber muß man auch auf das Scheitern solcher Bemühungen gefaßt
sein. Man glaube auch nicht, daß der Versuch der so oft angepriesenen
Psychoanalyse sicher zum Ziele führt. Gegen eine von fachmännischer Seite
ausgeführte Hypnose wird nichts einzuwenden sein. Aber auch damit sieht
man Mißerfolge. Gelegentlich sind die Ursachen des Vaginismus in sexueller
Perversion oder vollkommener Frigidität auf dem Boden asthenischer
Körperanlage zu finden, manchmal beruhen sie auf tragischen Konflikten
in den Jahren der Pubertät. Oft genug aber sind sie auch bei körperlich
vollendet entwickelten und im seelischen Verhalten uns ausgeglichen
erscheinenden Frauen nicht ohne weiteres zu ergründen und auch durch
Psychoanalyse nicht zu beheben.

Die Schwierigkeit der Behandlung kann man nicht anschaulicher als durch Mitteilung selbst erlebter Fälle schildern. In besonderer Erinnerung ist Verfasser ein solcher Fall, den er u. a. gerichtlich anläßlich eines Ehescheidungsprozesses begutachtet hatte, wo eine 37jährige Frau, 11 Jahre lang mit einem Ingenieur zusammenlebend, auch nicht ein einziges Mal den Congressus, ja auch nur eine Annäherung des Penis zum Genitale zugelassen hatte, weil sie schon beim Anblick des Gliedes nicht nur einen Krampf der Beckenboden-, sondern auch der Adduktorenmuskulatur bekam. An dieser Frau, die keinerlei Abwegigkeiten, weder im Bereiche der Geschlechtsteile, noch im übrigen Körper aufwies, war im Verlaufe der 11 Jahre — ihr Mann hatte eine große Zuneigung zu ihr und wollte nichts unversucht lassen, um ein Zusammenleben zu ermöglichen — wohl alles an therapeutischen Bestrebungen aufgeboten worden, was überhaupt denkbar ist. Abgesehen von zahlreichen, aber ganz erfolglosen Dilatationen des Hymens und der Scheide mit Hegarstiften, gläsernen und hölzernen Bolzen, von einer Dehnung und Diszission des Hymens in Narkose, Pinselung des Introitus mit Cocain und ähnlichen Mitteln, war es trotz geduldig geübter Persuasion, 6wöchiger Psychoanalyse und 8 hypnotischen Sitzungen durch Neurologen von Fach und Namen nicht gelungen, den Zustand zu beheben oder auch nur um Haaresbreite zu bessern! Schließlich verlangte der Mann die Scheidung, die auch gerichtlich ausgesprochen wurde, wobei es sich zeigte, daß auch jetzt noch die Ehegatten in Freundschaft und Anhänglichkeit einander zugetan waren. Die Frau nahm übrigens die ganze „Schuld" ohne weiteres auf sich und hat Verfasser bei der Untersuchung auch auf die Wurzeln ihres Vaginismus blicken lassen, die offenbar in zwei seelischen Traumen in der Pubertätszeit gelegen waren. Es war einerseits eine unzüchtige Berührung, wie sie sich ausdrückte, durch einen verheirateten Mann, die sie mit heftigem Abscheu erfüllte, andererseits die Gegenwart bei der letzten Entbindung ihrer Mutter, die sie als 14jähriges Kind im Nebenzimmer mit anzuhören gezwungen war, wobei die Geburt nach mehrtägiger Dauer erst mit Zange unter den heftigsten Schmerzäußerungen der nicht betäubten Mutter beendigt worden war. Im Gutachten wurde darauf hingewiesen, daß bei dem von Haus aus offenbar besonders empfindlichen Nervensystem der Frau der Eindruck der Geburt ein so mächtiger gewesen ist, daß die Angstvorstellung vor einem solchen Erlebnis diesen unbehebbaren Zustand heraufbeschworen hat.

Dieser Fall zeigt zugleich die Wege der Behandlung, welche gewöhnlich begangen werden und die, sofern sie örtlich angreifen, beim echten Vaginismus soundso oft fehlschlagen und, sofern sie seelisch einsetzen, auch Mißerfolge keineswegs ausschließen, weil eben bei einem von Haus aus abwegigen Vorstellungsleben solche Angst- und Zwangsvorstellungen unsere therapeutischen Kräfte mächtig überwiegen können. Zusammenfassend kommt Verfasser daher für die Behandlung des Vaginismus zu zum Teil skeptischen Aussichten, sofern er mit der betreffenden Persönlichkeit untrennbar verbundene seelische Grundlagen hat.

Ursachen, Erkennung und Behandlung des Fluors.

Von den Kardinalsymptomen der Gynäkologie, Blutung, Ausfluß, Schmerz und Verdrängungserscheinungen ist das weitaus am häufigsten geklagte Symptom der Fluor. Er ist auch zunächst nichts als ein Symptom. Den Fluor nachzuweisen, ist manchmal gar nicht so leicht, so merkwürdig dies klingen mag, weil der Begriff des Ausflusses von den verschiedenen Frauen ganz verschieden gefaßt wird. Es gibt solche Frauen, die, ohne eigentlichen Fluor zu haben, von einem Fluorgefühl gequält werden, und andere, die einen tatsächlich bestehenden beträchtlichen Ausfluß nicht wahrnehmen.

Darum ist es immer richtig, nach dem Aussehen der Leib- und Bettwäsche zu fragen, welches objektiv einen Anhaltspunkt für eine in der Tat vermehrte Sekretion oder das Fehlen einer solchen gibt. So untersucht man genug Frauen, die bei peinlich genauer Beobachtung des Körpers schon die physiologische stärkere Durchfeuchtung des Genitalapparates bei erotischen Vorstellungen und vor der Menstruation und unmittelbar darnach als Fluor deuten, und dann wieder Frauen, die nach v. JASCHKE infolge Klaffens der äußeren Scham das Abfließen des physiologischen Sekretes peinlich empfinden. Aber auch das Gegenteil ist wichtig, nämlich daß es Frauen mit geringem Reinlichkeitssinn gibt, die trotz schweren Fluors kein richtiges Fluorgefühl haben.

Mag auch ein vorübergehender, kurzdauernder Fluor bedeutungslos sein, so ist er zweifelsohne bei längerem Bestand auch durch seine Folgen gewichtig. Mit Recht warnt daher NÜRNBERGER, über dem Versuche und Bestreben, die Ursachen des Fluors zu ergründen, mögen sie nun im Genitale oder außerhalb desselben gelegen sein, die Fluorfolgen zu vernachlässigen. Es kann keinem Zweifel unterliegen, daß eine ständig unterhaltene Ausscheidung von Körpersäften, wenn sie längere Zeit dauert, einen Eiweißverlust bedeutet, der für den Organismus letzten Endes nicht gleichgültig sein kann. Aber auch das quälende Gefühl einer ständigen Feuchtigkeit oder Nässe, welches den ehelichen Verkehr zu stören geeignet ist und welches bei Schritt und Tritt, bei Tag und Nacht der Patientin immer wieder auffällt, ganz besonders wenn sie ihren körperlichen Funktionen nachkommt, ist in erster Linie bei seelisch empfindsamen Frauen eine ständige Quelle der Beunruhigung und neurasthenischer Beschwerden.

Die Therapie wird nur dann erfolgreich sein oder wenigstens Aussicht auf Erfolg haben, wenn man nicht bloß die Ursache des Fluors und seinen Entstehungsort kennt, sondern auch über das normale Geschehen in der Scheide unterrichtet ist.[1] Es ist notwendig zu wissen, daß eine Drüsensekretion nur im Scheidenvorhof von den Bartholinischen und von Talg- und Schweißdrüsen stattfindet, und daß die Scheide selbst keinerlei Drüsen aufweist. Es ist also die Herkunft der Scheidenfeuchtigkeit nicht als Produkt der Drüsen, sondern als Transsudat ihrer Wände aufzufassen. Dagegen liefert die Cervix in ihren Drüsen den alkalischen, keimfreien Cervixschleim, während die Mucosa uteri nicht mehr Sekret erzeugt, als eben zur Erhaltung einer gewissen Feuchtigkeit der Schleimhaut notwendig ist. Was nun die Scheide anlangt, so ist die Bildung eines Sekretes in normaler Menge und normaler Beschaffenheit Ergebnis einer

---

[1] H. RUNGE, Blutung und Fluor, vierte verbesserte Auflage, Verlag Steinkopff, Dresden und Leipzig, 1942.

gesunden Scheidenwand unter Anwesenheit bestimmter Bazillen, der sogenannten DÖDERLEINschen Milchsäurestäbchen. Sie sind es, welche aus den
Scheidenepithelien, und zwar aus deren Produkt, dem Glykogen, die Milchsäure bilden, welche in einer bestimmten Konzentration von etwa 0,5%
solche biologische Verhältnisse in der Scheide gewährleistet, daß für gewöhnlich wenigstens eingeführte Keime verschiedener Art, besonders
Streptokokken, in diesem sauren Nährboden nicht aufkommen können.
Darauf beruht also im wesentlichen das Selbstreinigungsvermögen, der
Selbstschutz der Scheide. Wenn einer der drei die normale Scheidenbiologie
gewährleistenden Faktoren versagt, sei es, daß die Flora verunreinigt
wird, sei es, daß der Säuregehalt sich ändert oder daß die Scheidenwand
pathologisch wird, entsteht der Fluor. „In der Schwierigkeit, die primäre
Schädigung zu erfassen, liegt das Problem" (v. JASCHKE). Wenn auch
der Säuregehalt des Scheideninhaltes von dem Gehalt der Milchsäure
herrührt, die wieder von den Vaginalbazillen erzeugt wird, so spielt doch
letzten Endes der Gesamtzustand des Körpers in gesunden und kranken
Tagen, ebenso wie die Konstitution für die Säuerung des Scheideninhaltes
und eine normale Beschaffenheit der Scheidenwand eine wesentliche
Rolle, Umstände, die im Hinblick auf die Therapie nicht übersehen werden
dürfen. Ein normaler Scheideninhalt ist von krümeliger Beschaffenheit
und weißer Farbe, manchmal topfigem Aussehen und wird in 24stündiger
Beobachtungsdauer in nicht mehr als etwa rund 1 g Menge geliefert.
Dieser normale Scheideninhalt zeigt unter dem Mikroskop die absolute
Vorherrschaft der Döderleinschen Milchsäurebazillen, langer, ziemlich
großer Stäbchen, die sich lebhaft nach Gram färben, Epithelien der
Scheidenschleimhaut und Detritus; er reagiert sauer. Beim II. Reinheitsgrad ist die Eintönigkeit des Bildes schon durch die Mengeschen Comma-
stäbchen und durch Kokken nebst einigen Leukozyten belebt. Beim
III. Reinheitsgrad, der bereits schwächeren oder reichlicheren, gelblichen
oder gelblich-weißen Fluor erzeugt, ist ein reichlicher Gehalt an Leukozyten und eine starke Mischflora vorhanden; die Döderleinschen Stäbchen
sind in den Hintergrund gedrängt und eine bunte Menge von Gram-posi-
tiven und -negativen Kokken, Sarzinen und anderen Bakterien beherrscht das Bild. Bei diesem Reinheitsgrad ist die Reaktion nur mehr
schwach sauer und kann sogar bei weiterer Verunreinigung bis zur
Alkaleszenz umschlagen.

Diese Tatsachen muß man vorausschicken, weil sich nur so die allbekannten Fluorursachen, nämlich mechanische, chemische, thermische und bakterielle, besser verstehen lassen. Von den mechanischen
ist es der Fremdkörperreiz, der besonders bei den Maßnahmen der
Schwangerschaftsverhütung durch den Reiz der verschiedensten Okklusivpessare, der Sicherheitsschwämmchen, des Condoms usw., bei Vorfällen
durch den eines Pessars gegeben ist. Ferner sind es Schädlichkeiten im
Gewerbebetrieb, namentlich Staubeinwirkung, besonders bei klaffender
Scham, dann Unreinlichkeit beim Geschlechtsverkehr, wobei nicht zu
vergessen ist, daß im Sulcus coronarius glandis massenhaft Bakterien,
gar bei mangelhafter Körperpflege ständig hausen, ebenso bei Frauen an

der äußeren Scham, wenn dieselbe nicht einer regelrechten Reinigung
unterzogen wird. Nicht zuletzt sind es die ewigen Spülungen, besonders
mit chemisch nicht gleichgültigen Mitteln, die den Chemismus der Scheide
ebenso stören, wie sie die Wand schließlich verändern können. Endlich
sind es die verschiedenen bakteriellen Noxen und nebst diesen Darm-
würmer, am häufigsten Oxyuren, ferner die Trichimonaden und der Soor,
die zum entzündlichen Fluor führen. Diesen Schädlichkeiten gegenüber
ist die Scheide einer von Haus aus vollwertigen Frau besser gewappnet,
als die der Hypoplastin oder Asthenikerin mit der dieser Körperverfassung
so oft eigentümlichen Ovarialschwäche. Bei diesen genügen schon die
geringfügigsten, für uns oft nicht greifbaren Ursachen in der Säfte-
zusammensetzung des Körpers, um einen Fluor auszulösen.

Es ist für die Zwecke erfolgreicher Behandlung notwendig, die
Fluorquellen nach den verschiedenen Lokalisationen, in denen sie entstehen, zu trennen. Darum unterscheidet man von innen nach außen
fortschreitend den tubaren Fluor, der bekanntlich durch schubweise
Flüssigkeitsentleerung gekennzeichnet ist; auf ihn kann dann mit Sicherheit geschlossen werden, wenn man einen dem Sitz der Tube entsprechenden Tumor tastet. Sehr wichtig ist es, daß ein solcher schubweise auftretender, gußartiger Fluor, wenn er eine bernsteingelbe Farbe hat, so gut
wie immer auf einem Tubenkarzinom beruht (LATZKO). Farbloser
oder grauweißlicher Fluor kann in Hydrosalpinx und Tuboovarialzysten
seine Ursache haben. Mit dieser Feststellung ist auch schon der Weg der
Behandlung eindeutig bestimmt. Er kann natürlich nur in der Entfernung des kranken Organs, selbstverständlich beim Tubenkarzinom
nur in der Entfernung des gesamten inneren Genitales bestehen. (In
parenthesi sei angeführt, daß freilich auch die Operation des Tuben-
karzinoms ganz unbefriedigende Ergebnisse zeitigt.) Jedenfalls muß
das Symptom des gußweisen Fluors sehr ernst gewertet werden.

Die Quellen des korporalen Fluors sind spärlich und können in
schwerer eitriger Endometritis, die auch von einer Pyometra gefolgt
sein kann, gelegen sein; der Typus dieser Erkrankung ist die *Endometritis
senilis* (vgl. S. 73 und 82). Große diagnostische Bedeutung hat ein
korporaler Fluor als Begleiterscheinung eines Krebses des Gebär-
mutterkörpers. Er ist meist übelriechend, kann spärlicher oder
reichlicher sein und läßt selten Blutbeimengungen neben Eiter vermissen. Auch bei submukösen Myomen kommt Fluor gar nicht so selten
vor, ganz besonders dann, wenn die Myome sich anschicken geboren zu
werden, und bereits ein offener Weg von der bakterienhaltigen Scheide
zur Korpushöhle besteht, auf dem es zur echten Endometritis kommen
kann. Auch reichliche Mengen von Fluor werden in solchen Fällen beobachtet. Für den praktischen Arzt ist natürlich mit der richtigen Erkenntnis auch die Therapie, die in der Entfernung des Uterus bzw. des
Myoms besteht, gegeben. Eine weitere Ursache korporalen, meist heftigen
Fluors von üblem Geruch sind Plazentarreste (Endometritis p. abortum).

Gelegentlich wird es notwendig sein, zwecks einwandfreier Feststellung des korporalen Fluors und Unterscheidung eines solchen vom

zervikalen Fluor, sich des ursprünglichen oder modifizierten SCHULTZEschen Probetampons zu bedienen. Er wird nach WINTER in der Weise verwendet, daß man eine sterile, möglichst breite und nicht sehr dicke Watte, kreuzweise mit einem Faden zusammengebunden, vor die gereinigte Portio legt und nach 24 Stunden wieder unter Einführung der Spekula mit einer Zange entfernt. Ein aus dem Uterus stammendes Sekret liegt immer in der Mitte des Tampons, nahe dem Kreuzungspunkt des Fadens, während Scheidensekret diese Stelle freiläßt. Damit ist aber immer noch nicht die Entscheidung getroffen, ob das Sekret aus der Cervix oder aus dem Korpus fließt. Im allgemeinen ist es richtig, daß reiner Eiter einer Endometritis corporis, Schleim der Cervix entstammt. Ist Eiter und Schleim vermischt, so kann man auf einen eitrigen Zervikalkatarrh schließen. Für die weitere Differentialdiagnose spielt auch noch das Aussehen der Portio vaginalis eine Rolle, weil Erosionsbildung und Ektropium, Polypen und Ovula Nabothi für den Zervikalkatarrh sprechen, denn der zervikale Fluor ist in der Mehrzahl aller Fälle entzündlichen Ursprungs und weit seltener vegetativ bedingt. Bei solchen Frauen, die auch zu Spasmen des Magendarmtraktes und zu Dysmenorrhoe neigen, kommt es auf seelische Einflüsse hin zu reichlicher Sekretion glasigen, klaren Schleimes aus der Cervix. Wird in übermäßiger Menge geliefert, so beeinflußt er zufolge seiner alkalischen Reaktion die gesunde Scheidenflora ungünstig, mazeriert das Epithel der Scheidenwand und der Portio und erzeugt auf diese Weise sekundär auch eine Kolpitis. (Über die Behandlung des zervikalen Fluors s. S. 184ff.)

Sind die oben erwähnten Quellen des Fluors auszuschließen, dann ist der vermehrte Flüssigkeitsstrom der Hauptsache nach aus der Scheidenwand bedingt, wenngleich wenigstens teilweise auch noch aus der Cervix Sekret hinzukommen kann. Der vaginale Fluor muß als eine vermehrte Transsudation der Scheidenwand aufgefaßt werden. Er ist entschieden der häufigste und beschäftigt täglich den praktischen Arzt und den Gynäkologen. Es kann keinem Zweifel unterliegen, daß der Fluor in entzündlichen und nicht entzündlichen Formen auftritt. Wer nicht mikroskopisch untersucht und darum den Leukozytengehalt des Sekretes nicht feststellen kann, sieht bei der bloßen Einstellung im Spiegelbild, ja schon an der Vulva, an der Portio und in der Scheide entweder die entzündlichen Veränderungen oder es fällt ihm ihr Fehlen auf. Beide, der entzündliche Fluor wie der auf der krankhaften Transsudation der Scheidenwand beruhende Weißfluß, der Fluor katexochen, sind für die Praxis von größter Wichtigkeit. Darum werden auch die im Nachfolgenden gegebenen Behandlungsverfahren sich der Hauptsache nach auf den Scheidenfluß beziehen.

Die mannigfaltigen Quellen vestibularen Fluors sind in den Kapiteln Vulvitis, Gonorrhoe, Pruritus vulvae und Krausosis angeführt worden. Schließlich darf man nicht vergessen, daß es auch einen psychogenen vestibularen Fluor gibt. Sehr wichtig ist, daß solche Fluores psychogenen Ursprungs im gesunden Vestibulum sich bei genauerer Beschäftigung mit der Seele der Patientin meistens aus erotischen

Wurzeln erklären. Versuch eines gewollten und doch nicht gewollten Coitus, also eine Art Abwehr und Kampf zwischen Libido und Moral, ferner Angst vor den Folgen eines solchen Verkehres, sei es im Sinne der Befürchtung einer Schwangerschaft, sei es im Sinne einer etwa erfolgten Infektion, können diesen psychogenen Fluor auslösen. Wenn man bei jungen Mädchen nur an derartiges denkt und bei einem normalen Befund vorsichtig und zart in der Richtung fragt, kann man diese Vermutung oft bestätigt finden und hat geradezu im Augenblick mit der Feststellung, daß alles in Ordnung ist, auch schon die manchmal recht bedrückte Kranke geheilt. Psychoanalyse im eigentlichen Sinne des Wortes ist für die Behandlung derartiger Fälle wohl immer überflüssig.

Fluor vaginalis.

Hat man einen Fall von Fluor als Scheidenfluß erkannt, so läßt, wie eben ausgeführt, die Untersuchung im Spiegelbild auch meist die Feststellung zu, ob dieser Fluor entzündlicher Natur oder der weiße Fluß, eine Erkrankung sui generis, ist. Trotzdem kann der Arzt, wenn er namentlich über den Fortschritt der Behandlung im klaren sein will, regelrechter Präparate nach Gram nicht entraten.

An dieser Stelle sei zunächst allein der Fluor als vermehrte Transsudation aus den bei der Betrachtung nicht oder kaum verändert erscheinenden Scheidenwänden hinsichtlich der Therapie besprochen. Wollte man alle Behandlungsverfahren anführen, welche beim Fluor mit und ohne Erfolg gebraucht wurden und auch im Gebrauche stehen, so würde jede Übersicht und Kritik der Behandlungsverfahren verlorengehen. Es kann daher nur die Aufgabe sein, die Typen der Verfahren, die altbewährt sind, vorzustellen und von den Mitteln nur jene anzuführen, welche — unabhängig von therapeutischen Modeströmungen — der Zeit standgehalten haben. Man kann, wie dies auch von gynäkologischer Seite, namentlich von gynäkologisch-neurologischer Seite vorgeschlagen und durchgeführt worden ist, der Meinung sein, daß die lokale Fluorbehandlung überflüssig sei, eine Anschauung, der sich Verfasser nicht anschließen kann, im Gegenteil. Auch in jenen Fällen, in denen ohne Zweifel ein neurotisches Nervensystem an der Vermehrung der Sekretion ursächlich mitbeteiligt ist, kann man auch einer lokalen Behandlung nicht entraten. Die alleinige Allgemeinbehandlung läßt auch dort meistens im Stich, wo offenbar eine Stoffwechselstörung den Fluor bedingt. Diese Anschauung von der Überflüssigkeit, ja vom Schaden der lokalen Behandlung hat aber Wurzeln, denen eine gewisse Berechtigung nicht abzusprechen ist. Sie beruht, abgesehen von einer örtlichen und über Gebühr ausgedehnten Polypragmasie darauf, daß man über dem Lokalsymptom des Fluors oft die Frau als körperliche und seelische Persönlichkeit unbeachtet läßt und daß man Eigentümlichkeiten der Konstitution und allgemeine Krankheiten und Zustände geflissentlich übersieht oder gering achtet. Darum heißt die Devise der Fluortherapie örtliche und Allgemeinbehandlung, wobei im Einzelfall sogar die Allgemeinbehandlung in den Vordergrund gerückt werden muß.

Was nun die nicht zu umgehende Lokalbehandlung anlangt, so seien die folgenden Typen als brauchbar angeführt.

Obenan steht das Lapisbad von ZWEIFEL-MENGE, wohl das beste und verläßlichste Verfahren der Fluorbehandlung. Es ist technisch nicht schwierig. Der mit behandschuhten Händen versehene Arzt läßt die Patientin auf den Untersuchungsstuhl steigen, welcher zwecks Vermeidung der Beschmutzung mit Lapisflecken mit einem bis in den Kübel herabreichenden Gummi- oder Billrothbatisttuch bedeckt ist, und führt geschlossen ein langes Trélatsches Spekulum ein, welches langsam gespreizt wird. Man wählt gerade dieses Spekulum, weil es zufolge seiner schmalen Blätter sehr wenig von den Scheidenwänden bedeckt und daher gestattet, das Mittel auf die ganze Scheidenwand aufzutragen. Nachdem durch eine Scheidenspülung die Scheide mechanisch gereinigt worden ist, wird ein großer in 2%ige Lapislösung getauchter tropfnasser Wattetupfer in die Scheide gebracht, so daß die Portiooberfläche in einen Teich der Lösung eintaucht. „Durch drängende, nicht reibende Bewegungen des Stieltupfers läßt sich dann die Ätzlösung zunächst mit der ganzen Portiooberfläche, mit der Wand des Scheidengewölbes und mit den freiliegenden breiten Gewölben der Scheide in Kontakt bringen" (MENGE). Dies läßt sich mit einem röhrenförmigen Spekulum weitaus nicht so gut ausführen, weshalb zum Trélatschen Spekulum zu raten ist. Dasselbe Manöver wird noch einmal wiederholt. Die Scheide zeigt als Zeichen der Ätzwirkung eine graurote Farbe. Nun wird die Spreizung des Spiegels so weit gemildert, daß er sich leicht zurückziehen läßt. Während dies geschieht, werden auch die bislang vom Spiegel bedeckt gewesenen Partien der Schleimhaut geätzt und schließlich auch das Vestibulum und die Vulva ebenso behandelt, wenn sie Erscheinungen der Reizung erkennen lassen. Bei guter Übung gelingt aber eine entsprechende Behandlung der Scheidenwände auch mit einem Rinnenspekulum, wenn man dieses, nachdem man die Gewölbe und die seitlichen Vaginalwände bestrichen hat, allmählich — die hintere Scheidenwand dem Stieltupfer freigebend — herauszieht. Wichtig ist, daß das Verfahren nicht früher als nach 8 Tagen wiederholt werden soll, ja sogar erst nach 14 Tagen wiederholt zu werden braucht, wenn es überhaupt noch notwendig ist. Meist gelingt es in einer Sitzung, manchmal erst nach zwei, selten nach drei Ätzungen den Zustand zu beheben. Zwischen zwei Ätzbädern läßt MENGE zur Befestigung des Ätzeffektes Scheidenspülungen mit folgenden Mitteln machen: Entweder *Kamillentee* (3 Eßlöffel flores Chamomillae auf ⁵/₄ Liter Wasser, 5 Minuten kochen lassen, durchseihen und mit der lauwarmen Lösung spülen oder 1 Tablette *Kamillosan* auf 1 Liter Wasser) oder *Salzwasser* (man nimmt 1 Teelöffel auf 1 Liter Wasser) oder *dünne Chlorzink-* oder *Kupfersulfatlösungen*:

114. Zinc. chlorat.
    Aqu. font. . . . . aa 150,0
D. S. 1 Teelöffel auf 1 Liter Wasser.

115. Cupr. sulfur. pulverisat. . 50,0
D. S. 1 Teelöffel auf 1 Liter Wasser.

Wertvoll ist es nach MENGE, nach Abschluß der Lapisbadbehandlung die Scheidenirrigationen noch einige Wochen fortzusetzen. Gewöhnlich läßt

man in der ersten Woche 3mal, in der zweiten Woche nur mehr 2mal
mit Kupfer spülen und stellt dann die Irrigationen gänzlich ab. Gleichzeitig wird der Pat. gegenüber betont, daß, wenn kein Fluor besteht,
jedwede Scheidenirrigation eher schädlich ist, weil sie die Biologie der
Scheide stört, eine Mitteilung, die von manchen Frauen mit dem größten
Erstaunen beantwortet wird, weil sie von Ärzten gehört haben, daß zur
täglichen Toilette der Frau die Spülung gehöre, wozu übrigens auch die
geschäftige Anpreisung unzähliger Spülmittel das Ihrige tut. Sehr
wichtig ist es, daß, solange das katarrhalische Stadium nachweisbar ist,
der Geschlechtsverkehr unterbleibe, und nicht minder wertvoll ist der
Rat MENGES, von beiden Ehepartnern eine peinliche Hygiene desselben
zu verlangen, weil bei Unreinlichkeit auch nur eines der Partner Rückfälle
des Fluors unvermeidlich sind. Scheinbare Rückfälle nach der Behandlung entstehen auch mit der wieder eintretenden Periode, weil das Menstrualblut die Säure der Scheide neutralisiert und dadurch die eben hergestellte normale Flora wieder schädigen kann (H. RUNGE). Darum soll
man nach der Periode die Frauen, die man vor derselben zu behandeln
begann, immer wieder kontrollieren und noch einmal nachbehandeln.
Auch für die schwangere Frau mit Fluor vaginalis ist das Lapisbad das
beste Verfahren, welches man freilich nicht bis zum Schwangerschafts-
ende ausdehnen wird. Bei Schwangeren darf man nicht die physiologisch
stärkere Sekretion als Fluor deuten. Sie zu beseitigen gelingt ohne Spülungen durch besonders peinliche Reinhaltung des äußeren Genitales,
am einfachsten durch Waschungen mit *Kamillentee*, sorgfältiges Abtrocknen und Einpudern. Neben dem Lapisbad kann man sich auch der
offizinellen *Jodtinktur* zum Scheidenbad bedienen, indem man etwa
4 ccm Jodtinktur in ein Röhrenspekulum eingießt oder mit einem in
Jodtinktur getauchten Wattebauschen das hintere Drittel der Scheide
einschließlich der Portio und der Scheidengewölbe bestreicht. Nach
dem Jodbad streut man etwas *Milchzucker* in die Scheide ein oder
legt zwei *Bacillosantabletten* ins hintere Scheidengewölbe. Wenn man
es vermeidet, das vordere Drittel der Scheide und den Introitus mit
Jodtinktur zu benetzen, was brennende Schmerzen verursacht, sieht
man von dieser Behandlung ebenfalls gute Erfolge. Meist genügt eine
Sitzung, gelegentlich ist eine zweite nach etwa 8 Tagen notwendig. Ist
der Ausfluß nach der Ätzwirkung noch stark, so kann zwecks Beseitigung desselben mit indifferenten Mitteln oder mit $^1/_2$%*iger Milchsäure* gespült werden.

Die Spülbehandlung beruht auf der Wirkung schwacher Adstringentien im Gegensatz zum Lapisbad, das auf Ätzung beruht. Darum
ist schon theoretisch die Berieselung, die nur vorübergehender Natur
ist, wie sie bei der Scheidenspülung geschieht, weniger wirksam als die
länger dauernde Ätzwirkung und hauptsächlich nur dazu geeignet, krankhafte Produkte abzuschwemmen, zumal bei den üblichen Spülungen
auch eine Entfaltung der Scheidenwände nicht in Frage kommt. Ganz
wirkungslos sind Spülungen, die im Sitzen gemacht werden, weil dann
die Spülflüssigkeit das hintere Scheidengewölbe allenfalls gar nicht er-

reicht. Soll wenigstens der Zweck der gründlichen Abschwemmung der Sekrete erfüllt werden, muß die Spülung im Liegen, am besten auf einem Steckbecken gemacht werden, so daß das hintere Scheidengewölbe von Spülflüssigkeit berieselt wird. Es dürfen also für eine erfolgreiche Spülbehandlung, bei der die Bakterien, die Leukozyten und die abgeschilferten Epithelien entfernt werden sollen, hauptsächlich nur Fälle herangezogen werden, bei denen die Wand der Scheide selbst möglichst intakt geblieben oder durch vorangegangene Behandlung bereits wesentlich gebessert ist. Andernfalls soll man sich eines Dauerspülapparates wie des von JOACHIMOVITS und SCHWARZ angegebenen bedienen oder die Patientin anweisen, sie möge sich, nachdem etwas Spülflüssigkeit in die Scheide eingeflossen ist, die Labien über dem Rohre zusammenhalten, damit die Berührung der Scheidenwände mit dem Spülmittel eine längere und innigere werde. Die Zahl der zur Spülung angegebenen Mittel ist ungemein groß. Einzelne sind für längere Behandlung ausgesprochen schlecht und sollen der Patientin nicht in die Hand gegeben werden. Das ist das *Sublimat*; auch von der Dauerbehandlung mit *Kresolpräparaten* kann nur abgeraten werden. Ebenso ist gewohnheitsmäßiger Gebrauch von *Formalin* nicht empfehlenswert. Je reizloser das Mittel, desto leichter kann man die Patientin vom Irrigator entwöhnen, was immer anzustreben ist. Allen übrigen ist der Kamillentee, allenfalls eine Mischung von *Kamillen-* und *Salbeitee* oder der *Käsepappeltee* und die *Kochsalzlösung* vorzuziehen. Gut ist die *Salizylsäure* mit und ohne Beigabe von *Resorcin*, besonders bei Bestehen eines reichlichen Fluors aus kleinen Kokken:

116. Acid. salicyl. 5,0
    Spirit. Vin. dilut. ad . . . 100,0
D. S. 1 Eßlöffel auf 1 Liter Wasser.

117. Acid. salicyl. 1,0
    Resorcin. 3,0
    Spirit.. Vin. dilut. ad . . . 100,0
D. S. 1 Eßlöffel auf 1 Liter Wasser
                              (THALER).

Hat der Ausfluß Schleimbeimengungen, so verschreibt man auch *Speisesoda* und läßt 1 Eßlöffel auf 1 Liter Wasser verwenden. Ist er von einem üblen Geruch begleitet, was namentlich nach der Menstruation eine häufige Erscheinung ist, läßt man 1 Teelöffel *Kölnischwasser* auf 1 Liter der Spülflüssigkeit zusetzen. Bequem ist es, *essigsaure Tonerde* in Patronen vorrätig zu haben und eine solche Patrone oder eine Tablette der *ameisensauren Tonerde (Ormizet)* auf 1 Liter Wasser zu. lösen und damit zu spülen oder mit *Liquor alum. acetici* (1 Teelöffel auf einen Irrigator). Ein mildes, dabei wohlriechendes Fluormittel ist *Gyneclorina (Chloramin)*, von dem 2 Tabletten auf 1 Liter Wasser genügen. Ferner sind alle wohlriechenden, meist *Menthol* und *Alkohol* enthaltenden Mischungen, wie sie für Zahnwässer gebraucht werden, auch für Scheidenspülungen in der Menge von 1 bis 2 Teelöffeln ohne weiteres anzuraten. Recht gut brauchbar ist auch

118. Acid. boric. crystall. 100,0
D. S. 1 Eßlöffel auf 1 Liter Wasser.

Altbewährt ist der Alaun, der entweder als *Alumen crudum* oder als *Alumen pulver.* (1 Teelöffel auf 1 Liter warmen Wassers) aufgeschrieben wird. Viele Frauen rühmen ihm nach, daß er bei schlaffen Scheidenwänden das Gefühl besseren Haltes gebe. Dasselbe gilt vom *Tannin,* welches etwa folgendermaßen verschrieben wird:

> **119.** Acid. tann. 10,0
> Spir. Vin. dilut. 'ad 100,0
> D. S. 1 Kaffeelöffel auf 1 Liter
> warmen Wassers.

Man könnte die Zahl der Spülmittel noch beliebig vermehren, doch genügt es, einige bewährte angeführt zu haben. Im übrigen wird auf die gerade bei eitrigem Fluor besonders wirksamen Mittel wie das *Chlorzink,* das *Zinksulfat,* das *Kupfersulfat* dortselbst noch hingewiesen werden. Vom käuflichen *Formaldehyd. solut.* gibt man 1 Kaffeelöffel auf 1 Liter Wasser. *Hypermangan* ist am billigsten in Kristallen vorrätig zu halten, von denen in einem Liter ihrer so viele zu lösen sind, bis die Lösung eine hellrote Farbe hat.

Was die Milchsäurebehandlung des Fluors anlangt, so beruht sie auf DÖDERLEINS Forschungen von der Anwesenheit der Milchsäurebazillen im normalen und der Abnahme derselben im pathologischen Scheidensekret bis zum gänzlichen Fehlen dieser für die normale Biologie der Scheide notwendigen Bakterien. Darum hat DÖDERLEIN die Milchsäurelösung als bestes Überleitungsmittel einer pathologischen in eine normale Scheidenflora gewählt. Nimmt man eine $^1/_2$%ige Konzentration, so trifft man die normalen Säureverhältnisse der Scheide.[1] Wir verordnen am einfachsten:

> **120.** Acid. lact............... 50,0
> D. S. 1 Teelöffel auf 1 Liter Wasser
> (entspricht 5 g auf 1000)

oder *Lactolaval* 10 g (1 Kinderlöffel auf 1 Liter Wasser). Während die $^1/_2$%ige *Milchsäure* durch das Zufließen des Scheidentranssudates bald verdünnt und dadurch leicht neutralisiert wird, bleibt durch die Anwendung des *Normolaktols,* einer gepufferten Milchsäure, der notwendige Azidititätsgrad gesichert. Ebenso ist es mit dem *Lactosicpulver,* welches zu 5 g auf 1 Liter Wasser verschrieben wird. Das in ihm enthaltene Aluminiumlaktat gestattet den geeigneten Säuregrad in der Scheide aufrechtzuerhalten, da die Dissoziation der Milchsäure zurückgedrängt wird. Namentlich seit den Untersuchungen von NAUJOKS und BEHRENS wird das *Normolaktol* mit Vorliebe gebraucht. Es bildet auch den Hauptbestandteil von v. JASCHKES Standardmethode zur Behandlung des

---

[1] Sowohl bei der konzentrierten Milchsäure wie beim Chlorzink möge man der Patientin einschärfen, daß die Mittel in Häusern, in denen Kinder sich befinden, wohl, verwahrt aufgehoben werden, weil diese in konzentriertem Zustande ätzende Lösung, wenn sie von Kindern irrtümlich getrunken wird, schweres Unglück heraufbeschwören kann!

vaginalen Fluors. Besonders geeignet für diese Behandlung sind Fälle von vaginalem Fluor schlechtwegs, weniger solche mit ausgesprochener Kolpitis. Die Anwendung geschieht nach NAUJOKS in der Weise, daß die trocken gewischte und im Trélatspekulum gut entfaltete Scheiden- schleimhaut mit der unverdünnten *Normolaktollösung* abgerieben wird, welchen Vorgang man einen Tag später wiederholt. Bleibt man bei der Behandlung mit der Lösung, so muß man eine Woche lang das *Normo- laktolbad* fortsetzen, und zwar mit drei Teilen Leitungswasser auf einen Teil der Normolaktollösung, die man im Spekulum mit einem Tupfer oder im Röhrenspekulum gleichmäßig auf die Scheidenschleimhaut verteilt. Vom Arzte unabhängig wird die Patientin, wenn man sie selbst nach der erstmaligen Eingießung der Normolaktollösung bis zum 10. oder 12. Tag täglich abends eine *Normolaktoltablette* einführen läßt. Kon- trolle der Wirkung ist in der Zwischenzeit · anzuempfehlen. Spülungen sollen nicht gemacht werden. Kann die Frau auf sie nicht verzichten, dann soll das *Normolaktol* (2 Eßlöffel ˙ auf 1 Liter ·Wasser) benützt werden. Die erwähnte JASCHKEsche Standardtherapie vereinigt die Vorzüge des MENGEschen Lapisbades mit der Normalisierung der Scheiden- flora durch Wiederherstellung des Säuretiters des Scheideninhaltes. ·Fälle mit Veränderungen an den Scheidenwänden werden zunächst nach MENGE behandelt, in den folgenden Tagen mit $1/_2$%iger *Milchsäure* gespült. Neben Allgemeintherapie (Kalzium, vaginale Höhensonne, wovon noch die Rede sein wird) wird nun, nachdem die Scheidenschleim- haut makroskopisch normal aussieht, die Normolaktoltherapie betrieben. JASCHKE kann über ausgezeichnete Erfolge beim unspezifischen Fluor vaginalis berichten, wobei er im Anschluß an die Lapisbehandlung MENGES auf die nunmehr gesund gewordene Scheidenwand an zwei aufeinanderfolgenden Tagen das unverdünnte Normolaktol einwirken läßt und von jetzt ab die Patientin für 5, in hartnäckigeren Fällen für 10 Tage anweist, ohne Scheidenspülung jeden zweiten Abend eine Normolaktol- tablette einzuführen. Wichtig ist es, daß man bei Rezidivieren des Fluors nach der Periode, wenn vor derselben die Behandlung zum Abschluß kam, noch einmal für einige Tage das Normolaktol neuerdings verwendet.

Das Bacillosan LOESERS, das aus einer Reinkultur von elektiv ge- züchteten Keimen des Milchsäurebazillus und Milchzucker besteht wird als Pulver und in Tabletten in den Handel gebracht. Man führt 2mal wöchent- lich je zwei Tabletten in die Scheide ein oder verstäubt 3 g des Pulvers. Inkonstante Zusammensetzung des Präparates, die vorkommt, kann den erwünschten Erfolg vereiteln.

Um den Milchsäurebazillen das dauernde Übergewicht über andere Scheidenkeime zu schaffen, hat man, wie S. 170 bereits erwähnt, *Milch- zucker* in die Scheide eingestreut, ein Verfahren, welches sich nicht recht durchgesetzt hat. Seit dem Aufkommen des *Dextrovagins*, eines in Stäb- chenform gepreßten Monosaccharids, gewinnt die Zuckerbehandlung zur Stärkung des Milchsäurebazillus und damit zur Heilung des Fluors mehr an Bedeutung. 1 Stäbchen wird am Abend möglichst tief ins Scheiden- gewölbe von der Frau eingeführt und, was wichtig ist, um Reizungen und

Entzündungen an der Vulva zu vermeiden, eine Wattevorlage oder eine Binde vor der äußeren Scham angebracht. Auch das Einfetten derselben mit Vaseline oder Zinkpasta verhütet die Entzündungen der Haut durch den abfließenden Zucker. Zweiwöchentliche Behandlung ist notwendig, um den einfachen Fluor zu bessern, bzw. zum Verschwinden zu bringen, sehr oft aber auch Wiederholung des Verfahrens im Anschluß an die nächste Periode.

Einer großen Beliebtheit erfreut sich gerade in der neueren Zeit die Spumantherapie, welche durch das Prinzip der Oberflächenentwicklung der Schaumkörper eine weitgehende Ausnutzung der kolloidal suspendierten Heilstoffe ermöglicht. Beim unkomplizierten Fluor kann die Selbstapplikation, was ein großer Vorteil namentlich für die Landpraxis ist, bei etwa drei Wochen dauernder Behandlung zur Heilung des Fluors führen. Gegen den unspezifischen Fluor ist das reizlose, dabei gut desodorisierende *Kamillenspuman*, ferner *Milchsäurespuman* zu empfehlen, und zwar gibt man der Patientin den Auftrag, die vor der Einführung flüchtig in Wasser getauchten Stäbchen zu 1 g einmal abends, einzuführen. Adstringierende Wirkung haben die *Spumanstäbchen* mit Zusatz von 3%igem *Acid. tann.* Bei hartnäckigem unspezifischen Fluor hat sich das *Salizylsäurespuman* (12,5%) Verfasser oft gut bewährt, welches man von der Patientin jeden zweiten Tag in Stäbchen zu 2 g einführen läßt. Auch die ebenfalls Schaum erzeugenden und dadurch das *Cehasol* auf die Scheidenschleimhaut breit verteilenden *Canatbatabletten* sind empfehlenswert (einmal täglich ist die kurz in Wasser getauchte Tablette tief in die Scheide einzuführen).

Seit einiger Zeit steht uns in den *Devegantabletten* ein besonders wirksames Mittel für die Therapie des Fluors zur Verfügung, welches durch Kohlehydratzufuhr am Orte der Behandlung selbst den Ausfluß beseitigt. Fortlaufende Sekretuntersuchungen, wie sie von KLAFTEN u. NAVRATIL u. a. in Fällen hartnäckigen Fluors in einer großen Reihe ausgeführt wurden, haben gezeigt, daß dieses Präparat nicht nur zur Behandlung der Trichomonas vaginalis, sondern auch zur Heilung des unspezifischen Fluors befähigt ist. Die Behandlung ist höchst einfach, indem nach Austupfen der Scheide oder Spülung derselben in das vordere und hintere Scheidengewölbe je 1 *Devegantablette* eingelegt wird. Derselbe Vorgang wird in den nächsten Tagen wiederholt, wobei man der Patientin das Mittel in die Hand geben kann unter der Voraussetzung, daß sie 1 bis 2 Vaginaltabletten 1- bis 2mal täglich möglichst tief in die Scheide ohne vorangegangene Spülung einführt. Kurzes Eintauchen der Tabletten in Wasser erhöht deren Löslichkeit. Am Morgen ist das an der äußeren Scham haftende eingetrocknete Sekret einfach abzuwischen. Vorteilhaft hat es sich Verfasser erwiesen, die ersten Einlagen der Devegantabletten nach selbstgemachter Spülung mit Kamillentee und Trockenwischen der Scheide in der Weise vorzunehmen, daß man die leicht zerbröckelnden Tabletten zerbricht und möglichst gleichmäßig in den Scheidengewölben verteilt. Nach 3 Sitzungen gibt man das Mittel den intelligenten Frauen selbst in die Hand.

Die Trockenbehandlung des Fluor vaginalis, welche bald nach
ihrer Erfindung durch NASSAUER sehr viel von sich reden gemacht
hat, möchte Verfasser erst nach den angeführten Verfahren nennen,
weil sie zwar subjektiv der Patientin das Fluorgefühl nimmt, objektiv aber
eigentlich nichts als eine Aufnahme des Wassers darstellt, ohne auf die
Scheidenwand selbst wesentlich zu wirken. Ein entschiedener Nachteil
dieses Verfahrens ist es, daß die Scheide durch die *Bolusmassen* ver-
klumpt wird, die wieder entfernt werden müssen. Zur Behandlung mit
dem *Bolus*, dem man auch verschiedene Zusätze geben kann, muß man
sich eines eigenen Gebläses, des NASSAUERschen Sikkators bedienen.
Der *Lenizetbolus, Bolus* mit *Perubalsam* oder *Jod* und *Vasenolpuder* sind
dem einfachen *weißen Bolus* vorzuziehen, weil dieser bei längerem Liegen
in der Scheide zu üblem Geruch Veranlassung gibt. Die Applikation des
Bolus geschieht mit dem NASSAUERschen Instrument in folgender Weise:
Nachdem in die Pulverkammer 1 bis 2 Messerspitzen des Mittels gebracht
sind, wird der durchbohrte Pfropf mit dem Gummigebläse aufgesetzt.
Während die Glasbirne in die Scheide eingeführt und fest gegen den
Scheideneingang gedrückt gehalten wird, drückt man mit der anderen
Hand einige Male kräftig auf das Gebläse. Wichtig ist es, daß auch die
Schamlippen und die Vulva mit dem Pulver bestäubt werden, weil dadurch
auch die Vulvitis günstig beeinflußt wird. Die Einblasung ist bei stärkeren
Ausflüssen zweimal, allenfalls dreimal täglich vorzunehmen und muß in
liegender Stellung gemacht werden, soll der Bolus sich gleichmäßig ver-
teilen. Auf die Notwendigkeit der Scheidenspülungen alle 2, 3 Tage ist
hingewiesen worden.

Über die Tampontherapie des Fluors und die mit *Globuli vaginales*
wird S. 180 und bei der Erosion S. 186ff. das Nötige ausgeführt.

Wenn es auch richtig ist, daß man mit jedem der angeführten Verfahren Erfolge in der Fluorbehandlung zu erzielen vermag, so bleiben
dieselben gar nicht so selten aus, wenn man nicht auch eine Reihe von
Allgemeinmaßnahmen anordnet. Sie sind in Fällen extragenital bedingten
Fluors sogar oft für den Erfolg oder Mißerfolg der Behandlung entscheidend.

Hierher gehören zunächst einmal allgemeine Maßnahmen. Sie
betreffen die Lebensweise, die Art der Ernährung, das richtige Maß
körperlicher und geistiger Arbeit und sind der Konstitution anzupassen.
Bei asthenischen Individuen wird alles, was zur Besserung dieser Körper-
beschaffenheit beitragen kann, versucht werden müssen, worüber an verschiedenen Stellen dieses Buches ausführlich gesprochen worden ist
(S. 246ff.). Besonders wird eine Mast-Liegekur, verbunden mit milden
hydriatischen Maßnahmen von gutem Erfolge sein. Bei Stoffwechselstörungen auf dem Boden unrichtigen Zusammenspiels der endokrinen
Drüsen, namentlich bei endogener Fettsucht, die nicht selten mit Fluor
vergesellschaftet ist, wird man von der Schilddrüsenmedikation und von
physikalischer Therapie ebenso wie von entsprechenden diätetischen
Maßnahmen und der Hormontherapie auch eine Besserung und Ausheilung des Fluors bei entsprechender Geduld und gutem Willen

der Patientin erwarten dürfen, ebenso bei Diabetes und Fluor. Bei Individuen mit tuberkulösem Habitus oder gar bei bestehender Tuberkulose, tun Licht-, Liege- und Diätkuren das ihre, und es ist oft gar nicht notwendig, eine besonders eingreifende Lokalbehandlung des Fluors in die Wege zu leiten. Wo die nervöse Veranlagung zu einem Cervixfluor, aber auch zu einem Scheiden- oder Vestibularfluor auf dem Boden der Vagotonie führt, kann man durch vorsichtige *Atropinmedikation,* beispielsweise durch *Atropapaverin* in den angegebenen Dosen (Rp. 45 bis 48, S. 48) und durch *Bellergal* die Übersekretion beeinflussen, die namentlich vor der Periode in diesen Fällen recht störend empfunden wird und sich im Bereiche des Magendarmtraktes auch zu Erbrechen steigern kann. Hier wird man aber gleichzeitig der Lokalbehandlung viel weniger entraten können als in Fällen von Tuberkulose, in denen sie besser unterbleibt. Das ist bei Virgines selbstverständlich. Wenn es trotzdem betont wird, so geschieht es deswegen, weil gelegentlich auch heute noch Fluorträgerinnen sich vorstellen, die glaubhafterweise, allenfalls sogar schriftlich bescheinigt vorweisen, daß sie zwecks Behandlung des Fluors defloriert wurden! Von größter Wichtigkeit erscheint eine gesunde Lebensführung mit der richtigen Verteilung von Schlaf und Arbeit und einer entsprechenden körperlichen Betätigung. Asthenische und nervöse Individuen können bei gut geleiteter schwedischer Gymnastik verbunden mit Sommer- und Wintersport in maßvollen Grenzen zu gesunden Menschen herangezogen werden, die mit der Kräftigung des Körpers immer mehr ihre Fluorbeschwerden verlieren.

Das gilt in noch höherem Maße von der Ausgezeichnetes leistenden Bäderbehandlung in Badeorten. Wer es sich leisten kann, möge von Sol- und Moorbädern bei Fluor ausgiebig Gebrauch machen. Die Solbäder, auf die bereits bei der Amenorrhoe und den entzündlichen Erkrankungen (S. 141 ff.) ausführlich hingewiesen worden ist, sind nicht nur in gewissen Fällen von verstärkter Regelblutung, bei Hypoplasie, gelegentlich auch bei Schmerzen auf dem Boden von Myomen, sondern ganz besonders bei Fluorkranken ein ausgezeichnetes, die Lokalbehandlung in wertvoller Weise ergänzendes Verfahren. Neben den Solbädern aber sind es die Moorbäder (S. 143 ff.), in welchen so manche Fluorkranke, besonders solche, bei denen gleichzeitig ein gewisser Infantilismus des Genitales mit und ohne Hypomenorrhoe besteht, Heilung finden. Wie erwähnt, können die Moorbäder namentlich bei fettleibigen Individuen noch mit Trinkkuren, allenfalls mit kohlensauren Stahlbädern zwecks Regelung der Stuhltätigkeit, Entfettung des Organismus und Besserung der Ovarialinsuffizienz zweckmäßig verbunden werden. So richtig es ist, daß das Ergebnis der Badekur in Badeorten ein besseres und nachhaltigeres zu sein pflegt als das häuslicher Badekuren, die Verhältnisse zwingen uns jedenfalls vielfach zu Hause Badekuren anzuempfehlen. Man tut es entweder in Form der schon bei den entzündlichen Krankheiten beschriebenen *Solsitzbäder* oder besser der *Solvollbäder,* sei es, daß man sie mit Mutterlauge macht, sei es, daß man das rohe Steinsalz oder die fertigen Solbadewürfel dazu verwendet. Die Moorbäder, die entweder als Sitzbäder oder als Vollbäder gebraucht werden können und die man 3mal wöchentlich, etwa 20 bis 21 Bäder im ganzen, gibt, werden entweder mit der Franzensbader *Moorlauge* (1 bis 2 Liter) oder mit dem *Moorsalz* ($^1/_2$ bis 1 kg) in 15 Minuten Dauer, am besten vor dem Schlafengehen, 34 bis 36° C temperiert, gegeben und entsprechende kleinere Mengen des Badesalzes kommen für die Sitzbäder in Frage. Für sie und für die Vollbäder bewährt sich übrigens auch die Verwendung der *Salhumin-Moorextrakte*, auf die ebenfalls schon hingewiesen ist (vgl. S. 145).

Bei jeder Fluortherapie lokaler Art soll man sich auch zur Abdichtung der Gefäßwände, die die Transsudation aus der Scheidenwand herabsetzt, durch längere Zeit des *Kalks* bedienen. Vierwöchentliche Verabreichung von Kalk und nach einer Pause von einigen Wochen Wiederholung einer solchen Kur soll nur dann unterbleiben, wenn bei hartleibigen Frauen die Verstopfung durch den Kalk sehr lästig wird oder wenn, was auch vorkommt, über Magenbeschwerden Klagen laut werden. Gegen die Stuhlverstopfung erweist sich die Verordnung des *Kalziums* gleichzeitig mit *Magnesium citricum* (s. S. 64) als sehr empfehlenswert. Besonders bei unterernährten und asthenischen Fluorkranken kommt man ohne die Kalktherapie nicht aus, ebensowenig beim Fluor virgineller Personen im Verein mit den S. 170 erwähnten Allgemeinmaßnahmen. Bei Fluor unterernährter Mädchen, bei Tuberkulose und Fluor, nach Schwächezuständen und Infektionskrankheiten ist *Proossa*, ein Kalk-Phosphor-Vitaminpräparat (3mal täglich 1 bis 2 Teelöffel in Getränken verrührt) anzuempfehlen. Auch *Lebertran* oder *Vigantol* kann mit Erfolg in ausgesuchten Fällen, besonders beim Fluor kleiner Mädchen, in den sonnearmen Monaten verwendet werden. *Eisen-* und *Arsenpräparate*, *Eisen-* und *Arsenwässer*, wie sie bei der Amenorrhoe (S. 17 ff.) angeführt sind, sind gelegentlich nicht zu entbehren, *künstliche Höhensonne* ist im Winter immer empfehlenswert.

Es ist naheliegend, den Fluor ohne entzündlichen Befund, welcher bei Frauen mit hypoplastischem Genitale dann gerne auftritt, wenn gleichzeitig Abwegigkeiten der Regelblutung wie Amenorrhoe und Hypomenorrhoe bestehen, auf dem Wege der Hormontherapie beeinflussen zu wollen. Die Erfolge mit dieser Behandlung, die in der Verabreichung mittlerer Dosen (etwa 5- bis 10mal 10 000 I. B. E.) *Oestradiolbenzoat* besteht, beruhen auf der Anreicherung der Scheidenepithelien mit Glykogen, wodurch die Bedingungen für den Milchsäurebazillus gebessert werden. Da uns dieses Vorgehen der lokalen Behandlung enthebt, ist es namentlich bei Virgines sehr wohl angezeigt.

Schließlich hat noch eine Form der Allgemeinbehandlung des Fluors besonders in der letzten Zeit von sich reden gemacht. Es ist das die Behandlung desselben durch Umstimmung des Stoffwechsels. Nachdem schon A. W. BAUER u. a. darauf hingewiesen haben, daß durch eine vollständige Umstellung der Ernährung unter Bevorzugung der Vegetabilien und Vermeidung salzreicher Kost hartnäckige Fluores eine auffallende Besserung zeigen, hat neuerdings v. NOORDEN über ausgezeichnete Erfolge dieser Behandlung bei solchen Kranken berichtet. Allerdings fordert er, daß mindestens eine Woche vollständig salzfrei unter Einschaltung von Obsttagen gegessen werde und daß auch in der nächsten Zeit 1 bis 2 Hungertage eingeschaltet werden, allerdings nicht mehr bei salzfreier, sondern salzarmer Kost. Mit Rücksicht darauf, daß heutzutage die Diätküche auch bei salzfreier Kost, besonders unter Verwendung der verschiedensten Gewürze und Salzersatzmittel wie *Citrofin* und *Hosal* einen nicht nur abwechslungsreichen, sondern auch recht schmackhaften Speisezettel zusammenzustellen versteht, kann man dieses Verfahren in der Form von NOORDENS sogenannter „Zickzackkost", besonders bei nervösen Frauen, welchen erfahrungsgemäß die Lokalbehandlung viel Beschwerden bereitet, nur empfehlen.

Endlich muß noch einer weiteren Form der Therapie beim Fluor gedacht werden und das ist die vaginale Lichtbehandlung. Die Erfolge der verschiedenen Methoden der vaginalen Bestrahlung sind nicht zu leugnen. Sie kommen aber bei der immerhin kostspieligen Anschaffung der Apparate weniger für den praktischen Arzt als vielmehr für Anstalten in Frage. Sie können gegebenenfalls zur Unterstützung oder nach Abschluß örtlicher Behandlungsmethoden verwendet werden. Ein Typus dieser Behandlungsmethoden ist die *reine Ultraviolettbestrahlung* durch die *Quarzlampe*, die nur eine kurze Bestrahlungszeit von 1 bis höchstens 8 Minuten wegen der Lichtempfindlichkeit der Schleimhaut erlaubt; sie erfordert die von WINTZ angegebenen Vaginalspekula. Neben Scheidenkatarrhen sind hartnäckiger Fluor und Erosionen der Portio ein Feld für diese Behandlung. Eingebürgert hat sich ferner die *Ultrasonne* nach LANDEKER, die verhältnismäßig wenig Licht-Wärmestrahlen enthält und außerdem hinsichtlich der Erythembildung ungefährlich ist, da sie nur wenige kurzwellige Ultraviolettstrahlen führt. Sie kann deswegen 15 bis 30 Minuten lang, am besten jeden zweiten Tag, gegeben werden und hat sich neben dem Hauptanwendungsgebiet, der entzündlichen Affektionen des Uterus, der Adnexe, des Beckenbindegewebes und Beckenperitoneums auch bei Scheidenkatarrhen und lästigem Fluor bewährt. Die von ENGELMANN angegebene Methode mit der *Jupiterlampe* beruht auf der Wirkung der Licht-Wärmestrahlen.

Kolpitis simplex.

Bezüglich der Therapie der Scheidenwandentzündungen, also der echten Kolpitis (Vaginitis), kann man sich nach den vorangegangenen Darlegungen kürzer fassen. Hat man eine gerötete und wie gekörnt aussehende, mit blutigen Stippchen versehene Schleimhaut vor sich, die zuweilen reichlich übelriechendes gelb-grünliches Sekret entleert, das sich bei höheren Graden noch über die Vulva, dieselbe entzündend, ergießt, so ist man im Klaren, daß eine Vaginitis vorliegt. Man trachte festzustellen, ob es sich um eine besondere Form derselben oder um eine durch mechanische, chemische oder thermische Schäden erzeugte Scheidenentzündung handelt. Wo, wie erwähnt, Pessare, Kontrazeptionsmaßnahmen und mangelhafte Reinlichkeit im Spiele sind, wo Stoffwechselstörungen, ein Diabetes, eine Furunkulose, Ekzeme vorhanden sind, wird man diesen

Grundursachen nachgehen und auf sie neben der lokalen Behandlung Gewicht legen müssen. Handelt es sich um eine klaffende Scham infolge schlecht geheilter Dammverletzungen, durch die die Bakterien der Außenwelt ständig aufwandern können, so bleibt nur eine plastische Operation zur Wiederherstellung eines schlußfähigen Scheidenrohres übrig. Bei der Behandlung ist unbedingt auf das Kohabitationsverbot ernstlich hinzuweisen; etwa benützte Antikonzeptionsmittel, welcher Art immer, sind zu verbieten. Ohne Lokalbehandlung, welche im Wesentlichen auf das bei der Fluorbehandlung Gesagte hinausläuft, kommt man nicht hinweg. Auch bei diesen ausgesprochenen entzündlichen Fluores ist das Lapisbad das leistungsfähigste Behandlungsmittel. Erst nach seiner Anwendung tritt die Spülbehandlung in ihre Rechte. Wichtig ist, daß nur reine, stets ausgekochte, gläserne Mutterrohre mit zentraler weiter Bohrung, niemals Ballonspritzen, verwendet werden. Für die Spülungen kommen die schärfer wirkenden Adstringentien, wie der erwähnte *Alaun*, ferner das *Chlorzink* und *Zinksulfat*, ganz besonders aber das *schwefelsaure Kupfer* und das *Formalin* in Betracht. Sie sollen die Schleimhaut etwas gerben, die Bakterien zumindest vermindern und den Eiter samt dem Detritus mechanisch entfernen. Manchmal muß man, wenigstens in den ersten Tagen, früh und abends spülen lassen, am besten mit 1 Kaffeelöffel pulverisierten *Alauns* oder fein pulverisierten *Kupfersulfats* auf 1 Liter Wasser von 33 bis 36° C, hernach die äußere Scham vorsichtig abtrocknen und mit *Vasenol-*, *Lenicet-* oder *Talkumpuder* bestäuben. Meist genügt nach 3 bis 4 Tagen bereits eine Spülung am Morgen, die man dann auf 3 Spülungen wöchentlich und 2 abbaut. Jetzt ist es besser, beim abklingenden Katarrh nicht mehr chemisch differente, sondern indifferente Mittel zu nehmen, also *Salzwasser (1 Kaffeelöffel auf 1 Liter)*, *Kamillenabkochungen, Käsepappelabkochungen (3 Eßlöffel auf 1 Liter)*. Auf diese Art wird die Schleimhaut, die wieder ihre normale Biologie erreichen soll, am wenigsten gereizt. Ist der Zustand deutlich besser, wird sich zur Wiederherstellung der normalen Scheidenflora, die im Mikroskop von Zeit zu Zeit überprüft werden muß, eine *Milchsäuretherapie*, sei es in der von NAUJOKS und BEHRENS angegebenen *Normolaktoltherapie*, sei es in Form der $^1/_2^0/_0$igen *Milchsäurespülungen*, als vorteilhaft erweisen (S. 172). Hat man frische *Bacillosantabletten* vor sich, die nicht älter als drei Monate sein dürfen, so wird man sich auch dieser mit Erfolg bedienen können. Auch der bereits (S. 170) erwähnten einfachen Therapie mit Jodtinktur wird Gutes von R. SCHRÖDER nachgerühmt.

Auch das LAHMsche Verfahren zur Behandlung des vaginalen Fluors in Form von Scheidenkugeln folgender Zusammensetzung:

121. Resorcin. 0,3
     Zinc. oxyd. 1,0
     Glycerin. gtts. IV
     But. Cac. ad 2,5
     M. f. glob. vag.
     D. tal. dos. Nr. X

hat sich Verfasser beim essentiellen wie entzündlichen Fluor entschieden
bewährt. Vorteilhaft ist es, wenn der Arzt vor einer solchen Behandlung
mit Kugeln eigenhändig die Scheide zunächst für das Medikament
empfänglicher macht, und zwar durch ein schleimlösendes und adstrin-
gierendes Mittel, welches WILLE in folgender Zusammensetzung angegeben hat:

> **122.** Borac. 20,0
> Acid. carbol. liquefact. .. 15,0
> Formalin. 10,0
> Aqu. font. ad 1000,0

Mit der Nennung der LAHMschen Scheidenkugeln ist gleichzeitig
eines anderen Grundsatzes der Fluortherapie, nämlich der Behandlung
des Fluors durch Globuli vaginales Erwähnung getan, welche sowohl
vom Arzte eingeführt, als auch von der Patientin selbst in die Scheide
gebracht werden können. Die Zahl der fabriksmäßig hergestellten Kugeln
ist gegenüber denen, welche magistraliter verordnet werden, unverhältnismäßig groß. Es seien nur einige Typen aus der reichlich zur Verfügung
stehenden Zahl dieser Präparate in Auswahl genannt: Zunächst die wirksam gefundenen, Schwefel enthaltenden Kugeln wie die Globuli vaginales
Eutirsol (5- und 10%ig à 3 g), die *Thiosept*-Globuli vaginales *(Thiosept-
öl 10, Glyzerin-Gelatine 90)*, die *Thiopinol*-Globuli *(4- und 8%ig)*, *Isa-
pogen*-Globuli, *Lacteolkugeln* und *Granugenol*-Vaginalkapseln. Die pharma-
zeutische Industrie stellt übrigens heute Scheidenkugeln aus einer
Glyzerin-Gelatine-Grundmasse zur Verfügung, der die verschiedensten
Medikamente beigegeben sind. So kommen von den *Tampovagan-
präparaten* Vaginalkugeln mit 5%igem *Acidum lacticum*, mit *Acidum
salicylicum*, mit 3- und 10%igem *Ichthyol* usw. in den Handel. Von den
magistraliter zu verordnenden Kugeln seien die *Ichthyol*-Globuli nach
folgender Vorschrift angeführt:

> **123.** Ammon. sulfoichthyol. (Cehasol.) 0,2
> But. Cac. ad 2,0
> M. f. glob. vag.
> D. tal. dos. Nr. X
> D. S. Am Abend 1 Kugel tief in die Scheide
> einführen.

Bestehen gleichzeitig Schmerzen im Unterleib von einer begleitenden
Entzündung, fügt man, wie S. 127 erwähnt, zweckmäßig jeder Kugel
0,3 g *Pyramidon* oder 0,5 g *Antipyrin* bei. Alle Scheidenkugeln eignen
sich weniger zur alleinigen Behandlung, als vielmehr zur Nachbehandlung im Anschluß an die ärztliche Ätztherapie des Fluors.

Kolpitis vetularum.

Besondere Erwähnung verdient die **Kolpitis vetularum**, eine
recht häufige, nur nach Brachliegen oder Fehlen der Eierstöcke, also
entweder nach der Menopause oder nach Kastration beobachtete Krankheit. Offenbar beruht sie auf Ernährungsstörungen infolge Wegfalls der
Inkrete des Eierstocks und äußert sich zunächst im Auftreten größerer

und kleinerer Epitheldefekte im hinteren Drittel der atrophischen Scheidenwand, welche eine ausgesprochene Neigung zur Verwachsung zeigen. Sie kann so weit führen, daß das hintere Drittel der Scheide ganz atretisch wird. Hydro- und Pyometra können die Folge sein. Der oft recht starke, von einem heftigen Juckreiz begleitete Ausfluß ist meist der Anlaß, ärztlichen Rat einzuholen. Ebensooft aber ist es das so bedenkliche Symptom der Blutung, welches die Frau zum Arzte führt. Es ist manchmal nicht leicht zu entscheiden, ob tatsächlich nur die Kolpitis senilis die Quelle der Blutung ist oder ob in dem verengten Scheidentrichter ein Karzinom sich entwickelt (s. S. 183). Was die Therapie der Kolpitis senilis anlangt, so sei die Verfasser am besten scheinende FLATAUsche Methode der Pastenbehandlung mit *Zinkpaste* oder *Lassarscher Paste* in den Vordergrund gestellt. Nach Trockenwischen der Scheide· mit einem Stieltupfer wird ein etwa halbwalnußgroßes Stück Paste mit dem Finger gleichmäßig in die Scheidenwände verrieben und diese Behandlung zweimal wöchentlich durch 3 bis 4 Wochen fortgesetzt. Offenbar wird, worauf FLATAU aufmerksam macht, durch diese Behandlung das Epithel der Scheide widerstandsfähiger. Auch Pinselungen mit *Granugenol* oder Einführen von *Granugenolkapseln* zur Selbstbehandlung sind empfehlenswert (H. RUNGE). Intravaginale Anwendung des *Follikelhormons* in Form der *Menformon-Styli zu je 500 I.E.* — jeden 2. Tag ein Stäbchen — wird ebenso empfohlen wie die intramuskuläre Injektion von großen Dosen *Follikelhormon*. Spülbehandlung allein ist bei dieser Krankheit wenig erfolgreich. Am ehesten sind noch ganz milde Mittel, wie *Kamillen, Malven,* in Verbindung mit den genannten Maßnahmen anzuempfehlen.

Soor und Trichomonadenkolpitis.

Was schließlich die Fälle von spezifischer Vaginitis anlangt, so ist zunächst der S o o r d e r V a g i n a und sodann die T r i c h o m o n a d e n - v a g i n i t i s zu erwähnen, Krankheiten, welche meist auch die Vulva in Mitleidenschaft ziehen, wie bei der Vulvitis erörtert worden ist. Der mit Brennen, Jucken und Fluß einhergehende Soor der Scheide befällt meist Schwangere. Er heilt unter einer der nachfolgenden Behandlungsmethoden bald aus. Man reibt entweder die Scheide mit einem in 0,5%iger *Sublimatlösung* getauchten Tupfer ab, spült sie allenfalls mit 1⁰/₀₀iger *Sublimatlösung* aus und gibt der Frau eine Verschreibung auf Scheidenspülungen mit 3%iger *Borsäurelösung* mit (Rp. 83, S. 117). Handelt es sich um Hochschwangere, ist es vorteilhafter, wegen der Möglichkeit der Resorption von der Sublimatlösung abzusehen. Man kommt auch mit *Kupferspülungen* (2 Kaffeelöffel Cuprum sulfur. auf 1 Liter Wasser) oder 2%iger *Salizylsäurelösung* zum Ziele. Auch Pinselungen mit 10%igem *Pyoktanin* helfen den Soor beseitigen, wenn die Schleimhaut jeden zweiten Tag mit der Lösung bepinselt wird. Die arge Beschmutzung der Wäsche ist ein Nachteil dieses von LITTAUER sehr gelobten Verfahrens.

Ob das Protozoon Trichomonas vaginalis ein harmloser Mitbewohner einer verunreinigten Scheide ist oder ob, wie andere anscheinend mit

Recht glauben, dieser Erreger für Entzündungserscheinungen der Scheide
ätiologisch angeschuldigt werden kann, ist hier nicht der Ort zu entscheiden. Tatsache ist, daß diese Fälle von Fluor, die durch ein schau-
miges, blasiges Sekret ausgezeichnet sind — hervorgerufen durch den
die Trichomonas begleitenden Mikrokokkus gazogenes alcalescens —,
bei einer auf die Entfernung der Trichomonaden gerichteten Therapie
alsbald besser werden und zu verschwinden pflegen. Mit dem Verschwinden der Trichomonaden aus dem Sekrete gibt sich auch der heftige
beißende Juckreiz, der zur Rötung der äußeren Scham, zur Verschwellung
und Intertrigo führen kann. Mit Rücksicht darauf, daß bei Schwangeren,
die Trichomonadenträgerinnen sind, auch andere, allenfalls pathogene
Keime als Mitschmarotzer der Scheide aufgefunden werden, muß man
ihnen um so mehr eine relative Pathogenität zusprechen, als bei Befund
von Trichomonaden und Schwangerschaft eine erhöhte Wochenbetts-
morbidität festgestellt worden ist.

Die beste und einfachste Therapie der Trichomonadenkolpitis stellt
die S. 174 geschilderte Behandlung mit *Devegantabletten* dar. Sie muß
als das Verfahren der Wahl bezeichnet werden. Gegenüber dieser Behandlung treten andere in den Hintergrund. HOEHNE, der um das Krankheitsbild der Trichomonas vaginalis am meisten verdiente Forscher, geht
folgendermaßen vor: Nach gründlicher Reinigung der Scheide im Rinnenspekulum mit 1⁰/₀₀iger *Sublimatlösung* wird die ganze Scheidenwand einschließlich des Vestibulum vaginae mit

124. Borac................. 10,0
     Glycerin. ad........... 100,0

bestrichen. Dieselbe Behandlung wird in 4 auf eine Woche verteilten
Sitzungen jeden zweiten Tag wiederholt und muß gelegentlich, wenn auch
unter Weglassung der Sublimatbehandlung, noch längere Zeit durchgeführt werden. SCHMID und KAMNIKER, denen wir wertvolle Feststellungen über die Trichomonadenkolpitis verdanken, sprechen sich
ebenfalls für die *Boraxglyzerinbehandlung* aus, lassen aber in den Tagen,
an denen die Patientin nicht vom Arzte behandelt wird, Scheidenkugeln
bestehend aus 2 g 10%igem *Boraxglyzerin* in Kakaobutter die Patientin
abends tief in die Scheide einführen und am Morgen ein Sitzbad nehmen,
um den durch die Kugeln entstehenden reichlichen Ausfluß zu beseitigen.
Auch die von WILLE zur Reinigung der Scheide angegebene Lösung, die
bei der Kolpitis simplex (S. 180) erwähnt ist, dient gut den Zwecken der
Trichomonadentherapie, wie sich Verfasser überzeugen konnte. RODE-
CURT,[1] der sich mit dieser Krankheit angelegentlichst befaßt hat, gibt als
die zur Zeit beste Standardmethode eine „vagino-zervikale *Yatren-
Devegan-Plombenbehandlung* kombiniert mit urethraler *Yatrentherapie*
und nachfolgender *Devegantablettenprophylaxe*" an. Nach Trocken-
säuberung von Cervix und Scheide wird ein Kranz von 4 Yatrenpillen um

---

[1] RODECURT, Die tägliche gynäkologische Sprechstunde. Leipzig 1941
bei G. Thieme.

die Portio gelegt und dieses Vorgehen jeden 2. Tag im ganzen 6mal
wiederholt. Bei den nächsten 6 Behandlungen werden statt der Yatrenpillen 4 bis 4$^1/_2$ Devegantabletten um die Portio gelegt; auch die Cervix-
höhle wird jedesmal mit einer Yatren- bzw. Deveganpille plombiert.
Während dieser Behandlung wird auch die Urethra mit 3% Yatren-
lösung vorsichtig mit einem Wattestäbchen ausgewischt. Während der
Periode wird nicht behandelt, aber sofort nachher. Um Rezidive zu
verhüten, verlangt der Autor durch 6 bis 12 Monate 2 Tage vor und 4 Tage
nach der Periode die prophylaktische Einführung einer Devegantablette.

Bei der Seltenheit der Scheidendiphtherie und der durch sie
hervorgerufenen Kolpitis braucht sie nur gestreift zu werden, zumal sie
kaum Gegenstand der Erkenntnis wird, wenn sie nicht ausgesprochene
Symptome macht. Die Lokalbehandlung muß gegenüber der *Serum-
therapie* ganz in den Hintergrund treten (5000 bis 10000 A. E. in mittelschweren Fällen intramuskulär, in schweren 20000 A. E. und mehr
intravenös). Die Lokalbehandlung wird nach BIBERSTEIN durch Einlegen von Mulldrains gemacht, die mit 1%iger *Vucinvaseline* bestrichen
sind; allenfalls können Streifen, die mit *Diphtherieheilserum* getränkt
sind, in die Scheide eingelegt werden (NÜRNBERGER).

Anhang. Scheidenstenosen und Atresien nach Kolpitis.

Bei alten Frauen spielen, worauf NÜRNBERGER ausdrücklich hinweist, Stenosen des hinteren Scheidendrittels als Quelle von Fluor und
Blutung eine nicht zu unterschätzende Rolle in der praktischen Gynäkologie. Es ist manchmal nicht leicht zu unterscheiden, ob tatsächlich
nur eine Kolpitis senilis die Quelle der Blutung ist oder ob in dem verengten Scheidentrichter ein Karzinom sich entwickelt. Manchmal ist die
Narkoseuntersuchung, der allenfalls eine Probeexzision anzuschließen
ist, nicht zu umgehen. In Narkose lassen sich Stenosen meist leicht bei
zartem Fingerdruck oder beim Herausziehen des Uterus mit der Kugelzange lösen. Findet man dahinter nichts Verdächtiges, kann man es
dabei bewenden lassen. Ist der Befund auf Karzinom hoch verdächtig,
so kann man mit Vorteil die vaginale Uterusexstirpation einschließlich
des stenosierten Scheidenteiles vornehmen und damit bestehende Fluor-
und Blutungssymptome ebenso wie später drohende Gefahren hinsichtlich
eines Karzinoms beseitigen.

Bei Kindern gibt es neben Diphtherie auch zweifelsohne Fälle von
Scharlach, die zu pseudomembranösen Entzündungen der Scheide führen.
Dasselbe können bei Erwachsenen Typhus, Blattern und andere schwere
Infektionen verursachen. Sie sind, wenn sie auch selten vorkommen, deswegen so bedeutungsvoll, weil sie in späterer Zeit, lang nach der Ausheilung zu Stenosen und Atresien der Scheide Veranlassung geben können.
Ausnahmsweise kann es geschehen, daß auf dem Boden solcher pseudo-
membranöser Entzündungen die ganze Vagina einer dissezierenden Entzündung anheimfällt, so daß nur ein schmaler Kanal übrigbleibt. Stenosen
nach solchen Prozessen, aber auch nach Ätzwirkungen, wie sie in selbst-
mörderischer Absicht mit Sublimat, Chlorzink, Chromsäure beschrieben

sind, können den Geschlechtsverkehr weitgehend stören, ja ganz vereiteln, wenn sie auch die Befruchtung keineswegs unmöglich machen und bei der Geburt unüberwindliche Hindernisse für den vorliegenden Teil bedeuten. Die Behandlung ist schwierig. Während man in frischen Fällen die Epithelisierung durch 2%ige *Argentumsalbe, Scharlachrotsalbe, Pellidolsalbe* (2%), die man mit Gazestreifen einführt, zu befördern und die Verklebung zu verhindern hat, kann man in Fällen bestehender Stenosen mit der stumpfen Dehnung besonders in Narkose manches erreichen, wenn sie nicht zu tief greifen und die Nachbarorgane frei lassen. Eine langdauernde und geduldige Salbenbehandlung zwecks Erhaltung des erzielten Erfolges ist notwendig. Dazu erweist sich das Einführen kleiner Kolpeurynter, die mit der Salbe beschickt sind, als vorteilhaft. Die Neigung zu neuerlicher Schrumpfung ist allerdings immer gegeben. Wo aber feste, mit der Umgebung verwachsene Stenosen vorliegen, wo Blase und Mastdarm herangezogen sind, müssen operative Eingriffe gemacht werden. Sie sind schon oft deswegen notwendig, weil es bei höhergradigen Stenosen oder Verschlüssen der Scheide zur Sekret- und Blutstauung kommen kann (Pseudoamenorrhoe). Während die Atresia hymenalis als angeborener Zustand eine der einfachsten Operationen ist, sind Fälle von Atresie der Scheide auf dem Boden ausgedehnter Ulcera technisch sehr schwierig und dem Einzelfalle anzupassen. Bei der ausgezeichneten Technik des Scheidenersatzes, wie wir ihn von SCHUBERT gelernt haben, kommt gelegentlich sogar, namentlich bei vollständiger Atresie derselben oder bei Fehlen der Scheide infolge vorangegangener Gangrän, die SCHUBERTsche Operation oder auf Grund der neuesten Erfahrungen die Scheidenplastik nach KIRSCHNER-WAGNER in Frage.

Cervicitis und zervikaler Fluor.

Da erfahrungsgemäß der zervikale Fluor in weitaus der größten Zahl aller Fälle, besonders in seinen hartnäckigen Formen, auf der Gonorrhoe beruht, so sind auch die Grundzüge seiner Behandlung bei der gonorrhoischen Cervicitis (S. 120 ff.) bereits angeführt. Hier gilt es nur, einige Ergänzungen zu machen.

Neben den Fällen von Cervicitis durch die erwähnten Schädlichkeiten wie das Geburtstrauma, Intrauterinpessare, Polypen usw., gibt es auch noch Katarrhe der Cervixschleimhaut, welche Ausdruck einer veränderten Säftemischung sind. Nach Infektionskrankheiten, besonders dann, wenn eine alte Tuberkulose sich wieder zu rühren beginnt, bei den heute allerdings seltenen Fällen von Chlorose und bei asthenischen Individuen, vornehmlich solchen Frauen, die auch an Dysmenorrhoe leiden, sind diese Katarrhe nicht ganz selten. Es spielt dabei eine mangelhafte Ovarialtätigkeit und eine durch sie bedingte oder zumindestens erhöhte Vagotonie eine Rolle, wie dies R. SCHRÖDER wahrscheinlich macht. In solchen Fällen soll man die Allgemeinbehandlung in den Vordergrund schieben und durch Persuasion die Übersteigerung der Beschwerden auf das richtige Maß zurückführen, zumal den Frauen aus ihren Zuständen niemals eine ernstliche Gefährdung erwächst. Die Medikation von *Atropin*

und *Atropapaverin* (Rp. 45, 46, S. 48) oder *Bellergal, Belladenal* ist anzuempfehlen. Lauwarme, adstringierende Scheidenspülungen tun durch
Herabminderung des Fluors das ihrige zur Heilung. *Hormon-* und *Kalk-
präparate* können mit Erfolg zur Unterstützung herangezogen werden,
besonders wenn gleichzeitig auch eine Dysmenorrhoe auf hypoplastischer
Grundlage besteht.

Was die Behandlung der echten entzündlichen Cervicitis anlangt,
so seien zunächst die Ätzverfahren angeführt. Die Formalinätzung
nach MENGE ist sowohl beim postgonorrhoischen wie bei dem nichtgonorrhoischen zervikalen Fluor ein ausgezeichnetes Mittel, dessen
Technik S. 55 beschrieben ist. Desgleichen sind auch beim nichtgonorrhoischen Zervikalkatarrh *Lapisätzungen* mit 10%iger Lösung, die
mit sterilem Wattestäbchen 2- bis 3mal wöchentlich nach Entfernung
des Schleims mit 10- bis 20%iger *Sodalösung* oder 10%igem *Sodaglyzerin*
gemacht werden, sehr wirksam. Auch die Einführung von Zervixstäbchen,
beispielsweise der *Tampovagan-Zervixstäbchen* mit 5%igem *Acidum
lacticum*, ist gebräuchlich. Jüngstens wurde über gute Erfolge der lokalen
Sulfonamidtherapie mit 10% *Cibazolstäbchen* auch bei unspezifischer
Cervicitis berichtet (FLAGG und KOENIG). In Amerika erfreut sich die
Elektrokaustik bei hartnäckiger Hypersekretion einer großen Beliebtheit, die vielleicht auch bei uns mehr angewendet werden könnte. Aber
auch die Behandlung mit dem Kugelbrenner des Paquelin gibt in der
Hand Geübter keine schlechten Ergebnisse. SCHWEIZER geht so vor, daß
er nach Erweiterung der Cervix mit Laminaria rasch und oberflächlich einmal durch den weiten Halskanal „hindurchhuscht". Dort, wo zahlreiche
Ovula Nabothi vorliegen, die Cervix plump, follikulär hyperplastisch erscheint, kann man durch einfaches radiäres Inzidieren und Eröffnung
der zahlreichen Ovula die Cervix abschwellen und den Katarrh zum
Schwinden kommen sehen, ein Verfahren, das übrigens auch bei der
gonorrhoischen Cervicitis von BUCURA empfohlen wird. Besteht gleichzeitig als Begleiterscheinung des Zervixkatarrhs Polypenbildung, so
muß der Polyp mit einer Kornzange abgedreht und einige Zeit darnach
die Zervikalschleimhaut am besten mit *Formalin* geätzt werden.

Trotz aller Bemühungen sieht man namentlich bei Frauen, die
geboren haben, wo vielfach durch das Geburtstrauma, besonders
infolge alter, schlecht vernarbter Zervixrisse die Schleimhaut Neigung
zum Vorquellen hat, daß unsere ganzen konservativen Maßnahmen
keinen Erfolg haben. In solchen Fällen wird die SCHRÖDER-EMMETsche
Operation, welche gleichzeitig auch alte Zervixrisse zu beseitigen hat,
empfohlen. Sie bringt aber nicht ganz selten die Schleimhaut wieder zum
Vorquellen. Damit ist der alte Zustand wiederhergestellt, meist ist er
sogar noch schlechter. Dagegen liefert eine regelrecht ausgeführte plastische
Operation der Portio nach der Methode STURMDORFS oder der ganz
ähnlichen BONNEYS weit bessere Ergebnisse.

Das Wesentliche der Methode ist aus den leicht erreichbaren Abbildungen
ersichtlich, wie sie von FRÄNKEL im Zentralblatt für Gynäkologie 1939,
Nr. 34, S. 2114, gebracht werden. Wichtige Winke für die Operation findet

man ferner bei WALDEYER, der aus der Wagnerschen Klinik über dieselbe berichtet hat. Das Verfahren von BONNEY ist in HINSELMANNs Schrift über die Kolposkopie (Paul Hartung, Hamburg) in schönen Abbildungen weiten Kreisen zugänglich gemacht.

Freilich sei nicht verschwiegen, daß diese Operationen nicht für den praktischen Arzt geeignet sind, da sie immerhin eine gewisse Operations-technik erfordern. Entschließt man sich zu einer solchen Plastik zu früh, etwa im subakuten Stadium, so kann sie zu sehr unangenehmen Nach-wehen führen. Schwere Parametritis und Wiederaufflackern einer als abgeheilt betrachteten Entzündung der Adnexa könnte die Folge sein. Sie ist daher erst nach Erschöpfung der konservativen Behandlungs-methoden bei weiter bestehender Erosion angezeigt. Es sei auch mit H. ALBRECHT darauf hingewiesen, daß man gut daran tut, plastische Operationen, besonders die SCHRÖDER-EMMETsche oder gar die Portio-amputation nur dann bei Frauen zu empfehlen, wenn weitere Geburten nicht mehr in Frage kommen. Im übrigen sei nochmals betont, daß der Cervikalkatarrh, sofern er nicht auf gonorrhoischer Ursache beruht, in seiner Bedeutung nicht überschätzt werden soll.

Erosion.

Wie schon bei der Gonorrhoe ausgeführt, ist die häufigste Begleit-erscheinung des Zervikalkatarrhs, die Erosion, in ihrem Verhalten vom Zustand der Cervicitis weitgehend abhängig. Gelingt es, den Zervikal-katarrh günstig zu beeinflussen, so bessert sich zwangsläufig in der Mehr-zahl der Fälle die Erosion. Dort freilich, wo der Boden für sie infolge klaffenden Muttermundes mit vorquellender Schleimhaut nach alten Geburtsnarben und gewaltsamen Aufschließungen nach Aborten günstig ist, und dort, wo infolge schlecht vernarbter Dammrisse die Scham klafft und die Bakterien der Außenwelt ständig aufwandern, ist die Erosion schwer beeinflußbar und rührt sich auch nach entsprechender Behandlung gerne wieder. In der konservativen Behandlung derselben ist noch immer das 2- *bis* 4%*ige Lapisbad* im Röhrenspekulum führend. Man nimmt ein nicht zu großes, daher bei der Einführung nicht schmerzendes Milchglas-spekulum, stellt die Portio ein und badet die mit 10%iger Sodalösung vom Schleim gereinigte Portio in der 2- bis 4%igen Argentumlösung durch 5 Minuten nicht öfter als zweimal wöchentlich, schiebt während des Bades das Spekulum auch hin und her, um gleichzeitig die so gut wie immer mit ergriffene entzündlich veränderte Vaginalschleimhaut zu behandeln. Länger als 3, höchstens 4 Wochen mache man die Prozedur nicht, weil durch die zu lang dauernde erfolglose Lokalbehandlung die Frauen in ihrem Nervensystem sehr leiden. Altbewährt ist auch der Holzessig, und zwar der *rohe Holzessig*:

125. Acet. pyrolignos. crud. .. 200,0

welchen man im Milchglasspekulum nach sorgfältiger Reinigung der Portio durch 5 Minuten 2- bis 3mal wöchentlich einwirken läßt. Die Wirkung des Holzessigs wird verstärkt, wenn man

126. Acid. carbolic. crystall. .. 6,0
Acet. pyrolignos. crud. ad 200,0

verordnet. Gutes kann man auch bei nicht zu lange bestehenden Erosionen mit der Behandlung mit dem Lapisstift sehen, wobei man aber die Behandlung nicht öfter als 2- bis 3mal und das nur in 8- bis 10tägigen Zwischenräumen machen soll. Dabei ist bei der Anwendung des Lapisstiftes Vorsicht geboten, indem das überschüssige Medikament abgetupft werden muß. Man kann auch die Lapisstiftbehandlung durch Bepinselung der Erosion mit *Jodtinktur* oder durch ein *Jodbad* ersetzen. Auch erweist sich die Vorlage eines *Glyzerintampons* als vorteilhaft, der am nächsten Tag von der Patientin entfernt wird. Zwei Tage nach der Behandlung läßt man die erste Spülung machen, und zwar zuerst mit *Kamillentee*, dann täglich einmal, und zwar morgens mit 0,5%iger *Milchsäure* oder 1 Eßlöffel *Holzessig* (Rp. 125, 126) auf 1 Liter Wasser.

Großer Beliebtheit erfreut sich auch heute noch bei der Behandlung der Erosion und des Fluors die Tampontherapie. Zugegeben sei, daß Tampons, mit Flüssigkeiten oder mit Salben und Pasten beschickt, eine längere Einwirkung des Heilmittels auf die Gewebspartien, also bei Erosion auf die Geschwürsfläche, gestatten. Es soll auch nicht geleugnet werden, daß die *Glyzerintampons* mit und ohne Zusatz durch ihre wasserentziehende Wirkung keinesfalls bedeutungslos sind. Der günstige Einfluß des Glyzerins und der Kombinationen der verschiedensten Mittel mit Glyzerin wie *Tannin, Thigenol,* mag auch darauf beruhen, daß vielleicht aus Glyzerin Milchsäure gebildet und so dem Aufkommen der normalen Scheidenflora der Boden bereitet wird (R. Schröder). Eine resorptive Wirkung aber ist von der Tampontherapie nach allem, was wir heute wissen, nicht zu erwarten, und die Anschauung, daß Entzündungen der Adnexa durch die Tampontherapie zu heilen sind, nicht haltbar. Wendet man sie an, so muß auch für sie der Satz gelten, daß gerade bei ihrer zweifelhaften Wirksamkeit niemals zu oft hintereinander und auch im Ganzen nicht länger als in einem 4wöchigen Turnus behandelt werde. Am ehesten ist die Tampontherapie noch in der ambulatorischen Behandlung der Erosion angezeigt. Vor jeder Tamponbehandlung reinigt man die Scheide durch eine Spülung mit lauem oder warmem Wasser, wozu sich meist zwecks Entfernung von Schleim eine schwache Sodalösung (1 Eßlöffel auf 1 Liter Wasser) sehr gut eignet. Man nimmt zum Tränken des Tampons beispielsweise

127. Kal. jodat. .... 5,0—10,0
Glycerin. ad 50,0
D. S. Äußerlich.

128. Acid. tann. oder
Thigenol........ 5,0—20,0
Glycerin. ad 50,0
D. S. Äußerlich.

Man kann auch den Tampon mit Salben bestreichen, als deren Grundlage man Vaseline nimmt, zu welcher man von dem betreffenden Medikament etwa um die Hälfte mehr zusetzt als für die Glyzerinlösung (Chrobak). Der Schwefel ist seit alters her in der Tamponbehandlung besonders gerne gebraucht. In der Tat leisten die *Cehasolpräparate*, ferner das

Thiosept, das *Eutirsol* (als 5- und 10%ige Lösung sowie als 10- und 20%ige Salbe) entschieden Gutes. Die organische Schwefelverbindung *Thigenol* verordnen wir außer in Verbindung mit Glyzerin magistraliter entweder in Form der Scheidenkugeln

> **129.** Thigenol. 0,5
> But. Cac. ad 2,0
> M. f. glob. vag.
> D. tal. dos. Nr. X
> D. S. Abends 1 Kugel einführen.

oder als Salbe

> **130.** Thigenol. 15,0
> Vaselin. ad 50,0
> M. D. S. Äußerlich.

mit der wir den Tampon bestreichen. Die schon bei der Fluorbehandlung erwähnten Scheidenkugeln und Schaumkörper finden auch bei Erosionen und begleitenden Scheidenkatarrhen namentlich als Zusatzbehandlung im Hause durch die Patientin selbst vielfach Verwendung. Die hierzu gebräuchlichen Globuli sind S. 180ff. angeführt.

Von weiteren Methoden zur Behandlung der Erosion sei auf die Verätzung derselben mit *Chloräthyl*, wie sie in der Schweiz seit vielen Jahren vielfach geübt wird, als ein sehr brauchbares Verfahren hingewiesen, an welche man in den nächsten Tagen eine Salbenbehandlung zweckmäßig anschließt.

Ausgezeichnetes leistet nach Verfassers Erfahrungen die Verschorfung hartnäckiger Erosionen mit dem Paquelin, dasselbe die durch Elektrokaustik.

Wenn aber ein allen Behandlungsverfahren trotzender Zervikalkatarrh immer von neuem die Erosion erzeugt, wird schließlich die S. 180 geschilderte operative Behandlung derselben, besonders die STURMDORFsche Plastik in ihre Rechte zu treten haben.

Die Behandlung des seltenen tubaren Fluors ist in den Vorbemerkungen dieses Kapitels S. 166, die des korporalen ebendaselbst und soweit er durch Endometritis bedingt ist, bei der Behandlung der Endometritis S. 183 geschildert.

3. Die Behandlung der septischen Entzündungen der oberen Geschlechtswege.

Eine erschöpfende Darstellung des im Titel umschriebenen Kapitels würde einer Aufrollung der Therapie des Puerperalprozesses[1] gleichkommen, die den Rahmen dieses Buches überschreiten müßte. Gleichwohl sei betont, daß es vornehmlich die Vorgänge gestörter Schwangerschaft und die Komplikationen des Wochenbettes, besonders nach Abortus, aber auch nach rechtzeitiger und frühzeitiger Geburt sind, welche die Ursache der Mehrzahl aller Fälle der septischen Entzündungen sind.

---

[1] Siehe die Monographie „Die Therapie des Wochenbettfiebers" von R. KÖHLER. 2. Aufl., Wien, F. Deuticke, 1924.

Natürlich können entzündliche Krankheiten der Geschlechtswege auch ohne Bestehen einer Schwangerschaft aus den verschiedensten anderen Ursachen heraus sich ausbilden, auf die zurückzukommen sein wird. Die Keime der septischen Entzündung sind in der Mehrzahl aller Fälle die sogenannten Wundkeime, also Streptokokken, Staphylokokken und Bacterium coli, welche nicht selten miteinander vergesellschaftet zur Mischinfektion führen. Der Infektionsweg erfolgt in diesen Fällen entweder durch Infektion des Corpus uteri, also durch Erzeugung einer Endometritis, die ihrerseits wieder die Tuben ergreift und zur Salpingitis, aber auch zur Erkrankung des Ovariums, allenfalls zum Ovarialabszeß Veranlassung geben kann und dabei selbstverständlich das umgebende Peritoneum wesentlich in Mitleidenschaft zieht. Weiters sind es die Infektionen, die auf dem Wege der Lymphbahn das Beckenzellgewebe befallen und die echten Parametritiden erzeugen, ganz besonders nach Verletzungen und Manipulationen an der Cervix. Schließlich kann auch auf dem Lymphwege das Peritoneum ergriffen werden, was besonders leicht von dem in die Bauchhöhle hineinragenden Gebärmuttergrund geschieht. Endlich sind es Fälle reiner Infektion auf dem Wege der Blutbahn, die zu Pyämie oder Sepsis führen. Die Krankheitsbilder, welche sich bei den septischen Erkrankungen darbieten, sind keineswegs immer so scharf umrissen, wie sie in den Lehrbüchern dargestellt werden und aus didaktischen Gründen beschrieben werden müssen. Unklare Zustände, Aufpfropfung verschiedener Ausbreitungswege bei ein und demselben Falle und demnach Verschwimmen der charakteristischen Krankheitszeichen beobachtet man immer wieder, was die Therapie erschwert (HALBAN u. KÖHLER). Trotzdem erscheint es richtig, mit R. SCHRÖDER etwas schematisierend zunächst die Lokalentzündungen septischer Natur zu streifen und auf die Behandlung dieser einzugehen.

Von einer tiefergreifenden Kohabitationsverletzung angefangen, bis zu den bei der Operation gesetzten, also lege artis versorgten Wunden, können lokale Entzündungserscheinungen auftreten, welche sich durch speckigen Belag der Wunden, üblen Geruch, Ausfluß, Rötung und Schwellung der Ränder auszeichnen. Absolute Bettruhe, Entfernung etwa spannender Nähte, Berieselung der Wunden mit *essigsaurer Tonerde, Bleiwasser, 3%igem Wasserstoffsuperoxyd, 2%igen Tanninlösung* besorgen die Reinigung solcher Geschwüre rasch, gar dann, wenn allenfalls bei Bestehen von tieferen Buchten ein Streifen oder Drain locker eingelegt wird. Das Bestäuben derartiger Wunden mit *Sulfonamid* in Pulverform, z. B. mit *Marfanil*- oder *Cibazolpulver*, wird sehr empfohlen. Erhöhung der Abwehrkräfte des Körpers durch parenterale Eiweißzufuhr von *Omnadin* oder *Casein*-Injektion kann vorteilhaft sein. Wichtig erscheint es, die Bettruhe möglichst lang auszudehnen.

Endometritis.

Häufiger ist die Endometritis post abortum, bzw. die Endometritis post partum. Ohne das Kapitel, welches in die Geburtshilfe gehört und uns in betreff der durch sie verursachten Blutungen bereits

S. 72 ff. beschäftigt hat, hier abzuhandeln, sei nur darauf verwiesen, daß
in Fällen der akuten Endometritis — gekennzeichnet durch Temperatursteigerung, Schmerzhaftigkeit des Uterus oder gar vielleicht seiner Seiten-
kanten, Blutungen, übelriechenden Ausfluß — zunächst eine abwartende
und konservative Behandlung am Platze ist, wenn nicht eine sehr starke
Blutung diese zu stillen energisch gebietet. Wer bei strenger Bettruhe
zuwarten kann, wird oft restlos Heilung erzielen. Es genügt, gegen die
Schmerzen eines der bei der akuten Gonorrhoe zur Schmerzstillung und
Ruhigstellung des Uterus angeführten Medikamente, besonders *Belladonna* und *Papaverin* (S. 127 ff.), zu geben, feuchtwarme Kompressen
aufzulegen und die Wärme durch einen 3- bis 4stündlich zu wechselnden
Thermophor zu halten, in anderen Fällen wieder, wo Kälte angenehm
empfunden wird, durch den Eisbeutel die Entzündung zu beruhigen. Der
Darm ist durch *Kamillen-*, *Glyzerin-* oder *Öleinläufe* und *Rizinusöl* (3 Kapseln à 4 g) zu entleeren und die Entfieberung abzuwarten. Immer hat
sich uns in solchen Fällen das *Chinin* als ein den Fieberabfall beschleuni-
gendes Mittel bei solchen Wundinfektionen erwiesen, mögen sie puerperalen Ursprungs sein oder nicht. 2 g *Chinin* (4 × 0,25) oder kleinere
Dosen des geschmacklosen *Chinin-Weil* (zu 0,1) mehrmals täglich, ferner
die *Cardiacol-Chinin-Dragees*, die *Cardiacol-Chinin-Suppositorien* oder die
von WILLE gegebene Vorschrift

131. Amidopyrin.   3,0
      Tinct. Chin. comp.   15,0
      Syr. simpl.   20,0
      Aqu. font. ad 200,0
D. S. 4mal täglich 1 Eßlöffel nach
      gutem Umschütteln.

haben sich uns ausgezeichnet bewährt. Immer noch ist bei der Endometritis
post abortum, gar wenn das Bild von der Blutung beherrscht wird, die
Ausschabung das gebräuchlichste Mittel. Wo es sich aber nur um kleinere
Reste von Eihäuten und Decidua handelt, gelingt es oft ohne jedwede
Ausschabung auszukommen und bei streng eingehaltener Bettruhe und
Ergotin (S. 30 ff.) die Rückbildung des Uterus ohne Übergreifen der Entzündung auf die Umgebung zu erzielen. Eine wesentliche Unterstützung
stellt, wie bereits S. 73 ausgeführt wurde, die *Follikel-Hormonbehandlung*
im Sinne der rascheren Regeneration der Schleimhaut dar. Wo aber
die Blutung stärker ist und vermutlich in zurückgebliebenen Nachgeburts-
resten ihre Ursache hat, wird man am besten, wie bekannt erst 4 Tage,
am frühesten 3 Tage nach der Entfieberung die Ausräumung vornehmen.
In diesen Fällen ist der Kürette wohl vor dem Finger der Vorzug zu
geben. Die Dilatation hat dabei sehr zart, mit Rücksicht auf die Gefahr
von Verwundung des Zervikalkanals und dessen Besiedelung mit Keimen, zu geschehen. Die Kürette darf bei der Endometritis post abortum
niemals eine scharfe sein, weil sie die Gefahr der Verimpfung von Keimen
in die Tiefe des Myometriums und überdies die Möglichkeit einer Ausrottung der gesamten Schleimhaut und damit einer dauernden Amenorrhoe
bei zu energischer Handhabung mit sich bringt.

Die Endometritis nichtpuerperalen Ursprungs kann mannigfaltige Ursachen haben: Operationseingriffe wie die Probeexzision aus der Portio, die Erweiterung des Halskanals mit Hegar- und Laminariastiften, Muttermunddiszissionen wegen Stenosen, Einführen und Liegenlassen von Röhrchen zum Zwecke der Beseitigung einer Dysmenorrhoe und einer Erleichterung der Empfängnis, und die jetzt verbotenen intrauterinen Stifte und Okklusivpessare zwecks Verhütung derselben. Auch bei Polypen, besonders myomatösen Polypen und gleichzeitig weit klaffendem Halskanal, können solche Endometritiden entstehen, die mit der Entfernung des Polypen abheilen. Tuberkulöse Endometritis, die deszendierend oder hämatogen entsteht, ist nicht von Blutungen begleitet und führt in schwereren Fällen durch Zerstörung der Schleimhaut zu dauernder Amenorrhoe, in leichteren aber kann sie mit der Abstoßung der Schleimhaut und damit der tuberkulösen Herde zur Ausheilung kommen. Schließlich und nicht zuletzt muß ausdrücklich darauf hingewiesen werden, daß eine ganze Reihe von Fällen, die im Anschlusse an die Periode auftreten, so verdächtig sie auch auf Gonorrhoe (S. 102, 146) sein mögen, einwandfrei septischen Ursprungs sein und sogar infolge Mitbeteiligung des Bauchfells recht bedrohlich aussehen können. Zweifelsohne kommt eine Besiedelung des Trümmerfeldes des Corpus uteri während der Menstruation mit septischen Keimen offenbar unter dem Einfluß gewisser die Abwehrkräfte des Körpers schwächender Umstände vor. Solche sind ganz besonders Verkühlungen während der Periode, wie sie durch kalte Bäder entstehen, aber auch der Geschlechtsverkehr während derselben, der ganz abgesehen von seiner undelikaten Seite, um diese Zeit keineswegs gefahrlos ist (H. Küstner). Erkältungen und Geschlechtsverkehr können zu Kontraktionen der Gebärmutter und damit zu Saugbewegungen derselben führen, wodurch leicht die Keime aus der Scheide ins Corpus uteri aufwandern können, wie dies schon bei der Gonorrhoe ausgeführt worden ist. Mit H. Runge sei auch darauf hingewiesen, daß bei Frauen in der präklimakterischen Zeit aus oft unbekannten Ursachen Endometritiden entstehen und daß solche auch bei der Matrone vorkommen können, wie S. 73ff. und S. 82 erwähnt ist. Daß in solchen Fällen, die immer auf ein Korpuskarzinom Verdacht erwecken müssen, nur die Abrasio und mikroskopische Untersuchung Klarheit schaffen können, sei nochmals hervorgehoben.

Weniger eindrucksvoll, mehr schleichend, durch kleine unregelmäßige Blutungen, ständigen Ausfluß und leichte Schmerzen ausgezeichnet sind jene Endometritiden, welche nach längerem Gebrauche der Intrauterin- aber auch der Okklusivpessare gar nicht selten beobachtet wurden. An dieser Stelle wurden dieselben lange vor ihrem Verbot als Quellen mannigfaltiger, zum Teil nur mehr schwer oder überhaupt nicht mehr behebbarer entzündlicher Schäden angeprangert, besonders, wenn sie jeweils durch einen ganzen Zyklus hindurch, vielleicht sogar jahrelang getragen und nur während der Periode fortgenommen wurden. Der äußerst üble, widerliche Geruch derartiger Pessare nach vierwöchentlichem Liegen mußte es auch dem Laien klar machen, daß der Verschluß einer natürlichen Öffnung auf so lange Zeit nicht folgenlos bleiben kann. Ließ man in den angezogenen Fällen die Pessare für immer fort, so sah man alsbald die subjektiven Beschwerden abklingen und objektiv Ausfluß und Blutung zurückgehen. Längere Gaben leichterer *Styptica* (S. 29 ff.), Prießnitzwickel und Thermophore, warme Spülungen mit 2 Eßlöffeln *Steinsalz* auf 1¹/₂ Liter Wasser oder 1 Eßlöffel *Mutterlauge* auf dieselbe Menge, allenfalls länger dauernde Scheidenspülungen mit 10 bis 15 Liter der Salzlösung sind vorteilhaft, ebenso Spülungen mit *Jod*, wenn sicher eine Hyperthyreose ausgeschlossen werden kann, am wohlfeilsten mit

132. Kal. jodat. 5,0
Tinct. Jod. 20,0
Aqu. dest. ad 200,0
D. S. 2 Teelöffel auf 1 Liter Wasser.

Auch *Steinsalz*-Sitzbäder mit und ohne Badespekulum, ganz besonders aber Moorbäder und in Ermangelung solcher *Moorlaugen-*, *Moorextrakt*- oder *Salhumin*-Sitzbäder (S. 145) sind zu empfehlen. Bei länger dauernden Blutungen, die in diesen Fällen nicht heftig zu sein pflegen und besonders ante und post menstruationem sich bemerkbar machen, kann man außer dem *Follikelhormon* neben den oben erwähnten *Stypticis* mit Vorteil von der vaginalen, allenfalls auch von der zervikalen Behandlung mit *Tampospumanstäbchen* Gebrauch machen. Man läßt vaginal 3mal täglich ein Stäbchen zu 1 g tief in die Scheide einführen oder führt Stäbchen zu 0,5 g 3mal wöchentlich in die Cervix ein. Wird eine Abrasio notwendig, so geschehe sie möglichst zart. In Fällen, wo neben einer beträchtlichen Dauerblutung auch ein hartnäckiger, unbeeinflußbarer korporaler Fluor besteht, wird man, besonders bei älteren Frauen, die Ätzung des Cavum uteri mit *Formalin* oder *Jodtinktur*, wie sie S. 55 geschildert ist, vornehmen müssen. In der Mehrzahl dieser Zustände kommt man mit den genannten Maßnahmen zum Ziele, wenngleich es soundso oft nicht mehr gelingt, eine durch Übergreifen der Entzündung auf die Tuben entstandene Sterilität infolge Tubenverschlusses zu beseitigen.

Septische Salpingoophoritis, Pelveoperitonitis (Perimetritis), Douglasabszeß.

Eine gesonderte Besprechung verdient die septische Entzündung der Adnexa, sei es, daß sie durch Fortschreiten der Entzündung vom Endometrium her oder auf dem Lymphwege entstanden ist, sei es, daß sie einer Metastase ihren Ursprung verdankt oder endlich aus einer Appendizitis hervorgegangen ist. Die septischen Adnextumoren sind im Gegensatz zu den gonorrhoischen glücklicherweise häufig einseitig und neigen im allgemeinen leichter zur Naturheilung. Entstehen sie im Anschluß an Geburten, so können sie sich recht schleichend und allmählich entwickeln, aber auch stürmisch beginnen, was man namentlich im Gefolge krimineller Aborte immer wieder sieht. Häufiger sind entschieden die Fälle, wo der

Beginn an ein verlängertes Wochenbett sich anschließt, von dem die Frau sich nicht recht erholen will. Bei chronischen Krankheiten des uropoetischen Systems, die auf die Scheide und die oberen Geschlechtswege übergreifen, ist der Verlauf ebenfalls ein schleppender. Ist die Entzündung vom Darm fortgeleitet, beispielsweise wie nicht selten bei Appendicitis, gelegentlich auch bei Sigmoiditis, können auch heftige akute Erscheinungen den Beginn bezeichnen. Die septischen Adnextumoren puerperaler Natur sind auch dadurch bemerkenswert, daß umfänglicher wie bei der Gonorrhoe das Ovarium mitbefallen wird, welches leicht abszediert. Auch die Tuben haben Neigung zur Bildung von großen mächtigen Eitersäcken. Wenn sie auch, ebenso wie ein Ovarialabszeß in die Bauchhöhle durchbrechen können — ein höchst gefährliches Ereignis, dem man nur durch sofortige Laparotomie mit nachfolgender breiter Drainage nach dem Durchbruch allenfalls noch begegnen kann —, so soll man sich trotz dieser Möglichkeit und trotz längere Zeit anhaltenden Fiebers n i c h t z u f r ü h zur chirurgischen Therapie entschließen. Hat man zu früh operiert, so gelingt es nur ausnahmsweise, solche mit hoch virulenten Keimen angefüllte Eitersäcke uneröffnet zu entfernen und das Einreißen derselben mit dem nachfolgenden Erguß über das Bauchfell kann die Katastrophe der allgemeinen Peritonitis herbeiführen. PEHAM und KEITLER erwähnen, daß sie auch in solchen Fällen beim Bauchschnitte sich auf die bloße Inzision und Drainage mit Mikulicztampon begnügt haben und damit lebensrettend wirken konnten. Wie die Erfahrung von der geburtshilflichen Klinik her lehrt, zeigen solche mächtige, durch Tage und Wochen hohe Temperaturen unterhaltende Eitersäcke trotz allem doch die Neigung zur Heilung. Darum ist es vorteilhaft, sozusagen mit dem Messer in der Hand zuzuwarten, und wenn die Operation dennoch notwendig wird, womöglich den vaginalen Weg der Inzision und Drainage zu beschreiten. Er ist der Weg der Wahl beim echten Douglasabszeß, also der Eiteransammlung am tiefsten Punkt des Beckens. Weit weniger günstig sind die Aussichten der Heilung, wenn nicht der Douglas, sondern eine abgesackte Pyosalpinx eröffnet wird. Dann kann es, worauf STOECKEL besonders hinweist, zu einer Tuben-Scheidenfistel kommen, weil die infizierte Tubenschleimhaut nach wie vor Eiter sezerniert. Das ist dann keine Heilung, und erst mit der Exstirpation der Pyosalpinx von oben her, mit der man sehr lange warten muß, kommt es zum Aufhören der Eiterung und zur Heilung. Eine solche Tuben-Scheidenfistel, die nach der vaginalen Inzision einer Pyosalpinx entstehen kann, aber nicht muß, ist noch immer vorteilhafter als der Durchbruch einer Pyosalpinx in den Darm oder in die Blase, Ereignisse, die eine Selbstheilung geradezu ausschließen und später zu allenfalls sehr schwierigen radikalen Eingriffen zwingen. Darum soll man, wenn der Durchbruch einer Pyosalpinx sich durch Tenesmen und schleimige Stühle ankündigt, vorbeugend, noch bevor es zum Durchbruch kommt, von der Vagina her inzidieren.

In Fällen langdauernder eitriger Salpingoophoritis, die infolge des Fiebers bis zur Erschöpfung führt, kann es einen rettenden Ausweg in Form der einfachen vaginalen Totalexstirpation des Uterus geben. Die bloße Entfernung des Uterus schafft eine Drainagemöglichkeit, wodurch es zur allmählichen Ausheilung des Prozesses kommen kann. Freilich ist dieses Verfahren, welches nur für Ausnahmsfälle Geltung hat, nur in der Hand sehr geübter vaginaler Operateure erfolgreich. Echte Ovarialabszesse, die mächtige, in Schwarten eingebettete Tumoren bilden können und fortwährend hohes Fieber unterhalten, sind nur durch die Operation zu heilen, die per laparotomiam übersichtlicher ist.

Schließt sich an die akute Entzündung der Adnexe eine diffuse Bauchfellentzündung an, dann sind auch bei frühzeitiger medianer Laparotomie und ausgiebiger Drainage nach den Flanken und nach dem Douglas zu die Heilungsaussichten sehr gering. Nach den Erfahrungen der Chirurgen, welche bei diffuser Peritonitis infolge Perforation der Appendix durch Eingießen des *Peritonitisserums* der Höchster Farbwerke in die Bauchhöhle und durch intramuskuläre bzw. intravenöse Injektion des Serums die Mortalität wesentlich herabdrücken konnten (LÖHR und GEISSLER, KUNZ u. a.), ist auch für die Peritonitis nach septischer Entzündung der Adnexa dieses Vorgehen um so mehr zu empfehlen, als Kolierreger, ebenso wie Anaerobier, gegen deren Toxine dieses Serum wirksam ist, auch bei septischen Adnexentzündungen eine wesentliche Rolle spielen. Daneben muß man alle Mittel, die wir im Kampf gegen die Peritonitis haben, mit allem Nachdruck so lange anwenden, bis sich eine Wendung nach der einen oder anderen Seite hin gezeigt hat. In dieser Hinsicht bewähren sich die *Tropfklysmen* und *Infusionen* mit ständigem *Pituitrin-, Digipurat-, Coramin-, Ephetonin-, Sympatol-* und *Koffeinzusatz*, also die von LATZKO inaugurierte Peritonitistherapie, ebenso wie die *Revitentherapie* nach HOLZBACH, während es um die *Ätherbehandlung* der Peritonitis recht stille geworden ist. Das *Reviten* gebe man entweder in injectione oder aber vorteilhafter als Zusatz zum Tropfklysma *(10 ccm auf 1 Liter Ringerlösung)*. Sehr zu empfehlen sind auch die intravenösen Dauertropfinfusionen, welche mit 5%iger *Traubenzuckerlösung* oder mit *Tutofusin* bis zur Dauer von 3 Tagen unterhalten werden können. In der Mehrzahl der Fälle septischer Adnexentzündung ist es aber so, daß selbst nach einem stürmischen Beginn die Zeichen der akuten Perimetritis — Spannung und Auftreibung des Bauches, hochgradige Druckschmerzhaftigkeit und Erschwerung von Stuhl- und Windabgang — nach einigen Tagen abklingen, worauf alsbald bei der Untersuchung durch die Scheide die sich nunmehr ausbildenden Adnextumoren als Zeichen der begrenzten Entzündung feststellbar werden. Hier hat der Arzt ein dankbares Feld entsprechender konservativer Betätigung.

Gegen die Schmerzen ist mit Wärme, besonders dem Dunstwickel, aber auch der erwähnten *Antiphlogistine*, sodann mit warmen Scheidenspülungen, denen man auf 1 Liter 8 Tropfen *Opiumtinktur* zusetzen kann, ferner durch *Papaverinsuppositorien* und *Antipyrinklysmen* (S. 127) nebst der Sorge für Stuhl durch *Kamillen-* und *Öleinläufe* viel getan. *Proteinkörpertherapie (Omnadin, Casein)* kann versucht werden. Mehr als die Anwendung von 5 bis 10 ccm einer 1%igen *Elektrargol-* oder *Collargollösung* leisten *Detoxininjektionen* (am besten intravenös) in größeren Dosen von 10 bis 20 ccm, von denen wir wiederholt in derartigen Fällen schwerer Art entschieden Gutes gesehen haben, besonders wenn man möglichst frühzeitig mit der Behandlung einsetzt. Ebenso muß man es mit den jetzt im Vordergrund des Interesses stehenden Sulfonamidpräparaten wie dem *Albucid, Eubasin, Cibazol* oder *Eleudron*, dem *Tibatin* und *Prontosil* halten. Bei Staphylokokkeninfektionen und Colierregern versuche man zunächst *Cibazol* oder *Eleudron* (10 Tabletten am 1. Tag, 8 am 2., 6 am 3. und 4 am 4. Tag), in schweren Fällen 1 bis 3 Ampullen intramuskulär, allenfalls intravenös. Bei Streptokokkensepsis wird die Injektion von 3 bis 6 Ampullen *Tibatin* empfohlen. Vom *Prontosil* verabreicht man 2- bis 3mal täglich intramuskulär 1 Ampulle (5%) bei gleichzeitigen oralen Gaben von 3mal 2 Tabletten. Auch die intravenöse Injektion 1- bis 2%iger *Trypaflavinlösung* bringt Erfolg, doch hüte man sich vor paravenöser Injektion mit Rücksicht auf die Möglichkeit tiefgreifender Nekrosen. Ein wesentlicher Punkt in der Behandlung derartiger Fälle, die sich auf längere Zeit hinziehen, ist eine sorgfältige Pflege und eine richtige Ernährung. Der Arzt muß trachten, Abwechslung in die Kost zu bringen und die Nahrung häufiger, wenn auch in kleineren Mengen, verabreichen lassen. *Stomachica* (S. 247) kann man nicht entbehren. Geschabtes Fleisch, Fleischextrakte, Fleischgelees, Kraftsuppen, Kartoffelpüree, Eier, Kompotte, Fruchtsäfte und leichte Mehlspeisen können die Körperkräfte aufrechterhalten. Sorgfältige Körperpflege, regelmäßige Waschungen und Abreibungen, besonders mit *Franzbranntwein* und Verhütung von Decubitus obliegt uns weiter bei solchen Kranken.

Hat sich eine Thrombophlebitis entwickelt, so erweist sich neben Hochlagerung der mit kühlenden Umschlägen bedeckten und auf dem Häckselkissen ruhiggestellten Gliedmaße das Ansetzen von Blutegeln nicht nur als das beste Mittel zur Schmerzstillung, sondern auch zur wesentlichen Abkürzung der Heilungsdauer. Sie werden — am besten 3 an der Zahl — auf die nicht mit Benzin, sondern mit Wasser und Seife gereinigten und allenfalls mit Zuckerwasser bestrichenen Stellen aus einem Likörgläschen oder aus einer weithalsigen Flasche aufgesetzt. Grobe Manipulationen mit Pinzetten verhindern ihr Anbeißen. Aus den Bißwunden blutet es immer einige Zeit lang nach. Sofern die Patientin nicht sehr geschwächt ist, ist diese Nachblutung nur erwünscht. Sie kann übrigens durch Auflegen einer *Stryphnongaze*, allenfalls durch Verschorfen der Bißstellen mit dem *Lapisstift* zum Stillstand gebracht werden.

Eine aktive Immunisierung, wie sie bei der Gonorrhoe durch die Gonokokkenvakzine geschieht, ist bei den Adnextumoren, die durch Wundkeime erzeugt worden sind, durch die BUCURAsche *Mischvakzine* durchführbar. Eine solche darf erst nach Abklingen des Fiebers und der Allgemeinerscheinungen eingeleitet werden. Mit Rücksicht darauf, daß bei der Verabfolgung dieser in 1 ccm 1000 Millionen Staphylokokken, Streptokokken und Kolibazillen (ohne Gonokokken) enthaltenden Vakzine verborgene Krankheitsherde, welche dieselben Bakterien enthalten, heftigst mitreagieren, müssen die Gegenanzeigen, wie etwa eine bestehende Appendizitis, ein Ulcus ventriculi, Lungentuberkulose, Nephritis, besonders streng beachtet werden. Darum soll auch die Dosierung vorsichtig sein. Man beginnt mit $^1/_{10}$ ccm der Mischvakzine, die man tief intramuskulär in das Gesäß oder in die Außenseite des Oberschenkels gibt. Dreimalige Temperaturmessung im Tage klärt neben mehr minder starken Allgemeinerscheinungen über den Grad der Reaktion auf, die auch örtlich durch vermehrte Schmerzen, stärkeren Ausfluß usw. sich dartut. Erst bis die Temperatur zur Norm zurückgekehrt ist, gibt man die nächste Einspritzung, die wir, war die Reaktion nicht stürmisch, um $^3/_{10}$ ccm steigern, während wir bei stürmisch gewesener Reaktion dieselbe Dosis wiederholen und die nächste nur um $^1/_{10}$ bis $^2/_{10}$ erhöhen. Die größte Menge, die wir verabreichen, sind 2 ccm. Der polyvalente Antigenkomplex *Euflamin* stellt in steigender Konzentration angewendet (6 Injektionen *Euflamin* schwach und 6 Injektionen stark) eine wirksame Unterstützung der Heilkräfte der Natur dar. Daneben kommt auch parenterale Eiweißzufuhr in Form der intramuskulären *Omnadininjektion* oder als *Yatren-Casein* „*stark*" und in chronischen Fällen das *Yatren-Casein* „*schwach*" zur Anwendung. Das Yatren-„stark" wird in der ersten Dosis mit 5 ccm und dann in dreitägigen Abständen mit 3, 2 und 1 ccm immer intramuskulär gebraucht. Ebenso kann man *Aolan*, täglich eine Ampulle zu 1 ccm, ferner *Milch* 5 ccm bis 10 ccm (schmerzhaft) und *Terpichin* (2 ccm) oder *Olobintin* ($^1/_2$ bis 1 ccm) mit Erfolg anwenden. Gern wird auch das aus apathogenem Bakterieneiweiß gewonnene *Pyrifer* in steigenden Dosen intravenös zur Fiebererzeugung und Umstimmung des Körpers benützt. *Calciumgluconat* in täglichen Injektionen von 10 ccm, abwechselnd intravenös und intragluteal leistet nach Verfassers Erfahrungen Ausgezeichnetes. Auch die Anwendung des *My-Jod*, intravenös (2 ccm pro die) und 1 Tag über den Fieberabfall hinaus gegeben, kann versucht werden. BAUEREISEN berichtet über gute Erfolge mit intramuskulären *Fibrolysin*injektionen (2mal wöchentlich 1 ccm).

Nach dieser Behandlung treten die milden hydriatischen Maßnahmen in ihre Rechte.

Eine besondere Betonung verdienen noch die metastatischen Entzündungen der Tuben und Ovarien. Sie entstehen nach Infektionskrankheiten, und zwar seltener nach den klassischen Infektionen wie Typhus, Variola, Mumps, sondern, was praktisch viel wichtiger ist, besonders nach Angina, Grippeinfektion und durch Metastasen von irgendwo im Körper bestehenden (oft unerkannt gebliebenen) Eiterherden, Zahnfisteln, Abszessen, Furunkeln. Sie erfordern aber nur ausnahmsweise ein chirurgisches Eingreifen und pflegen meist allmählich abzuklingen. Hier dreht sich alles um die richtige Diagnose und um den Mut, zuzuwarten, der anfangs manchmal größer sein muß, als der Entschluß, operativ vorzugehen. Kann man eine akute Appendizitis, den Durchbruch eines Ulcus ventriculi, eine Infektion der Gallenwege ausschließen, und besteht, noch dazu meist zur Zeit einer Grippeepidemie, ein katarrhalisches Krankheitsbild, so kann man die Genitalbefunde auf diese beziehen, wenn auch die Schmerzhaftigkeit der Unterbauchgegend und des Douglas oft eine ganz unheimlich heftige ist, die außer in den entzündeten Adnexen auch in der toxischen Neuritis der Beckennerven (CRAMER) ihre Ursache haben kann. Es hat den Anschein, als würden Fälle, bei denen seinerzeit aus anderen Ursachen, beispielsweise infolge Mißbrauches des Genitales durch viele künstliche Aborte u. ä., alte entzündliche Veränderungen an den Adnexen entstanden sind, diese leichter der metastatischen Entzündung anheimfallen als gesunde Genitalorgane. Bei der Behandlung dieser Entzündungen verspricht soundso oft die *Sulfonamidtherapie* Erfolg, die unter ständiger Überwachung des örtlichen Befundes durchgeführt wird. Muß man operativ eingreifen, so geschieht es nach den im vorigen entwickelten Grundsätzen.

Parametritis.

Ganz im Gegensatz zur Gonorrhoe, welche das Parametrium nur ganz ausnahmsweise befällt, ist bei den septischen Erkrankungen das Beckenbindegewebe ein Lieblingsort ihrer Lokalisation. Wenn auch anfänglich das Bild der Parametritis acuta nicht in allen Einzelheiten sich erweisen läßt, indem oft genug auch peritoneale Symptome verwirrend in die Diagnose hineinspielen, so sieht man es doch sich allmählich herausbilden. Es ist in $^2/_3$ aller Fälle durch Geburtsinfektionen und sodann durch die bereits erwähnten verschiedensten Infekte bedingt. Zufolge der anatomischen Lage des Parametriums können alle Bindegewebslager des Beckens von der Entzündung ergriffen werden, wenngleich das laterale und nächstdem das hintere Parametrium am häufigsten erkranken. Wegen der unmittelbaren Nachbarschaft mit dem Peritoneum ist ein Mitbefallenwerden des Beckenperitoneums, der Uterus- und Blasenserosa recht häufig und kann nicht bloß zu Verklebung, sondern zu intraperitonealer Eiterbildung neben der parametranen Veranlassung geben. Grundsatz einer rationellen Therapie ist die Erkennung der wahrhaft parametranen Natur des Prozesses, für welche immer noch, ja einzig eine geübte Hand entscheidend ist, welcher es gelingt, die Ausbreitung des Prozesses bis an die Beckenwand festzustellen im Gegensatz zur entzündlichen Krankheit der Adnexa, die nach unten zu konvexe Konturen aufweisen und immer zwischen Beckenwand und Tumor den Finger ein Stück Weges vorrücken lassen. Mag auch am Anfang eine Parametritis infolge des hohen Fiebers und der Störung des Allgemeinbefindens unbedingt die Operation notwendig erscheinen lassen, so verhält es sich in Wahrheit doch so, daß auch länger fiebernde Fälle oft allmählich abklingen, ohne daß operativ eingegriffen werden muß. Nicht jede Parametritis muß eitrig einschmelzen; sie kann auch selbst bei länger bestehendem hohen Fieber resorbiert werden und restlos ausheilen oder, was leider nicht selten ist, in schwere Schwielenbildung, die das Becken ganz ausmauern und sogar das Rektum stark verengern kann, übergehen. Zuerst lasse man die Anwendung der im vorigen genannten *Sulfonamide* nicht unversucht, sorge dabei aber auch für die Hebung der Herzkraft, die Erhöhung der Hautrespiration durch Ganz- und Halbpackungen und Einreiben mit spirituösen Flüssigkeiten, ebenso wie Anregung des Appetits bei der strengsten Bettruhe. Kaum

zu umgehen ist bei schwereren Fällen eine ständige Flüssigkeitszufuhr durch rektale Einläufe, denen grundsätzlich blutdrucksteigernde
Mittel, *Pituitrin* und *Digipurat* (1 ccm auf 1 Liter) zugesetzt werden.
Bei diesen Tröpfcheneinläufen verdienen die *Ringerlösung* und das
Normosal vor dem gewöhnlichen Kochsalz entschieden den Vorzug.
Feuchtwarme Wickel, die 3stündlich gewechselt werden, werden bei
uns lieber genommen als Eisblasen, die man aber bei Mitbeteiligung
des angrenzenden Beckenbauchfells versuchen wird. Zwecks Milderung
der Schmerzen sind *Spasmolytica* und *Antidolorosa*, wie sie bei der akuten
Entzündung der Adnexa (S. 125ff.) geschildert wurden, notwendig. Einläufe mit *Kamillen* schaffen Erleichterung. Besteht das Fieber trotzdem
längere Zeit weiter, bekommt es gar septisch-pyämischen Charakter,
wird es Zeit, zur Inzision zu schreiten, weil es bereits zur eitrigen Einschmelzung gekommen ist. Man lasse sich aber auf Inzisionen nicht ein,
wenn das Exsudat nur schwer oder kaum erreichbar ist. Die gute
alte Methode der Reifung durch entsprechende Maßnahmen ist auch heute
noch nicht überholt. Es bewährt sich hierzu die Auflage von *Leinsamen-
kataplasmen*[1] und ganz besonders die *Antiphlogistine* oder *Enelbin* (S. 138),
die man auch zur Reifung von solchen Exsudaten mit Erfolg anwenden
kann, welche nur vaginal anzugehen sind. Auch zweimal täglich durchgeführte heiße Spülungen, am besten mit der S. 20 genannten Spülbirne
und großen Mengen Wassers (10 bis 20 Liter), können gut tun. Die Inzision selbst ist bei parametranen Exsudaten keineswegs so einfach wie
sie scheint und muß dem Facharzt überlassen werden, zumal auch bei
der lateralen Parametritis neben der Inzision parallel zum POUPARTschen
Band eine Gegenincision von der Vagina her notwendig werden kann.
Das Selbstheilungsbestreben der Natur läßt oft den Eiter in das Rektum,
die Scheide oder die Blase den Weg nehmen. Wenn der Eiterdurchbruch
ein breiter ist und die Perforationsöffnung sich nicht zu bald schließt, ist
dieser Weg nur zu begrüßen, weil ihm dann die Ausheilung folgt. Auch
der Durchbruch in die Blase ist eine Heilung. Nach dem nur kurze Zeit
dauernden Eiterharnen bessert sich das Krankheitsbild meist sehr rasch.
Vorsichtige Blasenspülungen mit 3%iger *Borsäure*, reichliche Durch-
spülung der Blase durch alkalisch muriatische Mineralwässer
nebst Wärmeapplikation sind zur Beförderung der Heilung vorteilhaft.
Ganz anders ist es, wenn Ovarialabszesse, Adnextumoren, besonders

---

[1] Bereitung: $^3/_4$ Liter Wasser werden zum Kochen erhitzt und auf diese
Menge allmählich 250 g Leinsamen eingerührt, die man unter Umrühren einmal aufkochen läßt, wodurch sich ein gleichmäßiger Brei ergibt. Diese Menge
reicht gewöhnlich für zwei größere Kataplasmen, von denen man das eine
auflegt, während das andere auf einer heißen Wärmeflasche warm gehalten
wird. Noch einfacher ist die Bereitung mittels des Cataplasme instantané,
das aus einem Seetang bereitet und in Plattenform in den Handel kommt.
Ein nach Bedarf entsprechend groß geschnittenes Stück wird für 5 Minuten
in kochendes Wasser getaucht, wodurch es aufquillt, dann legt man es, über-
deckt mit Billrothbatist, allenfalls mit einer Schicht Watte, auf die erkrankte
Stelle, die erweicht werden soll.

aber Pyosalpingen, also präformierte Hohlräume mit sezernierendem Epithel in die genannten Organe durchbrechen. Das sind die Fälle, in denen der Durchbruch ungünstig gewertet werden muß. Bei diesen soll er eher vermieden werden (s. S. 193).

Mit der Entleerung der parametranen Exsudate ist zwar die Heilung angebahnt und wird auch nach entsprechender Zeit oft völlig erreicht. In anderen Fällen wieder schließt sich an die Entleerung des Eiters das Bild der chronischen Infiltration und Schwielenbildung an, das sich übrigens auch in weniger stürmisch verlaufenden Fällen allmählich aus dem subakuten Zustand entwickeln kann. Die Beschwerden können durch Narben zu Druckgefühl, Kreuzschmerzen, starken Unlustgefühlen beim Geschlechtsverkehr, zu Erschwerung der Miktion und Stuhlentleerung und zu verstärkten Regelblutungen infolge einer gewissen Unbeweglichkeit des von Schwielen umgebenen Uterus führen. Auch Neuralgien durch Druck verhärteter Exsudate auf die Nerven können sich einstellen. Hier ist dann die konservative Behandlung am Platze, die naturgemäß ausgiebiger sein muß als in jenen Fällen, in denen es überhaupt nicht zur eitrigen Einschmelzung gekommen ist, und die von Haus aus eine gewisse Neigung zur Selbstheilung zeigen. Wieder beginnt man mit den mildesten resorptionsbefördernden Verfahren, mit den warmen Umschlägen, Prießnitz mit Thermophor, läßt weiter Bettruhe einhalten und gibt den Heißluftkasten zunächst nur mit einer Temperatur von 70⁰ und nur durch 5 Minuten. Kommt es nicht zu Temperatursteigerungen, wird die Heißluft hinsichtlich der Temperatur und der Dauer der Sitzung gesteigert, ja es kann dann bereits der Pelvitherm von FLATAU eingeführt werden und wird auch meistens vertragen, ebenso der ATZBERGERsche Apparat (s. S. 128). Von besonderem Einfluß auf die Resorption ist des weiteren die Diathermie, die man in 10 bis 15 Sitzungen, am besten nach äußerer Diathermie in der ersten Woche, dann in kombinierter Form gibt, worüber bereits S. 140 ff. das Nötige ausgeführt ist. Mit ihr wetteifert die Kurzwellentherapie, die schon im fieberhaften Zustand angewendet werden kann. So recht die Domäne langwieriger, nur geringe Heilungsneigung zeigender Exsudate und Schwielen parametraner Natur sind dann die Moorbäder in den genannten Badeorten, deren Wirkung manchmal eine geradezu frappante ist, und die uns kaum jemals enttäuschen. Verfasser hat gerade bei der Parametritis auch in ihren schwersten Formen von den Moorpackungen nicht mehr erwartete Ergebnisse erlebt. Wer in der Kunst der Massage geübt ist, wird besonders bei der Parametritis gute Resultate erzielen, während die Adnextumoren, wie ausgeführt, für die Massage nicht geeignet sind. Hinsichtlich der Erweichung der Schwielen und der Erlangung neuer Beweglichkeit für den Uterus ist die Belastungstherapie mit dem quecksilbergefüllten Kolpeurynter, wie sie S. 149 geschildert wurde, recht vorteilhaft.

4. Genitaltuberkulose.

Wenn auch die Zahl der wegen Genitaltuberkulose sich uns stellenden Frauen, soweit man dies abschätzen kann, unter unserem Himmelsstrich

nur etwa 1 bis 2% beträgt, so kann doch die Wichtigkeit dieser Krankheit
um so weniger zweifelhaft sein, als sie in anderen Gegenden weit häufiger
ist und gerade die Jahre der Blüte, besonders das 3. Lebensjahrzehnt
und nächstdem das zweite die Lieblingszeit sind, in der sie zur
Beobachtung kommt. Bei der ernsten Wertung, die dieses Krankheitsbild
verdient, ist es ungünstig, daß die Symptomatologie im Vergleich zu den
weitgehenden anatomischen Befunden oft eine recht dürftige ist, und daß
sich das Leiden mehr schleichend und mit unklaren Symptomen ausbildet, welche vielfach die Diagnose erschweren. Da die Genitaltuberkulose keine selbständige Krankheit ist, sondern nur eine Lokalisation
in einem tuberkulösen Körper, so ist auch die Vorhersage dieser Krankheit weitgehend davon abhängig, ob die tuberkulöse Erkrankung des
Genitales als solche allein besteht und bestehen bleibt oder ob anderweitige Äußerungen der Tuberkulose, besonders solche des Darmes und
der Lunge, die Frau zugrunde richten. Das Selbstheilungsbestreben der
Natur soll nicht geleugnet werden, es aber allein wirken zu lassen,
wäre verfehlt, wenngleich die Wege der Therapie durchaus keine einfachen sind. Auch bei der Behandlung muß man die Tatsache
obenanstellen, daß die Tuberkulose des Bauchraumes, sei es die
Bauchfelltuberkulose, sei es die der Geschlechtswege, immer eine sekundäre ist, und daß die Tuberkuloseerkrankungen die Neigung haben,
von den Tuben nach abwärts zu schreiten und sogar über den Uterus
in die Cervix bis in die Portio und Vagina vordringen können, wenngleich
letzteres sehr selten ist. Was die Genitaltuberkulose anlangt, so findet
sich die Tuberkulose der Adnexa in 80% der Fälle und kann eine Außen-
oder eine Innentuberkulose oder beides sein. Als Außentuberkulose ist
sie Teilerscheinung der Tuberkulose des Bauchfells und weniger bedeutungsvoll denn als Innentuberkulose, welche mächtige Pyosalpingen
zu bilden imstande ist. Da man damit rechnen muß, daß etwa 10% der
uns als Adnexentzündung imponierenden Fälle Tuberkulosen, und anderseits die Schwierigkeiten der Feststellung der Tuberkulose bekannt sind, er-
hellt daraus, daß eine Zeitlang wenigstens in so manchen Fällen die Therapie
zunächst Wege geht, welche nicht auf die Behandlung der Genitaltuberkulose, insbesondere tuberkulöser Adnexe eingestellt ist, sondern
auf die der Adnexentzündungen, wie wir sie bei den gonorrhoischen und
septischen Adnextumoren geschildert haben. Erst der mangelnde Erfolg,
die unverhältnismäßig lange Dauer des trotz weitgehenden Veränderungen
wenig schmerzhaften Zustandes, eine auffallende Schwächung der Körper-
kraft überhaupt und mäßige Temperatursteigerungen auf lange Sicht
hinaus, wie wir sie von den Adnextumoren nicht zu sehen gewohnt sind,
diese Umstände sind es häufig erst, welche uns in die Richtung einer Tuberkulose weisen. Große, auffallend schwartige, besonders unbewegliche, jeder
konservativen Behandlung trotzende Tumoren machen gar dann, wenn vom
Douglas her Knötchen tastbar werden, die Diagnose fast sicher und lassen
nun die Frage, was zu geschehen hat, an uns herantreten. Da aber der
Diagnose Tuberkulose der Adnexa auf den bloßen Palpationsbefund hin,
wenige Fälle ausgenommen, immer etwas Unsicheres anhaftet, wird eine

Laparotomie zur Festigung der Diagnose in vielen Fällen angezeigt sein. Dies gilt besonders für jene Fälle, wo örtliche, immer wieder rezidivierende Beschwerden die Frauen arbeits- und erwerbsunfähig machen oder gar unregelmäßige Blutungen bestehen, die allerdings nicht häufig sind. Bei der Probelaparotomie steht man vor der Frage, ob die als tuberkulös erkannten Adnexe vielleicht sogar mit dem Uterus entfernt werden sollen oder nicht. Diese Frage ist mit WEIBEL dahin zu beantworten, daß, je fester die Adnexe eingewachsen sind, um so mehr von deren Entfernung abzuraten ist, und daß die Exstirpation des tuberkulösen Uterus einen schweren und gefährlichen Eingriff, Aufwühlung eines vielleicht latenten Zustandes, Keimverschleppung, miliare Aussaat und Steigerung der Peritonitisgefahr bedeuten kann. Ganz besonders gefährlich ist bekanntermaßen jedwede präparatorische Arbeit am Darm, welche zu den mit Recht so gefürchteten, nicht heilen wollenden, die Frauen vorzeitig erschöpfenden Darm- und Bauchdeckenfisteln führt. Demnach wird man die Entfernung der Adnexe nur dann vornehmen, wenn gut abgegrenzte, leicht entfernbare, mit dem Darm nicht verwachsene Pyosalpingen vorhanden sind. Aber auch die bloße Probelaparotomie bereitet die souveräne Behandlung, nämlich die Röntgenbestrahlung, gut vor, umsomehr, als sehr häufig nicht bloß eine Adnextuberkulose, sondern auch eine Bauchfelltuberkulose gleichzeitig vorhanden ist, die erfahrungsgemäß (s. unten) auf die Probelaparotomie günstig reagiert. Die einfache Probelaparotomie kann man mit Vorteil nach den Erfahrungen von STOCKER-DREYER mit Jodanstrich der kranken, nicht entfernbaren Gewebe verbinden. Somit wird man meist nur dort, wo die Diagnose der Tuberkulose auch ohne Probelaparotomie verläßlich sichergestellt werden kann (Adnextumoren bei Virgines, sichere Knötchen im Douglas, deutliche Symptome einer begleitenden tuberkulösen Peritonitis, WEIBEL), primär zur konservativen, insbesondere zur Röntgenbestrahlung greifen, gewöhnlich aber erst nach der die Diagnose allenfalls durch Probeexzision sichernden Laparotomie. Die Röntgenbestrahlung ist auch, was von großer Wichtigkeit ist, bei fiebernden Kranken erlaubt, während die Operation im Fieber gefährliche Folgen nach sich ziehen kann.

Bedenkt man, daß die Operationsmortalität bei einigermaßen aktiverem, aber keineswegs radikalem Vorgehen Höhen erreicht, welche der der Wertheimschen Operation gleichkommen, ja sie übertreffen, so weiß man erst den Wert der Röntgenbestrahlung richtig einzuschätzen. Der Aszites schwindet, die Adnextumoren pflegen Rückbildung zu zeigen und die Amenorrhoe, die übrigens bei den Tuberkulosen schon vor der Behandlung mit Röntgenstrahlen soundso oft vorhanden ist, ist kein Nachteil des Verfahrens, um so weniger, als der monatliche Blutverlust nur unerwünscht wäre und bei dem Zustande der Tuben ohnehin die Sterilität fast sicher ist. Im übrigen kann es, wie WEIBEL gezeigt hat, nach Jahren wieder zur Periode kommen, Fälle, die offenbar als Zeichen der Ausheilung der Krankheit nun unter günstigen Bedingungen auch die Ovarialfunktion wieder erlangen. Angesichts der ausgezeichneten Erfolge der Röntgenbehandlung tritt der beobachtete günstige Einfluß der Quarz-

lichtbestrahlung in den Hintergrund, die aber immerhin im Einzelfalle gemacht werden kann. Nach LAQUEUR bestrahlt man in fieberfreien
Fällen täglich, solange Fieber besteht jeden zweiten Tag, und zwar die
Vorderseite des Körpers mit 90 cm Distanz und 2 Minuten Dauer im
Beginne, bis 70 und 60 cm Distanz und 20 bis 30 Minuten Dauer im
weiteren Verlauf. Allerdings reagieren nach der Feststellung WEIBELS
und LAQUEURS die tuberkulösen Adnexa selbst auf das Quarzlicht
nicht. Daß Luft und die natürliche Höhensonne für die Genitaltuberkulose von wohltätigem Einfluß sind, wird man wohl eher auf
dem Umwege der Allgemeinkräftigung des Körpers, denn auf dem
der direkten Beeinflussung der tiefliegenden Herde verstehen müssen.
Da diese Luft- und Sonnenkuren meist in Anstalten gebraucht und
somit mit entsprechenden diätetischen und hygienischen Maßnahmen,
insbesondere mit regelrechten Mast- und Liegekuren verbunden werden,
leisten sie erfahrungsgemäß Gutes. Eine solche Liege- und Mastkur
wird bei Tuberkulose der Adnexe vorteilhaft mit hydropathischen Maßnahmen verbunden. Prießnitzumschläge, Fango- und Moorpackungen,
heiße Sitzbäder finden Anwendung. Ist der Zustand deutlichst gebessert,
erweist sich eine einige Monate später vorzunehmende Badekur in einem
Jodbad (beispielsweise Bad Hall, Wiessee, Tölz) als sehr angezeigt.

Mit einer Liegekur bei der Genitaltuberkulose kann auch eine
Tuberkulinkur verbunden werden, die freilich auf 2 bis 4 Monate
sich erstreckt. Nach dem Vorschlag v. JASCHKES nimmt man eine kühl
aufzubewahrende Stammlösung von 5 ccm *Neutuberkulin*, in der ein Teilstrich der Pravazspritze ein $^5/_{100}$ mg der festen Substanz entspricht. Man
injiziert zuerst einen Teilstrich, sodann jeden zweiten Tag einen Teilstrich mehr. Ist man bis 10 $^5/_{100}$ bis $^1/_{20}$ fester Substanz gekommen, so
nimmt man eine neue Stammlösung, in der ein Teilstrich $^1/_{50}$ mg fester
Substanz enthält und gibt $^1/_{50}$ bis $^{10}/_{50}$ derselben. Dann folgt eine dritte
Stammlösung, in der jeder Teilstrich $^1/_5$ mg fester Substanz enthält und
gibt wieder $^1/_5$ bis $^5/_5$.

Ein Wort noch über die Abrasio bei der Uterustuberkulose. Es
ist möglich, daß in Fällen oberflächlicher, nur die Functionalis des Endometriums betreffender Tuberkulose mit der Entfernung der Schicht,
welche die Tuberkel trägt, auch die Uterustuberkulose ausheilt. Solche
Ereignisse entspringen aber niemals rationellen therapeutischen Ab-
sichten, sondern sind zufälliger Natur. Eine Tuberkulose des Uterus aber
— übrigens nur die Teilerscheinung einer deszendierenden Tuberkulose —
durch Kürettement heilen zu wollen, kann ein gefährliches Beginnen sein,
das gerade ins Gegenteil, nämlich in eine besonders rasche Ausbreitung
umschlagen könnte, was sich auch nach der Totalexstirpation des Uterus
ereignen kann. Freilich sind, wie bereits S. 7 erwähnt, bei Endometritis
tuberculosa Blutungen eine Ausnahme, gar solche, die zur Absetzung
des Uterus zwingen.

Hinsichtlich der Behandlung der Portiotuberkulose ist anzuführen,
daß man mit dem ultravioletten Licht ausgezeichnete Erfolge erzielt. Die
bei der Fluorbehandlung erwähnte Vaginalbestrahlung mit der Quarzlampe

kann mit den von WINTZ angegebenen Vaginalspekulis für die isolierte Bestrahlung der tuberkulösen Portio, die gegen die Ultraviolettstrahlen weniger empfindlich ist, auf 10 bis 15 Minuten ausgedehnt werden. VAN DE VELDE benützt die KROMAYERsche Lampe. In Heilstätten wird, wovon sich Verfasser überzeugen konnte, durch improvisierte Spiegelapparate natürliches Sonnenlicht auf die erkrankte Portio geworfen und damit Ausgezeichnetes erzielt. GAL weiß auch über befriedigende Ergebnisse der Radiumbehandlung isolierter Portiotuberkulosen zu berichten, und zwar bei vaginaler Applikation von 60 mg Radiumelement für 24 Stunden.

Was die seltenen Fälle von Tuberkulose der Vulva (Tuberculosis cutis et mucosae miliaris, das Ulcus vulvae chronicum tuberculosum und andere Formen) anlangt, so kommt hier neben Ätzung der Geschwüre mit konzentrierter Milchsäure eine chirurgische Therapie, am besten mit nachfolgender Paquelinisierung der Wundränder in Frage. Nach den Erfahrungen der Dermatologen aber scheint Röntgen- und Finsenbestrahlung und die Quarzlampe sowie die natürliche Höhensonne mehr zu leisten. Dabei darf über den örtlichen Heilverfahren die Sorge für die Hebung der Gesamtkräfte des Körpers nicht vernachlässigt werden.

Was nun die Tuberkulose des Peritoneums betrifft, so kommt sie entweder in Gesellschaft mit ausgesprochen tuberkulösen Adnex- und Uteruserkrankungen vor oder aber die Beziehungen zur Genitaltuberkulose bestehen nur darin, daß so wie die Serosa des Bauchfells, so auch die der Tuben und des Douglas von Knötchen besetzt ist. Zwei Formen, die mehr exsudative und die plastische trockene Form, bilden die Haupttypen. Bei der ersteren, die durch reichlicheren Aszites gekennzeichnet ist, ist die Ablassung desselben durch Laparotomie das gegebene Verfahren, welches wahrscheinlich durch die Druckentlastung und die im Gefolge derselben auftretende Hyperämie günstig wirkt. Die Punktion, welche die Verhältnisse übrigens nicht klärt und den Aszites schwieriger zu entleeren gestattet, ist erst bei neuerlicher Ansammlung beträchtlicher Mengen von Aszites und Versagen der anderen Entwässerungsverfahren (s. später) am Platze. Leider kommen solche Fälle vor, die trotz Laparotomie und Röntgenbehandlung bald wiederum hochgradigen Aszites liefern. Bei der trockenen adhäsiven Form ist die Operation nicht ungefährlich und auch oft erfolglos und soll daher nach der Ansicht der meisten Gynäkologen unterbleiben, wenn sie nicht auf Grund einer falschen Diagnose in Angriff genommen wurde. In solchen Fällen hüte man sich vor jeder präparatorischen Arbeit, um nicht die gefürchteten Darmfisteln zu erzeugen. DÖRFLER u. a. haben auch nach Probelaparotomie in solchen Fällen eine entschiedene Besserung gesehen. Die trockene Form der Tuberkulose ist im übrigen kein undankbares Feld konservativer Therapie. Das gesamte Rüstzeug der Heilstättenbehandlung schafft hier Gutes. Gegenüber der einfachen Laparotomie bei der Aszitesform der Bauchfelltuberkulose treten die medikamentösen Maßnahmen in den Hintergrund. Sie können aber, solange die Ausführung der Operation noch nicht tunlich ist, sowie bei Wiederkehr des Aszites in Form des *Jod*

133. Kal. jodat. 5,0
Natr. bicarb. 5,0
Aqu. menth. pip.
Aqu. dest. .... aa 75,0
M. D. S. 1 Eßlöffel täglich nach der
Mahlzeit

gebraucht werden. *Eisen* und *Arsen* helfen die Körperkräfte heben. Einreibungen von *grauer Quecksilbersalbe* (2 bis 4 g täglich bis zum beginnenden Speichelfluß), sind gute Resorbentien. Diuretika wie *Harnstoff*

134. Ureae pur. .... 10,0—30,0
Aqu. Naphae
(aurantii florum) ad ... 200,0
D. S. 2stündlich 1 Eßlöffel
(ORTNER)

und *Aqu. petroselina* 150 g (2stündlich 1 Eßlöffel) mit und ohne *Liquor
Kalii acet.* und *Theobromin* (3 g pro Tag) können den Aszites, ebenso
wie *Novurit*- und *Salyrganinjektionen* bessern. Eine *Schmierseifenkur*
von 4- bis 6wöchiger Dauer aber scheint von den medikamentösen Maß-
nahmen das Beste zu leisten. 1 Eßlöffel *Sapo calinus* wird mit lauem
Wasser zu einem dicken Brei verrührt und auf die Bauchhaut eingeschmiert.
Nach $1/_2$ Stunde wird der Bauch mit warmem Wasser abgewaschen.
Ist die Haut des Bauches empfindlich geworden, dann wird der Rücken
solange eingerieben, bis die Bauchhaut die Prozedur von neuem verträgt.
Man kann auch in einer Art Zyklus die Einreibung auf Oberschenkel,
Arme, Bauch und Brust und Rücken verteilen, indem man täglich eine
andere Körperpartie mit der Schmierseife behandelt (BRAUCHLE). Interne
Lebertrantherapie wirkt unterstützend. An Stelle der *Schmierseifen-
behandlung* können auch Umschläge mit *50%igem Alkohol* mit Erfolg
gebraucht werden. Allenfalls kann man so vorgehen, daß man *Alkohol-
umschläge* auf den Bauch und *Schmierseife* am Rücken oder Gesäß
auflegen läßt.

Zusammenfassend können wir die Vorhersage der Genitaltuberkulose
vor allem dank der Anwendungsmöglichkeit von klimatischer Behandlung,
Probelaparotomie und Röntgenlicht ganz tröstlich stellen, kommt es
nicht — was glücklicherweise sehr selten ist — zu einer miliaren Aussaat
oder zu einer Mischinfektion. So konnten neuestens WINKLER und
WEGEMER über klinische Heilung solcher Fälle bei 4- bis 15jähriger Beobachtung in 70,6% berichten.

Behandlung der Sterilität.

Die Vorsorge des Staates für eine nicht nur zahlenmäßig das Volk
erhaltende, sondern auch vor allem gesunde Nachkommenschaft hat der
Sterilitätsforschung der letzten Zeit neue Anregungen gebracht und sie
ganz in den Mittelpunkt des Interesses gestellt. Was die letzten Jahr-
zehnte zweifelsohne an Erhöhung der Sterilitätshäufigkeit durch weitgehende Verwendung von schwangerschaftsverhütenden Maßnahmen,

was sie durch Zunahme der Geschlechtskrankheiten und durch die Abtreibung mit ihren oft gefährlichen Folgen für die Fruchtbarkeit des Weibes gebracht haben, diese große Quelle von Gefahren ist eingedämmt. Immerhin bleiben noch genug der Sterilitätsursachen, die es zu klären und wo es angeht zu beseitigen gilt. Der Begriff der Sterilität wird verschieden gefaßt. Während einzelne Schriftsteller von sterilen Ehen sprechen, in denen in einer zweijährigen Beobachtungszeit Befruchtung nicht eintritt (Chrobak, Rosthorn), fordern andere 3 und sogar 5 Jahre. Immerhin können mit Kisch Frauen, bei denen der Eintritt der ersten Empfängnis sich über 16 Monate nach der Hochzeit hinzieht, schon mit gewisser Wahrscheinlichkeit als steril betrachtet werden. Mit Engelmann muß man sagen, daß es zunächst Geschmacksache ist, bei welchem Grad der Wahrscheinlichkeit, daß noch Schwangerschaft erfolgt, man von Sterilität reden will, und vom praktischen Standpunkt aus ist es gewiß gut, den Zeitpunkt nicht zu weit hinaus zu verlegen, denn eine Sterilitätsbehandlung ist um so erfolgreicher, je jünger die Frau und je kürzer die Dauer ihrer Unfruchtbarkeit ist. Die Aussichten auf Behebung des Zustandes sinken nach dem 30. Jahr einerseits und mit 5 Jahren Sterilitätsdauer anderseits ganz auffällig (G. K. F. Schultze). Ruft man sich ins Gedächtnis, daß die Wahrscheinlichkeit der Befruchtung nach 2 Jahren steriler Ehe nur 12 und nach 3 Jahren nur mehr 6% beträgt, so kann man praktisch von Sterilität sprechen, wenn die Aussichten der Befruchtung nur mehr rund 10% betragen, wie dies Chrobak und Rosthorn getan haben. Daß der Erfolg der Behandlung solcher Fälle in wissenschaftlicher Hinsicht bei kurzdauernder Sterilität keineswegs jedem Einwand Stich hält, sei ohne weiteres mit Engelmann zugegeben, gehört aber auf ein anderes Blatt.

Bekanntlich spricht man von primärer und sekundärer Sterilität. Jene nimmt man dann an, wenn trotz regelrechten Geschlechtsverkehrs durch den genannten Zeitraum hindurch jede Befruchtung ausbleibt. Von sekundärer Sterilität aber, welche immer erworben ist, sprechen wir dann, wenn nach einer Geburt oder Fehlgeburt jedwede weitere Schwangerschaft ausbleibt.

Sterilitätsursachen.

Es ist immer schwierig gewesen, Klagen wegen Sterilität in ihrer richtigen Ursache zu deuten. Ursprünglich war meist die Frau die Leidtragende allein, der man die „Schuld" (ein besonders unglücklich gewählter, aber nicht auszurottender Ausdruck) an der Kinderlosigkeit in die Schuhe geschoben hat, ohne sich um den Gatten überhaupt zu kümmern. Damit ist es jetzt besser geworden, weil wir wissen, daß in rund zwei Dritteln aller Fälle die Ursache der Sterilität im Manne gelegen sein kann. Er kann bekanntlich infolge einer beiderseitigen Trippererkrankung des Nebenhodens unwegsame Ausführungsgänge für seine Samenfäden haben und damit nicht imstande sein, einen befruchtenden Beischlaf zu vollziehen (ein Drittel aller Fälle). Ungleich öfter aber ist er an der Einkindsterilität insofern schuldtragend, als er meist von einem alten Tripper

her sein Eheweib mit Gonorrhoe infiziert hat, welche dann im Wochenbett nach der ersten Geburt aszendiert und durch Tubenverschluß
zur Ursache der sekundären dauernden Sterilität wird (zweites Drittel).
Man muß sich daher, und das ist eine Grundregel, von der man nicht ab-
weichen soll — auch wenn der Mann im Brustton der Überzeugung den
Verdacht, daß er der „schuldtragende" Teil sein könnte, weit von sich
weist — beide Ehegatten anschauen, um ein Urteil fällen zu können. Mit
der bloßen Besprechung mit dem Manne und seiner äußerlichen Untersuchung ist es dabei nicht getan, denn Fälle ausgesprochener Hypospadie
des männlichen Gliedes, die so tief hodenwärts sitzt, daß das Glied ge-
krümmt ist und der Same vor der Vulva abfließen muß, sind Seltenheiten,
die praktisch kaum je in Frage kommen. Ebenso gehören Fälle mehr
minder vollständiger Impotentia coeundi von Seiten des Mannes zwar
nicht zu Seltenheiten, wohl aber ist in solchen Fällen von Seite der Frau
nur ausnahmsweise das Bedürfnis vorhanden, von diesem schwachen
Gatten schwanger zu werden. Dagegen verdienen volle Berücksichtigung
die Fälle fraglicher Azoospermie des Mannes. Darum muß unbedingt eine
Spermauntersuchung vorgenommen werden. Je frischer die Samenflüssigkeit aus dem Condom zur Untersuchung kommt, desto klarer die
Befunde, insbesondere auch die Möglichkeit, bewegliche Spermatozoen
ohne Zusatz irgendwelcher Flüssigkeiten im Mikroskope bei starker
Vergrößerung feststellen zu können. Man hüte sich vor der Diagnose
Nekrospermie und Kümmerformen der Spermatozoen, wenn man älteren,
vor vielen Stunden gewonnenen Samen untersucht. Findet man überhaupt Spermatozoen, muß man die Möglichkeit der Befruchtung zugeben
und nur bei vollständigem Fehlen derselben das harte gegenteilige Urteil aus-
sprechen. Aber auch das soll man nach SELLHEIM nur dann tun, wenn
man es mit einem sonst gesunden Manne zu tun hat und nicht dann,
wenn vielleicht unmittelbar vorher schwere körperliche Krankheiten, wie
Tuberkulose, Anämie, aber auch Thyreotoxikosen oder erschütternde
seelische Konflikte vorangegangen sind, weil angesichts solcher die
Samenbildung für einige Zeit aufhören kann, wie wir von STIEVE u. a.
wissen.

Bei einwandfreien Spermaverhältnissen des Mannes muß man die
Ursachen der Sterilität im Weibe ergründen (letztes Drittel aller Fälle),
was bei der Mannigfaltigkeit derselben recht schwierig sein kann. Mit
Recht hebt HOFSTÄTTER hervor, daß es sich sehr häufig nicht um eine
einzige, leicht zu überblickende Ursache der Sterilität handelt, sondern
daß sich die Unfruchtbarkeit aus verschiedenen wichtigen Teilursachen
zusammensetzen kann. Nur durch eine möglichst genaue Anamnese und
Untersuchung der Frau läßt sich in die schwierigen Verhältnisse ein
genügender, auch therapeutisch auszuwertender Einblick gewinnen. Was
nun die durch die gynäkologische Untersuchung für die Ursachen der
Sterilität allenfalls verantwortlichen Befunde anlangt, so seien sie gemäß
dem Gange der gynäkologischen Untersuchung vom äußeren Genitale
nach innen fortschreitend aufgezählt und gewertet. Beginnen wir mit
dem äußeren Genitale:

Nicht häufig sind es Veränderungen am Hymen, welche als Ursache der Sterilität anzuschuldigen sind, es sei denn, daß es sich um die so leicht behebbare Atresia hymenalis handelt. Etwas anderes ist es schon mit jenen nicht oder kaum dehnsamen Hymen, bei denen auch bei gesunder Potenz des Mannes die Immisio penis schwierig oder gar unmöglich wird, wie dies auch bei höheren Graden von Vaginismus naturgemäß der Fall ist (s. S. 160ff.). Im übrigen ist das Verhalten der äußeren Scham schon oft ein Hinweis auf eine bestehende Hypoplasie mit ihrem niedrigen, muldenförmigen Damm, welcher nicht ihr einziges Zeichen zu sein pflegt, sondern mit weiteren abwegigen Zuständen verbunden ist, die ursächlich für die Sterilität sehr wichtig sind. Da ist es die kurze, enge, entsprechender Gewölbe ermangelnde Scheide, aus der die Samenflüssigkeit infolge Fehlens dieses Receptaculum seminis nach dem Verkehr abfließt. Übrigens kann auch bei durchaus vollkommen entwickeltem Genitale dieser Samenabfluß die Ursache sekundärer Sterilität nach vorangegangener Geburt sein, wenn breite, weit aufklaffende Dammrisse bestehen, die mangelhaft versorgt wurden. In derartigen Fällen ist auch als Ursache der Sterilität soundso oft nicht bloß der Samenabfluß anzuschuldigen, sondern ein durch das Klaffen der Vulva bedingter und ständig unterhaltener eitriger Ausfluß, der dem Chemismus der Spermatozoen abträglich ist.

Wichtig ist das abwegige Verhalten des Scheidenteiles der Gebärmutter. Beim Infantilismus ist er entweder auffallend lang und ins Mißverhältnis zur Korpuslänge gesetzt, dabei konisch zugespitzt und dünn ausgezogen; er trägt eine nur sehr kleine und sehr enge Muttermundöffnung an seiner Spitze ohne Ausbildung deutlicher Muttermundlippen oder aber er ist ein ganz flacher Knopf. Zur Zeit, als man über die Undurchgängigkeit der Tuben als dem wichtigsten Hindernis der Empfängnis weder zahlenmäßig die richtige Vorstellung hatte, noch in der Lage war, das Verhalten der Tuben zu prüfen, spielte die sogenannte Stenose des äußeren Muttermundes und die angeborene Enge des Halskanals in der Behandlung der Sterilität eine geradezu führende Rolle, auf die weiter unten zurückzukommen sein wird. Soviel ist freilich gewiß, daß keine Muttermundöffnung und kein Halskanal so eng sein können, daß die Samenfäden nicht passieren könnten. Hingegen ist es durchaus verständlich, daß zwar nicht die enge Muttermundöffnung, wohl aber ein sie hermetisch abschließender zäher Schleimpfropf in der Tat dem Eintritt der Spermatozoen unüberwindliche Hindernisse in den Weg stellen kann (KERMAUNER).

Durchaus nicht belanglos ist nicht nur die Form der Portio und des Muttermundes, sondern auch die Stellung desselben im Becken und damit die Aufnahmsfähigkeit des Muttermundes für den Samen. Befindet sich der Uterus in Retroflexionsstellung, so taucht die Portio vaginalis nicht in den Samensee ein, womit allein schon die Möglichkeit der Befruchtung herabgemindert ist, und das um so mehr, wenn überdies noch flache, den Samenabfluß begünstigende Scheidengewölbe vorhanden sind. Das ist bei der Hypoplasie oft der Fall. Auch die follikuläre Hyperplasie der Portio und alte schlecht geheilte Cervixrisse, wie sie meist nach operativen Geburten gefunden werden, können Ursache der sekundären Sterilität sein. Dabei spielt der diese Zustände begleitende Cervixkatarrh, wie überhaupt die Entzündung der Cervix, besonders die gonorrhoische, eine wichtige Rolle.

Wenn wir das Corpus uteri als Ursache der Sterilität betrachten, so müssen wir sagen, daß die häufigste Ursache wieder die Hypoplasie ist, mit ihrer schon erwähnten ungünstigen Kleinheit des Korpus, dem Überwiegen der starren Faser, dem mangelhaft entwickelten Muskelgewebe und der oft spitzwinkeligen Anteflexion.

Die echt entzündlichen Erkrankungen des Endometriums, wie sie durch den unverantwortlich langen Gebrauch von Intrauterinpessaren, durch Pinselungen des Cavum uteri und durch wiederholtes Kürettement mit und ohne Ausbreitung der Entzündung auf die Eileiter entstehen, sind als Ursachen der Unfruchtbarkeit an den verschiedensten Stellen dieses Buches gebührend hervorgehoben (S. 72, 191).

Anders ist es schon in Fällen von Metropathie, wo es trotz Tubendurchgängigkeit und normaler Beschaffenheit des Muttermundes und Halskanals soundso oft nach meist vorangegangenen Geburten und Aborten offenbar deswegen nicht mehr zur Befruchtung kommt, weil das Eichen infolge hormonal-nutritiver Abwegigkeiten (Corpus-luteum-Schwäche) nicht unprägnationsbereit ist, eine Erscheinung, die zum Teil die Sterilität der alternden Frau erklärt. Gelegentlich sieht man auch heute noch Verödung des Corpus uteri infolge zu energischer Ausschabung und Verätzung als Ursache von Sterilität.

Ein recht heikles Sterilitätsproblem stellen die Myome dar, die sich meist bei älteren Frauen finden. In Fällen submuköser Myome, gar solcher, die während der Periode bei klaffendem Halskanal die Diagnose ermöglichen, aber auch in solchen, wo sie aus dem Untersuchungsbefund und dem Blutungstypus mit Recht vermutet werden können, ist die Ursache der Sterilität entweder in mechanischen Hindernissen oder in Entzündungen bedingt, was auch für Tubenwinkelmyome gelten darf. Überdies sind Myome oft mit Endometriosis des interstitiellen Tubenabschnittes vergesellschaftet, die allein Unwegsamkeit der Tube bewirken kann, wie die Salpingographie beweist. Bekannt ist weiter, daß auch subseröse Myome, wenn sie Kindskopfgröße erreichen, vielleicht auf dem Boden der Hypoplasie oder mechanisch durch Kompression der Tuben meist mit Sterilität verbunden sind, die mit ihrer Entfernung behoben werden kann, besonders wenn nur ein Knoten vorliegt.

Während wir in der früheren Zeit hinsichtlich des häufigsten und darum bedeutungsvollsten Hindernisses der Befruchtung, nämlich der Unwegsamkeit der Eileiter im Dunkeln tappten, wenn auch nicht so völlig im Dunkeln, wie es jetzt dargestellt wird, so hat doch das Verfahren der Tubendurchblasung von RUBIN einen ganz ausgezeichneten Fortschritt gebracht, den wir heute in der Behandlung der Sterilität nicht mehr missen möchten. Die Vereinfachung der Methode auf jene Art, wie sie im wesentlichen auf SELLHEIM zurückzuführen ist, erlaubt

ohne großen Apparat und ohne besondere Aufmachung die Verhältnisse
der Wegsamkeit der Tuben zu klären.

Dieses Verfahren hat erst die überragende Bedeutung der entzündlichen Veränderungen der Eileiter als Sterilitätsursache ins wahre Licht
gerückt. Durch sie konnte besonders von v. GRAFF gezeigt werden, daß
in mehr als der Hälfte aller darauf untersuchten Fälle Unwegsamkeit der
Eileiter besteht, die, rechnet man jene hinzu, in denen schon durch die
Untersuchung allein grobe Veränderungen an den Adnexen feststellbar
sind, die erschreckend hohe Zahl von 70% als Ursache der Sterilität erreicht. Dabei hat sich durch v. GRAFFs Untersuchungen erwiesen, daß
nicht allein die gonorrhoische Salpingitis von weitesttragender Bedeutung
für den Tubenverschluß ist, sondern daß auch die Schwangerschaftsunter-
brechung, der künstliche Abort, und zwar ein einziger künstlicher
Abort, in fast der Hälfte aller untersuchten Fälle die Empfängnisfähigkeit
für immer vernichten kann! Die Tubendurchblasung, welche nach ihrem
Aufkommen zweifelsohne einmal durch unrichtige Anzeigestellung, dann
aber auch durch mangelhafte Technik nicht zuletzt unerfahrener Ärzte
bei so mancher Frau schwere Nachteile bewirkt, ja sogar in einzelnen
Fällen einen tödlichen Ausgang heraufbeschworen hat, ist in der Hand
des erfahrenen Facharztes bei strenger Anzeigestellung und Beachtung
aller Möglichkeiten etwaiger Gefahren ungefährlich. In die Hand des
praktischen Arztes gehört sie aber keinesfalls. Indem sie Fälle von Tubenverschluß aufzudecken gestattet, die auch bei genauester Untersuchung
der tastenden Hand entgehen, leistet sie weit mehr als die gewöhnliche
Untersuchung und muß daher angewendet werden, bevor man zu irgendwelchen operativen Maßnahmen am äußeren Muttermund, Halskanal oder
der Gebärmutter greift, die bei Tubenundurchgängigkeit vollkommen
zwecklos sind. Bei einem Verfahren, welches niemals zu Heilzwecken im
Sinne der Beseitigung eines das Leben irgendwie beeinträchtigenden Zustandes ausgeübt wird, ist es ein selbstverständliches Gebot, daß der Eingriff der Patientin keinesfalls schade. · Fehler, die in dieser Hinsicht
begangen werden, sind folgende:

Eine allenfalls gefährliche Unterlassung ist es, das Cervixsekret
nicht zu untersuchen, gar in gonorrhoisch verdächtigen Fällen, in welchen
die Tubendurchblasung zu unterbleiben hat, weshalb man sich in solchen
Fällen erst bei wiederholter Untersuchung und nach Provokation bei sicher
negativem Gonokokkenbefund dazu entschließen darf. Der günstigste
Zeitpunkt zur Durchblasung ist das Intermenstruum, nicht die Zeit vor
der zu erwartenden Periode. In den letzten Tagen vor der Tubendurchblasung soll der Geschlechtsverkehr mit Rücksicht auf die Möglichkeit
der Einbringung von Keimen in den Genitalkanal unterbleiben. Daß
während der Menstruation und im Wochenbett die Durchblasung fehl
am Orte ist, bedarf keiner Begründung, ebenso bei der Möglichkeit
einer bestehenden Schwangerschaft. Nicht genug verdient hervorgehoben
zu werden, daß jede Schmerzhaftigkeit an den Adnexen als subakute
entzündliche Veränderung derselben zu deuten ist und infolgedessen
unbedingt die Durchblasung verbietet. Ein weiteres Gebot der Vorsicht

ist es, in jedem Falle von beabsichtigter Durchblasung die Senkungsgeschwindigkeit der roten Blutkörperchen zu prüfen und nur bei
entsprechend langdauernder Senkung dieselbe auszuführen, um auch Fälle,
die bei der gynäkologischen Untersuchung keine Schmerzäußerung hervorrufen, vor Gefährdung zu bewahren. Blutungen, Verdacht auf eine
Eileiterschwangerschaft und die Möglichkeit einer Genitaltuberkulose
sind ebenfalls Gegenanzeigen gegen die Durchblasung (GRAFF). Auch
besonders empfindliche Frauen eignen sich für das Verfahren wenig.
Eine richtig ausgeführte Tubendurchblasung genügt bei richtiger Beobachtung des Manometerdruckes und gleichzeitiger Auskultation, besonders
unter Berücksichtigung des so bezeichnenden Schulterschmerzes, in der
Regel zur Feststellung der Durchgängigkeit oder Unwegsamkeit der
Tuben.

Die Technik derselben, wie sie sich uns nach SELLHEIM bewährt
hat, ist die folgende:

Steinschnittlage der Frau. Äußere Waschung der Scham, Kürzung
der Schamhaare wie vor geburtshilflichen Operationen, Spülung der
Scheide mit warmer Hypermanganlösung, Trocknung derselben, Einsetzen eines kurzen hinteren Blattes mit Gewicht, Einstellung der Portio,
quere Anhakung der vorderen Muttermundslippe, welche mit dem Katheter so gekuppelt wird, daß ein Assistent gespart wird. Als Luftquelle
wird eine gut schließende Blasenspritze benützt, die einerseits mit einem
auf einem Tischchen stehenden Manometer, anderseits mit dem Metallkatheter verbunden ist, welcher, wie bekannt, eine entsprechende Abdichtung am Muttermund durch einen Gummipfropfen hat. Das Abhören
der Geräusche geschieht entweder durch ein Phonendoskop, womit
wieder eine Person erspart ist oder aber durch Aufsetzen von Hörrohren
durch assistierende Personen. Nicht genug zu unterstreichen ist der Rat
SELLHEIMS, alle brüsken Maßnahmen wie vorhergehende Sondierung,
Dilatation und rasches Ansteigenlassen des Druckes zu vermeiden,
der bei vollständiger Durchgängigkeit der Tuben nicht mehr als 50 bis
100 mm erreicht. Abgesehen davon, daß nach diesem Autor bei rascher und
exzessiver Steigerung des Luftdruckes, der niemals 200 mm Hg über-
steigen darf, ein relativer Eileiterverschluß vorgetäuscht werden kann,
ist das brüske Vorgehen zweifelsohne mit größeren Gefahren (Tuben-
zerreißung, Emphysembildung, Embolie) behaftet als das einschleichende
Verfahren mit ganz allmählich ansteigendem Drucke. Die Hysterosal-
pingographie, die Füllung des Uterus und der Tuben mit schatten-
gebender Flüssigkeit, die bei offenen Eileitern in die Bauchhöhle fließt, hat
gegenüber der Durchblasung den Vorteil, uns die Gestalt des Uterus, der
Tuben und den Sitz des Hindernisses (ein- oder doppelseitig) aufzuzeigen
und damit bereits eine etwa geplante Operation in eine bestimmte Richtung
zu lenken. (Öffnung der Tube am abdominalen Ende oder Wieder-
einpflanzung der Tube in den Uterus bei Undurchgängigkeit in der Pars
isthmica.) Ein sehr geeignetes Instrument zur Ausführung der Hystero-
salpingographie, Tubendurchblasung und auch zur künstlichen Befruchtung ist von G. K. F. SCHULTZE angegeben, auf dessen Gynä-

kologische Röntgendiagnostik, Stuttgart 1939 bei F. Enke, für alle einschlägigen Fragen gebührend hingewiesen sei.

Wie mehrfache Berichte des Schrifttums dartun, ist übrigens nach
der Tubendurchblasung bei durch einschleichendem Verfahren schließlich
erzielter Tubendurchgängigkeit bald darauf Befruchtung in rund 10%/₀ der
Fälle eingetreten, ein Beweis also, daß der Tubendurchblasung nicht
bloß ein diagnostischer, sondern auch therapeutischer Wert
innewohnt. Offenbar können Schleimpartikelchen, welche das Tuben-
rohr verlegen, durch die Durchblasung fortgeschafft oder oberflächliche
Schleimhautverklebungen gelöst werden. Das gilt auch für die Wegsam-
erhaltung einer durch Operation geöffneten Tube. Ebenso führt eine
Wiederholung der Pertubation oder Kontrastfüllung bei erschwerter
Durchgängigkeit der Eileiter nach G. K. F. SCHULTZES Erfahrung in
25% der Fälle zu Konzeption. Unter entsprechenden Vorsichtsmaßregeln
muß also die Tubendurchblasung als ein heute nicht mehr zu missendes
Verfahren, ja, bei der Häufigkeit des Tubenverschlusses, als das wichtigste
diagnostische Verfahren in der Sterilitätslehre angesehen werden, welches
die Frauen bei entsprechender Kritik vor unnötigen, bei unwegsamen Eileitern zwecklosen Sterilitätsoperationen bewahrt. Schließlich ist es nur
im Interesse der Patientin und des Arztes gelegen, wenn die Tubendurchblasung nicht ambulant durchgeführt, sondern gleich einer Operation
gewertet, mit einer eintägigen Bettruhe verbunden wird.

Sehr zu beachten sind die Gefahren, die der Eileiterfunktion aus einer
Appendicitis erwachsen können. Dies gilt in erster Linie für Perforation
der Appendix mit nachfolgender Drainage im jugendlichen Alter. Darnach kann es außer zu perisalpingitischen Veränderungen und Knickung
der Tube auch zum Tubenverschluß kommen. THIESS schätzt die Zahl
der dadurch Unfruchtbaren auf 10%. v. MIKULICZ-RADECKI stellte fest,
daß bei 119 seit 3 Jahren unfruchtbar verheirateten Frauen 12,7% nach
leichter, 27% nach schwerer Appendicitis unfruchtbar blieben. Das sind
Zahlen, die auch von diesem Gesichtspunkte aus die Notwendigkeit der
Frühoperation eindringlich beleuchten.

Wenn auch die Unwegsamkeit der Tuben das häufigste und daher
praktisch wichtigste Hindernis der Befruchtungsfähigkeit ist, so bleiben
noch Fälle vollständig negativen Befundes übrig, die die größten Schwierigkeiten der Erkennung und der Behandlung machen.

Da ist es zunächst die ovarielle Sterilität, die entweder primär im
Ovarium selbst oder sekundär in Krankheiten und Schädigungen des
Gesamtorganismus ihren Ursprung hat, die wieder die Funktion der
Keimdrüse vernichten oder schwer stören. Hierher gehören die Fälle von
Sterilität heranwachsender Mädchen ebenso wie die alternder Frauen und
die auf dem Boden der angeborenen Hypoplasie, welche nicht nur
mit den erwähnten anatomischen Befunden der Unterentwicklung am
Genitalapparat einhergehen, sondern auch Störungen des Funktionsganges
des Eierstockes wie A- und Hypomenorrhoe, Regeltempostörungen und
Nichtovulationsblutung (KNAUS) auf dem Boden der primären Ovarialschwäche zeitigt. Ferner reihen sich daran die Sterilität infolge Unter-

entwicklung des Genitales nach schweren Infektionskrankheiten der Kinderjahre, die Schäden, wie sie chronische Infektionen, wie Lues, Malaria, Tuberkulose hervorbringen, die Krankheiten endokriner Drüsen (Basedow, Myxödem, Akromegalie, Fettsucht, Addison), Stoffwechselkrankheiten, Atherosklerose, chronischer Mißbrauch von Rauschgiften, wie Kokain, Morphin, Äther.

Außer diesen Sterilitätsursachen muß auch noch der Frigidität und Dyspareunie als allenfalls möglichem Hindernis der Befruchtung gedacht werden. Die Dyspareunie, das Fehlen jeglicher Wollustempfindungen beim Geschlechtsverkehr, kann sehr wohl in einem kranken Genitale begründet sein, weil namentlich bei entzündlichen Prozessen der Geschlechtsverkehr schmerzhaft ist. Während also hier die Dyspareunie und der Schmerz begreifliche Begleiterscheinungen sind, die mit der Gesundung des Genitales auch wieder schwinden, ist bei normalen Genitalen die Dyspareunie ein Umstand, der erfahrungsgemäß die Befruchtungsaussichten herabmindern kann, wenn sie auch dieselben keineswegs unmöglich macht wie wir alle wissen. Es ist nicht von der Hand zu weisen, daß der Orgasmus zum Aufsteigen der Spermatozoen durch Druck- und Saugbewegungen des Uterus vielleicht doch wesentlich beiträgt, wenngleich er für die Befruchtung keineswegs unbedingt notwendig ist.

Besser als über die zweifellos bestehenden Abnormitäten der weiblichen Geschlechtszellen sind wir über solche der männlichen Geschlechtszellen unterrichtet, welche nicht nur im Tierreiche (WILLIAMS und SAVAGE), sondern auch für den Menschen von MOENCH beschrieben worden sind und sehr wohl die Ursache für so manche dunkle Fälle von Sterilität abgeben können. Zweifellos gibt es auch zwischen vollkommen gesunden Ehepaaren eine Art Unverträglichkeit von Ei- und Samenzelle. Beweis dessen, daß solche Ehepartner, wenn sie eine andere Ehe eingehen, Kinder zeugen, bzw. schwanger werden können.

Ihre Behandlung.

Was nun die Therapie der Sterilität anlangt, so seien auch die Grundzüge der Behandlung in der Reihenfolge der angeführten Sterilitätsursachen erörtert.

Die Eröffnung einer Atresia hymenalis als Sterilitätsursache ist ein einfacher Eingriff, der auch dem praktischen Arzt unter den S. 25 angegebenen Vorsichtsmaßregeln zugänglich ist. Die Behandlung eines abnormen Hymens ist im Abschnitt des Vaginismus ausführlich erörtert, ebenso die schwierige Behandlung dieser Abwegigkeit (S. 160).

Alte Dammrisse, die den Abfluß des Samens verursachen, müssen bei Durchgängigkeit der Eileiter durch Wiederherstellung einer gut schließenden Scheide beseitigt werden. Der mit den Dammrissen so häufig vergesellschaftete Fluor ist dann durch die bei der Fluortherapie geschilderten Maßnahmen leicht behebbar. Vorteilhaft kann mit und ohne Bestehen eines Fluors die Anwendung alkalischer Scheidenspülungen zur Verbesserung der Lebensbedingungen für die Spermatozoen sein. STOECKEL rät zu Spülungen mit *2%igem Natrium bicarbonicum* ante coitum. In diesem Zusammenhang sei darauf hingewiesen, daß UNTERBERGER mit der Alkalisierung des Scheidensekretes durch Spülung mit *Natrium bicarbonicum* oder durch Aufstreuen von fein *pulverisiertem Speisesoda* auf die Glans penis die Nachkommenschaft im Sinne auffallend vieler Knabengeburten beeinflussen zu können glaubt.

Auch die Stellung der Ehepartner beim Geschlechtsverkehr, namentlich aber die Lagerung der Frau nach dem Vollzug desselben, kann bei infantilem Genitale mit flachen Scheidengewölben, aber auch bei klaffender Scham infolge von Dammrissen, bedeutungsvoll werden, weil sie entweder das Abfließen des Samens in seiner Gänze verhindern oder dasselbe begünstigen kann. Einnehmen der Knieellenbogenlage unmittelbar nach erfolgter Insemination oder in Rückenlage Tieferlegen des Oberkörpers für eine halbe Stunde, Zusammenkneifen der Beckenbodenmuskulatur und Vorlegen einer Watte vor den Introitus sind gelegentlich erfolgreiche Maßnahmen, lassen aber auch oft im Stich. Während in früherer Zeit das vollständige Fehlen der Scheide zwangsläufig mit Sterilität verbunden war, muß dies heute nicht mehr der Fall sein, weil der Mangel der Scheide oder der Verlust derselben durch Krankheit oder Trauma durch künstliche Scheidenbildung wettgemacht und sogar zur Geburt durch diese künstliche Scheide führen kann, wie der berühmte Fall G. A. WAGNERS beweist.

Was die Behandlung der Muttermunds- und Zervixstenose anlangt, so stehen uns unblutige und blutige Verfahren zur Verfügung, die natürlich nur bei durchgängigen Tuben Aussicht auf Erfolg haben. Das einfachste ist die Sondierung des Halskanals über das Os internum hinaus, die mit einem Lösen des Schleimpfropfes mit *10%iger Sodalösung* verbunden werden kann. Für die einfache Sondierung tritt besonders F. C. VAN TONGEREN ein. Als Indikation gilt ihm jeder Fall von Sterilität, bei welchem der Coitus normal ausgeübt wird und bei dem kein Grund zur Annahme einer absoluten Unmöglichkeit der Empfängnis vorliegt. Die Sondierung wird kurz vor der zu erwartenden Ovulation, also um den 10. bis 12. Tag des Zyklus gemacht und ein halbes Jahr auf ihren etwaigen Erfolg gewartet. Erst dann setzt VAN TONGEREN die Untersuchung auf andere Sterilitätsursachen einschließlich der Spermauntersuchung fort, wenn nach dieser Zeit der Erfolg ausgeblieben ist. Die Ergebnisse seiner Behandlung sind sehr beachtliche.

Bei allen unblutigen Dilatationsverfahren muß mit derselben Genauigkeit und Vorsicht, wie sie eine große Operation hinsichtlich der Asepsis erfordert, vorgegangen werden. Das gilt von der einfachen Sondierung ebenso wie von der Sondierung mit Hegarstiften, die nicht gewaltsam gemacht werden darf. Ganz besonders aber ist die größte Vorsicht bei der Anwendung der Laminaria geboten, welche schließlich doch zur Sekretstauung Anlaß geben können. Sie sind daher gerade bei der Behandlung der Sterilität weniger empfehlenswert als die wohl das gleiche leistenden Metalldilatatoren (NÜRNBERGER).

Es ist richtig, daß durch Röhrchen, welche in den Zervikalkanal eingelegt werden und liegen bleiben, der Halskanal eher wegsam gemacht

und damit die Befruchtung leichter vermittelt werden kann als durch
einmalige Erweiterung. FEHLINGS Röhrchen einerseits, anderseits das
von NASSAUER konstruierte Fruktulett haben zweifelsohne so mancher
Frau zu einem Kinde verholfen, und es ist von H. R. SCHMIDT aus der
v. FRANQUÉschen Klinik über 35,5% Erfolge hinsichtlich der Gravidität
bei 32 Frauen durch das FEHLINGsche Verfahren berichtet worden. Auch
NASSAUER hat mit seinem Instrument bei 120 Fällen 11 Erfolge aufzu-
weisen. Trotzdem muß man sagen, daß die Infektionsmöglichkeit, die
diesem Verfahren anhaftet, nicht unterschätzt werden darf, wie ja einschlä-
gige Literaturberichte dartun. FEHLING verbindet die Einführung seines
Röhrchens mit einer Spülkur. Wenn das durchlöcherte Glasrohr ohne
Anstand vertragen wird, bleibt es 3 Tage liegen. Nach seiner Herausnahme
wird die Uterushöhle mit *1%iger Formalinlösung* gespült, um durch eine
mechanische Durchgerbung der Schleimhäute eine Herabminderung der
Sekrete zu erzeugen. Das Verfahren wird 2- bis 3mal wiederholt.

Um den Muttermund dauernd weit zu halten, bedient man sich am
einfachsten der Diszission der hinteren Muttermundslippe nach CHROBAK
oder der bilateralen seitlichen Diszission nach POZZI, wie sie bei der
Dysmenorrhoe S. 52 erwähnt ist. NÜRNBERGER lobt zur dauernden
Erweiterung des inneren Muttermundes und des Zervikalkanals das
Metronom.

Besteht das Konzeptionshindernis offenbar in einer Retroflexio
uteri bei sonst völlig normalem Genitalbefund, so ist, wieder unter der Voraussetzung der Wegsamkeit der Tuben, ohne Zweifel eine den Uterus in
Normalstellung bringende und erhaltende Operation nicht überflüssig.
Dabei ist jene Art der Suspension, welche gleichzeitig einen Überblick
über die anatomischen Verhältnisse der Bauchhöhle gestattet und allen-
falls auch in derselben etwa als notwendig sich ergebende Eingriffe wie
Lösung von Adhäsionen zu machen erlaubt, allen anderen Methoden vor-
zuziehen. In dieser Hinsicht hat sich uns die Ligamentverkürzung nach
DOLÉRIS, die aus einem kleinen, im Bereiche der Schamhaare gelegenen
Querschnitt gemacht werden kann, und kosmetisch und funktionell gleich
Ausgezeichnetes leistet, bewährt.

Was die spitzwinkelige Anteflexion des Corpus anlangt,
so ist diese Stellung durch die genannten Dilatationsverfahren hinsichtlich
der mechanischen Stenose der Cervix verbesserungsfähig und besonders
durch die Suspension des Uterus noch weiter ausgleichbar, die abnorme
Kleinheit des Corpus und die Beschaffenheit ihrer Wand ist aber nur
durch jene allgemeinen Maßnahmen in gewissem Grade zu beeinflussen,
welche im Kapitel der Amenorrhoe auf dem Boden des Infantilismus ausführlich geschildert worden sind. Unter diesen muß man heute wohl bei
den Fortschritten, die die Hormonlehre tagtäglich macht, die *Hormon-
kuren* besonders hervorheben. Mit CLAUBERG ist für Fälle ausgesprochener
Hypoplasie die 5- bis 6malige Verabreichung von 50 000 M. E. Follikelhormon im Anschlusse an die letzte Periode, also die Verabreichung
hoher Dosen zu empfehlen, ein Vorgehen, das unbedenklich in mehreren
Intervallen des Zyklus wiederholt werden könne. Follikelhormongaben

in diesen Dosen sind nicht nur imstande, einen besonders starken Grad von Hyperämie zu setzen, sondern wohl auch die entsprechende Durchfeuchtung und Durchsaftung des gesamten Genitales zu erzeugen. Vielleicht vermögen sie auch mit dem Wachstum des Uterus gleichsinnig die Tuben weiter zu stellen, wie dies CLAUBERG anschaulich gemacht hat. HASELHORST wendet zur Erzielung eines entsprechenden Größenwachstums des unterentwickelten Uterus wesentlich kleinere Dosen Ovarialhormon auf lange Sicht an. Er rät zu Kuren von 1000 I. E. Follikelhormon pro die, das er bereits am 1. Tage des Zyklus bis zum 21. Tage geben läßt und steigert bei Bedarf entsprechend dem Ausfall des Untersuchungsbefundes diese Dosen auf 2000 I. E. im 4. Monat, 3000 I. E. im 7., 4000 I. E. im 10. Monat pro Tag. Auch mittlere Dosen — etwa 10mal 10000 I. BE — sind empfehlenswert.

In Fällen unregelmäßiger Blutungen und Sterilität kann, wie gleichfalls CLAUBERG gezeigt hat, durch eine Strichabrasio allenfalls erwiesen werden, daß keine Sekretions-, sondern eine Proliferationsphase der Uterusschleimhaut vorliegt, demnach der Follikelsprung ausbleibt, so daß ein befruchtungsfähiges Ei überhaupt nicht da ist (Pseudomenstruation, Nichtovulationsblutung). Der Versuch, durch Einverleibung von Hypophysenvorderlappenhormon die Luteinisierung des Follikels hervorzurufen, ist heute nur mit geringer Aussicht auf Erfolg möglich. Man kann aber allenfalls durch eine einmalige große Gabe von Follikelhormon (200 000 M. E. intramuskulär am 11. Tage des Zyklus) auf den Hypophysenvorderlappen wirken, der seinerseits wieder durch vermehrte Ausschüttung von gonadotropem Hormon die Luteinisierung bewirken kann. Bei einer zu häufigen und zu lange dauernden Regelblutung mit 21tägigem Intervall kann deshalb Sterilität bestehen, weil der Follikelsprung in die Zeitspanne der Menstruation fällt, in der für gewöhnlich kein Congressus stattfindet. Gelingt es durch einige Injektionen von 10 000 M. E. Follikelhormon in den ersten Tagen nach der Periode den verkürzten Zyklus in einen normalen umzuwandeln, so wird damit dieses funktionelle Befruchtungshindernis beseitigt. Auch Kohabitation in der Zeit der ausklingenden Menstruation kann in solchen Fällen zu Schwangerschaft führen, indem sie eben dann mit dem Follikelsprung zusammenfällt. Auch bei der Spätovulation nach KNAUS gelangt das Ei erst zur Zeit der Menstruation sowohl bei 21tägigem als auch nach 28tägigem Intervall in den Uterus und geht unbefruchtet ab. Diese auf Verkürzung der Corpus luteum-Phase beruhende Sterilität kann durch *Corpus luteum-Hormon* allenfalls behoben werden. Man gibt täglich 2 bis 8 mg Progesteron, beginnend 4 bis 5 Tage vor der zu erwartenden Periode, und ebensolang über diesen Zeitpunkt hinaus (ENGELHART und TSCHERNE). Diese diagnostisch schwierigen Fälle werden nur durch genaue Analyse, am besten in einer Klinik, nach der Bläschenmethode von KNAUS durch Prüfung der Reaktion des Uterus auf Pituitrin geklärt. Trotz der Erfolge der Hormontherapie sei aber neben dem Hinweis auf die Bäderkuren auch der Abrasio als wichtigem Ovarialreiz bei hypoplastischen und hypomenorrhoischen Frauen gedacht. Von ihr sieht man nicht selten auf einen der Abrasio alsbald folgenden Geschlechtsverkehr Befruchtung. Im übrigen begrüßen wird bei infantilem Genitale die erste Schwangerschaft, wenn sie auch soundso oft mit Abortus endet, auf jeden Fall freudig, ist doch der Abortus in solchen Fällen, der oft nicht aufzuhalten ist, das beste Heilmittel der Hypoplasie, indem die Schwangerschaftsauflockerung und -vergrößerung der Gebärmutter das Organ nun in seine richtige Größe hineinwachsen läßt, womit es ungleich besser für eine spätere Schwangerschaft befähigt ist. Daher sind wir gerade in solchen Fällen berechtigt, der Frau alle Hoffnung auf eine spätere Schwangerschaft zu machen.

Beruht die Sterilität oder der Abortus habitualis auf einer mehr minder ausgeprägten Verdopplung des Uterus bzw. Septumbildung, so hat die STRASSMANNsche Operation wiederholt die Unfruchtbarkeit behoben.

In den ganz seltenen Fällen von Amenorrhoe und Sterilität infolge Verödung der Schleimhaut des Uterus (vgl. S. 25) kann es durch Implantation der Tube in den Uterus nach STRASSMANN gelingen, nicht nur den Periodenblutfluß wieder herzustellen, sondern auch die Gebärmutter zum Austragen der Frucht fähig zu machen!

Nicht einfach ist die Stellungnahme zur Behandlung bei Myomen als Ursache der Sterilität. Sind die Frauen jünger, haben sie insbesondere das 35. Lebensjahr nicht überschritten, sind nur wenige, am besten nur ein einziger Myomknoten da, sind sie nicht zu groß und liegen andere Ursachen für die Sterilität nicht vor, so ist es durchaus angezeigt, bei dringendem Wunsch nach Kindern die Operation in Vorschlag zu bringen, aber mit dem ausdrücklichen Vorbehalte, daß man vielleicht auf Grund eines ungünstigen Befundes nach geöffneter Bauchhöhle bei sicherer Unmöglichkeit einer Konzeption im Interesse der Frau den Uterus wird absetzen dürfen. Anderseits darf man nicht vergessen, daß bei einem Viertel aller richtig ausgewählten Fälle steriler Myomträgerinnen nach der Operation Schwangerschaft eintritt, und Geburt und Wochenbett durch Komplikationen nur ausnahmsweise belastet sind. Ist aber die Frau gegen 40 Jahre alt oder gar älter, also in einem Lebensabschnitt, in welchem natürlicherweise die Kurve der Fruchtbarkeit bereits deutlich abgesunken ist, so ist der Rat zu einer solchen konservativen Myomoperation um so weniger berechtigt, als einerseits die Hoffnung auf Befruchtung gering, anderseits die Möglichkeit des Rezidivs der Myome in bedenkliche Nähe gerückt ist.

Was die Behandlung der Sterilität infolge Entzündung der Adnexe auf dem Boden der Gonorrhoe, aber auch auf dem durch septische Keime anlangt, so ist die Hauptaufgabe des Arztes die Verhütung der Sterilität durch gründlichste, möglichst frühzeitig einsetzende Behandlung und Erschöpfung aller physikalischen Heilmethoden. In dieser Hinsicht gilt auch heute noch der Gebrauch der Bäder, insbesondere der Moor- und Solbäder als eine der wichtigsten Stützen unserer Therapie. Wenn es auch unmöglich ist, daß feste, bindegewebige Verschlüsse der Eileiter durch eine derartige Therapie zur Lösung kommen, so können wir aber wohl die Beseitigung leichter

endosalpingitischer Verklebungen[1] und den Schwund katarrhalischer Erscheinungen sowie perisalpingitischer Veränderungen von ihr erwarten.
Mit der Beseitigung letzterer werden die Tuben wieder beweglich und
können leichter den Eitransport bewerkstelligen (v. MIKULICZ-RADECKI).
Hat aber, nachdem die Entzündung längst abgeklungen ist, die Tubendurchblasung einwandfrei den beidseitigen Tubenverschluß ergeben, ist vielleicht gar durch röntgenographische Darstellung des Uterus und der Tuben
der Sitz des Verschlusses bekannt, so kann man der Frage nach operativer
Behebung desselben nähertreten, wenn der brennende Wunsch nach
Kindern besteht. Bevor man eine solche Operation ausführt, muß man
den Mut der Aufrichtigkeit haben und darf die Aussichten, da sie für alle
Stellen des Tubenverschlusses zusammen nur etwa 3, höchstens 5% betragen, nicht in zu rosigem Licht darstellen. Die Eingriffe zur Wiederherstellung der Konzeptionsfähigkeit sollen hier nicht zur Erörterung kommen.
Es sei nur darauf hingewiesen, daß sie entweder in Öffnung des verschlossenen Tubenlumens entweder am ampullären (MARTIN), besser in der
Mitte zwischen mittlerem und lateralen Drittel (NÜRNBERGER, HALBAN)
oder in Einpflanzung der Tube in den Uterus nach Resektion des kranken
uterinen Teiles nach CULLEN, A. MAYER, UNTERBERGER und SELLHEIM
bestehen, wobei UNTERBERGER bereits in 10 Fällen mit vollem Erfolg operiert hat. Weit schlechter sind die Aussichten bei Verschluß am ampullären
Ende, wie dies eindrücklich die mehrfachen Mitteilungen auf der 24. Ta-
gung der Deutschen Gesellschaft für Gynäkologie im Jahre 1935 gezeigt
haben. So berichtet MÜHLBOCK über die Salpingosostomie aus den
Jahren 1920 bis 1933 aus der Universitätsklinik der Charité Berlin unter
dem Direktorat von K. FRANZ und G. A. WAGNER:

„In den 13 Jahren wurde an der Charité diese Operation insgesamt bei
106 Frauen durchgeführt. Von diesen 106 Frauen konnten insgesamt 80 Frauen
nachkontrolliert werden. Eine doppelseitige Neostomie wurde bei 21 Frauen,
eine einseitige Neostomie und eine Exstirpation der anderen Tube bei 43 Frauen,
und eine einseitige Neostomie bei gesunder anderer Tube bei 16 Frauen
durchgeführt. Die Gruppe der letzteren Frauen scheidet für die Beurteilung
unserer Frage aus. Von den übrigen insgesamt 64 Frauen ist nur eine einzige
gravid geworden, und zwar trat eine Tubargravidität ein."

Schließlich kommt bei vollständig unbrauchbaren und nicht mehr
wegsam zu machenden Tuben allenfalls noch die Implantation des Ovariums
in den Uterus in Frage. TUFFIER und ESTES konnten bei 130 derartig
operierten Fällen 56mal deren weiteres Schicksal verfolgen und in 10%
derselben die Geburt lebensfähiger Kinder nachweisen. v. MIKULICZ-
RADECKI tritt ebenfalls für dieses Verfahren ein.

In Fällen von Sterilität auf dem Boden schwerer endokriner
Störungen wie Basedow, Myxödem, Fettsucht, bei Stoffwechselstörungen
ernster Art wird man den Wunsch nach Behebung der Sterilität mit

---

[1] Dazu kann die hyperämisierende und auflockernde Wirkung großer
Dosen von Follikelhormon, 5 bis 6 Injektionen von 50 000 I. B. E. in 5tägigen
Intervallen nach CLAUBERG beitragen.

HOFSTÄTTER, SCHRÖDER u. a. im Sinne einer eugenischen Beratung
in taktvoller Weise dahin richtigstellen müssen, daß in derartigen Fällen
Nachkommenschaft durchaus unerwünscht ist. Bei leichteren Hyper-
und Hypothyreosen und gleichzeitiger Sterilität ist nach Bestimmung des
Grundumsatzes eine die Schilddrüsenstörung beseitigende Allgemein- und
medikamentöse Therapie (*Tyronorman, Bellergal* bei Hyper-, *Thyreoidea
sicca* bei Hypothyreosen) imstande, auch die Sterilität zu beheben.

Inwieweit Vitaminmangel Ursache der Sterilität beim Menschen
ist, ist heute noch nicht zu ermessen, zumal die Ergebnisse des für den
Fortpflanzungsprozeß spezifischen *Vitamin E* sich ausschließlich aus
Tierversuchen ableiten (GUGGISBERG). Die von Tierzüchtern gemachten
Erfahrungen mit intramuskulären Injektionen von Weizenkeimöl bei
sterilen Kühen lassen es ratsam erscheinen, auch beim Menschen neben
vitaminhaltiger Kost überhaupt Vitamin E (*E-Vidrat* kaffeelöffelweise)
oder *Vitemonta* (3mal täglich 2 Dragées), *Vitamin E-Perlen, Calcium
Resorpta mit Vitamin E, E-Viterbin, Ephinal* u. a. bei Sterilität und
habituellem Abortus zu versuchen.

Da die Dyspareunie als Sterilitätsursache sehr häufig seelischen
Ursprungs ist, ist ihre Behandlung naturgemäß von dieser Seite her einzu-
leiten. Vielfach versagt auch die so gepriesene Psychoanalyse selbst dann,
wenn sie von vollständig fachkundiger Seite unternommen wird. Man darf
übrigens nicht vergessen, daß es vollständig geschlechtskalte Frauen gibt,
die trotzdem ohne weiteres schwanger werden. Wie oft festgestellt, kann
die Dyspareunie übrigens nach Eingehen einer neuen Ehe schlagartig behoben werden. Wo sie Teilerscheinung und Ausdruck eines hypoplastischen
Genitales ist, kann man die bei der Hypoplasie geschilderten Maßnahmen
anzuwenden versuchen. Die Erfolge sind problematisch. Seit alters gilt das
Strychnin als Heilmittel gegen Sexualschwäche. Man kann es nach folgender Verschreibung etwa verordnen:

> **135.** Strychnin. nitr. 0,05
> Solve in aqu. ferv.
> Pulv. et extract. Liquir. q.
> s. u. f. pil. Nr. XXV
> D. S. Früh und abends 2 Pillen.

Auch medikamentöse Beeinflussung des Lendenmarkes durch *Yohimbin*
Tabletten zu 0,005, allenfalls Injektion zu 0,01, ferner *Thelygan* in Am-
pullen und Tabletten kann man versuchen. ASCHNER hält kleine Gaben von
Tinctura cantharidum (3mal täglich 10 Tropfen), und zwar sowohl beim
Manne wie bei der Frau, die organgesund, aber steril verheiratet sind, für
sehr wertvoll. Man verordnet sie mit Vorsicht und nur auf etwa 8 Tage
und wird diese Gaben nur unter Kontrolle des Harns und bei negativem
Harnbefund allenfalls nach 8 Tagen Pause für dieselbe Zeit wiederholen.
Schließlich muß man, ohne undelikat zu sein, auch darauf hinweisen, daß
eine entsprechende lokale Irritation des Genitales, wie sie durch VAN SWIETENS
Rat zu klassischer Berühmtheit gelangt ist, zur Besserung der Dyspareunie
und allenfalls auch zur Konzeption beitragen kann.

Erst neuere Erfahrungen haben uns gezeigt, daß bei vollständig
normalem Genitale offenbar die Befruchtungsbereitschaft eine

zeitlich recht verschiedene ist. Wir sind ja heute so weit, daß wir mit gewissen Einschränkungen sogar von einer physiologischen Sterilität des Weibes zu sprechen geneigt sind. Dort, wo es zum Kindersegen nicht kommen will, und anatomisch gesunde Genitalien vorliegen, wird man auch dem Zeitpunkt des Beischlafs vollste Aufmerksamkeit zu widmen haben und nach den Erfahrungen von KNAUS die Kohabitation auf die Zeit des Konzeptionsoptimums, d. i. der 10. bis 16. Tag post menstruationem unter Berücksichtigung der Zyklusschwankungen bei zirka 28tägigem Zyklus (Frauen, die regelmäßig alle 28 Tage menstruieren, gibt es überhaupt nicht!) verlegen. Notwendig ist für solche Patienten die genaue Eintragung der Periodenblutung, wie es am übersichtlichsten in dem Menstruationsschema von KNAUS geschieht. Es hat viel für sich, nicht wahllos, sondern zu einer dem physiologischen Optimum der Befruchtungsfähigkeit angepaßten Zeit den Verkehr zu pflegen. Es läuft eben darauf hinaus, daß offenbar weder das Ovulum, noch auch das Sperma eine längere Wartezeit vertragen, und daß die Aussichten der Befruchtung um so günstigere sind, je rascher die zeitliche Vereinigung erfolgen kann. Dazu ist am Tag des Follikelsprunges die beste Aussicht. Er erfolgt bei 4wöchentlichem Zyklus zwischen 14. und 16., bei 5wöchigem am 20. und bei 3wöchentlichem am 7. Tag, gerechnet vom 1. Tag der letzten Periode.

Die künstliche Befruchtung hat mehr Gegner als Anhänger. Trotzdem kann es Fälle geben, in denen dieser letzte Schritt zur Vermittlung von Nachkommenschaft auch in ethischer Hinsicht Berechtigung hat. Sie kann sich dort ergeben, wo bei gesundem, durch Tubendurchblasung für die Eiwanderung geeignet befundenen und auch sonst normalen Genitale der Frau, von Seite des Mannes eine Befruchtungsunfähigkeit zufolge Verschlusses der Nebenhodenausführungsgänge besteht. In solchen Fällen kann jahrelang nach Ablauf einer beidseitigen Epididymitis gonorrhoica immer noch gesundes Sperma gebildet werden, wie die Punktion aus den Hoden und der gelungene Nachweis von Sperma POSNER und ROHLEDER ergeben hat. Ein solches Sperma könnte zu einem geeigneten Zeitpunkt zur künstlichen Befruchtung verwendet werden. Mehr Aussicht auf Erfolg verspricht offenbar die operative Behandlung der männlichen Sterilität durch Herstellung einer Anastomose zwischen Vas deferens und Nebenhoden nach dem Verfahren des amerikanischen Urologen HAGNER, das einen einfachen und selbst bei negativem Ergebnis risikolosen Eingriff darstellt. Wenngleich manche Autoren, wie ALFIERI u. a. ganz allgemein die Ausführung der künstlichen Befruchtung bei einem anatomisch gesunden Genitale der Frau und Unmöglichkeit der Befruchtung auf natürlichem Wege befürworten, so sollen gerade für die Frage der künstlichen Befruchtung eugenische Gesichtspunkte, die beide Ehegatten betreffen, die Entscheidung für oder gegen dieses Verfahren wesentlich beeinflussen.

Am besten ist es, bei der künstlichen Befruchtung sich nach jenen Regeln zu richten, welche Ärzte angegeben haben, die dieselbe öfter und mit Erfolg ausführen konnten und die auch die theoretischen Grundlagen der ganzen Angelegenheit wohl studiert haben, wie in älterer Zeit ROH-

LEDER, PROCHOWNIK, SELLHEIM, ENGELMANN und in der Gegenwart
G. K. F. SCHULTZE. Es will Verfasser bedeutungsvoll erscheinen, daß
PROCHOWNIK seine Erfolge bei Injektion des Spermas in den Uterus
gewöhnlich am 15. bis 22. Tag nach dem Beginn der letzten Periode
eintreten sah, wenn er die künstliche Befruchtung wenige Minuten nach
dem ehelichen Verkehr vornahm, eine Tatsache, die mit den neueren
Anschauungen über den Follikelsprung und die größten Aussichten der
Befruchtung nach KNAUS in schönem Einklang steht. Man muß sie sehr
wohl berücksichtigen. PROCHOWNIK vermied mit voller Absicht alle um-
fangreichen antiseptischen und aseptischen Vorbereitungen und hielt
auch die Instrumente nur rein, warm und trocken. Er benützte stets
die einfache BRAUNsche Spritze und sog die Flüssigkeit direkt aus dem
Condom und injizierte sie dann langsam intrauterin in der Menge von
höchstens $^1/_2$ ccm, wenn möglich ohne Anhaken der Portio. Den Rest des
Samens brachte er auf steriler Gaze vor den Muttermund und hielt ihn
mit einem Gazetampon angepreßt. Nach $1^1/_2$ Stunden Ruhelage entfernte
er beides. ROHLEDER legt Wert darauf, die künstliche Befruchtung womöglich im Privathause, unmittelbar nach der Beiwohnung des Mannes,
im Querbett durchzuführen. Er aspiriert eine geringe Menge Sperma mit
einer Tropfenspritze, führt diese 2 cm tief in den mit der Sonde dilatierten
Uterus ein, läßt sie $^3/_4$ Minuten liegen und entfernt sie dann vorsichtig.
Zum Schlusse legt er einen mit Sperma benetzten Tampon vor den
äußeren Muttermund und bindet der Frau die Knie mit einem Handtuch
zusammen. Sie bleibt den ganzen Tag im Bette liegen. ROHLEDER und
ebenso PROCHOWNIK treten unbedingt bei Ausbleiben des Erfolges für ein-
bis zweimalige Wiederholung des Befruchtungsversuches ein. Die Aussichten der künstlichen Befruchtung sind nach der Mitteilung G. K. F.
SCHULTZEs bei Azoospermie mit Hodenpunktat derzeit 0 (!) und nur
bei den Kohabitationsstörungen erfolgreich (15 Schwangerschaften bei
102 künstlichen Befruchtungen).

Richtlinien zur Beratung geschwulstkranker Frauen.
Myoma uteri.

Es kann hier nicht der Ort sein, das Kapitel Myom nach allen Richtungen zu beleuchten. Worauf es an dieser Stelle ankommt, ist einzig
und allein mit bestimmten Richtlinien dem Arzt an die Hand zu
gehen, der sich bei der Häufigkeit der Myomleiden soundso oft in der
Lage sieht, hierin klipp und klar zu raten. Vorangestellt muß werden,
daß die Mitteilung der Diagnose Myom bei so mancher Frau im umge-
kehrten Verhältnis zu der Bedeutung des Leidens steht. Myome, die
kaum der Tastung zugänglich sind, erbsen- und haselnußgroße Knötchen
mit eben angedeuteter subseröser Wachstumsrichtung werden vielfach
mit allem Ernst der Patientin dargestellt, die nun nicht eher ruht, bis
sie dieses Leiden los ist, während in Wahrheit solche und auch beträchtlich
größere Myome, solange sie beschwerdelos bleiben, zwar vermerkt, aber
nicht behandelt werden sollen. Am besten hält man es so, daß man, je-

nach der seelischen Veranlagung der Patientin, die man vor sich hat, von solchen Myomen zur Frau überhaupt nicht, sondern nur zu den Angehörigen redet. Recht wichtig scheint es heutzutage, wenn man die Überflüssigkeit der Behandlung betont, ausdrücklichst darauf hinzuweisen, daß für ein solches nicht behandlungsbedürftiges Myom auch die Röntgenbestrahlung nicht nur nicht angezeigt, sondern schlecht sein kann. Es macht immer Eindruck, wenn man anläßlich solcher Fälle den ausgezeichneten Satz LOKYERS zitiert, der lautet: „So wie es besser ist, eine schlafende Dogge nicht zu wecken, soll man auch ein schlummerndes Myom in keiner Weise, auch nicht durch Röntgenstrahlen, angehen".

Wie steht es aber mit dem Verhalten des Arztes bei Myomen, die Symptome machen, aber bei Patientinnen sich finden, die der Operation abhold sind oder vielleicht wirklich kein geeignetes Objekt für die Operation darstellen, anderseits aber auch für die Röntgenbehandlung nicht geeignet sind? Soll man es mit internen Maßnahmen versuchen und soll man solche auf längere Zeit aufnehmen? In erster Linie sind es die Blutungen, welche die Stillung manchmal ganz energisch gebieten. Abgesehen von jenen Fällen, in denen plötzlich auftretende, sehr heftige und langdauernde Regelblutungen augenblickliche Blutstillungsmaßnahmen erfordern, als da sind die angeführten Injektionen von *Ergotin*, *Gynergen*, *Stryphnon*, und *Hypophysen*präparaten (s. S. 61 ff.), heiße und eiskalte Spülungen mit und ohne *Tannin-* oder *Alaunzusatz* (1 Eßlöffel auf 1 Liter Wasser 2mal täglich), sind es jene Fälle, welche seit längerer Zeit eine nicht unbeträchtliche Anämie durch die verlängerte und verstärkte Periode erzeugen. In der alten Zeit hat man in solchen Fällen nebst der bereits historisch gewordenen elektrischen Behandlung nach APOSTOLI systematische Ergotinkuren vorgenommen, und Fälle, die Hunderte solcher Injektionen bekamen, sind bekannt geworden. Einer solchen Behandlung kann man heute keinesfalls mehr das Wort reden, zumal sie bei der schlechten Blutversorgung des Myoms überhaupt zur Nekrose der Geschwulst führen kann. Bei strengen Gegenanzeigen gegen eine Operation — die übrigens nicht so häufig sind — und bei offenkundiger Unmöglichkeit durch Röntgen die Amenorrhoe zu erzielen, kann man eine Zeitlang wenigstens durch eine entsprechende Lebensweise und medikamentöse Therapie die Blutungen etwas einschränken. Durch Einhalten von Bettruhe, namentlich in den ersten Tagen der Menstruation, durch Sorge für leeren Darm und regelmäßig entleerte Blase, Vermeidung zu reichlich fleischhaltiger Nahrung und Einschränkung der Flüssigkeitszufuhr überhaupt, kann man die Zeit der Periode dann erträglicher gestalten, wenn man vor Beginn derselben bereits auf den Uterus tonisierend einwirkt. Hier bewährt sich die *Hydrastis*, wie bereits angeführt, 8 bis 10 Tage vor der Periode regelmäßig zu 3mal 20 Tropfen genommen, ebenso wie *Ergotinpillen*, 6 Stück pro Tag, im Ganzen ihrer 30 (Rezepte Nr. 22, 23, 18, S. 30/31). Wenn die Patientin diese Mittel durch mehrere Perioden regelmäßig nimmt (etwa 5- bis 6mal im Jahr) kann man mit den übrigen Maßnahmen tatsächlich so manche Frau einige Zeit lang halbwegs vor schwerer Anämie bewahren. Die Fälle, in denen die Frauen sich so sehr von der Operation zu drücken trachten, sind vornehmlich solche, in denen die Myome in den Jahren Beschwerden machen, die nahe dem Wechsel liegen. Die Hoffnung auf das Schwinden derselben durch das Klimakterium ist, so berechtigt sie auch vielfach sein mag, in den Kreisen der Frauen so sehr verankert, daß es oft nur schwer hält ihnen vorzuführen, daß die Periode bei Myom-trägerinnen sehr häufig recht spät aussetzt und daß bis dahin kaum mehr tragbare Grade der Blutarmut entstehen können, ganz abgesehen von den anderen durch die Zunahme des Myoms gesteigerten Beschwerden, wie Völle im Bauch, Erschwerung der Harn- und Stuhl-entleerung und Schmerzen. Gerade diese Fälle von Myomen nahe den Wechseljahren sind es ja, welche nebst den anderen zu erwähnenden viel-fach, allerdings nur bei entsprechender Lokalisation und verhältnismäßig geringer Größe, ein dankbares Feld für die Behandlung mit Röntgen-strahlen darstellen. Daß diese im Publikum in allen Fällen von Myomen zu-nächst Trumpf ist, und jede Diagnose eines Myoms von Seite der Patientin mit der Frage, warum nicht bestrahlen, beantwortet wird, ist verständ-lich. Grundsätzlich muß gesagt werden, daß der praktische Arzt weit weniger als der Gynäkologe in der Lage ist zu entscheiden, ob im gegen-ständlichen Falle die Wahl des Verfahrens freisteht oder ob die Operation angezeigt, die Strahlenbehandlung aber nicht am Platze ist oder um-gekehrt. Es ist jedenfalls schlecht, wenn Myomträgerinnen mit einer bestimmten Marschroute, Bestrahlung oder Operation, ganz besonders aber mit der Marschroute Bestrahlung zum Gynäkologen kommen, weil sie dann von dem einmal vorgeschriebenen Plan entweder überhaupt nicht oder nur mit der größten Mühe abzubringen sind und glauben, daß ihnen Unrecht aus eigennützigen Gründen geschehe. Bleibt auch die Ent-scheidung über das zu wählende Behandlungsverfahren Sache des Gynä-kologen, so muß dennoch der praktische Arzt die richtige Vorstellung vom Wesen und von den Grundunterschieden der beiden Behandlungsverfahren haben. Unleugbare Tatsache ist und bleibt, daß die Bestrahlung mit keiner Sterblichkeit belastet ist. Daß dies der Angelpunkt des Problems ist, wird niemand leugnen. Trotzdem ist dieser Punkt nicht der einzige, und Fälle, wo die vergeblich gewesene Bestrahlung später und vielleicht unter schwierigeren Verhältnissen uns zwangsweise das Messer in die Hand drückt, allenfalls mit üblem Ausgang, sind kein Beweis für die vollständige Ungefährlichkeit der Bestrahlung; sie zeigen vielmehr, daß eine Bestrahlung am unrichtigen Orte das Bild ins Ungünstige ver-schieben kann. Nicht minder grundlegend ist die Tatsache, daß jede Myombestrahlung nicht das kranke, sondern das gesunde Gewebe an-greift, wirkt sie doch so gut wie einzig und allein nur auf dem Umwege über die Vernichtung des lebenden Follikels und wird also in jedem Fall um die Preisgabe der Inkrete des Eierstockes erkauft. Das kranke Gewebe, das Myom als solches, bleibt bestehen, wenngleich es mit dem nunmehr der Altersatrophie anheimfallenden Uterus der Schrumpfung entgegen-geht, wie dies mit Myomen nach den Wechseljahren auf natürlichem Wege geschieht. Es kann nun nicht zweifelhaft sein, daß die Belassung eines kranken Gewebes immerhin gewisse Bedenken hat. In der größten Mehrzahl der Fälle sind sie unberechtigt, in anderen wieder aber kommt es auf dem Boden dieses zurückgebliebenen Gewebes zu Veränderungen, von denen die degenerativer Natur noch geringfügig sind im Vergleich zu jenen, die bösartigen Charakter haben. Um nicht mißverstanden zu werden, bis heute liegt kein Beweis vor, daß etwa ein bestrahltes Myom eher zu sarkomatöser Degeneration neige; ebensowenig ist erhärtet, daß in einem Uterus myomatosus, der bestrahlt worden ist, ein Korpuskarzinom sich häufiger entwickle als in einem nicht bestrahlten myomatösen Uterus. Aber an der Tatsache, daß gerade die myomatöse Gebärmutter, offenbar auf dem Boden ihrer Minderwertigkeit, auch zur Entstehung von Korpuskarzinomen besonders neigt, kann niemand vorübergehen (R. MEYER, FRANKL). Wenn eben die myomatöse Gebärmutter exstirpiert ist, dann ist diese nicht zu unterschätzende Möglichkeit ein für allemal aus dem Wege geräumt. Gerade das Aufkommen eines Korpuskarzinoms in einem bestrahlten Uterus ist, und darauf muß der praktische Arzt besonders hingewiesen werden, deswegen manchmal so bedenklich, weil nach eingetretener Kastration eine neuerliche Blutung sehr oft, weder von der Patientin, noch vom beratenden Arzt, so ernst genommen wird als sie es verdient. Mit der Selbsttäuschung, daß das Myom sich wieder rühre, kann kostbare Zeit verloren werden, und inzwischen ein Korpuskarzinom in einer Weise fortgeschritten sein, welche die Radikaloperation nicht mehr ermöglicht. Freilich kann bei jüngeren Frauen, die bestrahlt werden, eine solche Blutung auch darin ihren unschuldigen Grund haben, daß einzelne Follikel nicht vernichtet wurden und deswegen die Monatsblutung wieder auftritt. Auch Polypen der Korpushöhle, endometritische Prozesse und Gefäßveränderungen können zufällig eine solche ungefährliche Blutung in einem bestrahlten Uterus erzeugen.

Myome, die nach den Wechseljahren Beschwerden machen, indem sie zu bluten beginnen, größer werden und auf die Nachbarorgane drücken, sind kein geeignetes Feld der Röntgentherapie, einmal deswegen nicht, weil die Blutungen meist nicht mehr auf einem Impuls vom Ovarium beruhen — dasselbe ist atrophiert — sondern entweder in gestörten lokalen Zirkulationsverhältnissen oder aber, was weit bedenklicher ist, in maligner Umwandlung zu Sarkomen oder in Entwicklung eines Korpuskarzinoms in der myomatösen Gebärmutter begründet sind.

Mit Recht ist allgemein anerkannt, daß bei jungen Frauen die Bestrahlung nicht am Platze ist. Mag auch der Grad der Ausfallserscheinungen in hohem Maße von der körperlichen und seelischen Verfassung der betreffenden Frau abhängen, auch ausgeglichene, seelisch durchaus nicht schwankende Charaktere leiden in somatischer und seelischer Hinsicht in jüngeren Jahren schwer. Die Behandlung dieser Kastrationsfolgen (s. S. 96ff.) stellt trotz der mannigfaltigen Mittel der Therapie, insbesondere der in hohen Dosen wirksamen Hormonpräparate, eine schwierige und mühselige Aufgabe auf lange Sicht dar. Dazu kommt, daß Myomträgerinnen, die, wie so häufig, niemals geboren haben, wenn sie in jungen Jahren durch Röntgen kastriert werden, neben den allgemeinen Ausfallserscheinungen auch eine Atrophie des Genitales davontragen, welches die Zulassung des Geschlechtsverkehrs zur Qual machen kann; daran sind auch glückliche Ehen gescheitert. Daher ist und bleibt es oberster Grundsatz, mindestens bis zum 42., noch besser bis zum 45. Lebensjahr die Bestrahlung überhaupt nicht in Vorschlag zu bringen. Deswegen soll der praktische Arzt, der ja von der Patientin zu einer Äußerung gezwungen wird, will er sie nun abgeben oder nicht, von vornherein die Bestrahlung in jungen Jahren als ungünstig hinstellen, was der Wahrheit entspricht und deswegen von ihr entschieden abraten. So viel über das Grundsätzliche.

Und nun noch einige Sonderbemerkungen zur Therapie der Myome, insofern sie sich für die Operation und nicht für die Bestrahlung eignen und umgekehrt. Unleugbare Tatsache bleibt, daß trotz aller Fortschritte in der operativen Technik und aller Vorbeugungsmaßnahmen die Operation mit einer gewissen Sterblichkeit behaftet ist. Nimmt man alle Operationen, die wegen Myoms auf vaginalem und abdominalem Wege gemacht werden, zusammen, so bleibt eine Mortalität, die auch in den besten Händen um 2 v. H. schwankt, vielfach aber höher ist. Daran ist die größere Mortalität der abdominellen Operationen hauptsächlich beteiligt, während in den Statistiken jener Autoren, die sich mehr des vaginalen Weges befleißigen, die entschieden geringere Sterblichkeit des vaginalen Weges die Gesamtmortalität wesentlich herabdrückt. Ohne irgendwie auf die Methoden der Operationen kommen zu wollen, sei nur ausgesprochen, daß die vaginale Operation, sofern sie nicht an der Größe des Tumors, an dessen etwa intraligamentärem Sitz, der mangelnden Eindrückbarkeit ins Becken und einer unklaren Diagnose sowie operationsbedürftiger, nur vom Abdomen anzugehender Krankheiten von vornherein nicht angezeigt ist, mehr begangen zu werden verdient als dies vielfach geschieht. Sie ist entschieden beträchtlich ungefährlicher als der abdominelle Weg, enthebt die Frauen einer längeren Rekonvaleszenz und führt sie mangels eines Bauchschnittes früher in die häuslichen Verhältnisse und an ihre Arbeitsstätten zurück, ohne für späterhin in der überwiegenden Zahl aller Fälle irgendwelche Nachwehen zu hinterlassen. Trotzdem kann man selbstverständlich den Weg durch die Bauchhöhle in einer großen Zahl der Fälle, und das sind die schwierigeren, nicht umgehen, welcher zufolge erhöhter Peritonitis- und Emboliegefahr immer eine höhere Mortalität aufweist als der vaginale.

Zur Operation muß man sich, mag sie nun per laparotomiam oder per vaginam zu machen sein, entschließen, weil die Bestrahlung erfolglos ist, in folgenden Fällen: Abgesehen von Fällen unklarer Diagnose bei sehr großen Geschwülsten, bei submukösen Myomen, beim myomatösen Polyp, bei Verdacht auf sarkomatöse Entartung, aber auch bei Verdacht auf Nekrose, bei zystischen Myomen, bei verjauchenden Tumoren, bei gleichzeitiger Vergesellschaftung mit Geschwülsten der Eierstöcke, Adnextumoren und Vorfällen, bei jugendlichem Alter, wo wir der Inkrete der Ovarien nicht entbehren können und bei Myomen nach der Menopause.

(Bei Sterilität, die offenbar auf dem Boden eines Myoms besteht, kommt die konservative. Myomoperation in Frage, über die bei der Sterilität S. 216 das Nötige ausgeführt ist.)

Die Bestrahlung ist bei den allgemeinen Kontraindikationen gegen die Operation angezeigt; solche sind Nieren-, Stoffwechsel-, Herz- und Lungenkrankheiten, auch bei hochgradiger Krampfaderbildung wird sie mit Rücksicht auf die drohende Gefahr der Embolie sehr zu erwägen sein, ferner bei frischen Infektionen an den Genitalien und ihrer Nachbarschaft (STOECKEL). Weiter eignen sich gut für die Bestrahlung nicht zu große, intramural gelegene und kleinere, nicht gestielte subseröse Knoten, besonders bei Frauen nach dem 42. Lebensjahr. Ist einmal operiert worden, wurde beispielsweise der Uterus wegen Prolaps interponiert und entsteht in einem solchen Uterus ein Myom, ist es unbedingt angezeigt zu bestrahlen, um den Erfolg der ersten Operation nicht zu zerstören (WEIBEL). Grundsätzlich ist zu fordern, daß man vor jeder Bestrahlung eine Abrasio ausführe, um eine maligne Erkrankung der Schleimhaut ausschließen zu können. Mögen einzelne Ärzte gelegentlich bei verlängerten und verstärkten Regelblutungen, die aber ihren zyklischen Charakter nicht verloren haben, von einer solchen absehen, so hat dies immer etwas Ungewisses an sich und ist kaum anzuraten. Sind dagegen die Blutungen unregelmäßig, kann überhaupt die Abrasio unter gar keinen Umständen umgangen werden. Die Tatsache der notwendigen Abrasio bedeutet also für die Patientin einen operativen Eingriff, der allenfalls nur der Vorakt zu einer zweiten Operation ist, was bei der Radikaloperation natürlich sehr zum Vorteil der Methode gänzlich in Wegfall kommt. Hierzu ist noch zu bemerken, daß die Abrasio in jenen Fällen, in denen die Gebärmutterhöhle ganz unregelmäßig gestaltet ist und Nischen und Buchten aufweist, überhaupt nicht gründlich gemacht werden kann, so daß trotz sorgfältiger Kürettage ein Karzinom übersehen werden, anderseits durch dieselbe die Myomkapsel bei submukösem Sitz des Myoms verletzt und infiziert werden kann. Diese Möglichkeit ist es auch, welche die Abrasio bei Myomblutung als therapeutisches Verfahren ungeeignet erscheinen läßt, um so mehr, als eine Hyperplasie der Schleimhaut keineswegs zum typischen Bilde der Myomkrankheit gehört.

Am schwierigsten ist es, sich in Fällen von Myomen, die submukös und zum Teil intramural sitzen, für die richtige Art der Behandlung zu entscheiden. Der mangelnde Erfolg einer Bestrahlung zeigt in so manchen dieser Fälle von submukös-intramuralen Myomen, daß sie eben nicht mehr für die Bestrahlung, sondern für die Operation geeignet waren. Besonders verantwortungsvoll ist es, bei ausgebluteten Myomträgerinnen das Richtige zu treffen. Ohne den Uterus aufgeschlossen oder eine Uterographie gemacht zu haben, ist es ja oft nicht möglich, Bestimmtes über den Sitz des Myoms, insbesonders, ob es ausgesprochen submukös ist, zu sagen. Da kann es nun geschehen, daß man wegen der hochgradigen Anämie die Bestrahlung ausführen läßt, aber vergeblich auf den Erfolg wartet, ja sogar noch besonders schwere Blutungen erlebt, die die Frau aufs äußerste gefährden. Dann operiert man unter vielleicht noch ungünstigeren

Verhältnissen als vorher. In solchen Fällen erscheint es immer noch am
zweckmäßigsten, bei strengster Bettruhe unter reichlicher Gabe der genannten Mittel die Blutung zum Stillstand zu bringen und die Frau nach
dem Vorgang STOECKELS durch *Bluttransfusion*, in leichteren Fällen
durch systematische Einläufe von *Ringerlösung*, ferner durch *Eisengaben*, aber auch durch *intramuskuläre Blutinjektion* in kleinen Gaben
(8 bis 10 ccm eine Woche lang gegeben) operationsbereit zu machen.

Der in die Scheide geborene Polyp ist für den praktischen Arzt
von großer Wichtigkeit. Die im Abdrehen desselben bestehende Behandlung ist S. 74 geschildert.

Im Abschnitt der Kastration ist ausführlich über die Folgen derselben die Rede (S. 96ff.). Hier soll nur darauf hingewiesen werden, daß
nach der Meinung so mancher Gynäkologen zumindestens ähnliche Folgen
zu befürchten sind, wenn zwar die Eierstöcke belassen, der Uterus aber
entfernt wird. Dieser Meinung kann sich Verfasser aus vielfältiger eigener
Erfahrung nicht anschließen. Trotzdem muß es als bindende Pflicht gelten,
in jüngeren Jahren unter allen Umständen zu trachten, wenigstens
einen Eierstock bei der Myomoperation zu erhalten. Nimmt man ohne
zwingenden Grund beide weg, dann hat man nicht viel mehr geleistet als
mit der Röntgenbehandlung, dabei aber die Frau einem Eingriff ausgesetzt, der dennoch trotz aller Fortschritte mit einer Mortalität belastet
ist. Dagegen erscheint es richtig, bei Frauen um die Menopause herum
und selbstverständlich bei Myomträgerinnen nach der Menopause, wenn
operiert wird, die Eierstöcke mitzunehmen, um die Frau ein für allemal
durch diese eine Operation vor allen Weiterungen zu sichern. Daß man
bei jüngeren Frauen nicht nur die Eierstöcke erhalten, sondern auch
von der konservativen Myomoperation (Enucleation, hohe supravaginale Amputation, Fundusresektion) nach Möglichkeit Gebrauch
machen wird, bedarf wohl keiner besonderen Betonung. Sie aber um
jeden Preis erzwingen zu wollen, ist verfehlt. Nach kürzerer oder
längerer Zeit melden sich die zurückgebliebenen, inzwischen gewachsenen
Myomknoten von neuem, und die Patientin kann vor die Notwendigkeit einer zweiten, jetzt vielfach technisch weit schwierigeren Operation
gestellt sein.

Carcinoma uteri.

Operables Uteruskarzinom.

Mit Fug und Recht bezeichnet STOECKEL die rechtzeitige Erkennung
des Gebärmutterkrebses als die Aufgabe des praktischen Arztes. Bei der
Häufigkeit des Kollumkarzinoms (61% aller Genitalkarzinome) gegenüber dem ungleich gutartigeren und selteneren Korpuskarzinom (16%
der Genitalkarzinome) muß denn auch der praktische Arzt in jedem Fall
unregelmäßiger Blutungen, ganz besonders aber der so bezeichnenden
Kontaktblutungen und des fleischwasserähnlichen Ausflusses unbedingt die Diagnose durch Untersuchung klären und darf in den
immer wieder gerügten Fehler, ohne Untersuchung Therapie treiben zu
wollen, unter gar keinen Umständen verfallen, weil er sich damit eines

sträflichen Leichtsinns schuldig macht, der der Frau das Leben kosten kann. Er soll auch Erosionen, die nur einigermaßen verdächtig erscheinen, nicht durch längere konservative Behandlung hinziehen, weil er un-einbringliche Zeit versäumen kann, sondern soll sie dem Facharzt zu-weisen oder einer Anstalt überantworten, wo leichter auf Grund reich-licher Erfahrungen, oft schon durch die bloße Palpation und Inspektion, die Diagnose gemacht werden kann, während sie dem weniger Geübten naturgemäß öfter verschlossen bleibt. Auch der Probeexzision durch den praktischen Arzt kann man, wenn er nicht gut gynäkologisch vorgebildet ist, nicht vorbehaltlos das Wort reden, weil es geschehen kann, daß, ab-gesehen von den immerhin möglichen Gefahren des Eingriffes (Blutung, Parametritis, Sepsis) die verdächtige Stelle belassen, eine unverdächtige aber exzidiert oder das Gewebe so entnommen wird, daß es nicht im Zu-sammenhange mit seinem Mutterboden bleibt. Dadurch werden dem Pathologen, der gerade das charakteristische Tiefenwachstum neben den anderen Merkmalen der Krebswucherung feststellen soll, unnötig und sehr zum Nachteil der betreffenden Frau Rätsel aufgegeben. Auch die Probeabschabung Schillers und die nicht eindeutige Lugolpinselung der Portio desselben Autors sind nicht Sache des praktischen Arztes. Ebenso bleibt die Hinselmannsche Kolposkopie, der man mit Winter nur einen begrenzten Wert zuschreiben kann, dem Facharzt vorbehalten. Dem prak-tischen Arzt obliegt es, in eindeutigen Fällen von Karzinom die Diagnose den Angehörigen der Patientin auszusprechen, in verdächtigen unter allen Umständen auf die baldigste Klärung des Krankheitsbildes zu dringen. Entledigt er sich dieser Aufgabe rechtzeitig und mit aller Energie, so hat er von seinem Posten aus das größere Verdienst an der Heilung einer Karzinomkranken als der gynäkologische Techniker, der große Reihen solcher Fälle operiert.

Auch für das Karzinom gilt mit Recht dem praktischen Arzt gegen-über der Rat, daß er seiner Patientin die vom Facharzt einzuschlagende Therapie nicht vorschreiben soll. Bei der aber heute betriebenen Auf-klärung des Volkes gerade hinsichtlich des Krebses, seiner Gefahren und seiner Heilbarkeit, muß der Arzt in Fällen, wo zwischen Operation und Bestrahlung scheinbar die freie Wahl besteht, entsprechenden Fragen gegenüber Rede und Antwort stehen können. Darum seien einige dies-bezügliche Bemerkungen hier angeschlossen. Mag man auch entschieden ein Anhänger der Operation sein, so muß man als solcher billigerweise den Standpunkt derer, die in der Radium-Röntgenbestrahlung — es ist hier zunächst nur vom Kollumkarzinom die Rede — das Verfahren der Wahl erblicken, sich mindestens teilweise zu eigen machen. Die Ergebnisse umfangreicher und genauer statistischer Forschungen müssen denn doch auch die Anhänger der operativen Therapie, zu welcher sich Verfasser als Schüler Pehams bekennt, insoweit berücksichtigen, daß sie dieses Ver-fahren, dessen Ausbau zur gegenwärtigen Höhe wir vor allem Döderlein, Forsell, Seitz, Wintz, Gauss, Menge, Eymer u. a. verdanken, als nahezu gleichwertiges Konkurrenzverfahren, ja in ausgesuchten Fällen als das der Operation entschieden vorzuziehende, anerkennen müssen. Wenn

die Strahlentherapeuten mit eiserner Folgerichtigkeit grundsätzlich nur
dieses Verfahren gelten lassen, so ist anderseits ein einseitiger Standpunkt
für die Anhänger der Operation nicht mehr haltbar. Die geringere
Gefährlichkeit der Radium-Röntgenbehandlung ist das den praktischen
Arzt und noch mehr die Patientin am meisten bestechende in dieser Art
der Therapie. In der Tat ist ja die Mortalität der Radiumbehandlung
an Septicopyämie, Embolie, Peritonitis im Vergleich zur primären
Mortalität der Karzinomoperation geringer. Sie beträgt in den Händen
der erfahrensten Strahlenforscher, z. B. aus der Klinik GAUSS, etwa
$1^1/_4\%$ für das Kollum- und noch nicht 1% für das Korpuskarzinom.
Nach dem neuesten Bericht E. MAIERS aus dem Strahleninstitut des
Krankenhauses der Stadt Wien betrug unter rund 1500 behandelten
Fällen von Gebärmutterkrebs die primäre Mortalität in 8 Jahren nur
$0,6\%$, woraus der Wert solcher Sonderabteilungen klar hervorgeht.
Wenn bei den besten Operateuren aber die Dauerheilung operierter
Karzinomkranker die der bestrahlten Fälle übertrifft, obwohl der primäre
Operationsverlust von 6 bis 10% und mehr die Operationsstatistik be-
lastet, muß man doch der Anschauung huldigen, daß die Operation im
Hinblick auf das Vorkommen strahlenrefraktärer Karzinome günstiger
ist, zumal wir heute mit ihr in der postoperativen Nachbestrahlung mit
Röntgen uns auch die Vorteile dieses Verfahrens sichern. Es gibt aber Fälle,
in denen heutzutage auch von unentwegten Anhängern der Operation
die Bestrahlung entschieden vorgezogen werden muß. Selbstverständlich ist das bei schweren Allgemeinerkrankungen, in denen früher der
einzig gangbare Weg der Operation nicht selten zugleich das Todes-
urteil bedeutete; aber auch noch andere innere und äußere Umstände
sind es, welche die Anhänger der Operation zum Aufgeben des Operations-
planes und Einleitung der Strahlentherapie veranlassen sollen. So hält
Verfasser die Operation eines Halskrebses der Gebärmutter bei Frauen
unter 30 Jahren nicht für angezeigt, wenn es sich um ganz beginnende, strengst auf die Portio lokalisierte · Fälle handelt, die durch
die Radiumbehandlung dauernd geheilt werden können, ohne daß wir
die Frau als Geschlechtswesen durch Wegnahme des gesamten inneren
Genitales und der halben Scheide vernichten müssen. Man wird ein-
wenden, daß die notwendige Röntgennachbestrahlung, welche die Eierstöcke zerstört, auf dasselbe hinausläuft wie die Ausrottung des Genitales, kann aber diesem Einwurf damit begegnen, daß bei ganz
beginnenden Fällen eine Radiumeinlage allein genügt; aber selbst
dort, wo eine Röntgenbestrahlung angeschlossen wird, läßt diese bei
Erhaltung der Scheide die Ausfallserscheinungen nicht so fühlbar
werden als bei der Operation. Es können also auch äußere Umstände,
denen sich der Arzt auch als Anhänger der Operation nicht verschließen
darf, für die Wahl der Radium-Röntgenbehandlung entscheidend sein.

So hat Verfasser vor mehr als 10 Jahren bei einer 36jährigen Frau mit
einem auf die vordere Muttermundslippe beschränkten Portiokarzinom von
der Operation Abstand genommen, weil die Frau eine neue Ehe eingehen
wollte, und nur mit Radium bestrahlt. Die Patientin ist bis heute gesund.

Umgekehrt hören wir — wenn man nur darnach fragt — wiederholt die bittersten Klagen von jüngeren Frauen über die Zerstörung
ihrer Ehe nach der Radikaloperation wegen der Schwierigkeit des
Beischlafvollzuges infolge des kurzen Scheidenblindsackes und der
oft bestehenden Schmerzen beim Verkehr. Auch Fälle mit angeborenen Abwegigkeiten des uropoetischen Systems sind m. E. nach,
mögen sie auch gut operabel sein, weit besser der Strahlenbehandlung
zuzuführen. Frauen mit Dystopie der Nieren, Hufeisenniere, Verdoppelung
der Harnleiter und Nephrektomierte werden besser der Strahlentherapie
unterworfen, weil die Gefahr der Pyelitis in solchen Fällen, besonders
bei der Wertheimschen Operation, aber auch bei der erweiterten vaginalen Operation zu groß ist. Was die allgemeinen Kontraindikationen
anlangt, die Krankheiten des Herzens, der Lunge, Stoffwechselkrankheiten usw., so sind diese heute, wo das erweiterte vaginale Verfahren,
ganz besonders im Verein mit der Lokalanästhesie so leistungsfähig
ausgebaut ist, vielfach nicht mehr so ernstlich zu Recht bestehend wie
für den abdominellen Weg, der im übrigen durch die Verwendung der
Lumbalanästhesie auch in dieser Hinsicht viel breiter geworden. Immerhin wird man bei solchen Gegenanzeigen sich heute sehr zum Vorteil der
Kranken für die Bestrahlung leichter entscheiden. Bei der anerkannten
Leistungsfähigkeit der Bestrahlung und ihren entschieden geringeren
primären Gefahren werden auch von den Freunden der Operation die
Grenzfälle, die erfahrungsgemäß eine hohe primäre Mortalität bei der
Operation geben, mit Recht der Bestrahlung zugewiesen. Wiederholt
gelingt es auch, solche Fälle dauernd zu heilen, und die Frauen mit
Rezidiven nach Bestrahlung sind besser daran als die Frauen mit
Rezidiven nach der Operation, weil sie in weit fortgeschrittenen Fällen
nach der Operation kaum mehr eine Erholung erleben. So ergibt sich
heute für die Behandlung der Karzinome eine Therapie der mittleren
Linie, die die besten Erfolge hinsichtlich einer möglichst geringen
Operationssterblichkeit und einer möglichst großen Dauerheilungsziffer
dann gewährleistet, wenn der Operation im allgemeinen beginnende und
mittelschwere Fälle zugewiesen, die übrigen der Bestrahlung über-
antwortet werden, und wenn der Standpunkt des Gynäkologen kein
starrer, sondern den Verhältnissen des Einzelfalles möglichst weit an-
gepaßter ist.

Es würde den Rahmen dieses Buches überschreiten, sollten die Vor-
und Nachteile der beiden Operationsverfahren, des vaginalen und abdominalen Weges, hier kritisch gegeneinander abgewogen werden. Nur
soviel sei gesagt, daß die erweiterte vaginale Operation bei annähernd
gleichen Dauerergebnissen eine wesentlich geringere Operationssterblichkeit aufweist, weshalb sie namentlich bei älteren Frauen, besonders solchen
mit dicken Bauchdecken und Krankheiten des Herz-Gefäßsystems und
der Respirationsorgane auch von den Anhängern des abdominalen Verfahrens entschieden bevorzugt wird, ja von einzelnen Gynäkologen wie
STOECKEL, v. MIKULICZ-RADECKI u. a. überhaupt nur mehr allein geübt
wird. Die unbestrittene Tatsache, daß bei der WERTHEIMschen Ope-

ration die Drüsen mit entfernt werden können, bei der Schautaschen Operation nicht, ist nicht so schwerwiegend als dies auf den ersten Blick scheinen mag. Ganz abgesehen davon, daß man niemals alle Drüsen ausräumen kann, müssen vergrößerte ausgeräumte Drüsen nicht karzinomatös sein, während zurückgelassene kleine Drüsen karzinomatös sein können. Überdies scheint die Strahlenbehandlung gerade solche Krebsreste in Lymphdrüsen soundso oft zu beseitigen. Im übrigen ist die Zahl der nach Exstirpation karzinomatöser Lymphdrüsen geheilt gebliebenen Fälle sehr gering.

Da der praktische Arzt immer über die Heilungsaussichten seiner Karzinomkranken, mögen sie nun bestrahlt oder operiert werden, befragt wird, so soll er wissen, daß von beginnenden Fällen 75 bis 85% bei rechtzeitiger Inangriffnahme der Therapie einer Dauerheilung zugänglich sind, wenngleich auch nach der willkürlich festgesetzten Zeit der Beobachtung von 5 Jahren, nach welchen man von Dauerheilung spricht, auch noch ·Rezidive vorkommen. Fälle, welche bereits weiter fortgeschritten, aber immer noch gut operabel sind, bieten bereits weniger Aussichten für die Dauerheilung, doch kann man mit ruhigem Gewissen sagen, und das soll der Arzt weiterverbreiten, daß von allen Karzinomen des Collum uteri, welche sich in einem solchen Zustand befinden, daß sie noch operiert werden können, nach 5 Jahren rund 42 bis 50 v. H. noch gesund am Leben sind, und von allen Karzinomen des Kollum überhaupt, auch die inoperablen und ganz aussichtslosen Fälle inbegriffen, nach 5 Jahren immerhin noch rund $^1/_4$, ja mehr leben. Das ist eine sehr respektable Zahl, die im Vergleich zu den traurigen Ergebnissen der Karzinomoperation anderer Organe — man denke nur an das Magenkarzinom — diese bösartige Krankheit in weit günstigerem Licht erscheinen läßt als andere Karzinome, darunter auch das Mammakarzinom.

Über das Korpuskarzinom, soweit es operabel ist, können wir uns kürzer fassen. Es ist fast regelmäßig die Krankheit der Matrone, das Karzinom des abgelebten Lebens (Stoeckel). Es beginnt und verläuft durch lange Zeit recht unscheinbar, und durch Monate kann nichts als das gelegentliche Auftreten leichter Blutungen und eines spärlichen, nicht selten übelriechenden Ausflusses der Hinweis auf schwere Veränderungen sein, die in der Korpushöhle vor sich gehen. Frankl hat mit Recht auf die Tatsache hingewiesen, daß man auf die Vergrößerung des Uterus nicht warten darf. Lange Zeit bleibt er nämlich trotz eines sich entwickelnden Karzinoms klein und der Befund eines atrophischen Uterus ist noch kein Gegenbeweis gegen das Karzinom. Bekannt ist ferner, daß nur die mikroskopische Untersuchung der zu diesem Zwecke aus der Korpushöhle entnommenen Partikel die Diagnose sichern kann, die unter allen Umständen bei einer jenseits der Menopause blutenden Frau mit normalem Muttermund gemacht werden muß. Wichtig ist die von meinem Lehrer Peham immer betonte Tatsache, daß bei ungenügender Aufschließung der Gebärmutter ein beginnendes, besonders in einer Tubenecke sitzendes Karzinom sehr leicht übersehen werden kann. Darum ist es nur anzuraten, gründlich zu dilatieren, bevor man kürettiert, was mit Rücksicht auf die

Perforationsgefahr derartiger Fälle immer mit großer Vorsicht geschehen muß. Ungefährlicher ist die Austastung in dieser Hinsicht, die aber eine Dilatation der Cervix für den Finger voraussetzt.

Im übrigen kann man in Fällen von Karzinomverdacht im Matronenalter auch ohne Sicherung der Diagnose durch Probeabrasio von vornherein die vaginale Totalexstirpation des Uterus ausführen, mag sich auch dann herausstellen, daß die Blutungsursache nicht in einem Karzinom, sondern in einem Adenom der Korpushöhle, in seniler Endometritis oder in Gefäßveränderungen gelegen war. Bei der Ungefährlichkeit der einfachen vaginalen Totalexstirpation ist dieser radikale Standpunkt, wie ihn PEHAM und STOECKEL vertreten, durchaus berechtigt und hat Verfasser so gut wie niemals zu üblen Zufällen geführt.

Auch beim Korpuskarzinom treten manche Anhänger der Bestrahlung des Kollumkarzinoms für diese Art der Behandlung ein. Soll man nach dem heutigen Stand unseres Wissens — beim Kollumkarzinom auch als Vertreter der operativen Therapie — der Bestrahlung einen entsprechenden breiten Raum einräumen, so ist gegenüber der Bestrahlung des Korpuskarzinoms ein ablehnender Standpunkt durchaus berechtigt. Die geradezu ausgezeichneten Ergebnisse der einfachen Totalexstirpation des Uterus und der Adnexa beim Korpuskarzinom, welche bei geringer primärer Sterblichkeit hinsichtlich der Dauerheilung von ca. 60% wesentlich bessere sind als bei der Strahlenbehandlung, lassen uns diesen Standpunkt im Verein mit der prophylaktischen Nachbestrahlung unbeirrbar beibehalten. Dazu kommt noch ein wichtiger, wie es scheint, nicht genug gewürdigter Punkt. Bei dem Umstand, daß die Radiumbehandlung für die Patientin mit nicht geringen Unannehmlichkeiten und Beschwerden und sogar stärker als das Kollumkarzinom mit Läsionen der Blasenschleimhaut durch die Radiumwirkung belastet ist, stellt namentlich die vaginale Totalexstirpation des Uterus körperlich und seelisch an die Patientin keine sehr großen Anforderungen und macht die Frau mit einem Schlag frei vom örtlichen Behandlungszwange, was nicht zu unterschätzen ist. Die abdominelle Totalexstirpation freilich, welche notwendig wird, wenn das Korpuskarzinom in einem größeren Uterus myomatosus auftritt oder dann, wenn die Entwicklung des Uterus per vaginam von vornherein schwierig, ja unmöglich erscheint, ist freilich kein kleiner Eingriff, zumal es sich, wie gesagt, um Frauen handelt, deren Organe verbraucht sind. Trotzdem ist er nicht zu umgehen, denn gerade diese großen myomatösen Uteri mit der unregelmäßig gestalteten Zervixhöhle eignen sich nicht für die Bestrahlung.

Mit der Diagnose Karzinom durch den praktischen Arzt und der Zuweisung des Falles in fachärztliche Hand ist die Aufgabe des praktischen Arztes aber nicht erschöpft. Im Gegenteil, nach vollendeter Operation oder Strahlenbehandlung übernimmt er von neuem seine Patientin und kann durch zweckmäßige Ratschläge und Behandlung, die im Anschluß an die Entlassung für die nächsten Wochen und Monate immer noch notwendig sind, viel Gutes tun. Außerdem aber hält er die Patientin zusammen mit der Anstalt in ständiger Beobachtung und sorgt dafür, daß sie die Kontrolluntersuchungen nicht versäume. Diese finden am besten in den beiden ersten Jahren jedes Vierteljahr, im dritten alle vier Monate und im vierten und fünften Jahr jedes halbe Jahr statt, entsprechend der Erfahrung, daß, je weiter zurück die Operation liegt, desto geringer die Rezidivgefahr wird, wissen wir doch durch WEIBELS Untersuchungen, daß ins erste Jahr nach der Operation 50% aller Rezidive, in das fünfte aber nur mehr 3,4% fallen. Dieses Zusammenarbeiten zwischen Arzt und Klinik, wie es die großen Kliniken halten, kann sich nur zum Segen für die Patientin und zum Vorteile des praktischen Arztes, der die Frauen nicht verliert, auswirken. Besonders wichtig sind regelmäßige Wägungen des Körpergewichtes, welches, wie bekannt, eines der wichtigsten Hinweise auf Rezidivfreiheit oder ein Rezidiv ist, indem ein deutlich sinkendes Körpergewicht leider im Sinne eines aufkommenden Rezidivs spricht. Neben dieser Gewichtsprüfung fällt dem praktischen Arzt die Nachbehandlung so mancher Nachwehen, wie sie sich an die Operation anschließen, zu. Anordnung einer natürlichen Lebensweise, richtige Einteilung der Zeit mit besonderer Rücksichtnahme auf den Aufenthalt im Freien, entsprechende Verteilung der Mahlzeiten, Verordnung appetitanregender Mittel (Stomachica S. 241), Verschreibung von Nährpräparaten (S. 241), Nachbehandlung der so lange sich immer wieder rührenden Blasenerscheinungen (Blasenkatarrh, Tenesmen, relative Inkontinenz), entsprechende Verordnungen für den regelmäßigen Stuhlgang und ganz besonders Maßnahmen zur Linderung von Ausfallserscheinungen, wie sie durch die Entfernung der Ovarien bzw. die Vernichtung der Follikel durch die Röntgenbestrahlung, namentlich bei Frauen in jüngeren Jahren notwendig werden. Außerdem hat der praktische Arzt in Fällen, die nur der Bestrahlung unterzogen wurden, Hautschädigungen nach der Bestrahlung zu verhüten, indem er auf die Druckgefahren der Mieder, Gürtel, Strumpfhalter, auf die Unzweckmäßigkeit feuchter Umschläge, zu energischer Beheizung durch den Thermophor und heißer Kataplasmen, durch Heißluft, Höhensonne oder Sonnenbestrahlung hinweist und auf die Vermeidung scharfer Seife, ebenso wie auf die chemisch reizenden Stoffe wie *Jodoform, Dermatol, Blei-, Quecksilber-* und *silberhaltiger Salben* einschließlich des *Perubalsams* dringt. Bekanntlich dürfen in den ersten 4 Wochen nach der Bestrahlung Waschungen nur mit lauwarmem Wasser oder noch besser nur mit Olivenöl vorgenommen werden; Abreibungen mit fettentziehenden Mitteln, wie *Benzin, Tetrachlorkohlenstoff, Äther* usw. müssen unter allen Umständen unterbleiben. Als Mittel zur Einfettung der Bauchdecken dienen *Vaseline, Lanoline, Niveacreme, Fissanpaste, Zinkpaste* oder die WINTZsche Salbe[1], ferner die *Desitinstrahlensalbe*, die man nach BANDHAUER durch 3 Monate erst 2mal, dann 1mal täglich dick auflegt. Auch die durch Röntgen und Radium irritierte Scheidenschleimhaut

---

[1] Rp.: Adeps lanae anhydr. pharm. 34%, Vaseline 22%, Ceresin 2% ölige oder wässerige Auszüge aus Semen terminaliae, Folia Psidi pyriferi Radix Rumicis crispi 42%.

spricht auf *Zinkpaste* oder *Desitinsalbe* gut an. Auch gegen den Röntgen-
kater muß der Arzt anzukämpfen wissen. Gute Wirkung sieht man von
dem Cholesterinpräparat *Colsil*, das man vor und während der Bestrahlung
in Form von Suppositorien oder Tabletten (im ganzen etwa 6 bis 8) gibt.
Auch *Kardiazol-Ephedrin* — 20 Tropfen oder 1 Tablette vor Beginn der
Röntgentherapie und am Abend — haben sich ebenso bewährt wie die
i. m. Injektion von 1 bis 2 ccm *Hepatrat*, allenfalls in Verbindung mit
Vitamin-B$_1$-Präparaten. In leichteren Fällen beseitigt man die Üblichkeiten auch durch *Kochsalz* oder *Traubenzucker* ($^1/_2$ Teelöffel *NaCl* oder
Dextropur per os oder 1 Teelöffel für ein Tropfklysma). Diese Aufgaben
harren des praktischen Arztes, dem die Patientin also wieder in die Hände
gegeben wird, nachdem die fachärztliche Behandlung beendet ist.

Inoperables Uteruskarzinom.

Was nun die Behandlung des inoperablen Uteruskarzinoms anlangt,
so muß offen zugegeben werden, daß die alten Gynäkologen in der symptomatischen Behandlung der Krankheit mehr erfahren waren als wir, da
ihnen nichts als diese zu Gebote stand. Heute ist auch die symptomatische
Behandlung des inoperablen Karzinoms ganz unter die Wirkung der
Strahlen gestellt. Wo immer es angeht, muß der Arzt trachten, das
inoperable Karzinom der Anstalt einzuweisen. Ganz abgesehen davon, daß
er oft nicht in der Lage ist, zu entscheiden, ob der Fall wirklich inoperabel
ist oder nicht, lehrt ja die Erfahrung, daß auch inoperable Karzinome
durch Radium-Röntgenbehandlung noch einen 5-Jahres-Heil-
erfolg in 10, ja 19% erreichen können (Döderleinsche Klinik,
Strahleninstitut des Krankenhauses der Stadt Wien). Dazu eignet
sich sehr auch die Kontaktbestrahlung nach Schaefer-Witte mit
dem Körperhöhlenrohr. Ist dieser Umstand allein schon richtunggebend für diese Behandlung, so muß sie auch bei offenkundiger Aus-
sichtslosigkeit einer Radikalheilung durch die Radiumbehandlung
deswegen als großer Segen bezeichnet werden, weil sie am besten die
Symptome, insbesondere die Blutung und Jauchung zu beseitigen gestattet und das mit einem verhältnismäßig wenigstens leicht für die
Patientin ertragbaren Verfahren. Dazu kommt noch ein unschätzbarer
Vorteil, und das ist der, daß das die Frauen am meisten beunruhigende
Symptom, die Blutung, vielfach dauernd beseitigt werden kann. Damit
ist aber so viel gewonnen, daß die Kranke den an ihr zehrenden Verdacht
einer krebsigen Neubildung meist von sich weist; nun hat es der Arzt
viel leichter, die Symptome des in der Bauchhöhle fortschreitenden
Leidens durch kluge Täuschung der Patientin so zu verschleiern, daß
ihr das Trostlose ihrer Lage bis zum Ende nicht zum Bewußtsein kommt.
Immerhin gibt es auch heute noch Fälle, in denen äußere Umstände
die immer erstrebenswerte Radium-Röntgenbehandlung nicht durchzuführen gestatten. Dann muß man sich jener Methoden bedienen, wie
wir sie ursprünglich angewendet haben und wie wir sie auch im Beginne
der Radiumbehandlung zur Vorbereitung der Radiumeinlage verwendeten,
nämlich das Auslöffeln und Verschorfen des Karzinoms. Wie Stoeckel

mit Recht hervorhebt, ist die gründliche, in Narkose ausgeführte Aus-
löffelung eines Karzinoms, die von einer heftigen Blutung begleitet ist und
ausnahmsweise zum Einbrechen des Löffels in die Blase und ins Rektum
führen kann, bzw. zur Eröffnung des Douglas, technisch gar nicht so
leicht und soll nur von solchen, die es gemacht haben, und auch da nur
mit guter Assistenz durchgeführt werden. Wird sie nämlich nur oberflächlich gemacht, ist der Erfolg ganz ungenügend, die stehengebliebenen
Karzinomreste wuchern weiter, bluten mächtig, und die Jauchung nimmt
kein Ende. Man muß so tief auskratzen, bis man auf das harte Muskelgewebe kommt, wobei es geschehen kann, daß auch größere Schlagader-
äste recht heftig bluten. Nun muß man das Gewebe entweder mit dem
alten Glüheisen oder mit dem Kugelbrenner des Paquelin ganz verschorfen, bis es hart und trocken geworden ist. ,,Glashart muß der
Brennschorf sein, man muß auf ihn klopfen können. Nach der Verschorfung darf auch nicht ein Tropfen Blut mehr kommen" (STOECKEL).
Sehr vorteilhaft ist es, entsprechend dem Rate dieses Autors, den Krater
mit *Bortannin* zu plombieren, indem man einen Gazetupfer mit *Bor-*
tannin beschickt, zu einem Beutelchen zusammenbindet und in den
Krater steckt. In Fällen nicht zu stillender Blutung muß man Tampons,
die mit *Liquor ferri sesquichlorati* getränkt sind und die man mit Wasser
dann völlig ausdrückt, so daß der ätzende Liquor nicht ausfließt,
benutzen. Dann tamponiert man die Scheide, damit die Liquor-
kugeln im Krater liegen bleiben. Tamponentfernung nach 5 Tagen. Zur
Verkleinerung des Kraters wendet man Gazetupfer an, die mit einem
Brei aus 10%igem *Tannin-Borglyzerin* getränkt sind. In Fällen, wo
trotzdem die Blutung weiter besteht, rät STOECKEL zur subkutanen
Injektion von *Gelatine*, die man auch in den Speisen und als *Gelatine-*
klysma geben kann, wie bei den Blutungen (S. 64) beschrieben ist.
Intern wendet er 8 bis 10 Tropfen einer *Adrenalinlösung* 1 : 1000 an. In
ganz vereinzelten Fällen immer wieder sich meldender schwerer Blutungen
kann man in Anstalten von der Unterbindung der zuführenden Gefäße Gebrauch machen (die Unterbindung der Art. hypogastrica ist
übrigens nach dem Vorschlage ORTHNERs [Ried] extraperitoneal durchführbar).

Ein altes, gelegentlich auch in unserer Zeit wieder empfohlenes Verfahren der Behandlung inoperabler Karzinome und besonders der Korpus-
karzinome, ist die Verätzung des Krebses mit *Chlorzink* nach DUMONT-
PELLIERE. Man kann Chlorzink in Substanz, verdünnt mit Wasser 1 : 2
oder 2 : 1 in ausgedrückten Wattebäuschchen in den Halskanal bringen,
muß aber durch feuchte, in *Natrium-Bicarbonatlösung* getränkte Tampons
die Scheide vor der Verätzung schützen. So kann man Blutungen, wie sie
trotz gründlicher Verschorfung noch auftreten können, zum Stillstand
bringen, doch darf nicht vergessen werden, daß das Verfahren schmerzhaft
und auch gar nicht ungefährlich ist, weil sich sehr tiefe Ätzschorfe bilden
können. Das ist ganz besonders zu bedenken, wenn man diese Methode
beim inoperablen Korpuskarzinom anwendet. Nach Erweiterung des
Halskanals legt man *Chlorzinkstäbchen von 8 mm Dicke und 7 cm*

Länge in die Gebärmutter, die nach folgender Vorschrift bereitet
werden:

> **136.** Zinc. chlorat. ...... 20,0—40,0
> Zinc. oxydat. 10,0
> Farin. trit. 30,0
> Aq. q. s. ut. f. bac. ... 8 × 70 mm

Natürlich muß auch hier die Scheide vor der Verätzung geschützt werden.
Unter Temperatursteigerung und heftigen krampfartigen Schmerzen
kommt es zu völliger Nekrose um das Stäbchen herum, und in der zweiten
Woche kann man, wie dies DRIESSEN neuerdings gezeigt hat, den Ausguß
mit der Kornzange herausheben. Für solche Fälle kann man zur Chlor-
zinkätzung immerhin gelegentlich greifen, um so mehr, als man bei den
inoperablen Korpuskarzinomen mit der Bestrahlung nicht gerade
Glänzendes erzielt.

Die von ORTHNER [Ried] beim inoperablen Gebärmutterkrebs beobachtete Besserung desselben bis zur Operabilität durch örtliche Anwendung von mit *Lebertran* getränkten Tampons scheint auch nach
Verfassers bisherigen Erfahrungen in der Tat nicht nur den Verlauf
langsamer zu gestalten, sondern auch der Kachexie beträchtlich entgegen-
zuarbeiten. Aber auch die innere Darreichung ist für alle inoperablen
Karzinome, sofern sie nicht ganz verlorene Fälle darstellen, sehr empfehlenswert. Dem widerlichen Geschmack des Lebertrans kann man
dadurch begegnen, daß man eine Orangenschale vor der Einnahme oder
ein Stückchen eines Pfefferkornes zerbeißen läßt.

Damit sind wir bei der Frage angelangt, wie man sich grundsätzlich
in Fällen inoperabler Karzinome überhaupt nach Ausschöpfung der
Operations- und Bestrahlungsmethoden den verschiedenen, in der Krebs-
bekämpfung vielfach angewendeten und in ihrer Wirksamkeit meist
kritiklos überschätzten Mitteln gegenüber zu verhalten habe. Ist auch
ihr Erfolg durchaus zweifelhaft, so vermag man damit vielleicht doch in
dem einen oder anderen Falle den Zustand zu bessern und den verzweifelten
Kranken und deren Umgebung damit einen Hoffnungsfunken zu geben,
so daß eine grundsätzliche Ablehnung solcher kaum je schädlichen Mittel
unseres Erachtens nach zu weit geht.

Über das Ausmaß der Leistungsfähigkeit der diätetischen, das
tierische Fett ganz ausschaltenden Behandlung FREUNDS sind die Akten
noch nicht geschlossen.

Indem dieser Forscher das Karzinom als Folge einer Verdauungsanomalie
auffaßt, verlangt er Desinfektion des Darmes und Änderung der Nahrung.
Jene durch häufige hohe Irrigationen, besonders aber durch den Enterocleaner (2mal wöchentlich), diese durch Ausschaltung des tierischen Fettes
aus der Nahrung und jener Bestandteile derselben, die saure Gärung verursachen, ferner durch vermehrte Zufuhr jener Stoffe, die der Kultur des
erkrankten Bacterium coli entgegenwirken: ganz mageres Fleisch oder dessen
Verdauungsprodukte, fettfreies Casein, alkalisierende Pflanzenkost und Olivenöl. Zur Desinfektion des Dünndarmes werden ätherische Öle in Pillenform
verwendet. Rp.: Ol. Menth. pip., Cer. alb. aa 60,0, Bol. alb. 30,0. Divid.
in pil. Nr. 600. — S. 50 Pillen pro Tag (10 Pillen können leicht in einem Tee-

löffel mit Wasser genommen werden). Oder: Salol, Resorcin aa 15,0. Divid. in pil. Nr. 150. S. 20 Pillen täglich. Ausführliches bei Kretz: Die krebsfeindliche Diät. Wien 1938 bei W. Maudrich.

Hinsichtlich der Behandlung inoperabler Karzinome mit Autolysaten des betreffenden Tumors sind die Erfolge sehr fraglich. Verfasser hat bei wiederholter Anwendung keine nennenswerten Besserungen gesehen. Ähnlich scheint es nach eigenen Versuchen auch mit der Reinfusion von Aszites bei weit vorgeschrittenen Karzinomen der Ovarien zu sein, die freilich Thies in einem Falle für 2 Jahre Stillstand des Leidens brachte.

In diesem Zusammenhang sei auch auf die Therapie mit *Jod* und *Blei* bei inoperablen Karzinomen hingewiesen, welche von Fronz [Wien] in Form systematischer Einreibungen mit einer unter dem Namen *Tumorsan* im Handel befindlichen Salbe inauguriert worden ist. Ein Versuch mit diesem Verfahren kann immerhin, namentlich bei inoperablen Ovarialkarzinomen mit ihrer ganzen Hoffnungslosigkeit unternommen werden, wofür ein erfolgreicher, histologisch untersuchter Fall von Micholitsch spricht.

Über das *Kobratoxin* und seine Verwendung in Fällen inoperabler Geschwülste liegen noch zu wenige Erfahrungen vor, als daß man zu diesem Mittel eindeutig Stellung nehmen könnte. Wenn es auch im Tierexperiment Tumoren zum Verschwinden bringen kann, ist dies von der menschlichen Pathologie bis jetzt nicht erwiesen. Es scheint aber in hohem Maße schmerzlindernd zu wirken und länger als Morphium die unerträglichen Schmerzen so mancher Karzinomträgerinnen beeinflussen zu können. Man gibt es nach den Erfahrungen Kirschens am besten in der Menge eines $1/2$ ccm des Präparates *Kobratoxin Dumatra* (gebrauchsfertige Ampullen subkutan), und steigt nach Beachtung des Befindens höchstens bis zur doppelten, allenfalls bis zur dreifachen Dosis, um die Reizschwelle des Patienten zu erkunden. Vielleicht ist dieses Präparat berufen, gerade bei den unerträglichen Schmerzen weit fortgeschrittener Kollumkarzinome lindernd zu wirken. Freilich ist der dermalen noch hohe Preis einer breiteren Anwendung hinderlich.

Die schwierigste Aufgabe des Arztes bleibt eine gute symptomatische Behandlung der so mannigfaltigen Beschwerden der Karzinomträgerin. Sie ist eine große Kunst, und es ist begreiflich, wenn Chrobak sagte, daß er stolzer war, wenn es ihm gelang, eine solche Frau bis zu ihrem Ende über ihren wahren Zustand hinwegzutäuschen als über eine gelungene Operation. Zunächst sind es die Schmerzen, die keiner Frau erspart bleiben; wenn sie sich auch anfänglich in erträglichen Grenzen halten, später erreichen sie meist hohe Grade. Es ist natürlich sehr einfach, sie gleich mit *Morphin* zu bekämpfen. Bei einer längeren Dauer, wie sie diese schreckliche Krankheit hat, muß man sich auf einen langen Behandlungsplan gefaßt machen, in dessen Verlauf man mit dem *Morphium* so umgehen soll, daß es auch in den letzten Stadien seine wohltätige Wirkung nicht versagt. Wir beginnen grundsätzlich mit der großen Serie der bekannten Antineuralgica und Nervina, angefangen von

den einfachen Pulvern *Pyramidon, Antipyrin, Salipyrin, Migränin,
Aspirin, Codein, Dionin, Gardan, Compral*, übergehend zu den Misch-
pulvern *Veramon, Phenacodin, Codein-Amidopyrin, Codein-Migränin,
Cibalgin, Titretta analgica, Dormalgin, Saridon, Treupelsche Tabletten,
Gelonida antineuralgica, Neocratin, Belladonna*, bis wir zu *Dicodid,
Dilaudid, Eukodal, Pantopon* und *Morphin* gelangen. Besonders bewährt
haben sich die Mischpulver in der MARBURGschen Zusammensetzung:

137. Amidopyrin.
Phenacetin. . . . . aa 0,3
Coff. natr. benz. 0,1
Codein. phosphor. 0,02

Vor dem Morphin versuchen wir es noch mit dem *Kirschlorbeerwasser*
(mehrmals täglich *20 Tropfen Aqu. Laurocerasi*). Die *Morphindarreichung*
beginnen wir grundsätzlich mit *1%iger Lösung in Tropfen*, gehen zur
2%igen über, geben es dann in *Tabletten* oder *Pulvern*, in *Stuhlzäpfchen* zu
0,02 und schließlich in *Injektionen* 0,01 bis 0,02; manchmal genügen auch
diese nicht und wir müssen zum *Modiscop-„Stark"* greifen *(Morphin
2%ig — Dionin 3%ig — Scopolamin 0,04%ig)*. Der vielerfahrene ZWEIFEL
hat folgendes Rezept für solche Fälle als manchmal bis zum Tode
ausreichend angegeben:

138. Morph. hydrochlor. 0,6
Eumidrin. 0,2
Aqu. dest. ad 30,0
D. S. 3mal täglich 15 Tropfen.

Bekanntlich können die Schmerzen bei inoperablen Gebärmutter-
karzinomen so furchtbar sein, daß man als letzten Ausweg die Chordo-
tomie, also die Durchtrennung der Schmerzbahn im Hinterseitenstrang
vorgeschlagen und durchgeführt hat. Es kann seltene Fälle geben, wo die
Kachexie einerseits nicht allzuweit vorgeschritten, die Schmerzen anderseits so unerträglich sind, daß man dieses heroische Verfahren, welches
mit keiner geringen Mortalität behaftet ist, befürworten wird (HENKEL,
URBAN). Weit einfacher, dabei nach Angabe von KOBAYASHI recht befriedigend ist die subarachnoidale Injektion von 1,0 bis 1,1 ccm Alkohol
in 2 bis 4 Minuten zwischen 1. und 3. Lendenwirbel, die lange Zeit schmerzlindernd wirken soll.

Eine kolossale Plage für die Frau bedeutet das Auftreten von *Fisteln*,
von denen die Blasen-Scheidenfisteln auch bei sauberster Pflege, ständigem
Wechsel der Unterlagen, Auftragen von *Zinkpasta* in dicken Lagen über
der äußeren Scham und an den Genitokruralfalten das Wundwerden nicht
verhindern können. Am besten ist es noch, in solchen Fällen ein Urinale
zu geben und durch Spülungen mit *Kalium-hypermanganicum, 3%igem
Wasserstoffsuperoxyd* und *1%igem Thymol* den Geruch zu bessern. Auch
ein Tampon, in *Karbolglyzerin* getaucht und mit *Wismutsalbe* eingefettet,
hält den Harn etwas zurück und nimmt den Geruch. FRITSCH und
STOECKEL empfehlen ferner Umschläge mit *Aqua chlorata* zu machen,
um den Geruch zu bessern. Die Stuhlbeschwerden beim Karzinom sind

oft auch geradezu unerträgliche. Milde Einläufe mit *Kamillen* oder *Öl*, am besten am Abend gemacht (¹/₄ Liter), und milde Abführmittel (siehe diese) sind nicht zu umgehen.

Bekanntlich ist der Ausgang vieler solcher Fälle der in Urämie, eine Wohltat für die Patientin, die ihre letzte Lebenszeit benommen dahin-dämmert und der Schwere ihres Zustandes sich nicht bewußt ist. Da sie auf der Kompression der Harnleiter und damit auf der Unmöglichkeit der Harnausscheidung beruht, hat man versucht, ihr chirurgisch bei-zukommen und sozusagen prophylaktisch die Harnleiter per laparotomiam oberhalb des Krebses in die Blase einzupflanzen, um sie länger durch-gängig zu erhalten. In Fällen ausgesprochener Urämie hat man auch die Nephrostomie vorgeschlagen. Derartige Operationen sind wohl grund-sätzlich verfehlt. Die innere Therapie der Urämie kann in diesen Fällen nur eine symptomatische sein. Sie wird sich hauptsächlich gegen das Er-brechen wenden, gegen welches wir 2 Tropfen *Jodtinktur* in einem Eß-löffel Wasser und Nachtrinken von Milch verordnen oder von der *Aqu. chloroformiata* 2stündlich 1 Eßlöffel, wovon wir freilich nur wenig Erfolg sehen. Wir werden *Eispillen* schlucken lassen, eisgekühltes *Selterswasser* geben, rektal *Nautisanzäpfchen* oder 2 Eßlöffel *10%ige Natr.-Bromat-lösung in 50 ccm Milch als Klysma*, im übrigen aber sind wir gegen die gründliche Ausscheidung von Giftstoffen in diesen Fällen so gut wie machtlos. Bei urämischen Konvulsionen können wir gelegentlich durch eine venae sectio wenigstens diese beseitigen, wobei wir etwa 200 bis 300 ccm Blut entnehmen. Die heftigen Kopfschmerzen werden durch *Migränin, Antipyrin, Phenacetin*, das *Marburgsche Pulver* usw. und durch *Eisbeutel* einigermaßen gelindert. Schließlich muß man bei großer zere-braler Unruhe wieder zur Morphiumspritze greifen.

Ovarialgeschwülste.

Neben den praktisch wichtigsten, den epithelialen Geschwülsten des Eierstockes, den Kystadenomen und Karzinomen, kommen bekanntlich solche bindegewebiger Natur — die seltenen Fibrome und Sarkome — und schließlich die Abkömmlinge aller drei Keimblätter, die gutartigen Dermoide und ihre bösartige Spielart, die Teratome, ferner die nicht ganz seltenen Granulosazellgeschwülste (s. S. 70), die bösartigen Disgerminome und vermännlichende Tumoren, Arrhenoblastome, vor.

Es sollte nicht mehr geschehen, daß echte Geschwülste des Eier-stockes von Ärzten zur Bestrahlung uns in Fällen zugewiesen werden, in denen an der Tatsache der Geschwulst und ihrer Operabilität nicht ge-zweifelt werden kann. Es soll aber auch nicht vorkommen, daß Kystome des Eierstocks, die ohne weiteres als solche erkennbar sind, heute noch punk-tiert, ja mehrmals punktiert werden, weil sie unter der Diagnose Wasser-sucht laufen. Die rechtzeitige Erkennung der Eierstocksgeschwulst ist von der größten Tragweite. Würde man die gutartigen Ovarialgeschwülste in eine Skala der Gefährlichkeit der Genitalgeschwülste überhaupt ein-reihen, so müßten sie zwischen den Myomen und den Karzinomen stehen.

Sie sind jedenfalls weit ernster zu nehmen als die Myome, weil sie, mögen sie gutartig sein und auch bleiben, in sich den unaufhaltsamen Trieb des Wachstums bergen, ganz im Gegenteil zum Myom, das wachsen kann, aber nicht wachsen muß. Auch heute kommen noch riesige ein- und mehr-kämmerige Kystadenome vor, von denen ihre Trägerin den Stillstand ihres Wachstums erhofft, allein vergeblich. Ist dieser Punkt schon von größter Wichtigkeit, so sind es die anderen Gefahren, die von den Eierstocks-geschwülsten ausgehen, nicht minder. Das sind die Stieldrehung, die Ruptur, die Vereiterung, die Blutung in stielgedrehte und nicht stiel-gedrehte Tumoren und ganz besonders die maligne Entartung, die bei gutartigen Geschwülsten in 20% der Fälle beobachtet wird und besonders das meist beidseitig auftretende Kystadenoma papilliferum serosum betrifft. Nicht weniger als 17% aller Genitalkarzinome sind solche des Eierstocks (LIEPMANN). Es gibt für jedwede Eierstocksgeschwulst nur eine Therapie und das ist die Operation, und es dreht sich alles darum zu erkennen, daß eine Geschwulst vorliegt. Darum ist es eine unverrück-bare Notwendigkeit, an der die Strahlentherapie nichts geändert hat, jede überfaustgroße und selbst kleinere sichere Ovarialgeschwulst operativ anzugehen. Ist freilich die Geschwulst von Haus aus bösartig, dann hat man leider mit der Radikaloperation nur recht geringe Erfolge, beträgt doch die durchschnittliche Lebensdauer von operierten Ovarialkarzinomen kaum mehr als 1 Jahr (STOECKEL), wenn auch immer wieder erfreuliche Ausnahmen in dieser Hinsicht beobachtet werden. Man kommt eben meist zu spät. Hinsichtlich der Vorhersage bewährt sich am besten die Erfahrung FRANKLS, derzufolge Karzinome der Eierstöcke, natürlich primäre, die noch innerhalb der Kapsel liegen, verhältnismäßig gute Heilungsaussichten geben, alle anderen aber schlechte. Trotzdem ist auch bei inoperablen Karzinomen in der Mehrzahl der Fälle eine Laparotomia probatoria angezeigt. Abgesehen davon, daß es gelingt, den Aszites abzulassen, ist man nicht selten überdies imstande, große Tumoren der Hauptsache nach zu entfernen, womit man einerseits für die Patientin eine gewisse Erleichterung schafft, anderseits einer post-operativen Bestrahlung der im Bauchraum verstreuten Metastasen die Wege gut vorbereitet. Eine regelmäßige Röntgennachbestrahlung vermag nicht nur das Leben zu verlängern, sondern gelegentlich auch selbst bei erwiesener Bösartigkeit und Unmöglichkeit einer radikalen Opera-tion nach Entfernung der Hauptmassen des Tumors durch die Operation, den Zustand durch Jahre so leidlich zu erhalten, daß man von einer Heilung sprechen kann (v. FRANQUÉ, SIMON u. a.). Wo der praktische Arzt auch nur den entfernten Verdacht einer Eierstockgeschwulst hat, insbesonders wo es ihm nicht klar wird, ob eine Entzündung oder ein Tumor vorliegt, wo eine Zyste mehr als Faustgröße erreicht, soll er jede weitere konservative Behandlung ablehnen.

Es ist eine nicht zu verkennende Tatsache, daß den Eierstocks-krebsen, die nächst dem Kollumkarzinom die häufigste bösartige Krank-heit der Genitalorgane sind, nur ein kleiner Teil jener Aufmerksamkeit geschenkt wird wie den Geschwülsten der Gebärmutter. Das hat seinen

begreiflichen Grund einerseits im vielfach symptomlosen Aufkeimen dieser
Geschwülste, anderseits in der zunächst unerkannt vor sich gehenden
bösartigen Degeneration ursprünglich gutartiger Geschwülste, die maligen
geworden rapid wachsen.

Was die sogenannten Krukenbergtumoren anlangt, wohl umschriebene, große, durch ein typisches mikroskopisches Bild ausgezeichnete metastatische Geschwülste, so ist deren Operation, wo dies angeht,
immer anzuraten, nicht bloß deswegen, weil sie eine wesentliche Befreiung
für die Frau bedeutet, sondern weil es einmal gelingen kann, sei es im
selben, sei es in einem späteren Akte, den Primärtumor — etwa im Magen,
Darm, der Gallenblase oder im Dickdarm — zu exstirpieren und die Frau
gesund zu machen (AMREICH).

Beim Disgerminom treten manche Autoren für die Entfernung
auch des gesunden Eierstockes, bzw. des ganzen inneren Genitales ein. Ein
eigener Fall Verfassers ist seit fünf Jahren rezidivfrei, obwohl nur der kranke
Eierstock entfernt wurde und in den Venen des Ovarialstieles einwandfrei
Tumorzellen auffindbar waren.

Beim Arrhenoblastom genügt jedenfalls die bloße Exstirpation
der die vermännlichenden Eigenschaften erzeugenden Geschwulst, um alle
diesbezüglichen Erscheinungen zum Rückgang zu bringen. Wiederholt sind
nach Entfernung derartiger Geschwülste Schwangerschaft und Geburt beobachtet worden.

Vaginal- und Vulvakarzinom.

Diese glücklicherweise selteneren Karzinomformen sind leicht erkennbar und werden vom praktischen Arzt, ohne den verschiedenen therapeutischen Wegen des Facharztes vorgreifen zu wollen, ehetunlichst diesem
zugewiesen. Den Angehörigen gegenüber darf der praktische Arzt hinsichtlich der Vorhersage nicht hinter dem Berg halten, die bei der Behandlung, Operation wie Bestrahlung, ebenso wie bei der Operation und Nachbestrahlung, eine traurige ist. Wenn auch hier Heilungen vorkommen, so
gilt dies noch eher vom Vulva- denn vom Vaginalkarzinom, welches
besonders schlechte Ergebnisse bei der Operation und, wie es scheint, noch
schlechtere bei der Bestrahlung — seltene Fälle ausgenommen — zeitigt.
Wie weit die Ergebnisse·der Behandlung dieser Geschwülste durch Verwendung der sogenannten Kontaktbestrahlung nach dem Verfahren
von SCHAEFER und WITTE und für oberflächliche, scharf umschriebene
Karzinome nach dem von CHAOUL sich bessern lassen, muß erst die
Zukunft lehren.

Für das Vulvakarzinom, welches einmal besonders bösartig, ein
anderes Mal wieder weniger bösartig sein kann, lassen sich auch heute
allgemeine Regeln für eine einheitliche Behandlung nicht aufstellen. In
weniger vorgeschrittenen Fällen ist die Entfernung der Vulva mitsamt
den zugehörigen Drüsen ein zwar großer, aber soundso oft lohnender
Eingriff, den Verfasser, wo es angeht, der primären Bestrahlung vorzieht.
Bei stärkerer Ausbreitung, besonders bei Übergreifen der Geschwulst auf
die Harnröhre ist die Elektrokoagulation derselben mit nachfolgender

Radiumnadelung das leistungsfähigste und mit der geringsten primären Mortalität belastete Verfahren (FORSELL, E. MAIER-ANTOINE). Die Nachbehandlung rezidivierender Fälle stellt an den praktischen Arzt im Hause die größten Anforderungen an dessen Geduld und Fähigkeit, die Schmerzen und mannigfaltigen Beschwerden zu lindern. Die S. 236 erwähnten *Antidolorosa* verdienen weitestgehende Anwendung. Ebenso sind die S. 235 ff. angegebenen Versuche das Krebsleiden aufzuhalten, immerhin berechtigt. Gegen den oft unerträglichen Geruch der Geschwülste erweist sich eine austrocknende Pulverbehandlung mit *Xeroform*, *Dermatol* und *Bolus* brauchbar. Berieselung des jauchenden Karzinoms mit *essigsaurer Tonerde*, *Chlorwasser*, *Wasserstoffsuperoxyd*, besonders aber mit

139. Salol. 1,0
Spirit. Vin. 10,0
Aqu. font. ad 100,0
D. S. Äußerlich
(LABHARDT).

ist empfehlenswert. Auch das Auflegen von 10%iger *Anästhesinsalbe*, *Perkainsalbe* usw. auf die Geschwürsflächen lindert etwas die Schmerzen. Bei mächtig wuchernden, fressenden Geschwülsten erweist sich das Halten solcher Patienten im Wasserbette besonders wohltätig.

Behandlung der Endometriosis.

Diese Krankheit gewinnt in den letzten Jahren immer mehr und mehr an Bedeutung. Aus der verwirrenden Fülle dieser durch Wucherung endometrioiden Gewebes am unrichtigen Ort ausgezeichneten Krankheitsbilder lassen sich heute drei Gruppen herausschälen, welche für die Erkennung und Behandlung genügend Klarheit bieten. Man unterscheidet die interne Endometriosis, die intraperitoneale und die retrozervikale Endometriosis. Was die Endometriosis interna mit dem Sitze im Uterus (Adenomyosis uteri) anlangt, so ist das Symptomenbild durch vermehrte und verlängerte Menstruationsblutungen, aber auch durch unregelmäßige Blutungen und durch Dysmenorrhoe gekennzeichnet. Es findet sich vielfach in diesen Fällen ein großer harter, meist druckschmerzhafter, schlecht beweglicher Uterus mit kurzen Parametrien, häufiger bei Frauen in den Vierzigerjahren, seltener früher. Die Probeabrasio gibt keine Klärung der Diagnose. Auch von der Ausschabung als Therapeutikum haben wir nie viel gesehen. Das Wichtigste ist, daß aber auch die Röntgenbestrahlung so gut wie immer versagt. Die vaginale Totalexstirpation des Uterus ist in derartigen Fällen das Verfahren der Wahl.

Sehr schwer zu erkennen ist die intraperitoneale Endometriosis. Oft geht sie lange unter der Diagnose von Adnextumoren, die der konservativen Behandlung trotzen, und ist auch nicht selten gegenüber der Tuberkulose in Differentialdiagnose zu ziehen. Auffällig bleibt, daß mehr als bei der internen Endometriosis die Beschwerden vom Ovarialzyklus zwangsläufig abhängig sind. Während desselben kommt es auch zu Blutungen in das am Ovar und Peritoneum sitzende Gewebe, welche im Ovar dann zu den bekannten Teer- und Schokoladezysten führen. Wie SEITZ betont, neigen diese Zysten infolge der Nachgiebigkeit ihrer dünnen Wände unter dem Druck des sich immer wieder ergießenden Menstrualblutes zur Zerreißung und damit zur neuen Aussaat heterotoper Herde aufs Peritoneum. Die dysmenorrhoischen Beschwerden sind besonders heftig und pflegen an Stärke von Monat zu Monat zuzunehmen. Vorsichtiger Gebrauch von *Jodbädern* (Bad Hall, Tölz) sollen nach VOGT günstig wirken. Die Entscheidung über die Therapie gehört zu den schwierigsten Punkten. SEITZ versucht es bei gesicherter Diagnose zufolge der Bindung des Krankheitsbildes an den Ovarialzyklus zunächst mit der Kastrationsbestrahlung, mit der man hier weit bessere Resultate als bei der uterinen Endometriosis erlebt, indem man den das Krankheitsbild immer verschlechternden Zyklus abschneidet. Dadurch sieht man die peritonealen Reizerscheinungen und die Dysmenorrhoe schwinden, die Tumoren sich auch meist verkleinern. Wichtig ist der Rat von SEITZ, bei jüngeren Frauen es zuerst mit kleineren Dosen oder mit der temporären Kastration zu versuchen. Da aber die Diagnose wegen der verschiedenen Deutbarkeit des gynäkologischen Befundes sehr unsicher ist und eine Klärung verlangt, so sieht man sich meist erst nach Eröffnung der Bauchhöhle vor die Entscheidung gestellt, was zu tun sei. Durch die bloße Entfernung einer Teerzyste und die Erhaltung eines Ovars scheint noch weniger die Rezidivfreiheit gewährleistet als durch die Bestrahlung, wenngleich in Ausnahmsfällen nach einseitiger Ovariektomie Heilung sogar mit nachfolgender Schwangerschaft beobachtet worden ist (MENGE). Jedenfalls ist die Radikaloperation bei größeren Teerzysten, heftigen Beschwerden, Schwielen im Douglas und bei erfolglos gewesener Röntgenbestrahlung das sicherste Mittel gegen Rezidive, wenngleich sie technisch infolge der zähen Verwachsungen mit dem Darm sehr schwierig werden kann. In Fällen nahe der Menopause ist das Krankheitsbild durch Eintritt der Klimax auch durch die Natur im Sinne der Besserung und Heilung beeinflußbar, doch ist darauf kein sicherer Verlaß.

Bei der nach PHILIPP und HUBER so häufigen Tubenendometriose, die bis zum Verschluß der pars interstitialis tubae führen kann, wird zwecks Behebung einer dadurch bedingten Sterilität die Implantation des gesunden Tubenabschnittes in den Uterus empfohlen.

Eine wahre Crux für den behandelnden Arzt, aber noch mehr für die Frauen können die Fälle von retrozervikaler Endometriosis bilden, die man leider auch in recht jungen Jahren zu Gesicht bekommt. Tumorartige Infiltrate zwischen hinterer Zervixwand und Vagina mit der Neigung, sich gegen die Rektumwand zu verbreiten, ja dieselbe zu durchsetzen, charakterisieren dieses Krankheitsbild, welches geradezu unerträgliche dysmenorrhoische Beschwerden auslösen kann. Ob einer Kur in *Jodbädern* mehr als ein symptomatischer Erfolg zukommt, bleibe unentschieden. Zweifelsohne dürfte die Entlastung des Darmes durch den *Enterocleaner* nach der Empfehlung VOGTS, anfangs zweimal, später einmal in der Woche die Beschwerden lindern. *Spasmolytica*, Wärme in jeder Form, wie überhaupt alle jene Maßnahmen, welche bei der Behandlung des dysmenorrhoischen Anfalles (S. 44 ff.) geschildert wurden, sind nicht zu entbehren. Was die eigentliche Therapie anlangt, so konkurriert auch hier die Röntgenbestrahlung mit der Operation, wenn man sich nicht in leichteren Fällen auf rein exspektatives Verhalten und sympto- matische Bekämpfung der Schmerzen bei regelmäßiger Kontrolle des Lokalbefundes beschränkt. Die Strahlentherapie kann in Fällen geringerer Infiltration und bei jüngeren Frauen in Form der temporären Kastration versucht werden, während solche mit ausgesprochener Neigung zur Aus- breitung besser von vornherein dauernd kastriert oder operiert werden. Die Radikaloperation hat mit Rücksicht auf die Möglichkeit der Rektumverletzung und die allenfalls notwendig werdende Resektion desselben keine geringen Gefahren.

Auch die Blasenendometriose, welche zuerst von OTTOW mit dem Zystoskop erkannt worden ist, zeichnet sich durch die Abhängig- keit der Symptome — vermehrter Harndrang, Schmerzen bei der Ent- leerung, blutiger Harn — vom Ovarialzyklus aus. Solche Zeichen können namentlich bei jungen Frauen für den Untersucher ein wichtiger differen- tialdiagnostischer Hinweis auf eine etwa bestehende Endometriosis gegen- über einem Blasenkarzinom sein. Schließlich sei noch auf die seltenen Fälle von Endometriosis in Bauchwandnarben, wie sie nach Sectio caesarea, Ventrifixation, Tubargravidität, Appendektomie in Form von Knoten in den Bauchdecken vorkommen, die entsprechend der Menstrua- tion periodisch an- und abschwellen und auch bluten können, hin- gewiesen. Sie sind durch Exzision der blutenden Fisteln zu beseitigen.

Grundsätze für die Behandlung der Lageanomalien.
1. Enteroptose.
Ursachen, Bedeutung und Prophylaxe der Enteroptose.

Wenn man die Lageabweichungen der Gebärmutter richtig kritisch würdigen will, insbesondere, wenn man die durch Falschlage verursachten Beschwerden nicht einseitig und daher unsachgemäß behandeln, sondern mit dem Blick aufs Ganze gerichtet, kurieren will, muß man sich so gut wie in jedem Falle die Frage vorlegen, ob nicht Beschwerden von Seite abwegiger Haltung der Genitalorgane nur Teilerscheinung eines allge- meinen Krankheitsbildes, nämlich des der Senkung des Eingeweide- blockes, der Enteroptose, sind. Die Bedeutung der Enteroptose ist für das weibliche Geschlecht eine überragende. Bekanntlich ist sie fast immer Teilerscheinung und Ausdruck der Asthenie, einer ange- borenen schlaffen Beschaffenheit der Gewebe, der so viel genannten schlaffen Faser, welche sich einerseits im Bereiche der Brustorgane durch Tiefstand der Lungen und des Zwerchfelles, Verschwinden der Sinus pleurocostales, durch Tropfenherz kundtut, anderseits in der Senkung entweder des gesamten Eingeweideblockes oder bestimmter Organe, Magen, Niere, seltener Leber, Milz und ganz besonders in der Senkung des Genitalapparates und dem Nachgeben der vorderen Bauchwand gekennzeichnet ist. Oft genug ist bei einer solchen abwegigen Konstitution eine Reihe von Schädlichkeiten aufzuzeigen, welche bei der bestehenden Anlage das Maß des für einen so gebauten Körper Tragbaren übervoll machen und zu recht lästigen, das Leben zwar nicht verkürzenden, aber die Lebensfreude ebenso wie die Arbeitsfähigkeit beeinträchtigenden Zuständen führen. Neben einer besonders leichten Ermüdbarkeit sind es quälende Kreuzschmerzen, ziehende Schmerzen in den Leisten, in der Lendengegend, Schmerzen in der Gegend des Nierenlagers, die mannigfaltigsten Beschwerden von Seite des Magens, Stuhlverstopfung, das lästige Gefühl des Verlierens der Genitalorgane, das quälende Bewußtsein des wie ein Keil zwischen die Schamlefzen herabtretenden Genitales auch bei geringer Senkung desselben, Schmerzen in den unteren Gliedmaßen, schließlich und nicht zuletzt allgemeine Beschwerden, häufige Kopfschmerzen, Schlaflosigkeit, seelische Verstimmung u. ä. Aber auch ohne eine besondere Anlage, ohne ausgesprochene Zeichen des Infantilismus und der Asthenie können dieselben Beschwerden in erster Linie infolge mangelhafter Wochenbettpflege zur Entwicklung kommen, besonders nach schweren operativen, aber auch nach durchaus normalen Geburten, wenn sie rasch aufeinanderfolgen und wenn nach deren Ablauf sogleich harte körperliche Arbeit ohne Schonung betrieben werden muß. Sie kommen auch als Folge unzweckmäßiger, durch schwere körperliche Arbeit bedingter, namentlich sitzender Berufsarbeit vor. Wenn sie auch in der überwiegenden Mehrzahl Frauen, die geboren haben, betrifft, so sind auch Nulliparae, besonders solche asthenischer Konstitution davor nicht gefeit. Wie MATHES, MAX HIRSCH und SELLHEIM zeigen konnten, erlahmen bei solchen Frauen mit dauernder sitzender Beschäftigung die Beckenbodenmuskeln. Auch Rücken- und Kreuzschmerzen stellen sich als Anzeichen der Lockerung der Haftapparate ein. ,,Der Uterus schwebt mehr oder weniger in der Luft und zerrt an den von ihm zur Beckenwand ziehenden empfindlichen Gebilden" (SELLHEIM). So bildet sich als Vorstufe der Enteroptose, der Senkung und des Vorfalles ein bezeichnendes Krankheitsbild heraus, dem SELLHEIM den treffenden Namen ,,der schwebenden Pein" gegeben hat.

Enteroptose kann auch infolge mangelhafter, zu rascher Abmagerung führender Ernährung bedingt sein. War das im Weltkrieg und in den ersten Nachkriegsjahren eine vielfach unausbleibliche Folge der Not, so ist es heute, wie man sich gelegentlich überzeugen kann, eine durchaus vermeidbare Folge unnatürlicher, auf eine gefährliche Spitze getriebener Abmagerungskuren, welche sich bis vor kurzem bei Jung und Alt einer zunehmenden Beliebtheit erfreuten. Gerade solche zu energische und zu rasche Abmagerungskuren sind es, welche in jedem Lebensalter, besonders aber bei klimakteriumnahen Frauen, das Bild der Enteroptose auslösen und, um als Gewährsmann MENGE anzuführen, zu einem körperlichen und geistigen Zusammenbruch führen können, wird doch das Herz und das Nervensystem, gar bei Hungerkuren unter Anwendung von reichlichen *salinischen Abführmitteln* und *Thyreoideapräparaten*, manchmal einer kaum noch erträglichen Belastung ausgesetzt.

Der häufigsten Ursache der Enteroptose, der Erschlaffung der Bauchdecken, der Bauchwand und der Beckenbodenmuskulatur durch die Geburten muß man bei bestehender Neigung durch entsprechende Schwangerschafts- und Wochenbettprophylaxe begegnen. In jenem Zustand durch Verordnung eines Stützmieders, das vom 5. Monat an zweckmäßig getragen wird, durch Fortsetzung einer leichten, für die Verhältnisse der Schwangerschaft entsprechend abgestuften täglichen Leibesübung, wie sie von SIEBER in seiner empfehlenswerten Schrift ausgearbeitet ist oder zumindest wenigstens durch Atemübungen, welche in den ersten drei Monaten der Schwangerschaft auch bei an Gymnastik nicht gewöhnten Frauen wohl die einzig zulässige Methode der Gymnastik darstellen und vielfach für die ganze Zeit der Schwangerschaft genügen, besonders dann, wenn regelmäßige Spaziergänge eingeschaltet werden. Gerade die Atemübungen sind mit Rücksicht auf die unter der Geburt notwendige Zwerchfellarbeit von der größten Wichtigkeit (EDITH v. LOHLÖFFEL), da durch sie der Hauptatemmuskel, das Zwerchfell, besonders in Anspruch genommen wird. Mit der Massage, die zweifelsohne die Muskeln stärkt, besser durchblutet und den Rücklauf des Blutes ebenso erleichtert wie sie den Stoffwechsel günstig beeinflußt, muß man natürlich vorsichtig sein; sie darf nur von geübter Hand ausgeführt werden. Auf ihre Technik kann hier nicht eingegangen werden, doch seien in dieser Hinsicht die einschlägigen Schriften von SIEBER, KOBLANK, KIRCHBERG und KOHLRAUSCH-LEUBE empfohlen. Von größtem Wert ist die Wochenbettprophylaxe, die mehr leisten kann als die Therapie bei der einmal ausgebildeten Enteroptose. Sie beginnt mit der Anlegung einer Schnallenbinde oder einer breiten, aus Gummistoff bestehenden oder der dasselbe leistenden wohlfeilen *Lastexbinde* nach KAZDA, welche sich dem verringerten Umfang des Bauches anpaßt und den schlaffen Bauchdecken die erste Stütze verleiht, und findet ihre Fortsetzung durch eine leichte, am zweiten Tage nach der Geburt beginnende Gymnastik, die in Atemübungen und in aktiven Bewegungen zur Stärkung der Bauch- und Beckenbodenmuskulatur sowie in aktiven Bewegungen der Gliedmaßen zur künstlichen Strombeschleunigung im Venensystem der unteren Körperhälfte besteht. Die von WALTHARD an der Züricher Frauenklinik seinerzeit eingeführte Wochenbettgymnastik, welche vom Verfasser nach Spontangeburten und leichteren operativen Entbindungen geübt wird, besteht im Wesentlichen im Folgenden: Zweiter Wochenbettstag: 1. Tiefes Ein- und Ausatmen in Rückenlage. 2. Beugen und Strecken der Knie. 3. In Rückenlage Arme vorwärts, aufwärts und seitwärts heben. Am dritten Tag werden diese Übungen mit Aufrichten des Rumpfes verbunden, jede Übung 5mal ausgeführt und außerdem 10mal täglich das Zusammenkneifen des Afters wie bei der Zurückhaltung dünnen Stuhles empfohlen. Diese WALTHARDschen Übungen werden gerne von den Wöchnerinnen gemacht, da sie nicht ermüdend wirken. Wenn es auch richtig ist, daß das Frühaufstehen — normale Wundverhältnisse des Genitalkanals vorausgesetzt und unter Leitung des Arztes und einer entsprechend geschulten Schwester geübt — für die Tonussteigerung der Muskulatur, insbesondere der Beckenboden- und Bauchmuskeln Hervorragendes leistet, so stehen doch dem Frühaufstehen ernste Bedenken in dem Sinne gegenüber, daß von der Mehrzahl der Frauen, namentlich der arbeitenden Kreise, das Frühaufstehen so gut wie immer mit der gleichzeitigen Aufnahme der Hausarbeit verbunden wird, und das ist schlecht, weil sie zu große Anforderungen an die Wöchnerin stellt. Unter solchen Verhältnissen ist es zweifelsohne besser, wenn im Wochenbett eine längere Bettruhe von etwa 8 bis 10 Tagen eingehalten und der Erschlaffung der Muskulatur und der Überdehnung der Bauchdecken durch die beschriebenen Turnübungen entgegengearbeitet wird. Es bedarf natürlich keiner besonderen Betonung, daß jede Gymnastik im Wochenbett bei Thrombosegefahr oder gar bei Thrombose zu unterbleiben hat. (Näheres in Verfassers Konservative Therapie in Schwangerschaft, Geburt und Wochenbett. Wien: Julius Springer, 1939.)

Behandlung der Enteroptose.

Trotz dieser Prophylaxe sind wir soundso oft nicht imstande, der Ausbildung einer Enteroptose Einhalt zu tun, insbesonders, wenn die Schädlichkeiten der Unterernährung und schwerer körperlicher Arbeit nicht zu umgehen sind. Gelingt es im Einzelfalle, wo harte Körperarbeit mit unzweckmäßiger Zwangshaltung Hauptschuld einer Enteroptose ist, diesem Übelstand durch Haltungsänderung oder Arbeitseinstellung zu begegnen, dann ist viel gewonnen. Wo die Unterernährung im Vordergrunde steht, erweisen sich immer noch 4- bis 6wöchentliche Liegekuren, am besten in Anstalten in mittlerer Höhenlage, als weitaus die zweckmäßigsten Behelfe. Durch solche Liegekuren wird Gewicht angesetzt, die Fettlager und die Aufhängeapparate des Eingeweideblocks werden verstärkt, die allgemeine Nervenruhe tut ein Übriges, um auch die Schmerzen und mannigfaltigen Beschwerden zu lindern. Man kann dabei eine *Mastdiät* anordnen, kommt aber auch ohne ausgesprochene Mastkur in leichteren Fällen aus, indem man alle 2 bis 3 Stunden hochwertige Nahrung verabreicht, in der man überdies 70 bis 80 g Butter auf Brot, in Gemüsen und fetten Süßspeisen geschickt und bekömmlich unterbringt. Statt Wasser läßt man den Tag über Milch trinken. Sehr nahrhaft ist die Verabreichung einer Mehlsuppe mit reichlich guter Butter vor dem ersten Frühstück. Bei Widerwillen gegen Milch gebe man Kefir. Auch Fettkäse ist empfehlenswert. Den Appetit steigert man aber dadurch, daß man leichte hydriatische Prozeduren, Teil- und Ganzabreibungen, Strahlen- und Fächerduschen auf Bauch und Damm und Vollbäder (mindestens 3mal wöchentlich) mit einer am Morgen auszuführenden täglichen Gesamtmassage des Körpers verbindet. Dadurch wird die Muskulatur infolge ihrer besseren Durchblutung gekräftigt, die Zirkulation durch erhöhte Saug- und Druckwirkung auf die Venen gebessert und

der Gasstoffwechsel erhöht. Sie ist auch bei der gleichzeitig so oft bestehenden Stuhlverstopfung ein ausgezeichnetes Mittel zur Belebung der
darniederliegenden Darmtätigkeit und auch bei Gastroptose in Form von
Klopf- und Schüttelbewegungen empfehlenswert. Es muß also die Patientin täglich das Bett verlassen, und dann am besten in Verbindung
mit leichten Turnübungen massiert werden, bevor die diätetische Liegekur beginnt. Zweifelsohne wirkt eine nur wenige Kilogramm betragende
Zunahme des Körpergewichtes oft Wunder. Appetitanregende Mittel
wie die *Tinct. Amara* mit und ohne *Tinct. aromatica* aa ($^1/_4$ Stunde vor
dem Essen 20 Tropfen in Wasser) oder

140. Acid. hydrochlor. dilut. . . .   5,0
Vin. Condurango ad 30,0
D. S. 3mal täglich 25 Tropfen.

dann die *Chinatinktur* (10 bis 20 Tropfen) und der *Chinawein* (1 Eßlöffel
vor dem Essen) unterstützen die Behandlung. *Tonika* wie der *Hellsicol-
syrup* oder das *Recresal* (2mal täglich 1 bis 3 Tabletten oder 25 Tropfen
in der Suppe), *Phosvitanon*, *Tonicum Roche* u. a. können ein Übriges tun.
Auch die freilich vielfach überschätzten *Nährpräparate* wie z. B. *Eatan*,
Somatose, *Plasmon*, *Sanatogen*, *Ovomaltine*, *Robural*, *Promonta*, *Hygiama*
können herangezogen werden, wenn die Geldverhältnisse es erlauben.

Man darf auch nicht vergessen, daß die Beschwerden der Enteroptose
auch im entgegengesetzten Verhalten, nämlich in übermäßiger, besonders
rascher Gewichtszunahme und ausgesprochener Fettsucht gelegen
sein können. Hier ist der Hängebauch und mit ihm die Kreuzschmerzen
und das ganze Bild der Enteroptose durch die Zunahme des Fettgewebes
und die dadurch hervorgerufene schwere Belastung der Haft- und Stützapparate bedingt. Deshalb muß in solchen Fällen eine ärztlich geleitete und
recht vorsichtig abgestufte Entfettungskur einsetzen, soll es besser werden.
Die bekannten Diätvorschriften, welche weitgehend das Fett und die
Kohlehydrate einschränken, ohne bei reichlicher, aber nicht zu reichlicher
Eiweißzufuhr unter Beigabe von Gemüse, Obst und Fruchtsäften ein
Hungergefühl aufkommen zu lassen, finden wieder unter ärztlicher Leitung
in der Verabreichung von *Schilddrüsenpräparaten* eine wertvolle Unter-
stützung, am besten so, daß durch 14 Tage hindurch 0,3 g *Thyreoidea
sicca* 1- bis 3mal täglich gegeben wird, wobei bei den ersten Störungen des
Allgemeinbefindens mit dem Präparate ausgesetzt werden muß. Werden
Hunger- (Milch- oder Obst-)Tage eingeschaltet, so verbindet man damit
zweckmäßig körperliche Ruhe. Man verordnet zu diesem Zwecke 600 ccm
Milch und dazu 2 salzfreie Zwiebackscheiben oder Apfelmus von $1^1/_2$ kg
gesüßter Äpfel oder 1 bis $1^1/_2$ kg Kartoffel in der Schale. Auch Obst der betreffenden Jahreszeit kann gegeben werden. Daneben kommen noch die bei
der Amenorrhoe und Fettsucht erwähnten Abführmittel in Frage, ebenso
eine entsprechende Muskelbetätigung durch Gymnastik, und ausgiebige
Spaziergänge, welche das einzig verläßliche physikalische Hilfsmittel der
Entfettung sind. Ausgezeichnetes leistet, wie bekannt, eine Abmagerungs-
kur in Marienbad, Franzensbad, Mergentheim und anderen Badeorten.

Einer neuerlichen Gewichtszunahme kann man zweckmäßig durch *Lipolysingaben* bei entsprechender Diät vorbeugen. Man injiziert etwa 3mal wöchentlich eine Ampulle des *Lipolysinum femininum* und gibt überdies 2mal 2 *Lipolysintabletten* per os täglich.

Nicht zu umgehen ist in Fällen schwererer Enteroptose neben Gymnastik und Massage eine gewisse orthopädische Behandlung. Man muß von der einfachen Binde angefangen bis zu eigens konstruierten entsprechenden Miedern greifen, um die Beschwerden erträglich zu machen oder zu beheben. Was nun die Stützmieder anlangt, so soll man namentlich unbemittelten Frauen nicht gleich mit einem orthopädischen Mieder kommen, sondern auf die einfache Einwickelung durch eine selbstherzustellende Flanellbinde dringen, die man nach CHROBAK in folgender Weise macht:

> Ein rechteckiges Stück elastischen Stoffes, am besten Flanell, wird fest um das Abdomen gelegt und an der Rückseite geschlossen. Die unteren Ränder der Binde sind so weit auszuschneiden, daß sie gerade oberhalb des Darmbeinkammes laufen. Dann läßt man so viele Falten legen und provisorisch befestigen, daß die Binde allenthalben genau anliegt. Dann werden die Falten ausgeschnitten und die Schnittränder durch Naht vereinigt. Rückwärts schaltet man, um die Binde zu schließen, ein etwa handbreites Schnürstück ein.[1]

Wichtig ist, daß alle diese Binden, seien sie nun selbst gefertigt, seien sie von der Miedermacherin gemacht, dann gut wirken, wenn sie in liegender Stellung angelegt werden. Eine schädliche Druckwirkung dürfen sie nie entfalten. Bekanntlich sind die verschiedenen Leib- und Beckengürtel, wie sie von der orthopädischen Industrie geliefert werden und von denen manche, wie die *Thalysia-*, *Emylis-*, *Kalasirisgürtel* und die Mieder von Dr. STEFFECK und WARNER BROTHERS, weit verbreitet sind, ständig Gegenstand der Verbesserung. Wenn sie auch eine erschlaffte Bauchwand naturgemäß nicht vollwertig ersetzen können, so gelingt es doch durch sie, die Muskelschwäche zufolge ihrer Bauart zu bessern, weil diese Mieder in verschiedener Richtung entsprechend den natürlichen Muskelschichten der Bauchwand angreifen und auch die Wirbelsäule stützen, deren Rolle für die Auslösung und Unterhaltung von Kreuzschmerzen durch die Untersuchungen von SAXL und JUNGMANN u. a. in ein neues Licht gerückt worden ist (vgl. S. 278). Recht wertvoll erweist sich auch der von KNAPP empfohlene GLÉNARDsche Handgriff, den KNAPP als Gürtel- oder Stützgriff bezeichnet, in diagnostischer und therapeutischer Hinsicht. Seitlich von der Frau stehend, unterstützt man mit der linken Hand die Kreuzgegend und hebt mit der rechten durch einen allmählich gesteigerten Druck das gesamte Paket der Eingeweide gegen die Zwerchfellkuppe empor, als ob man es gleichsam reponieren wollte. Empfindet die Patientin diesen Handgriff angenehm, so zeigt das an, daß man mit der Verordnung eines Mieders, das an Stelle der geschädigten Bauchwand

---

[1] S. bei L. KNAPP, Die Prophylaxe und Therapie der Enteroptose. Urban und Schwarzenberg, 1921.

den Eingeweideblock möglichst gut hinaufhält, das Richtige treffen wird. Ein solches Mieder muß entsprechend fest gearbeitet sein, weil es die Baucheingeweide aufnehmen und zurückhalten muß, während beim bloßen Fettbauch mit straffer Muskulatur das Mieder leichter sein kann, da es bloß das Fett zu tragen hat. Die Frage, welches Mieder zu verordnen ist, wäre dann weit leichter für den Arzt zu lösen, wenn, wie dies verdienstvollerweise STEMMER und HEYDE hervorheben, die Mieder der orthopädischen Industrie nicht Phantasienamen, sondern solche Bezeichnungen hätten, die das Wesen ihrer Wirkung klar dartun. Die in dieser Hinsicht gemachten Vorschläge der genannten Autoren sollten von der Industrie aufgegriffen werden. Mit STEMMER und HEYDE kann man für leichtere Fälle 20 bis 25 cm breite Gummigürtel verordnen, deren Vorderteil frei von Einlagen, während das hintere Stück durch Stäbe versteift und der Verschluß durch kreuzende Gurten hergestellt ist. Den nächst höheren Wirkungsgrad stellen nach diesen Autoren die Gummileibbinden dar, bei denen das ganze vordere Stück aus Gummi besteht und die Seitenund Rückenteile aus festem Gewebe gefertigt und von Stäben gestützt sind. Für die schwersten Grade eignen sich Binden, wie sie die Thalysia-Edelgurte und Thalysia-Frauengurte darstellen.

Was Sportleistungen anlangt, so dürfen sich dieselben nur in mäßigen Grenzen bewegen, sollen sie nicht das Gegenteil bewirken; nur leichtere Sportarten, in erster Linie der Wandersport, Tennis und ganz besonders der Schwimmsport sind anzuraten. Vor dem Motorradfahren auf dem Soziussitz muß ernstlich gewarnt werden.

Neben diesen allgemeinen Bemerkungen über die Therapie der Enteroptose müssen auch noch einige Worte über die Behandlung der sie begleitenden Gefühle des Unbehagens, die sich bis zum ausgesprochenen Schmerz äußern können, gesagt werden. Hervorzuheben ist, daß Schmerzen keineswegs immer vorhanden sein müssen. Die richtige Deutung der verschiedensten Art der Bauchschmerzen, seien sie nun über den ganzen Bauch verbreitet oder auf das Epigastrium, das rechte oder linke Hypochondrium oder die Lumbalgegend beschränkt, ist recht schwer, weil sie die mannigfaltigsten Ursachen haben können, aber auch bei Enteroptose sich finden. Sie zu behandeln ist Sache wahrhaft ärztlicher Kunst. Mit dem bloßen Feststellen, daß „nichts los sei", ist den Frauen keineswegs geholfen, für die die Beschwerden ebenso ernst sind, als wären sie durch einen Tumor bedingt. Darum muß mit Geduld und Genauigkeit auf die mannigfaltigen, nicht immer leicht anzuhörenden Klagen eingegangen werden. Man muß versuchen, von allgemeinen und besonderen Gesichtspunkten aus den Beschwerden beizukommen. Hierzu eignet sich vielfach eine eingehende Aussprache, welche auf die Überredungskunst des Arztes als wichtigen therapeutischen Behelf hinausläuft und trachtet, offenkundige Schädlichkeiten, die auf die Patientin seit langem einwirken, zu beseitigen. Berücksichtigung der Familien- und Erwerbsverhältnisse, Erkundigung über die Diät, über den Anteil der körperlichen Betätigung im Tageswerk, Eheleben, Schlaf, Appetit, alles das ist zu erwägen und muß dort, wo Fehler vorliegen, in gesunde

Bahnen gelenkt werden. Damit allein ist schon viel getan; kommt noch
bei der offenkundigen reizbaren Schwäche ein entsprechendes toni-
sierendes Regime hinzu, besonders in Form milder Wasserbehandlung,
wie Teil- und Ganzabreibungen, kurzer Duschen, so wird die allgemeine
Verfassung mit und ohne die genannten Roborantia gebessert. Nicht
genug zu betonen ist der wohltätige Einfluß der geänderten Umgebung,
das Ausspannen aus dem Berufe, das Aufsuchen von Kur- und Badeorten,
besonders an der See, oder auch der einfache Landaufenthalt.

Was die Beschwerden im einzelnen anlangt, so ist eine der häufigsten
Klagen durch die Ptose des Magens und Dickdarms mit und ohne
Verlagerung des Uterus und der Nieren bedingt. Die Senkung dieser
Organe äußert sich in Koliken und Blähungen ebenso wie in hartnäckiger
Stuhlverstopfung und Magendruck, womit seelische Verstimmungen und
Beeinträchtigung der Arbeitslust Hand in Hand gehen. Es ist nicht
leicht, die Darmstörungen bei der Enteroptose scharf in solche der gestörten Motilität und Sensibilität und schließlich in die der Sekretions-
neurose zu trennen. Vielfach verwischen sich die Bilder und überlagern
sich. Für uns kommt in erster Linie die Frage der geeigneten Therapie
zur Besprechung. Die spastischen Zustände erfordern zunächst eine
schlackenarme Kost, wie Schleimsuppen, geschabtes Fleisch, Bries, Hirn,
Eier, geschabten Schinken, passierte Kartoffel, und erst nach Besserung
der Beschwerden legt man reichlich Gemüse zu, vermeidet aber immer
Schwarzbrot und viel Obst. Von Abführmitteln sind besonders *Öleinläufe
(200 ccm warmen Sesam- oder Erdnußöls)*, ferner die Gleitmittel, wie
Paraffin, Paraffinal, sodann *Regulin* und *Artin* empfehlenswert. Am
beliebtesten sind in diesen Fällen begreiflicherweise jene, welche kleine
Mengen von *Belladonna* und *Papaverin* enthalten, wie beispielsweise das
Belladonna-Regulin (2- bis 4mal täglich 1 bis 2 Teelöffel) oder das *Leube-
sche Pulver* (Rp. 158, S. 293). Auch die SINGERsche Vorschrift:

> **141.** Chinin. bihydrochlor. 0,2
> But. Cac. 2,5
> M. f. suppos. D. tal. dos. X
> S. Morgens und abends 1 Zäpfchen

ist anzuraten. Besonders quälend ist die trommelartige Spannung des
Bauches und die oft nicht zu beseitigende Flatulenz. Die Kohlepräparate
wie die *Tierkohle (Carb. med.)* in Form des Pulvers, des Granulats oder
der Kompretten (täglich 1 Eßlöffel des Pulvers oder 1 Teelöffel des
Granulats, bzw. 1 bis 4 Kompretten), das ausgezeichnet wirkende *Eucarbon*
(2mal täglich 1 bis 2 Tabletten nach den Mahlzeiten) oder das *Intestilax*
(1 bis 3 Stück) sollen ebenso Anwendung finden wie die *Aqua carminativa*
(3mal täglich kaffeelöffelweise). Öffnung beengender Kleidungsstücke
nach den Mahlzeiten, $^1/_2$stündige Ruhe nach dem Mittagessen mit und ohne
Thermophor sind oft nicht zu umgehen. Recht Gutes leistet das *Ma-
gnesiumperhydrol* (2 bis 4 Tabletten täglich zu 0,5 g), welches nicht nur
die Flatulenz und Gärungen behebt, sondern auch gleichzeitig als ein
mildes und unschädliches Abführmittel wirkt.

Da die schlaffe Faser der enteroptotischen Frau nicht bloß zur Senkung des Eingeweideblocks führt, sondern auch das Aufkommen von Bauchbrüchen (Nabel-, Krural-, Leistenbrüchen und Bauchwandhernien) begünstigt, so ist man oft gezwungen, sich auch zur Frage der Behebung der Bruchleiden beratend zu stellen. Wenn auch entsprechend gearbeitete Mieder, gar solche mit Pelotten, den Bauchinhalt zur Not zurückzuhalten vermögen, so sind das doch nur unvollkommene Behelfe. Wenn keine allgemeine Gegenanzeige gegen die Operation besteht, so soll man bei stärkeren Beschwerden zu den entsprechenden Operationen raten, zumal dieselben in örtlicher Betäubung ausführbar sind. Bei großen Nabelbrüchen mit sehr fettreichen Bauchdecken ist ernstlich eine gleichzeitige ausgiebige Entfernung des Fettes in Form der SCHEPELMANNschen Operation durch Querschnitt zu erwägen. Von ihr sieht man ganz ausgezeichnete Ergebnisse, nicht bloß kosmetischer, sondern auch funktioneller Art, doch stellt sie keinen geringen Eingriff dar. Recht viel Sorgfalt ist der Operation der Bauchwandhernien zuzuwenden, deren Verschluß bei großen Brüchen technisch sehr schwierig sein kann, und die auch nach gelungener Plastik noch Bauchbandagen erfordern.

Ein Kapitel für sich stellt die Behandlung der Wanderniere dar, welches hier nur gestreift werden kann. Hat sich das Schreckgespenst der Wanderniere einmal im Gehirn einer Patientin festgesetzt, so kann es die abenteuerlichsten Vorstellungen so lange wach erhalten, bis nicht die Niere irgendwie operativ befestigt wird, mag auch der Grad der Nierenverlagerung durchaus nicht bedeutend sein und auch das orthopädische Resultat nicht befriedigen. Dort, wo ausstrahlende krampfhafte Schmerzen die Arbeits- und Erwerbsfähigkeit stören oder wo mechanische Schäden durch Harnstauung bis zur Hydronephrose bewiesen sind wird man allenfalls die Operation machen, immerhin aber mit der Indikationsstellung sehr vorsichtig sein. Recht bemerkenswert ist, daß auch die Nephropexie und die Nephrorrhaphie nicht sofort die Aufnahme des Tagewerkes gestatten, sondern daß auch von den warmen Verfechtern dieser Operation auf eine längere Schonung nach derselben in Verbindung mit reichlicher Ernährung und Verwendung von Stützmiedern Wert gelegt wird. Das sind Umstände, die zeigen, daß man offenbar in der größten Mehrzahl der Fälle mit konservativer Behandlung allein auskommt. Es würde den Rahmen dieses Buches überschreiten, wollte man auch noch auf die übrigens wohl allgemein wieder verlassene chirurgische Behandlung der Magensenkung eingehen. Bei den Frauen, die sich uns zur Beobachtung und Behandlung stellen, hat noch immer die im obigen skizzierte konservative Therapie, insbesondere die Liegekur, ihre Schuldigkeit ohne Operation getan.

So manche Frau mit Enteroptose wird nicht nur durch die Senkung des Eingeweidepaketes, durch Vorfälle der Scheide und der Gebärmutter und andere Brüche gequält, sondern auch von Senk- und Plattfußbeschwerden, ausgedehnten Varizen an den unteren Gliedmaßen, gelegentlich auch im Bereiche des Ligamentum latum, sogenannte Varikokele des Ligamentum latum (ENGELMANN) und im Bereiche des Plexus haemorrhoidalis betroffen.

Die Varikokele des Ligamentum latum kann sich durch dumpfes Gefühl und Drängen nach unten sowie Kreuzschmerzen (VON JASCHKE), hauptsächlich beim Gehen und Stehen äußern. Ihre Erkennung ist schwer, ja unmöglich, und wird am ehesten noch bei Bestehen von Varikositäten an anderen Körperstellen erschlossen werden können. Alle Maßnahmen, die geeignet sind, den Blutabfluß aus den unteren Körperabschnitten zu erleichtern (s. S. 75), sind anzuwenden. Die Operation, welche bei einseitigem Prozeß durch Exstirpation der Adnexe der betreffenden Seite und Suspension des Uterus Besseres leisten soll als die unsichere Unterbindung, wird wohl kaum je notwendig sein. Wird bei unklarer Diagnose die Bauchhöhle geöffnet und ergibt sich eine solche Varikokele, dann kann diese Art des operativen Vorgehens allenfalls Berechtigung haben. Die Verödung ausgedehnter Varizen in den unteren Gliedmaßen findet mit Recht immer mehr Anhänger; bei besonders stark ausgedehnten Varizen erweist sich die chirurgische Behandlung nach der Methode von MOSZKOWICZ als sehr leistungsfähig.

Anhang. Hämorrhoiden, Pruritus und Fissura ani.

Wenn die so weit verbreiteten Hämorrhoiden oft genug auch ohne Enteroptose vorkommen, so sind doch diese venösen Stauungen im Beckenbereiche gerade bei der Enteroptose eine recht häufige Erscheinung, die durch vorangegangene Geburten und rasch übergangene Wochenbetten eine Vertiefung erfahren. Besonders schädlich wirken noch die beim weiblichen Geschlecht so unendlich oft beobachtete Obstipation, Mangel an Körperbewegung, besonders sitzende Lebensweise u. ä. Hier hat zunächst der Hebel der Therapie einzusetzen. Gymnastische Übungen, Massage, oftmaliges Einkneifen des Afters, ausgiebige Spaziergänge, alles, was den Rücklauf des Blutes erleichtert, wirken günstig, während Arbeiten an der Nähmaschine, ebenso wie das Radfahren schaden. Die Behandlung bleibt natürlich erfolglos, wenn Krankheiten, die offenkundig zur Stauung in den Hämorrhoidalvenen führen, nicht beseitigt werden, wie die Lageveränderungen oder Myome u. a. Die Kost sei schlackenreich, möglichst reizlos unter Verzicht auf scharfe Gewürze und Einschränkung des Fleisches und Alkohols, auf Vegetabilien, Gemüse, Obst, wie Feigen, Datteln, Äpfel, Pflaumen, Kompotte, Fruchtsäfte, reichlich Fett (Butter) und Schrotbrot eingestellt. Wesentlich bei dieser Kost ist, daß sie neben Zellulose eine größere Menge gärungsfähiger Kohlehydrate enthalte. Werden trotzdem Abführmittel notwendig, da täglich ein breiiger Stuhlgang erzielt werden muß, so gebe man neben salinischen die *Schwefelpräparate*, besonders das *Pulvis Liquir. comp.* (abends 1 Kaffeelöffel) oder *Rheumpräparate*, beispielsweise die *Rheumcompositum-Kompretten* oder das *Pulvis Magnesiae cum Rheo* (2 bis 3 Teelöffel in Wasser verrührt) oder die Gleitmittel wie *Paraffinum liquidum* (2 Eßlöffel), *Agar-Agar* (s. S. 292). Die örtliche Behandlung kann nicht umgangen werden und muß in kühlen Waschungen, noch besser Sitz-

bädern nach jedem Stuhlgang mit Reinigung des Afters mit Watte
bestehen. Diese wird am besten in Öl oder Vaseline getaucht und
der After hernach mit Zink- oder Borsalbe oder mit Präzipitatsalbe

142. Ungt. Hydrarg. praec. alb.   5,0
       Vaselin. Lanolin....... aa 10,0
   D. S. Salbe.

vorsichtig eingefettet. Die äußeren Hämorrhoidalknoten können ganz
symptomlos bleiben, neigen aber zur Entstehung schmerzhaftester Throm-
bosen, die aus vollem Wohlbefinden ohne jede Vorboten auftreten können.
Die inneren Hämorrhoidalknoten schmerzen, auch wenn sie nach Defäkation verschwunden sind, noch stundenlang und können einen äußerst
lästigen Stuhldrang verursachen. Sie sind als Ausdruck des varikösen
Symptomenkomplexes des Mastdarms (BLOND) oft genug mit
Fissuren, Fisteln und Pruritus ani, sogar Proktitis vergesellschaftet und damit ein Leiden, welches besonders lästig empfunden
wird und dringend Abhilfe heischt. Zunächst wird in den meisten Fällen
der Zustand durch Bettruhe, Salben- und Zäpfchenbehandlung etwa
nachfolgender Zusammensetzung

143. Extract. Belladonn..... 0,1
       Anaesthesin 2,0
       Extract. Ratanh.
       Tannin............. aa 1,0
       Vaselin.............. 20,0
   D. S. Salbe.

144. Eucain. β................ 1,0
       Menthol................ 0,2
       Ol. olivar. 2,0
       Lanolin. ad 10,0
   D. S. Salbe.

145. Chrysarobin. 0,05
       Jodoform. 0,02
       Extract. Belladonn..... 0,01
       But. Cac. ad........... 2,0
       M. f. suppos. an.
       D. tal. dos. Nr. X
   S. Stuhlzäpfchen

oder durch *Zymoidin* in Salben und Zäpfchen, *Xylidrin,* die *Anusol-
präparate,* die *Azetonalsuppositorien,* die *Hädensa-* und *Perkainalsalbe* und
viele andere zu bessern versucht. Diesen Mitteln sind krampflösende
adstringierende und anämisierende Grundlagen gemeinsam. Sie vermögen aber doch bei stärkerer Ausbildung der Knoten und ihrer Folgezustände nur vorübergehend Erleichterung zu schaffen. Wenn innere
Knoten vorfallen, müssen sie möglichst rasch reponiert werden, weil sie
sonst infolge Stauung so stark anschwellen, daß ihr Zurückbringen
immer schmerzhafter und schwieriger wird. Die Reposition geschehe mit
einem mit einer Salbe bestrichenen Leinwandläppchen. Bei der akuten
Entzündung der Knoten ist Bettruhe nicht zu umgehen. Ein kleiner
Eisbeutel oder der ATZBERGERsche Kühlschlauch, und in Ermangelung
eines solchen ein Prießnitzumschlag, lindern die Beschwerden. Sie können
auch durch das Ansetzen von 1 bis 2 Blutegeln wesentlich gebessert werden. Nach Abklingen der akuten Erscheinungen ist eine Hämorrhoiden

beseitigende Therapie am Platze. Diese geschieht heute weitaus am zweckmäßigsten durch die Injektionsbehandlung der Haemorrhoiden,
deren Wesen in der Verödung der Knoten durch Endothelschädigung,
bzw. Thrombosierung und nachfolgender Sklerosierung durch bestimmte
Mittel beruht.

Jenes ohne Spitalspflege durchzuführende Verfahren, welches an der
II. chirurgischen Klinik DENKS in Wien geübt wird und von HENNINGER
mitgeteilt worden ist, hat den Vorzug großer Verläßlichkeit, kaum nennens-
werter Gefahren und technischer Einfachheit. 2 bis 3 Tage vor der Injektion
läßt man den Patienten ein Abführmittel nehmen, am Vorabend des Injek-
tionstages und am Morgen, an dem injiziert wird, den Darm durch ein
Klysma entleeren und verabreicht ein Sitzbad. Reinigung der Analgegend
mit *Sublimat* und Anästhesie der zu operierenden Partie mit *20%iger
Cocainlösung* mit dem Stieltupfer als Oberflächenanästhetikum, das mindestens durch 15 Minuten einwirken muß. Ansaugen der Knoten mit der
mit Vaseline am Rande bestrichenen Saugglocke durch 10 Minuten. Injektion in die prolabierten Knoten, wobei zuerst die innersten, dann die äußeren
und dann die äußersten (in einer Sitzung bis zu 8) in radiärer Richtung
in Knie-Ellenbogenlage verödet werden. Bei subkutanen Knoten, bei allen
veränderten Knoten und gewöhnlichen Schleimhautprolapsen wird *Dextrose-
glyzerinlösung* allein, bei den mit Schleimhaut bedeckten Knoten entweder
dieses Mittel allein oder mit einem *4%igen Chininzusatz* verwendet:

146. Dextrose (Merk)	20,0	**147.** Dextrose (Merk)	20,0
Glycerin. bidest.		Glycerin. bidest.	
(+ 10%/₀ Aqu. dest.) ad ..	100,0	(+ 10%/₀ Aqu. dest.) ad ..	100,0
Div. in tales amp. Nr. XX		Chinin. lactic.	4,0
à 5 ccm		Div. in tales amp. Nr. XX	
		à 5 ccm	

Die dickflüssige Lösung muß erwärmt werden und wird mit einfacher 5 ccm-
Spritze und 1 mm dicker Nadel mit abgeschrägter Spitze injiziert. Nun erfolgt die Reposition der Knoten durch eine mit Vaseline bestrichene Gaze,
worauf der Patient eine Viertelstunde lang zu ruhen hat und 15 Tropfen
Opiumtinktur erhält. In den nächsten 2 Tagen nimmt er ebenfalls 3mal täglich
15 Tropfen Tinctura Opii. Der erste Stuhl wird am 2. bis 3. Tag durch Abführmittel herbeigeführt. Ein Sitzbad nach der Stuhlentleerung ist notwendig.
Die Verwendung der beschriebenen Lösung gestattet Nekrosen weitestgehend
zu vermeiden, und ist daher bei voller Wirksamkeit unschädlich, wenn man
sich daran erinnert, daß äußere Knoten leicht zur Nekrose neigen, weshalb
nicht mehr als $1/2$ bis höchstens 1 ccm des mildesten Mittels, nämlich der
Zuckerlösung, injiziert werden sollen. Bei Einklemmung des Knotens ist es
besser, mit der Injektion 1 bis 2 Tage nach der Behebung derselben (s. oben)
zu warten. Bei der akuten Entzündung ist zunächst diese zu bekämpfen, bei
der chronischen aber die Injektion angezeigt.

Besonders wertvoll ist das Verfahren bei blutenden Knoten, mag die
Blutung leicht, mag sie hochgradig sein. Daß sich auch mit anderen Lösungen,
wie *Chinin-Urethan, Alkohol* und mit dem bekannten *Antiphlebin* (Ampullen
zu 0,5 ccm) ausgezeichnete Erfolge durch Injektion einiger Tropfen mit der
Tropfenspritze erzielen lassen, sei noch hervorgehoben, doch dabei ausdrücklich betont, daß stark konzentrierte Lösungen lebensgefährlich sein können,
weshalb die Klinik SCHMIEDEN *5%ige Phenollösung* in Mandelöl benützt.

Ist aus äußeren Gründen die Injektionstherapie nicht möglich, wird man gegen die Blutung palliativ durch *Secalepräparate*, besonders durch *Hydrastis* und *Hamamelis*

> **148.** Extract. Hydrastid. Can. fl.
> Extract. Hamamelid. Virg. aa 25,0
> D. S. 3mal täglich 1 Teelöffel.

ankämpfen können, örtlich durch *Chlorkalzium* enthaltende Mikroklysmen (10 ccm einer 5% Calc.-chlorat.-Lösung) oder Stuhlzäpfchen folgender Zusammensetzung:

> **149.** Calc. chlorat............ 0,05
> Extract. Hamamelid. 0,03
> Bals. Peruv. 0,1
> But. Cac. 2,0
> M. f. suppos. D. tal. dos. X
> S. Zäpfchen.

schließlich aber zur Injektionstherapie raten. Bei dieser leistungsfähigen Behandlung wird das Feld der LANGENBECKschen Haemorrhoidenoperation immer mehr und mehr eingeschränkt.

Mit und ohne Hämorrhoiden kommen radiäre Einrisse meist der hinteren Afterwand, die Fissura ani, vor, die sich manchmal in unerträglichen Schmerzen nach der Defäkation äußern. Wenn man darauf untersucht und die bezeichnende Klage der Patientin über die heftigen Schmerzen nach Passieren der Stuhlballen über die Afteröffnung nicht überhört, ist das Leiden nicht zu verkennen. Daß dies aber vorkommt, beweist die berühmte Erzählung ALBERTs von einer vermöglichen Dame, die sämtliche Chirurgen und Gynäkologen Europas bereiste und nirgends Heilung finden konnte, bis ALBERT durch bloße Inspektion des Afters das Leiden entdeckte und dann leicht der Heilung zuführte! Nur in leichten Fällen gelingt es mit Salben, wie der *10%igen Argentum-nitricum-Salbe*, der *10%igen Orthoformsalbe*, die Fissur bei peinlichster Sorge für eine breiige Stuhlentleerung zum Ausheilen zu bringen, wobei man vielfach des *Anaesthesins* und der *Belladonna* in Form von Zäpfchen nicht entraten kann. Weit einfacher und sachgemäßer ist es, in Narkose oder in Infiltrations-Sphinkter-Anästhesie mit den beiden in den After eingeführten Zeigefingern nach RECAMIER den Sphinkter schonend zu dehnen und über die Fissur mit dem Paquelin hinüberzuhuschen. Für die nächsten zwei Tage verordnet man dann eine flüssige und breiige Diät, aber kein *Opium*. Dann läßt man *Rizinusöl* oder größere Mengen *Paraffin* geben. Schleimhautprolapse, die durch die prolabierten Hämorrhoidenknoten bedingt sind, können durch die Injektionsbehandlung infolge der Sklerosierung der Knoten und des perivariкösen Gewebes behoben werden.

Dagegen ist der recht seltene Mastdarmvorfall, der auch bei Enteroptose, allerdings als Teilerscheinung derselben, ausnahmsweise beobachtet wird, häufiger in Verbindung mit Prolapsus uteri et vaginae, konservativ kaum beeinflußbar. Massage des Beckenbodens, elektrische

Massage, tonisierende Mittel wie *Strychnin* in kleinsten Dosen, *Tannin-klysmen*, kalte Bäder und Absetzen des Stuhles in liegender Stellung werden angeraten. Meist läßt sich die Operation, die keineswegs einfach und auch in ihren Erfolgen nicht immer sicher ist, nicht umgehen.

2. Bedeutung der Lageveränderungen der Geschlechtsorgane und ihre Behandlung.

Retroflexio uteri mobilis.

Es ist bekannt, daß 25 v. H. aller Frauen mit einer Retroflexion der Gebärmutter behaftet sind, von deren Vorhandensein ein Großteil über-haupt nichts weiß. Die Erkennung dieses Zustandes bleibt also in einer großen Reihe von Fällen dem Zufall und einer nicht eigens darauf ge-richteten Untersuchung vorbehalten. Das ist der klarste Fingerzeig dafür, daß die Retroflexio uteri mobilis keinesfalls unter allen Umständen eine Krankheit sein kann, sondern nur in einer gewissen Zahl der Fälle als ein abwegiges Zustandsbild empfunden wird. Es muß darauf hin-gewiesen werden, und das ist Erkenntnis der neueren Generation der Gynäkologen, daß die vollkommen beschwerdelos getragene Retroflexio Angriffspunkt einer Therapie, sei sie konservativ, sei sie operativ, nicht zu sein hat, denn wo ein gleichgültiger Zustand keine Symptome macht, sind ärztliche Handlungen überflüssig, gar dann, wenn sie auch auf spätere Sicht hinaus zu Weiterungen nicht führen. Es ist klug, ja in der Zeit schärfsten Konkurrenzkampfes geradezu geboten, daß der Arzt, der die Retroflexion auch als belanglosen Zufallsbefund entdeckt, einem Familien-mitglied mit dem Hinweis auf die Gleichgültigkeit des Befundes Mit-teilung macht, weil es ihm sonst geschehen kann, daß ein später unter-suchender Arzt denselben Befund erhebend, ihn in den Mittelpunkt seiner Behandlung stellt und sich wundert, daß so etwas übersehen werden konnte! Den Befund der Frau selbst mitzuteilen, halten wir in Fällen vollkommener Beschwerdefreiheit nicht für gut, denn die Erfahrung lehrt, daß von dem Augenblick an, wo die Frau um diesen Zustand weiß, nur zu leicht sich bereits Beschwerden um ihn herum einstellen. Die Be-schwerden, welche bei der Retroflexio uteri mobilis beobachtet werden können, sind entweder örtlicher oder allgemeiner Natur. Vielfach sind es sowohl örtliche wie allgemeine (konsensuelle Beschwerden nach MENGE), welche zur Beobachtung kommen. Diejenigen Frauen, welche Allgemeinerscheinungen aufweisen, und diese sind die Zeichen der raschen Ermüdbarkeit, Neuralgien in Kopf und Rücken, in den Brüsten, Schmer-zen im Kreuz, die auch zwischen die Beine ausstrahlen können, Steißbein-schmerz, Magendruck und Üblichkeiten, Störungen des Schlafes, gehören zum größten Teil jener Gruppe von Frauen an, die als Asthenisch-ptotische zu bezeichnen sind. Sie leiden vielfach an der Enteroptose, zum Teil auf dem Boden einer mangelhaften Entwicklung der Haftapparate, zum Teil durch Verstärkung dieser Anlage durch die im vorangegangenen erwähnten äußeren Schädlichkeiten. Wie von STILLER und MATHES klassisch beschrieben, sind diese zarten, schmalen, mit langem Thorax und fluktuierender 10. Rippe behafteten Frauen oft genug noch Trägerinnen einer Nephroptose und eines Senkmagens und als Persönlichkeit genommen von ungemein leichter Reizbarkeit des Nervensystems. Bei diesen ist eine aufgefundene Retroflexio nur eine Teilerscheinung im Rahmen der Gesamtpersönlichkeit, eine Tatsache, die im Beginn der operativen Ära so oft verkannt wurde, wodurch sich die zahllosen Mißerfolge einer rein auf das Organ gerichteten Therapie ohne weiteres erklären. Wie immer, so hat auch hier in unserer Zeit das Pendel nach der anderen Seite ausgeschlagen, und jede Retroflexio und von ihr ausgehende Symptome sind mehr minder sicher als Beweis eines hinfälligen Nervensystems angesehen, als hysterisch bezeichnet und deswegen als nicht örtlich zu behandeln hingestellt worden. ·Auch das ist ein Fehler, auf den mit Nachdruck hingewiesen zu haben besonders v. Jaschkes Verdienst ist, der zeigen konnte, daß gerade in Fällen allgemein minderwertiger Körperveranlagung und gleichzeitig im Vordergrund stehender Lokalsymptome die Behandlung der Retroflexio sehr wohl berechtigt ist. Abgesehen nämlich von den Schmerzen im Kreuz, welche eine Retroflexio machen kann, aber nicht machen muß, ist sie imstande, weitere örtliche Krankheitszeichen hervorzurufen, die keineswegs immer zusammen bei mobiler Retroflexion beobachtet werden müssen, ja, die auch bei erschöpften, nervösen, unterernährten und blutarmen Frauen mit normaler Anteversioflexio beobachtet werden können. Seit altersher gilt die Tatsache als erwiesen, daß der schlaffe, in Retroflexionsstellung liegende Uterus zu starker Regelblutung neigt, die in etwa 30% der Fälle beobachtet wird. Es mag übrigens sein, daß die Retrodeviation in der Mehrzahl der Fälle nur Teilerscheinung der allgemeinen Enteroptose, und damit auch eine verstärkte Regelblutung nichts anderes als Folge von Beckenhyperämie ist, so daß die Retroflexio und die Menstruationsstörung als eine koordinierte Folgeerscheinung der Asthenie betrachtet werden kann. Wie dem auch sei, die Tatsache muß in der Therapie Berücksichtigung finden, daß in einem großen Teil der Fälle von Retroflexion Menorrhagien vorkommen, die mehr minder berechtigt auf die Abwegigkeit zurückgeführt werden können. Was den Fluor albus anlangt, der auch oft als geradezu bezeichnend für die Retroflexion dargestellt wird, so kann man ihn mit v. Jaschke ätiologisch nicht mit derselben in Zusammenhang bringen, sondern muß ihn, wo er vorkommt, auf die gleiche Linie mit der Asthenie stellen. Man darf diesen Fluor niemals als uterinen auffassen, sondern muß ihn als einen vaginalen betrachten. Sein Aufkommen kann entweder in der bei Asthenie so oft gefundenen leichten Ovarialschwäche· oder in einer von Haus aus abwegigen Scheidenbeschaffenheit seine Ursache haben. Die alte Annahme, daß durch Retrodeviation des Uterus der Drang zur Miktion vermehrt werde, ist heute auch kaum mehr haltbar, weil der Druck des Collum uteri gegen den Blasenboden bei nichtschwangerem Uterus ein zu geringer ist. In Einzelfällen mag allerdings die Retroflexion zur häufigen Miktion Veranlassung geben. Bei der riesigen Verbreitung der Stuhlverstopfung beim weiblichen Geschlecht muß man gerechterweise sagen, daß die Bedeutung der Retroflexio für die Stuhlverstopfung wohl auch seinerzeit übertrieben wurde, wenngleich asthenische Individuen auch den mäßigen Druck des Corpus uteri auf den Mastdarm unangenehm fühlen können und vielleicht der Ausbildung von Hämorrhoiden Vorschub geleistet wird. Die Retroflexion aber als alleinige Ursache der Stuhlverstopfung anzusprechen, ist außer in Fällen eines hoch pathologisch veränderten Organs entschieden übertrieben. Nicht unwichtig ist, daß solche Frauen mit reizbarem Nervensystem auch während des Geschlechtsverkehrs durch die mit dem Uterus herabgetretenen Ovarien Schmerzen verspüren und auch den Uteruskörper selbst dabei lästig empfinden können. Weiters erscheint es begründet, wenn Frauen mit einem gesunden Nervensystem die menstruellen Kontraktionen des nach rückwärts gelagerten Uterus verstärkt und schmerzhaft empfinden. Diese Klagen über ausgesprochene Dysmenorrhoe hört man ganz besonders häufig von Frauen mit allgemeiner Ptose und Retroflexion als Teilerscheinung derselben. Daß eine Retroflexio uteri auch die alleinige Ursache der Sterilität sein kann, beweisen die nicht seltenen Fälle von prompt eintretender Schwangerschaft nach der Lagekorrektur. Diese hier angeführten Zustände und Beschwerden lassen eine Therapie nicht nur angezeigt, sondern vielfach auch notwendig erscheinen. Worin hat dieselbe nun zu bestehen? Dort, wo die mobile Retroflexion nur Teilerscheinung und Ausdruck einer Asthenie ist, wird sie dann auch lokalbehandlungsbedürftig sein, wenn nicht allein die asthenischen Erscheinungen Beschwerden machen, sondern ganz besonders über ein Senkungsgefühl auch ohne deutliche Senkung des retrovertierten Uterus geklagt wird. Schon mit Rücksicht darauf, daß bei dem recht häufig schwachen Beckenboden die Retroversion nur den Auftakt zu einem sich später entwickelnden Prolaps sein kann, erscheint uns die Wiederherstellung der Normallage des Uterus in diesen Fällen geboten. Sie wäre aber nur eine halbe Maßnahme, wollte man nicht gleichzeitig mit der Behebung der Retroflexion auch gegen das Gesamtbild der Asthenie ankämpfen, was keineswegs hoffnungslos ist, wie so manche Nihilisten der Therapie glauben. Die unter der Enteroptose geschilderten Maßnahmen, insbesondere eine durch gymnastische Übungen eingeleitete und unterhaltene bessere Körperkultur, der Schwimm- und Wassersport, Bewegungsspiele, in Fällen hochgradiger Abmagerung die erwähnten Liegekuren mit und ohne Fettmast, Bäderbehandlung milder Art, vermögen mit medikamentösen Maßnahmen, *Eisen-*, *Arsen-* und *Nährpräparaten* in den geschilderten Gaben (S. 17, 240) so manche Frau zu einem volltüchtigen Wesen zu machen. In den Fällen aber, in denen man annehmen kann, daß die Retroflexio uteri und von ihr ausgehende Beschwerden, insbesondere unbestimmte Schmerzen rein neurasthenischer Art sind, lehnen viele Gynäkologen jedwede Lokalbehandlung ab. Mit v. JASCHKE scheint auch diese Ablehnung über das Ziel geschossen, denn eine nur auf die Psyche abzielende Behandlung ist keineswegs bei allen Frauen imstande, die Beschwerden zu beseitigen, zumal psychoneurotische Frauen, die sich aus allen Ständen zusammensetzen, diese Behandlungsart nur bei entsprechender Bildung und auch dann keineswegs immer hinnehmen, während

man großen Kreisen der Bevölkerung, wie dem Dienstmädchen vom
Lande, der einfachen Bauersfrau mit Psychoanalyse, aber auch mit
Persuasion nicht kommen kann. Damit soll der Persuasion in einzelnen
ausgesuchten Fällen durchaus nicht der Wert abgesprochen werden,
wenn der Arzt liebevoll und mit viel Zeitaufwand auf die Beschwerden
eingeht und dadurch mithilft, sie abzubauen. In einer großen Zahl der
Fälle aber führt dieses Verfahren trotzdem nicht zum Ziel, und das
Ergebnis ist, daß die Frau zu einem anderen geht, der es versteht, sie
aus dem richtigen Punkte zu kurieren, nämlich den Uterus aufzurichten.

Auch dort, wo neben Schmerzen noch verstärkte Regelblutungen
vorliegen, wo bei durchgängigen Tuben eine offenkundige Sterilität vorliegt, sollte man bei Wunsch nach Kindersegen unbedingt zur Behebung
der Retroflexion schreiten.

Was nun die Beseitigung der Retroflexion und ihrer Beschwerden
anlangt, und zwar der mobilen Retroflexion, von deren Behandlung
zunächst die Rede sein soll, so stehen uns zwei Wege offen. Der eine ist
der der orthopädischen oder Pessartherapie und der andere ist der der
operativen Maßnahmen. Um es gleich vorwegzunehmen, die orthopädische Therapie, die Pessarbehandlung, hat heute bei der mobilen
Retroflexion nur mehr ein sehr eng begrenztes Anwendungsgebiet. Man
kann sie für Fälle gelten lassen, wo man, nicht überzeugt von der Auslösung der Beschwerden durch die Retroflexio, sich von der Therapie mit
einem Pessar einen suggestiven Erfolg verspricht. Man kann sie in Fällen
anwenden, wo ernstere Beschwerden im Vordergrunde stehen, und eine
Lageverbesserung durch Operation aus allgemeinen Gegenanzeigen gegen
eine Operation überhaupt nicht möglich ist. Weiter hat sie ein und zwar
nicht unwichtiges Anwendungsgebiet in Fällen von Retroflexio und
Kreuzschmerzen im Anschluß an die Geburt. Wenn man 6 Wochen nach
der Geburt, wie dies meist üblich und auch zu empfehlen ist, den Genitalapparat einer Untersuchung unterzieht, findet man in einer Reihe der
Fälle — es sind etwa 20 v. H. — die Gebärmutter nach hinten liegend.
Oft genug kommt es noch zur Normallagerung derselben ohne jedwedes
Zutun; dort wo aber Kreuzschmerzen im Vordergrunde stehen, ist es
recht vorteilhaft, den Uterus aufzurichten und ihn durch ein Pessar in
der Lage zu erhalten. Für solche Fälle braucht man übrigens nicht eines
der typischen Pessare zur Behandlung der Retroflexio zu benützen, sondern
es genügt, einen einfachen, nicht zu großen MAYERschen Ring zu nehmen,
wie dies PEHAM immer gelehrt hat. Überdies kann dieser Ring meist nach
einigen Monaten schon entfernt werden, und die Frau bleibt beschwerde-
frei. Etwas strittiger ist schon die Anwendung eines Pessars bei Retroflexio uteri gravidi. Wenn die betreffende Frau mit dem retroflektierten
Uterus gravid ist, und man ihn, ohne daß Beschwerden und eine eigentliche
Anzeige bestehen, aufrichtet und durch ein Pessar fixiert, kann es ob
diesen Handgriffen das eine oder andere Mal zum Abortus kommen, den
man ja vermeiden wollte. Wenn daher der Arzt in der Lage ist, seine
Patientin ständig im Auge zu behalten und Arzt und Frau am selben

Orte sich befinden, erscheint es vorteilhafter, die Retroflexio nicht zu beheben, sondern vielmehr darauf zu warten, daß die Spontanaufrichtung eintritt, bzw. nur für den Fall einzugreifen, daß Erscheinungen einer beginnenden Inkarzeration von Seite der Blase sich störend bemerkbar machen sollten. In diesen Fällen ist dann die schonende Aufrichtung durch einen mit Wasser gefüllten Kolpeurynter verbunden mit Bettruhe anzuempfehlen, und bei Einhalten der Bettruhe, besonders in Bauchlage, kommt man über die kritische Zeit hinweg, bis der Uterus so groß geworden ist, daß er über die Linea terminalis anteflektiert hinausragt (PEHAM). In allen anderen Fällen erscheint uns die Pessartherapie veraltet. Sie wird weit besser durch die operative Therapie ersetzt. Was nun die Methode der Aufrichtung anlangt, so muß man sagen, daß unsere Vorfahren in dieser Art der Aufrichtung Meister gewesen sind, weil sie ja in diesem retroflektierten Organ das Um und Auf der Therapie gesehen und von einer nicht behandelten Retroflexion das Schlimmste befürchtet haben. Die manuelle Aufrichtung des Uterus wird am besten nach der Methode von B. S. SCHULTZE gemacht, die es zu klassischer Berühmtheit gebracht hat. Die Frau legt sich nach gut entleerter Blase und entleertem Darm in Steiß-Rückenlage auf den Untersuchungstisch, worauf der Arzt, mit zwei Fingern in die Scheide eingehend, vom hinteren Scheidengewölbe aus den Gebärmutterkörper gegen das Promontorium und über den Rand der Linea terminalis hinaufschiebt, bis er den Fundus mit der äußeren Hand übernehmen und nach vorne bringen kann. Während dieser Manipulation der äußeren Hand drängen die Finger der inneren die Portio nach hinten gegen das Kreuzbein, wodurch eine Hebelwirkung gewährleistet ist, welche die Aufrichtung erleichtert. Bei infantilem Scheidengewölbe kann man sich nach v. JASCHKES Empfehlung der Aufrichtung vom Rektum her, allenfalls von diesem und von der Scheide aus bedienen. Führen diese Methoden nicht zum Ziel, so bleibt noch das KÜSTNERsche Verfahren. Es beruht darauf, daß man mit einer Kugelzange die vordere Muttermundslippe anhakt und den Uterus so tief als möglich herabzieht. Während die eine Hand diese Stellung an der Kugelzange beibehält, geht man mit zwei Fingern der anderen ins hintere Scheidengewölbe und hebt das Korpus nach vorne. Das ist jetzt, wo der Uterus beträchtlich tiefer gezogen ist, auch wesentlich leichter. Ist man so weit, werden die Zangengriffe erhoben, ohne daß der Tiefstand der Portio verändert wird; nun wird die Kugelzange und mit ihr die Portio nach dem Kreuzbein zu ins Becken hineingedrückt. Dann nimmt man die Kugelzange ohne Zug ab. Neben anderen Verfahren, die hier nicht erörtert werden sollen, sei nur noch darauf hingewiesen, daß sich die Aufrichtung mit der Sonde zu jener Zeit, als die Sonde das Instrument des Gynäkologen gewesen ist, sehr bewährt hat. Weil aber, abgesehen von Fällen, in denen es gefährlich ist, zu sondieren, die Methode selbst bei Geschulten zur Perforation führen kann, ist sie dem praktischen Arzte unbedingt zu widerraten. Schließlich kann es in einzelnen Fällen notwendig sein, wenn man unter allen Umständen die Reposition machen muß, sie in Narkose auszuführen.

Dann gelingt sie immer, es sei denn, daß die Annahme der mobilen Retroflexion falsch war und daß es sich um eine fixierte Retroflexion handelt.
In solchen Fällen hat dieses Verfahren auch einen diagnostischen Wert.
Bei dieser Gelegenheit sei darauf hingewiesen, daß vor einer an eine
solche Reposition angeschlossenen Zerreißung von Strängen, wie sie die
alten Gynäkologen noch übten, gewarnt werden muß, weil sie ein un-
kontrollierbares und rohes, im Einzelfall sogar tödliche Zufälle möglicherweise heraufbeschwörendes Verfahren ist. Ist in solchen Fällen eine Aufrichtung überhaupt notwendig (siehe später), kann nur die Laparotomie
in einer die Patientin nicht gefährdenden Weise den Uterus aus seinen
Verwachsungen befreien und in seine Normalstellung zurückbringen.
Doch kehren wir nach diesem Ausblick zu dem in Rede stehenden Thema,
nämlich zur Pessartherapie zurück. Sie ist nur dann berechtigt, wenn der
Einführung des Pessars die Aufrichtung vorangegangen ist; ohne eine
solche ist sie ein Scheinmanöver und zu verwerfen. Für die Zwecke der
Retroflexionsbehandlung seien nur zwei Pessare, nämlich das von Hodge
und das von Thomas, ersteres sanft, letzteres stärker in seinem hinteren
Bügel gebogen, empfohlen. Diese aus Hartgummi gefertigten Pessare werden
auch heute noch am meisten gebraucht. Es mag sein, daß die Hartglas- oder
Silikatpessare weniger reizend wirken, sie sind aber schwer und können
zerbrechen. Darum wählen wir die Hartgummipessare, für deren Einführung folgende Regel gilt: Der wichtigste Grundsatz muß bleiben, daß
das Pessar niemals zu groß, eher kleiner gewählt werden muß, und daß
jenes Pessar das beste ist, welches bei kleinster Größe seinen Zweck erfüllt.
Zunächst versuche man es immer mit einem Hodgepessar mit seinem
sanft gebogenen hinteren Bügel. Dieses wird ebenso wie das Thomas-
pessar so eingeführt, daß dasselbe nach Spreizen der Labien schräg
unter Vermeidung des Harnröhrenwulstes, dessen Berührung immer
schmerzhaft empfunden wird, die Vulva passiert, worauf mit dem in die
Scheide eingeführten Finger der hintere Bügel hinter die Portio gedrückt
wird. Dieser hintere Bügel ist nun eine Art Lehne für den aufgerichteten
Uterus, an der er seine Stütze findet und am Zurückfallen verhindert
wird. Nun wird die Frau gefragt, ob sie den Fremdkörper spüre, solange
sie noch auf dem Tische liegt. Ist dies nicht der Fall, läßt man sie vom
Tische steigen, im Zimmer auf- und abgehen und auf einen Sessel setzen und
wiederholt die Frage, ob sie irgendwie das Pessar unangenehm empfinde. Ist
auch jetzt keine Klage, kann man annehmen, daß das Pessar jedenfalls
nicht zu groß ist und daß Gefahren im Sinne des Drucks und der Geschwürsbildung nicht auftreten werden. Es kann aber noch zu klein
sein und bei starker Anspannung der Bauchpresse vor die Vulva treten.
Von dieser Möglichkeit soll man sich, bevor die Patientin vom Tische
steigt, durch Anweisung, die Bauchpresse anzustrengen, überzeugen.
Es kann aber trotzdem geschehen, daß beim ersten harten Stuhlgang das
scheinbar gut sitzende Pessar doch herausfällt. Weiter ist es geboten,
nach 2, 3 Tagen nachzusehen, ob das Pessar gut liegt, und insbesonders,
ob der Uterus seine Stellung in Anteflexio beibehalten hat. Außerdem
muß man der Frau noch eine Reihe von Regeln mitgeben. Oberstes

Gebot ist peinliche Reinlichkeit. Tägliche Scheidenspülungen entweder mit *Kamillentee* oder *Hypermangan* in lichter Lösung oder zwecks Aufrechterhaltung einer sauren Scheidenflora mit *Milchsäure* (1 Kaffeelöffel auf 1 Liter Wasser) oder mit dünner *essigsaurer Tonerde* (1 Eßlöffel oder eine Patrone auf 1 Liter Wasser) sind nicht zu umgehen. Dort, wo über schleimige Sekretion geklagt wird, läßt man am besten mit warmer *Sodalösung* (1 Teelöffel auf 1 Liter Wasser) spülen. Sorge für guten Stuhl ist geboten, neben entsprechender Diät wird man allenfalls auch milde Abführmittel für längere Zeit anwenden müssen. Auch an eine geregelte Blasenentleerung muß sich die Patientin gewöhnen. Schließlich bleibt sie auch vom Arzte abhängig. Vierwöchentliche, allenfalls sechswöchentliche Kontrolle des Ringes durch den Arzt, Herausnahme desselben, Einstellen der Scheide im Spekulum, um allfälligen Druck rechtzeitig zu entdecken, Reinigung des Pessars und Neueinsetzen desselben hat in diesen Zwischenräumen zu geschehen. Dabei erweist es sich nötig, den Ring durch einen neuen zu ersetzen, wenn er rauh zu werden beginnt. Sind Druckgeschwüre feststellbar, so müssen dieselben dadurch zur Ausheilung gebracht werden, daß zunächst der Ring wegbleibt. Salbenbehandlung, am besten mit 2%iger *Silbersalbe*:

> 150. Argent. nitric. 0,5
>   Bals. Peruv. gutt. III
>   Adip. lan. 25,0
> D. S. Salbe.

wird benützt, um die Geschwüre zur Überhäutung zu bringen.

Was das sonstige Verhalten der Pessarträgerin mit aufgerichteter mobiler Retroflexion betrifft, so muß man betonen, daß ein gut angepaßtes Pessar, welches von der Frau in keiner Weise als Fremdkörper empfunden wird; eine besonders auf diesen orthopädischen Apparat gerichtete Lebensweise nicht erfordert. Wichtig ist, daß der Geschlechtsverkehr ohne weiteres stattfinden kann, und daß vielfach vom Manne das Pessar überhaupt gar nicht empfunden wird, weiter, daß die Besorgung des Hauswesens, ebenso wie eine mäßige sportliche Betätigung im Sinne des Bewegungs- und Schwimmsports stattfinden kann. Mit Rücksicht darauf, daß die Mehrzahl dieser Pessarträgerinnen entweder asthenischen Habitus ist oder mit und ohne diese Anlage an Senkung des Eingeweideblocks leidet, ist das Tragen guter Stützmieder (S. 248) geradezu notwendig. Bei den Asthenikerinnen haben sie, worauf v. JASCHKE mit Recht hinweist, den großen Vorteil, daß sie das Aufhängen der Kleider auf dem Schultergürtel unnötig machen, was für solche Frauen wichtig ist, weil deren hängender Schultergürtel die Belastung nicht gut verträgt. Die Hauptfrage, die nun noch zu beantworten ist, ist die, wie lange solch ein Pessar zu liegen hat. In Fällen von Retroflexion nach Partus kann man schon nach 3 bis 4 Monaten bis nach einem halben Jahr sehen, daß der Uterus in Normallage bleibt oder man erlebt es wenigstens, daß er zwar wieder in die Fehllage zurückkehrt, aber keine wesentliche Beschwerden mehr bestehen. Dann soll man es dabei bewenden lassen. In anderen

Fällen wieder braucht es länger, bis das Pessar seine Schuldigkeit getan hat oder es tut es nie. KÜSTNER rechnet die mittlere Zeit, die notwendig ist, bis ein Pessar seine Aufgabe erfüllt, auf 1 bis 2 Jahre. Dieser Umstand genügt allein, die Pessartherapie auf ganz wenige Ausnahmsfälle und womöglich auf kürzere Zeit zu beschränken. Bei Eintritt einer Schwangerschaft ist es nach der halben Tragzeit zu entfernen.

In allen anderen Fällen, wo eine Behandlung der Retroflexio notwendig ist, ist die operative einmalige Korrektur zu wählen, wie z. B. bei Sterilität (S. 214).

Retroflexio uteri fixata.

Wenn auch zweifellos eine fixierte Retroflexio immer ein krankhafter Zustand ist, so muß man doch, wenn man daran geht, ihn in seiner klinischen Bedeutung unter dem Gesichtswinkel der Behandlung zu werten, grundsätzlich die Frage aufwerfen, ob der Zustand der fixierten Retroflexion, wie er seinem Hauptanteil nach durch die entzündlichen Krankheiten des Genitales bedingt ist, also die Gonorrhoe mit ihren Folgen und die septischen Krankheiten, sich in einem Stadium akuter, subakuter oder chronischer Natur befindet. Im akuten, aber auch im subakuten wäre es ein schwerer Fehler, irgendwie an dieser Retroflexion zu rühren oder sie gar operativ beseitigen zu wollen. Im chronischen wird bei ernstlichen Beschwerden die Operation in ihre Rechte treten, die überdies noch andere, etwa notwendige Eingriffe im kleinen Becken vorzunehmen gestattet, insbesondere die Lösung von Verwachsungen mit den Nachbarorganen, wie dem Sigma, dem Cöcum, die Entfernung kranker, allenfalls auch die Eröffnung verschlossener Eileiter und ihre Befreiung aus Verwachsungen, die Entfernung der Appendix. An dieser Stelle muß ausdrücklichst betont werden, daß die fixierte Retroflexion heute nicht mehr Gegenstand einer polypragmatischen konservativen Therapie sein soll. Wenn nach vorausgegangener gründlicher Behandlung der Entzündung, nach Ausproben der Vakzinetherapie und Erschöpfung der physikalischen Heilmethoden die Beschwerden weiter bestehen, dann kann auch der Wiederholung einer unwirksam gebliebenen Massage und Belastungstherapie nicht mehr das Wort geredet werden, gar dann, wenn es sich um neurotische Individuen handelt, denen durch die Massage nichts Gutes erwiesen wird. Ausdrücklich muß festgestellt werden, daß in Fällen der fixierten Retroflexio die Pessartherapie überhaupt nicht in Frage kommt. Bleiben sogar nach den so oft wohltätig wirkenden Badekuren, hauptsächlich in den bewährten Moorbädern, die Beschwerden weiter bestehen, dann hat die operative Korrektur volle Berechtigung. Sowohl bei der mobilen wie der fixierten Retroflexion stehen die abdominellen Verfahren der Suspension des Uterus, die im wesentlichen an den runden Mutterbändern angreifen, weitaus im Vordergrunde. Wichtig ist, daß diese Methoden Schwangerschaft, Geburt und Wochenbett in keiner Weise alterieren, ja im Gegenteil wie erwähnt, die Schwangerschaft sogar begünstigen. Daneben spielen die vaginalen

Suspensionsverfahren nur eine untergeordnete Rolle und eignen sich auch nur für mobile Retroflexionen und auch da in erster Linie nur für Frauen, die geboren haben. Soviel sei noch bemerkt, daß wir die ALEXANDER-ADAMsche Operation, wenn wir überhaupt operieren, nicht wählen, weil sie uns den Einblick in die Bauchhöhle verwehrt und uns die Möglichkeit benimmt, auch unerwartete Komplikationen, Lösung von Verwachsungen usw. zu beseitigen. Wir haben keinen Grund, von der Methode von DOLÉRIS oder wie sie vielleicht richtiger genannt wird, GILLIAMS-SCHAUTA-DOLÉRIS abzugehen, die sich uns in bester Weise bewährt hat. Es bedarf keiner besonderen Betonung, daß natürlich die operative Suspension allein in Fällen, wo gleichzeitig Allgemeinbeschwerden bestehen, nicht genügt, sondern daß die genannten allgemeinen Maßnahmen zur Ertüchtigung des Körpers werden einsetzen müssen, um einer etwa bestehenden Enteroptose entgegen zu arbeiten. Vor einem Punkte sei besonders gewarnt, und der ist der, bei der Retroflexio uteri fixata das Krankheitsbild immer nur von dem Gesichtswinkel des retroflektierten Uterus allein zu betrachten. Die fixierte Retroflexion des Uterus ist nur Teilerscheinung einer Pelveoperitonitis obsoleta und demnach durch mannigfaltige, verschieden gelagerte Fäden, Stränge und Bänder gekennzeichnet, welche den Uterus an die Adnexa und umgekehrt diese an ihn heranziehen und ihn oft mit dem Rektum, aber auch mit anderen Darmabschnitten verbinden. Es läuft daher die Operation vielfach keineswegs auf die bloße Suspension des Uterus hinaus, sondern gipfelt im Wesentlichen in dessen zarter und sorgsamer Befreiung aus den Adhäsionen und in der Freimachung der Nachbarorgane von denselben. Sie ist keine Operation für Anfänger, wie manche glauben, sondern erfordert neben technischen Erfahrungen auch immer einen an vielen Fällen gewonnenen geübten Blick für das richtige Ausmaß und die Grenzen des erträglichen Konservativismus. Wenn man die Bauchhöhle geöffnet hat, kann man unter Umständen finden, daß der ursprüngliche Operationsplan in einen solchen geändert werden muß, der größere technische Fertigkeiten erfordert als die bloße Suspension. Gleichzeitig muß man auch bereit sein, kranke, verschlossene und offenbar nicht mehr zur Funktion zu bringende Tuben zu entfernen, allenfalls ein Ovarium zu resezieren. Auch die Technik der Peritonealisierung muß man gut beherrschen, noch mehr, es kann sein, daß ein Fall, in dem man auszog, um den Uterus zu suspendieren, damit endet, daß man ihn deswegen exstirpiert, weil eine Deckung seiner großen Wundflächen ebenso wenig wie die Erhaltung der Adnexa gelingt.

Bei heftigen Retroflexionsbeschwerden, insbesondere bei ziehenden, durch den fixierten, auf das Rektum drückenden Uterus bewirkten Kreuzschmerzen, ist statt der Suspension die vaginale Entfernung des Uterus bei Frauen, die bereits Kinder haben und sich der Klimax nähern, gewiß berechtigt. In solchen Fällen ist sie weitaus das einfachste und beste Verfahren, für das mein Lehrer PEHAM unter diesen Umständen immer eintrat, da es recht ungefährlich ist und schlagartig alle Beschwerden aus dem Wege räumt.

Descensus und Prolapsus uteri et vaginae.

Die Ursachen für die Entstehung von Vorfällen der Scheide und der Gebärmutter sind in wenigen Worten nicht zu fassen. An dieser Stelle sei nur folgendes bemerkt: Nachdem lange Zeit die Lehre in Geltung stand, daß die Erschlaffung der Band- oder Haftapparate die wichtigste Ursache für den Prolapsus uteri sei, ist durch die richtunggebenden Untersuchungen von HALBAN und TANDLER erwiesen worden, daß die Vorfälle zweifellos durch eine primäre Insuffizienz des muskulären Beckenbodens, also der Stützapparate entstehen, mithin Hernien des Hiatus genitalis sind. Daß aber auch der alten Lehre von der Wichtigkeit der Erschlaffung der Bandapparate für die Entstehung der Vorfälle ein hoher Wert zukommt, ist durch die überzeugenden Forschungen ED. MARTINS über die Bedeutung des bindegewebigen Haftapparates — des parametranen, paravaginalen, paravesikalen Gewebes etc., der sogenannten Retinacula uteri — bewiesen worden. Muß man auch der Insuffizienz des Beckenbodens den Hauptanteil in der Ätiologie der Prolapse zuschreiben, so darf man anderseits nicht vergessen, daß Haft- u n d Stützapparat ein untrennbares Ganzes sind und zusammengehören, weshalb Schädigungen des einen ohne solche des anderen im Wesentlichen gar nicht denkbar sind, welche Tatsache ins rechte Licht gerückt zu haben, v. JASCHKES unbestrittenes Verdienst ist. Mit diesem Autor nimmt man wohl am besten an, daß ein von Haus aus minderwertiger Haft- u n d Stützapparat eine allgemeine Disposition zum Prolaps schafft und daß die Insuffizienz des bindegewebigen Haftapparates im Verein mit der Tonusverminderung des Uterus zur Retroflexion und damit zur weiteren Begünstigung des Prolapses führt. Der in Retroflexion befindliche Uterus wird nämlich in der Richtung der Vaginalachse durch den abdominellen Druck nach abwärts gedrängt, da er in dieser Richtung auf keinen hemmenden Widerstand stößt (HALBAN). Der so vorbereitete Prolaps kommt aber erst zur vollen Ausbildung, wenn der Beckenboden, der Stützapparat, durch das Geburtstrauma geschädigt wird, wodurch im Hiatus genitalis eine Bruchpforte entsteht.

Senkung und Vorfall der vorderen Scheidenwand sind in höheren Graden durch eine Zystokele, also eine herniöse Ausbuchtung der Blasenwand bedingt, da Blase und vordere Scheidenwand durch derbe Gewebsfasern miteinander fest verbunden sind und deswegen zwangsläufig die tiefertretende Blase die Scheidenwand mitnehmen muß. Isolierte Zystokelen ohne gleichzeitigen Vorfall des Uterus und der hinteren Scheidenwand entstehen durch traumatische Zerreißung der Gewebsbündel im Septum vesicovaginale, wobei Drehbewegungen der Zange wohl die Hauptrolle spielen (STOECKEL). Während beim Prolaps die Blase immer in Mitleidenschaft gezogen ist, gilt dies für das Rektum keineswegs in demselben Ausmaße. Man sieht häufig Totalprolapse ohne jede Rektokele, weil das rektovaginale Bindegewebe ungleich lockerer gewebt ist als das vesicovaginale.

Weit seltener als Geburtstraumen sind es angeborene Defektbildungen oder Schwäche in der Muskulatur des Beckenbodens oder ange-

borene, allenfalls auch erworbene Lähmungen der Muskulatur desselben
infolge Rückenmarks- und Nervenkrankheiten, welche zum Prolaps Veranlassung geben. Bekannt ist, daß die Spina bifida occulta infolge mangelhafter Innervation der Beckenbodenmuskulatur und Kontraktions-
schwäche derselben auch bei virginellen Individuen einen Prolaps verursachen kann. Eine Spina bifida occulta läßt sich soundso oft durch ein
Röntgenbild erweisen, gelegentlich auch durch eine Einziehung an entsprechender Stelle oder ein Haarbüschel daselbst berechtigt vermuten.

Die Verbreitung geringfügiger Senkungen, aber auch höherer und
höchster Grade des Vorfalles des Genitales ist leider eine sehr große.
Daran tragen bei der betonten abwegigen Körperveranlagung besonders
späte, gar schwere Erstgeburten, gewaltsame Entbindungen mit Zerreißung des Levator und mangelhafte Wochenbettspflege Schuld. Eine
schonende Geburtsleitung, welche die Extraktion der Frucht durch den
noch nicht gedehnten Hiatus genitalis ebenso zu umgehen weiß wie
Zerreißungen der Beckenboden- und Dammuskeln durch rechtzeitigen
Entspannungsschnitt, vermag weitgehend spätere Schäden zu verhüten.
Wenn bei geringeren Graden dieses Zustandes die Beschwerden auch
fehlen können oder zumindestens nicht unerträgliche sind, so sind es bei
stärkerer Ausbildung einer Senkung die Beeinträchtigung der Arbeits-
freude und Lebenslust, welche uns zwingen, zu dem Zustande Stellung
zu nehmen, und zwar in der Mehrzahl der Fälle je früher je besser, weil
bei so mancher Frau vorbeugende Maßnahmen Schlimmeres verhüten
können. Richtig ist, worauf besonders MENGE aufmerksam macht, daß
schwer körperlich arbeitende Frauen, die von der Hände Arbeit ihren
Lebensunterhalt finden, auch in bedeutenden Vorfällen weder einen Grund
für die Arbeitseinstellung, noch für die Klage über Beschwerden sehen.
Im Gegensatz dazu sind asthenische, nervöse und unterernährte Personen geneigt, geringe Grade des Descensus der vorderen Scheidenwand
ebenso wie einen Zug am Blasenboden frühzeitig unangenehm zu empfinden
und über vermehrte Sekretion aus der Scheide zu klagen. Diese Zustände
üben nun ihrerseits auf die Psyche, aber auch auf den übrigen Körper
sozusagen zwangsläufig einen üblen Einfluß und machen bei einem bestehenden örtlichen Leiden die Frau als ganzes zum kranken Wesen.
Darum ist es notwendig, beginnenden Fällen das volle Augenmerk der
Behandlung zuzuwenden, weil in jeder Senkung, besonders bei Retro-
versio uteri, und in jedem sich vorbereitenden Vorfall aus mechanischen Gründen schon die Neigung zur Verschlimmerung liegt. Daher
sind Vorfälle in ihren Anfangsstadien bereits Anzeigen zur Behandlung, und es steht natürlich außer jedem Zweifel, daß Senkungen
höheren Grades durch die lästigen Beschwerden, das Drängen
nach unten, das Gefühl der Zerrung an Blase und Darm und
vor allem durch die schlechte Verschlußmechanik des Blasenschließ-
muskels und das durch sie bedingte Harnträufeln auch bei geringer
Anstrengung der Bauchpresse unbedingt Gegenstand unserer Behandlung
sein müssen. Es ist hier nicht der Ort, ausführlich die Symptome des
Descensus zu schildern, wohl aber ist es geboten, darauf hinzuweisen,

daß in Fällen höhergradigen Prolapses bei Vorfall der Blase trotz Hypertrophie der Muskulatur die Entleerung nicht vollständig gelingt und Restharn zurückbleibt, der soundso oft zu langwieriger schmerzhafter Cystitis Veranlassung gibt. Dann sind es wieder die so häufigen Dehnungsgeschwüre des Vorfalles, die auf die Dauer auch von gleichgültigen Frauen nicht ertragen werden und schließlich dort, wo auch eine Rektokele da ist, Stauungen des Kotes, der manchmal überhaupt nicht anders als mit dem Finger aus diesem ausgestülpten Sack entfernt werden kann. Schließlich sind Frauen mit vollständigem Vorfall, der durch das Stauungsödem Kindskopfgröße und mehr erreichen kann, zu einer sitzenden, manchmal zu einer liegenden Lebensweise verurteilt, die auf die Dauer unerträglich ist.

Beschäftigen wir uns zunächst mit der Behandlung der beginnenden Senkung. Hier gilt wie bei der Retroflexio simplex der Satz, daß nicht allein eine lokale, sondern auch eine allgemeine Therapie in die Wege geleitet werden muß, will man der beginnenden Senkung erfolgreich begegnen. Liegen nämlich Fälle vor, in denen der Levatorspalt nicht weit aufklafft und sind die Levatorschenkel nicht atrophisch, vermögen die Kranken diesen Muskel noch entsprechend anzuspannen, dann soll man sich zunächst der Massage und Gymnastik bedienen, um die Beckenbodenmuskulatur zu bessern. Nach Durchführung von Liege- und Mastkuren, Arsen- und Eisenbehandlung und Regelung der Darmtätigkeit leistet die Massage des Uterus, der Scheide und ihrer Aufhängeapparate Gutes. Die von Thure BRANDT eingeführte, seinerzeit viel geübte, jetzt immer mehr in Vergessenheit geratene Massage vermag durch Kneten, Streichen und Zirkelbewegungen, Drücken und vibrierendes Aufsetzen der Finger den Beckenboden zu stärken. Zwei in die Scheide eingeführte Finger und die auf den Hinterdamm aufgelegten Daumen vermögen die Hyperämie und Durchknetung des Darmes ebenso zu bewirken wie vorsichtig ausgeführte, mit dem gut eingefetteten Finger vom Rektum her gemachte Massage des Levator ani. Daneben kann man der schwedischen Gymnastik mit besonderer Berücksichtigung der Bauch- und Schenkelmuskulatur in solchen Übungen nicht entraten, welche synergetisch die Beckenbodenmuskulatur zur Kontraktion zwingen. Hierher gehören das Aufrichten des Rumpfes aus der Horizontalen ohne Zuhilfenahme der Extremitäten, das Erheben der in den Knien gestreckten Beine im Hüftgelenk bis zur Senkrechten, das Auseinanderziehen der geschlossenen Kniegelenke und ganz besonders das Einkneifen des Afters (sog. Klemmübungen). Gut bewähren sich auch Fächerduschen, am besten wechselwarm, die auf den Damm wirken, auch wechselwarme Sitzbäder, wechselwarme Scheidenduschen, allenfalls auch Spülungen mit *Tanninlösungen* und Bäder mit *Eichenrinde*, welche eine gewisse, wohl mehr subjektiv empfundene Straffung des Scheidenrohres bewirken sollen. Es sei daran erinnert, daß nach der ersten Geburt bereits im Wochenbett die vorbeugenden Maßnahmen gegen die Entstehung der Vorfälle einzusetzen haben. Dabei darf es aber nicht bleiben, vielmehr muß nach dem erstmaligen Eintreten der Periode, also rund 6 Wochen nach der Geburt, wenn das Genitale zur Norm zurückgekehrt ist, eine regelrechte

Freigymnastik an die Wochenbettübungen angeschlossen und in der Folgezeit weiter betrieben werden. Wie SIEBER und KIRCHBERG gezeigt haben,
läßt sich der Ausbildung einer Senkung sogar schon in der Schwangerschaft recht zweckmäßig durch entsprechende Gymnastik begegnen. Sie
läuft nicht nur auf Übungen zur Kräftigung der Bauch- und Rücken-
muskulatur und der des Beckenbodens hinaus, sondern muß auch in
Atemgymnastik bestehen, deren zirkulationsfördernde Wirkung von
grundlegender Wichtigkeit ist. Das, aber auch nicht mehr leisten
physikalisch-diätetische Maßnahmen in Fällen beginnender Senkung.
Daß sie einen bereits in Ausbildung begriffenen ausgesprochenen Prolaps
noch zurückbringen, darf man nicht erwarten.

   In allen Fällen weiter fortgeschrittener Senkung muß eine
Lokaltherapie zur Anwendung kommen, welche die Aufgabe hat, die in
Normallage zurückgebrachten Teile entweder auf konservativem Wege,
also orthopädisch oder chirurgisch in dieser richtigen Stellung zu
erhalten. Es muß nun gerade herausgesagt werden, daß beide Arten der
Therapie ihr Wenn und Aber haben. Eine ideale Lösung ist für eine große
Serie von Fällen, ganz besonders für die Gruppe der jüngeren Frauen
auch heute noch nicht vorhanden, Grund genug, immer wieder die oben
angedeutete Prophylaxe in den Vordergrund zu schieben. Gegen die
Pessartherapie im allgemeinen sind gewichtige Bedenken vorzubringen.
Der Fremdkörper in der Scheide, der, wie es bei größeren Prolapsen
unvermeidlich ist, einen beträchtlichen Umfang haben muß, ist geradezu
ein Beischlafhindernis. Der kleinere Fremdkörper tut wieder seinen
Zweck nicht. Die Frau ist dauernd vom Arzt abhängig, hat ständig für
entsprechende Maßnahmen zu sorgen und muß vor dem Pessardrucke
bangen, kann aber anderseits das Bewußtsein nicht los werden, daß der
Prolaps niemals durch den Ring zur Heilung oder auch nur zur Besserung
kommt, kurz Mißstände, die recht beträchtlich sind und es begreiflich
erscheinen lassen, daß man zusieht, wo es angeht, den Pessaren aus dem
Wege zu gehen. Nun setzt die chirurgische Therapie ein. Aber auch sie
befriedigt nur dann, wenn sie aufs strengste den Bedürfnissen des Einzelfalles angepaßt ist. Wieder sind es die verschiedenen Lebensalter, die ein
ganz verschiedenes Vorgehen erfordern. Grundsätzlich erscheint wichtig,
bei jungen Frauen mit geringfügiger Senkung die Operation zunächst
zurückzustellen und sie erst für einen Zeitpunkt im Auge zu behalten,
wo weitere Geburten nicht mehr zu erwarten sind. Geringfügige Senkungen jüngerer Frauen können durch die geschilderten physikalisch-
diätetischen Maßnahmen objektiv und noch mehr subjektiv beim Status
quo erhalten werden, ja für die Patientin können die Beschwerden nach
entsprechender Kräftigung der Muskulatur geradezu ganz verschwinden,
gar dann, wenn einer etwa bestehenden Enteroptose, einem in Entwicklung
begriffenen Fetthängebauch durch ein gutes Mieder entgegengearbeitet
wird. Kleinere Eingriffe, die so beliebten vorderen und hinteren, ein
Schleimhautoval exzidierenden Kolporrhaphien, welche an dem meist
retroflektierten Uterus gar nicht angreifen, führen nach einer kurzen
Spanne Zeit besseren Befindens sehr bald wieder zu den alten Zuständen.

Ist die Frau jung und besteht eine offenbar fortschreitende Senkung, gar mit retroflektiertem Uterus, so ist es richtiger, will man kein Pessar geben — und es ist unsympathisch bei jungen Frauen eines zu geben, weil sie davon nicht loskommen — von der Scheide und der Bauchhöhle her operativ vorzugehen, nämlich in derselben Sitzung zuerst das Scheidenrohr zu verengern und den Damm plastisch zu verstärken und sodann den Uterus vom PFANNENSTIELschen Querschnitt aus zu suspendieren. Das Verfahren ist zwar kein ganz kleiner Eingriff und dauert geraume Zeit, liefert aber ausgezeichnete funktionelle und orthopädische Ergebnisse, ohne irgend- wie nachteilig auf die Schwangerschaft oder die Geburt einzuwirken. Auch höhergradige Vorfälle junger Frauen, die man jetzt übrigens bereits seltener sieht, sind durch diese Methode gut anzugehen, allenfalls noch im Verein mit einer Amputation des Collum, die nicht zu hoch gemacht werden darf, um nicht eine Zervixstenose heraufzube- schwören. Bei ausgesprochenen Vorfällen im Verein mit Zystokele wird man um eingreifende Operationen nicht herumkommen, von denen neben ausgiebiger vorderer und hinterer Kolporrhaphie mit Raffung der Blase, allenfalls Portioamputation und entsprechender hinterer Plastik, die Methode HALBANS und die WERTHEIM-SCHAUTAsche Interposition an- geführt sei. HALBANS Methode hat gegenüber der Interposition den großen Vorteil für sich, daß sie eine Sterilisation nicht notwendig macht, weil durch sie die Geburtsvorgänge nicht gestört werden, während die Interposition zwangsläufig mit Sterilisation verbunden werden muß. Da nach derselben auch Klagen über Schmerzen beim Geschlechtsverkehr laut werden können, scheint es zweckmäßig, sie auf Fälle totalen Prolapses in den Wechseljahren oder zumindestens nahe diesen und auf solche ausgesprochener Inkontinenz infolge gleichzeitig bestehender Zystokele zu beschränken. Bei der Leistungsfähigkeit unserer Operations- methoden und ihren geringen unmittelbaren Operationsgefahren, ganz be- sonders aber bei dem Umstande, daß wir uns der Lokalanästhesie und intra- venösen Narkose bedienen können, weil wir ausgezeichnete vaginale Ver- fahren haben, ist auch die Zahl der Kontraindikationen gegen die Opera- tionen so eingeschränkt, daß wir bei Frauen, die irgendwie im Leben tätig sind, auch so gut wie immer die Operation ausführen können. Das gelingt uns auch mit wenigen Ausnahmen bei höherem Alter über das Klimakte- rium hinaus, weil die vaginalen Verfahren denn doch die Frauen weniger gefährden und die Narkosezufälle wegfallen. Natürlich bleiben immer Fälle übrig, in denen Krankheiten des Herzens, der Lungen und des Stoff- wechsels die Operation verbieten, wie denn manchmal ganz besonders hohes Alter es auch zweckdienlicher erscheinen lassen kann, zur Pessar- therapie zu greifen. An dieser Stelle möchte Verfasser auch noch anfügen, daß bei Frauen im Klimakterium und jenseits desselben als Prolaps- operation, besonders bei kleinem, vor der Vulva liegenden Uterus die Totalexstirpation desselben mit einer ausgiebigen vorderen, ein neues Blasenbett wieder herstellenden Plastik und Raffung der Blase, im Verein mit einer Vernähung der Levatorschenkel ganz ausgezeich- nete Ergebnisse liefert und nicht gefährlich genannt werden darf. Diese

Operation hat sich Verfasser auch noch bei Frauen bis in die Sechziger-
jahre bei Totalprolaps mit großen Dekubitalgeschwüren aufs beste
bewährt. Sind die Frauen recht schwach und herabgekommen, bestehen gar
hochgradige Altersveränderungen, so daß man bei der nach einer größeren
Operation unbedingt notwendigen längeren Bettruhe mit Lungenkompli-
kationen rechnen muß, wählt man natürlich kleinere, aber immerhin
ziemlich erfolgsichere Operationsverfahren, wie den Verschluß der Scheide
nach NEUGEBAUER-LEFORT oder die Kolpokleisis subtotalis LABHARDS,
ROTTERS, KAHRS. Freilich ist es nicht jeder Frau Sache, sich der
Operation zur günstigsten Zeit, und das ist die klimakteriumnahe, zu
unterwerfen, und so manche bleibt lieber Sklavin ihres Pessars, bis
es schließlich soweit gekommen ist, daß sie zur Operation zu alt
wurde. Die Fälle hoher Altersklassen und die ernster Gegenanzeige
gegen eine Operation überhaupt sind es, die heute noch die Mehrzahl der
Pessarträgerinnen stellen. Junge Frauen finden sich aus den erwähnten
Gründen begreiflicherweise nicht damit ab, und es ist auch gar nicht zu
raten, solche Frauen mit Ringen zu versorgen. Der praktische Arzt muß
für die erwähnten Möglichkeiten in der Pessartherapie beim Prolaps
entsprechend gerüstet sein und bestimmte Richtlinien verfolgen.
Zweck und Sinn der Pessartherapie ist es, durch einen Stützapparat
einerseits die Aufhängebänder, andererseits den Tragboden zu unterstützen, was nur durch Anspannung und Entfaltung der Scheidenwände
möglich wird. Dem Herabsinken soll durch eine Überlagerung des klaffenden Levatorspaltes Einhalt geboten werden. Grundsätzlich aber ist zu
sagen, daß die ganz großen Prolapse, bei denen die Muskulatur des
Beckenbodens weitgehend geschwunden ist, der orthopädischen Therapie
die größten Schwierigkeiten entgegensetzen. Mittlere Grade lassen sich
durch einfache Vorrichtungen, höhere durch komplizierte wenigstens soweit
beheben, daß die Trägerin für die Besorgung leichter Arbeiten wieder
tauglich wird. Mit den komplizierteren Apparaten ist zwangsläufig die Erschwerung bis zur Unmöglichkeit der Zulassung des Beischlafes verbunden,
die einfacheren gestatten denselben ohne weiteres. Für die leichteren
Fälle eignet sich am besten der kreisrunde Hartgummiring mit dickem
Rahmen. Die vielfach noch gebrauchten dünnen Ringe sind nicht zu
empfehlen, weil sie zu leicht Druckgeschwüre erzeugen, wenngleich sie
durch ihren dünnen Rahmen den Scheidenschlauch zirkulär spannen
und sich daher, wie dies MENGE hervorhebt, unter dem Einfluß des Bauch-
druckes besser an die Fläche der Levatoren auflegen. Alle Ringe haben
nur dann einen sicheren Halt, wenn sie sich breit auf die restliche Muskulatur des Beckenbodens stützen können. Ist dies nicht der Fall, und liegt
der größere Teil des Ringrahmens im Hiatus genitalis, so stellen sich die
Instrumente auf die Kante und werden aus der Scheide geboren. Sie
müssen also eine zirkuläre Anspannung des Scheidenrohres über den
Levatoren erzeugen, Forderungen, die wieder einerseits unsere Bedenken
gegen die Usuren verstärken, andererseits notwendigerweise zu einer weiteren
Ausdehnung der Scheide führen. Das sind die Umstände, die es uns, wo
immer es angeht, wünschenswert erscheinen lassen, von der Pessar-

therapie Abstand zu nehmen und sie durch die operative Therapie zu ersetzen. Richtig ist, daß ein Ring nicht bloß den Hiatus verschließt, sondern daß er infolge seiner Spannkraft durch das Auseinanderdrängen der Scheidenwände das hintere Scheidengewölbe hebt und mit ihm das paravaginale Gewebe, die parametranen Lager des Uterus und das Septum vesico- und recto-uterinum. Bekanntlich spielt bei der Verstärkung des Prolapses der in Retroversionsstellung befindliche Uterus eine wesentliche Rolle, weil die Richtung des Abdominaldruckes den nach hinten ver- lagerten Uterus in den Bereich des Levatorschlitzes treibt. Ist dagegen der Uterus antevertiert, bzw. reponiert worden, so ist der Druck des normal gelagerten Uterus auf die Levatorplatte gerichtet. Darum ist es nur natürlich, daß man versucht hat, auch Pessare zu verwenden, welche man von der Behandlung der Retroflexio uteri mobilis her als wirksam zur Aufrechterhaltung der normalen Schwebelage des Uterus kennt. Trotzdem eignen sie sich nur ausnahmsweise, weil der hintere Stützbügel meist an den auseinandergewichenen Schenkeln des Levator keinen Halt findet. Außerdem wird die vordere Scheidenwand zu wenig gespannt, und damit wird das die Frauen besonders belästigende Harnträufeln bei jedweder Anstrengung der Bauchpresse nicht beseitigt. Es bleibt deswegen am einfachsten, entweder auf den genannten kreisrunden Hartgummiring mit dickem Rahmen zurückzugreifen oder aber, nament- lich bei etwas größeren Prolapsen, das Schalenpessar von SCHATZ zu verwenden. Indem dieses Pessar einen schalenförmigen Körper darstellt, fängt es die vordere Scheidenwand mit der Zystokele gut auf. Wesentlich ist, daß in der Regel der Rand der Schale auch an den untersten Abschnitten der Symphyse eine Stütze findet. Nicht nur daß es, wie die anderen Pessare, die Scheidenwände spannt und die paravaginalen Stützgewebe in Schwebe hält, es ist auch eine Pelotte für die herabgetretene Portio vaginalis, welche auf dem Grunde der Schale aufliegt. Was die Einführung der Ringe anlangt, so hat sie unter denselben Vorsichtsmaßnahmen zu ge- schehen wie die der ovalären, bei der Retroflexio geschilderten Stütz- apparate. Während bei der Retroflexion als Regel gilt, mit einem möglichst kleinen Ring das Auslangen zu finden, muß beim Prolaps jene Pessar- größe gewählt werden, welche von der Scheide und den Stützapparaten eben noch ohne verderblichen Druck ertragen wird. Diese Wahl ist nicht leicht und erfordert Erfahrung und Geduld. Das Pessar wird nach Ein- fettung seines Randes und Spreizen der Labien schräg unter Vermeidung des schmerzempfindlichen Harnröhrenwulstes eingeführt. Wichtig ist dabei, daß man den schräggestellten Ring von vorne und oben her auf das Frenulum und auf die Fossa navicularis aufsetze und das Damm- gewebe nach hinten drücke, so daß der Damm rektalwärts ausweicht, womit die Urethralgegend ungeschoren bleibt. Dann wird das Pessar entlang der hinteren Scheidenwand nach aufwärts geschoben, so daß seine Ränder den Resten des Levatorspaltes aufliegen. Es gibt aber Fälle, in denen auch das SCHATZsche Schalenpessar nicht mehr hilft. Es sind dies solche mit ganz elendem Levator. Für derartige hat man kompliziertere Apparate angegeben, die entweder auf dem Grundsatze beruhen, sie

von der Scheide her wirken zu lassen, oder man bedient sich der Hystero-
phore, welche die Stütze für den Uterus an einem Bauchgürtel, also
einer Tragbandage befestigt haben. Diese Apparate verschmutzen ungemein leicht und rasch und sind heute nur mehr ausnahmsweise in Verwendung. Auch von den zahlreichen, die ganze Scheide erfüllenden und
entfaltenden Pessaren stehen nur mehr wenige in Gebrauch. Deswegen
sollen nur zwei Formen, welche sich immer noch am besten bewähren, hier
angeführt werden, und das sind das Zapfenpessar von ROSENFELD und das
Keulenpessar von MENGE. Beobachtet man eine Frau mit Totalprolaps,
bei dem auch große Nummern eines Pessares nicht halten, so sieht man,
daß bei Anstrengung der Bauchpresse die Schale oder der Ring sich
auf die Kante stellen und dann herausgleiten. Diese Kantenstellung zu
verhindern, gelingt durch Anbringung stielartiger Fortsätze, welche
vertikal zur Fensterfläche des Ringes stehen. Ein solcher Fortsatz stößt
an die Scheidenwandungen an, wenn der Ring in Kantenstellung zu
kippen droht und hält ihn in dauernder Querstellung. Da die Einführung
solcher Instrumente technisch gar nicht leicht und überdies schmerzhaft ist, müssen diese Fortsätze oder Zapfen abnehmbar sein. Diesen
Forderungen entspricht das ROSENFELDsche und das Keulenpessar von
MENGE. Ring und Fortsatz sind auseinandernehmbar, weshalb beide
gesondert eingeführt werden können, und auch das Einlegen eines großen
Ringes sich schmerzlos gestalten läßt. Beim ROSENFELDschen Pessar
wird der Zapfen in den trichterförmigen Teller eingeschraubt. Bei dem
Keulenpessar wird ein an der Spitze der Keule befindlicher Stecker in
ein Loch eingeführt, das sich in dem die Ringlichtung quer überspannenden
Bügel befindet; durch eine kurze Drehung der Keule um ihre Längs-
achse im Sinne der Uhrzeigerbewegung wird sie vermittels eines Bajonett-
verschlusses festgestellt. Aber auch die Einpassung der Keule ist nicht
ganz leicht, weshalb man gut tut, sich einer eigenen Zange, die der Autor
konstruiert hat, zu diesem Zwecke zu bedienen. Bei einiger Übung aber
gelingt es auch in Fällen sehr großer Prolapse, das Keulenpessar als ganzes
rasch und schmerzlos einzuführen und ebenso zu entfernen, wovon Verfasser sich in einschlägigen Fällen immer wieder überzeugen konnte.

Bei alten Frauen mit zunehmender Schrumpfung der äußeren
Schamteile sieht man nicht ganz selten eine Art Besserung des Vorfalles.
Sie beruht darauf, daß der Scheideneingang sich verengt und dadurch
der Vorfall etwas zurückgehalten wird. In solchen Fällen merkt man
beim Wechsel des Pessars, daß sowohl die Herausnahme wie das Einführen immer schwerer wird. Dann muß man zu entsprechend kleineren
Nummern greifen.

Gänzlich verfehlt ist der Versuch, isolierte herniöse Vorstülpungen
des Rektums, hervorgerufen durch Zerreißung des Septum rectovaginale,
also Rektokelen durch Pessare zurückhalten zu wollen. Sie können
nur durch plastische Operationen beseitigt werden. Man sieht aber nicht
selten Frauen mit derartigen nur schädlichen Behelfen, die sie die längste
Zeit getragen haben, sich Rat holen. Wiederholt kommen bei längerer
Verwendung der Pessare in solchen Fällen neben Ulzerationen auch

schwere Entzündungen im Septum rectovaginale vor, offenbar durch Besiedlung des einem dauernden schweren Druck ausgesetzten Bindegewebes mit Keimen vom Rektum her, die eine chirurgische Therapie (Inzision) notwendig machen.

Noch einige Worte über Reposition von Totalprolapsen. Beim totalen Prolaps des Uterus und der Scheide hat man mit der Reposition, die man mit zwei Fingern durch Druck auf die vor der Vulva liegende Portio erzielt, nur dann Schwierigkeiten, wenn man es mit Riesenprolapsen zu tun hat, die seit einiger Zeit bereits nicht mehr reponiert, hart und ödematös geworden sind. Vorteilhaft ist es in Fällen inkarcerierten Prolapses, die Frau zunächst ins Bett zu bringen, wenn der erste Versuch der Reposition auf dem gynäkologischen Untersuchungstisch in Steiß-Rückenlage mißlungen ist. Gazekompressen, die in *Glyzerin* getaucht sind, bewirken bei der im Bett liegenden Frau, deren Becken man durch Erhöhung des Fußendes des Bettes zweckmäßig hochlagert, sehr rasch ein Abschwellen des Prolapses, so daß man ihn dann gewöhnlich ohne Schwierigkeiten zurückschieben kann. Unter dieser Behandlung bessern sich auch die Dekubitalgeschwüre, deren Überhäutung abzuwarten meist sehr viel Zeit erfordert und deren Reinigung von speckig belegten Massen genügt, die Frau operationsreif zu machen. Dagegen ist es nicht empfehlenswert, bei noch nicht gereinigten Dekubitalgeschwüren zu operieren, da sogar tödliche Sepsis und Pyämie von ihnen ausgehen können.

Behandlung der Kreuzschmerzen.

Kreuzschmerzen bei Krankheiten der Genital- und Harnorgane und ihre Behandlung.

Die längste Zeit ist das Symptom der Kreuzschmerzen ein wahres Stiefkind hinsichtlich seiner Beachtung und auch seiner Behandlung gewesen. Die Erklärung liegt zunächst darin, daß die Erkennung ihrer Ursachen oft besonders schwierig, manchmal sogar ganz unmöglich ist und dann auch darin, daß die Frauen Schmerzen, die sich im Kreuz, also einer den Geschlechtsorganen nahen Gegend abspielen, so gut wie immer ursächlich auf eine Krankheit der Geschlechtsorgane zurückzuführen geneigt sind und deswegen seit jeher den Frauenarzt aufgesucht haben und aufsuchen. Die Frauenärzte haben nun oft recht gewaltsam Zusammenhänge zwischen Geschlechtsorganen und Kreuzschmerzen geschaffen, wo sie gar nicht vorlagen und dadurch die Erkennung und Behandlung der Kreuzschmerzen vielfach auf eine falsche Ebene verschoben. Die Erkenntnis, daß die Kreuzschmerzen der Frau, die entschieden häufiger an ihnen krankt als der Mann, keineswegs in der Mehrzahl der Fälle genitalen Ursprungs im engeren Sinne sind, ist nicht alt. Gerade unsere Gegenwart bemüht sich, die Kreuzschmerzen auf nicht genitaler Ursache gegenüber denen, welche in kranken Geschlechtsorganen bedingt sind, ins rechte Licht zu setzen und durch Zusammenarbeit zwischen Orthopäden und Gynäkologen strittige Fragen zu klären.

Aus dieser Zusammenarbeit, die uns Hans ALBRECHT in seinem erschöpfenden Referat vor Augen geführt hat, werden wir sehr zum Vorteil unserer Kranken so manche dunkle Punkte der Therapie klären.

Selbstverständlich ist es geboten, daß man zunächst immer eine
genaue Untersuchung des Genitales vornehme und auch die rektale
Untersuchung keineswegs vernachlässige, weil ja die Kreuzschmerzen
in einer großen Zahl der Fälle dennoch mit Veränderungen der Genitalorgane, seltener des Darmes (chronische Stuhlverstopfung, entzündliche Veränderungen, Neoplasmen) ursächlich in Zusammenhang stehen.
Wer wollte leugnen, daß die entzündlichen Krankheiten des Genitales häufige und heftige Kreuzschmerzen zu erzeugen imstande
sind, und daß diese Kreuzschmerzen das führende Symptom sein
können, welches die Frau zum Arzte treibt? Da sind es vor allem
einmal die dumpfen und bohrenden Schmerzen in akut entzündlichen
Stadien der gonorrhoischen und nichtgonorrhoischen Perimetritis und
Salpingoophoritis, die freilich mit dem Abklingen des akuten Stadiums
unter den im Abschnitt der Entzündungen (S. 126) geschilderten Maßnahmen besonders bei längerer Bettruhe erträglicher werden, sich aber
während der Periode oft genug heftig steigern. Dasselbe sieht man in
subakuten und chronischen Fällen, gar wenn sich Adnextumoren ausgebildet haben und besonders dann, wenn durch mehr minder reichliche
Verwachsungen die Gebärmutter nach hinten zu verlagert ist und durch
Strangbildung mit der Nachbarschaft ein verderblicher Zug am Beckenbauchfell ausgelöst wird. Recht häufig ist die Parametritis, ganz besonders
die Parametritis posterior Ursache heftigster, geradezu unerträglicher
Kreuzschmerzen, mag sie mit oder ohne fixierte Retroflexion einhergehen. Bei letzterer drückt das nach hinten fixierte Corpus uteri dauernd
auf die Nervengeflechte der Sacrouterinligamente. Die mobile Retroflexion eines normalen Uterus dagegen vermögen wir mit v. JASCHKE
u. a. als alleinige Ursache von Kreuzschmerzen nicht anzuschuldigen, lehrt
doch die bis zum Überdruß gemachte Erfahrung nutzloser Suspensionen,
ja Exstirpationen retroflektierter Uteri, die beweglich waren, daß die
freie Retroflexion allein die Kreuzschmerzen nicht auslöste, indem sie nach
der Suspension oder gar Entfernung des Uterus nach wie vor weiterbe-
stehen. Wenn sie es tut, so sind diese Kreuzschmerzen nur Teilerscheinung
einer allgemeinen Insuffizienz des Band- und Stützapparates, wovon
schon ausführlich die Rede war.

Ohne Zweifel vermögen natürlich auch Geschwülste des Genitales,
Myome des Uterus, gar solche der hinteren Wand, besonders dann zu
Kreuzschmerzen zu führen, wenn sie ins Becken eingekeilt sind. Aber
auch kleinere intramurale und subseröse Geschwülste können für sich
oder durch Verwachsungen dasselbe Symptom auslösen, ganz besonders
deswegen, weil die Myome die zyklischen An- und Abschwellungen der
Gebärmutter entsprechend dem Verlaufe der Menstruation mitmachen,
wodurch sie gerade zur Zeit der Periode unangenehm fühlbar werden.
Geschwülste des Eierstockes sind gelegentlich ebenfalls mit Kreuzschmerzen verbunden, wobei natürlich auch die Lage und ihre Beweg-

lichkeit eine Rolle spielen. Seltener sind schon Fälle von Karzinomen operabler Art, die zu Kreuzschmerzen führen. Doch sieht man bei Kollumkarzinomen, welche die hintere Muttermundslippe mehr befallen als die vordere, infolge der sehr bald auftretenden Entzündung der Sacrouterinligamente (Rektaluntersuchung!) Kreuzschmerzen zu einer Zeit, wo das Karzinom noch sehr gut operabel ist. Daß natürlich inoperable Kollumkarzinome, wenn sie bereits in die Parametrien vorgedrungen sind und die Nerven umscheiden, gar solche, welche den Knochen bereits ergreifen, schwerste Kreuz- und Nervenschmerzen machen können, liegt auf der Hand. Auch beim Korpuskarzinom hört man Klagen über Kreuzschmerzen, und auch da nicht nur in Fällen, wo das Karzinom bereits die Gebärmutter zu einer beträchtlichen Vergrößerung gebracht hat, sondern auch in jüngeren Stadien. Wichtig ist es, daß eine retrocökal gelagerte, entzündlich fixierte Appendix Ursache hartnäckiger und nur durch die Operation zu behebender Kreuzschmerzen sein kann.

Seltener ist es schon, daß Krankheiten der Harnwege Kreuzschmerzen erzeugen. Diese, welche in Paranephritis, in Nieren- und Uretersteinen und Geschwülsten der Niere ihre Ursache haben können, sind durch Ausstrahlung des Schmerzes gegen die Leiste und schmerzhaftes Harnen ausgezeichnet und ebenfalls nur durch darauf gerichtete Maßnahmen behebbar. Heftige, auch anfallsweise auftretende Kreuzschmerzen, können gelegentlich durch Knickung des Ureters in Fällen hochgradiger Wanderniere vorkommen; ebenso kann eine Beckenniere Kreuzschmerzen auslösen.

Die genital bedingten Kreuzschmerzen sind zum größten Teile einer erfolgreichen Behandlung zugänglich. Sie bestehen in akuten Fällen der Entzündung in allen jenen Maßnahmen, welche in der Ruhigstellung der Organe — besonders zu Zeiten der Periode — in späteren in der Resorption der Exsudate und der möglichsten Hintanhaltung der Verwachsungen liegen. Sie sind bei den Entzündungen und ihren Folgezuständen (S. 133) ausführlich geschildert. Dort, wo es sich um die Endausgänge der Entzündung, die Schwartenbildung und die Verwachsungen der Genitalorgane mit der Nachbarschaft handelt, ist freilich die resorptive und hyperämisierende Behandlung in allen ihren Formen manchmal letzten Endes nicht mehr imstande, den Kreuzschmerzen erfolgreich zu begegnen. Hier ist operatives Vorgehen am Platze, wenn sie die Arbeitsfähigkeit und die Lebensfreude arg beeinträchtigen. Wenn man auch trachten wird, namentlich bei jüngeren Frauen, möglichst organerhaltend vorzugehen, so wird man doch, um nicht dasselbe Krankheitsbild wieder heraufzubeschwören, auch vor radikaleren Eingriffen, selbst vor der Totalexstirpation manchmal nicht zurückschrecken dürfen. Bei älteren Frauen aber wird man soundso oft, gar wenn der Uterus deszendiert und mit dem Rektum breit verwachsen ist, durch vaginale Totalexstirpation die Kreuzschmerzen schlagartig beheben können. In Fällen von Myomen kann es gerade bei subserösen Geschwülsten der hinteren Wand der Gebärmutter, besonders bei einzelnen Knoten möglich sein, durch die Exstirpation des Myoms allein und Behebung der Einkeilung Kreuzschmerzen und Stuhlbeschwerden zu beseitigen. Freilich wird man auch hier bestimmte Zusagen über die Erhaltungsmöglichkeit des Uterus niemals vor der Operation geben dürfen, sondern das Vorgehen einzig und allein von den ana-tomischen Befunden nach Eröffnung der Bauchhöhle abhängig machen müssen. Kreuzschmerzen bei Eierstocksgeschwülsten können manch-mal das einzige Symptom sein, das die Frauen zum Arzt treibt, ein Symptom, das mit der Beseitigung der Geschwulst durch Operation schwindet.

Die Kreuzschmerzen, welche als Ausdruck der Infiltration der Sacrouterinligamente, seltener nach Entzündungen puerperalen und nicht puerperalen Ursprungs, häufiger beim Coitus interruptus, bei lange geübter Masturbation, bei der Dyspareunie (KEHRER), bei ge-stauten metritischen Uteri mit und ohne Ektropium und Erosion, aber auch bei chronischer Stuhlverstopfung mit geschwürigen Prozessen im Rektum sich finden können, sind kein ganz undankbares Feld der Be-handlung. Naturgemäß ist die schmerzhafte Spannung der Sacrouterin-ligamente dort leichter rückgängig zu machen, wo es sich gemäß den An-schauungen von OPITZ um einen spastischen Zustand, um eine Tonus-steigerung auf dem Boden chronischer Hyperämie handelt, wie beim Coitus interruptus und den genannten sexuellen Abwegigkeiten. Schwerer kehren sie dort zur Norm zurück, wo entzündliche Vorgänge die Infiltration der Ligamente bedingen, also bei der Erosion, beim Zervikalkatarrh, bei geschwürigen Prozessen des Rektums. Die Abstellung des Coitus interruptus, die Anbahnung einer gleichzeitigen Akme des Ge-schlechtsgenusses bei den Partnern, die Verordnung von *Steinsalzsitz-bädern* und in hartnäckigen Fällen ganz besonders die *Vibrationsmassage* sind gute Heilmittel. Sie wird am besten unter Leitung des Zeigefingers, der im hinteren Scheidengewölbe liegt, in der Weise gemacht, daß die Massagekugel sanft gegen das eine und dann gegen das andere Sacrouterinligament gedrängt wird. Heftiger Druck gegen das Scheiden-gewölbe verursacht Schmerzen. 8 bis 10, in hartnäckigen Fällen auch 20 Sitzungen von 2 bis 6 Minuten Dauer können notwendig werden. STOECKEL, GRAEFE u. a. rühmen ihr besonders gute Erfolge nach. Verfällt die Frau wieder in den Coitus interruptus, so tritt meist das Krankheits-bild neuerlich auf. Daneben kann man durch *10% Glyzerin-Ichthyol-*, *Thigenol-* oder *Glyzerintampons* unter gleichzeitiger Verabreichung von *Belladonnazäpfchen* sowie heißen Scheidentuschen, durch Heißluftbehand-lung und Diathermie die Schmerzhaftigkeit der Sacrouterinligamente mildern und die Kreuzschmerzen besonders dann ganz zum Schwinden bringen, wenn sie nur spastischer Natur sind. Gleichzeitig erweist sich in solchen Fällen, namentlich bei vollblütigen, zu Krampfadern, Stuhl-verstopfung und Beckenhyperämie neigenden Frauen eine mehrmalige Stichelung der Portio mit feiner Lanzette, die etwa bei jeder Sitzung 1 Eß-löffel Blutes zum Abfluß bringt, als äußerst vorteilhaft, zumal sie auch günstig auf das Verhalten des Zervikalkatarrhs und der Erosion wirkt. Zu früh vorgenommene Plastiken an der Portio wegen Erosionen können eine Parametritis posterior und damit die Kreuzschmerzen nur verschlimmern! Auch die Vibrationsmassage darf erst nach beendeter Behandlung etwa bestehender Zervikalkatarrhe und Erosionen einsetzen. Dann tun salinische Abführmittel, Öleinläufe, leichte Körpergymnastik ein übriges. Die örtliche Massage durch die Hand des Arztes bringt nicht viel Erfolg, zumal sie bei erotisch veranlagten Frauen den Blutzufluß vermehrt und Neurasthenische hochgradig angreift. Wenn auch spontane Ausheilungen selbst schwerer und langdauernder Fälle vorkommen — die Ligamente bleiben dauernd verkürzt und verdickt, sind aber nicht mehr empfindlich — so kann man sich auf die Selbstheilung nicht verlassen und muß in hartnäckigen Fällen sogar zu eingreifenderen Maßnahmen schreiten. Hierher gehört zunächst die Dehnung der Sacrouterinligamente in tiefer Narkose, wie sie von SELLHEIM, BRÖSE und KELLER angegeben ist. BRÖSE dehnt in der Weise, daß er mit der einen Hand von der Scheide, mit der anderen von den Bauchdecken her die Ligamente in die Finger nimmt und nach rechts, bzw. links zieht und von der Scheide den ganzen Beckenboden energisch nach oben drängt. Bei sehr starker Schrumpfung faßt er sie auch vom Rektum. Eine Adnexerkrankung schließt natürlich eine derartige energische Dehnung aus, die mit keinem kleinen Schock verbunden ist, kommt es doch vor, daß während der Dehnung der Puls aussetzt! Eine einfache und erfolgreiche Maßnahme kann die Einspritzung einer *1%igen Novokainlösung* ins hintere Parametrium vom hinteren Scheidengewölbe her sein, die fächerförmig erfolgt und in der Menge von etwa 30 bis 40 ccm gegeben wird. Sie ist von NOVAK und unabhängig von ihm von HARTTUNG angegeben worden und soll die krankhafte Erregbarkeit des sympathischen Nervensystems des Beckens herabsetzen. Die Durchtränkung und Lockerung des Gewebes durch die Flüssigkeit mag neben dem Anästhetikum wirksam sein. Versagen auch diese Verfahren, so kommt die Durchschneidung der Sacrouterinligamente durch hintere Kolpotomie in Frage. Diese ebenfalls von BRÖSE ausgeführte und von VEIT mit dem technischen Hinweis der möglichst uterusnahen Durchschneidung der Ligamente befürwortete Operation kann aber auch nicht immer vor Rückfällen schützen, indem die durchschnittenen Gewebe sich wieder vereinigen. Diesem Nachteil begegnet erfolgreich die Methode G. A. WAGNERs, der nach vaginaler Durchtrennung der Sacrouterinligamente zur Verhütung der Wiederverwachsung Appendices epiploicae der vorderen Rektalwand extraperitoneal lagert und an die uterinen Stümpfe der ausgiebig durchtrennten Sacrouterinligamente zart fixiert. Mit diesem Verfahren hat G. A. WAGNER Frauen, die jahrelang an intensiven Kreuzschmerzen litten und nach allen Regeln der Kunst behandelt worden waren, augenblicklich davon befreit. Auch die Ventrifixur des Uterus, die durch die Streckung desselben und die Dehnung des Gewebes die Kreuzschmerzen beseitigen soll, ist mit Erfolg von BRÖSE angewendet worden. Wie man sieht, sind der Vorschläge zur Behandlung dieses Leidens nicht gerade wenig, Beweis genug, wie schwer es im einzelnen Falle der Heilung zugänglich sein kann.

Die Kreuzschmerzen beim operablen Karzinom des Kollum

pflegen mit der Entfernung des Karzinoms keineswegs immer zu schwinden. Im Gegenteil, man sieht bei radikal operierten Fällen noch wochen- und monatelang Kreuzschmerzen, welche auch bei der Kohabitation besonders störend empfunden werden, offenbar deswegen, weil es bei der Einstülpung des kurzen Scheidenblindsackes durch das Membrum virile zur Zerrung der darunterliegenden Gewebe, besonders der parametranen, narbig veränderten Stümpfe kommt (vgl. S. 229). Man muß trachten, die Kreuzschmerzen durch symptomatische Maßnahmen, wie Einreibungen, Wärmeapplikation, Schlammpackungen, heiße Sitz- und Vollbäder, Antineuralgica und Organo- und Hormontherapie zu mildern (S. 94ff.).

Kreuzschmerzen aus anderen Ursachen und ihre Behandlung.

Sind diese Arten der Kreuzschmerzen dem Gynäkologen durchaus geläufig, so ist eine zweite Gruppe von Kreuzschmerzen, welche die genital bedingten an Häufigkeit überragt, verschiedenen Ursprunges und schwerer deutbar. Um sie zu erkennen und richtig zu behandeln, bedarf es zunächst einer anderen als der üblichen Untersuchungstechnik der Gynäkologie. Es ist unbedingt notwendig, daß derartige Kranke völlig entkleidet untersucht werden, und daß man nicht bloß die Bauch- und Kreuzgegend einer Betrachtung und Betastung unterzieht, sondern auch von der Profilansicht die Stellung der Wirbelsäule beachtet und sogar das Verhalten der unteren Gliedmaßen hinsichtlich eines etwa vorhandenen Genu valgum oder eines Pes planus prüft. Außerdem muß man den Grad der Beweglichkeit der Lendenwirbel beim Beugen und seitlichen Rumpfneigen ermitteln, um Fälle mit anatomischer Unterlage von solchen ohne Befund unterscheiden zu können. Bei derartigen Untersuchungen wird sich soundso oft auch die Notwendigkeit einer Röntgenaufnahme zur Klärung des Falles ergeben. Am häufigsten liegen die Ursachen der Kreuzschmerzen in regelwidrigen Zuständen des lumbosakralen und sakroiliakalen Teiles der Wirbelsäule. Sie sind entweder in einer Fehlhaltung des Beckens (statisch-dynamische Dekompensation Jungmanns) bedingt oder durch Fehlbildungen dieses Skelettabschnittes, der ja durch solche leider geradezu ausgezeichnet ist. Zu diesen gehören die Sakralisation und Lumbalisation, abnorme Bildung oder Stellung der Wirbelfortsätze, Stellungsabweichung der Processus spinosi und transversi, die Spondylolisthesis und Defektbildungen wie die Spina bifida. Ferner werden solche Kreuzschmerzen durch arthritische Prozesse der Articulatio sacroiliaca, schließlich auch durch Tuberkulose derselben und durch eine solche des 5. Lendenwirbels hervorgerufen. Erst dann, wenn trotz allen Bemühens ein Befund nicht zu erheben ist, wird man zu der Diagnose Rheumatismus greifen müssen, die freilich soundso oft nur eine Verlegenheitsdiagnose bedeutet und entschieden zu häufig gestellt wird. Schließlich wird man aber auch Fälle ohne anatomischen Befund als reine Neurose der Asthenischen und Neuropathen aufzufassen haben, wenn bei negativem Röntgenbefunde und normaler Rumpfhaltung namentlich der Druck auf die Dornfortsätze der Wirbelsäule schmerzhaft ist, und der Kreuzschmerz in deutlicher Abhängigkeit von der seelischen Stimmung steht (Rhachialgie).

Was nun die Behandlung dieser so schwer zu deutenden Kreuzschmerzen aus den genannten Ursachen anlangt, so sei zunächst auf die statischen Veränderungen, die Fehlhaltung des Beckens als Ursache der Kreuzschmerzen hingewiesen. Diese Fehlhaltung des Beckens, nach FICK sagittale Beckensenkung genannt, beruht im Wesentlichen auf einer Verkleinerung des lumbosakralen Winkels und auf einer Vermehrung der Beckenneigung. Dehnungen und Zerrungen der Ligamente stören die Zusammenarbeit des Bandapparates, der das Kreuzbein einerseits mit der unteren Lendenwirbelsäule, anderseits mit den beiden Darmbeinen verbindet. Schließlich kommt es zur Erschlaffung des gesamten Bandapparates und damit zur Lockerung der Gelenkverbindungen, womit die Verschiebung der Statik und Dynamik der Wirbelsäule eingeleitet und dauernd unterhalten wird (HASS). Rasche Gewichtszunahme, besonders nach Schwangerschaft und Geburt, aber auch Gewichtssturz, harte Berufsarbeit mit ungünstiger Zwangshaltung sind die auslösenden Ursachen für die Entstehung dieser meist bei Frauen im mittleren Lebensalter auftretenden Zustände. Die beginnende Insuffizienz des Halte- und Stützapparates versucht der Körper durch eine entsprechende Zwangshaltung der Muskeln, insbesondere der geraden Rückenmuskeln, aber auch des M. pyriformis und des M. ileopsoas wettzumachen, eine Inanspruchnahme der Muskulatur über Gebühr, die sich in schmerzhafter Spannung und diffusen Rückenschmerzen äußert (MARTIUS). Aber auch die gesamte Lenden- und Bauchmuskulatur wird nicht verschont. Zu diesen Muskelschmerzen kommen die von den überdehnten Gelenkkapseln und deren Nerven ausgelösten Schmerzen hinzu (v. SCHUBERT, ALBRECHT). Sie können so ausgesprochen auf Hüfte und Knie lokalisiert sein, daß sie, obwohl statischer Natur, als eine meist rheumatische Krankheit aufgefaßt werden. Während die Pyknica, die für die Fortpflanzung wie keine andere Frau geschaffen ist — wiederholen sich die Schwangerschaften nicht zu rasch — durch den guten Bau ihres Körpers und die Festigkeit der Stütz- und Halteapparate solchen Insuffizienzerscheinungen gegenüber gewachsen ist, ist die infantile und asthenische Frau weit mehr gefährdet. Wird dem Zustandsbild nicht entgegengearbeitet, so vertieft es sich durch die eingangs erwähnte Dehnung und Zerrung der Haltebänder und durch Abnützungsvorgänge an den Zwischenwirbelscheiben, allenfalls auch durch arthritische Prozesse an Knochen und Gelenken. Heute wissen wir aus den Forschungen SCHMORLS, JUNGHANS', UEBERMUTHS u. a., daß Eindellungen der Bandscheiben, knöcherne Verdichtung u. ä. durch Abnützung schon in den Zwanziger- und noch mehr in den Dreißigerjahren zum Elastizitätsverlust derselben und dadurch mittelbar zur Schädigung der Wirbelkörper führen können, wodurch das Zustandsbild der Behandlung noch schwerer zugänglich wird. Diese sucht eine Stützung des Beckens durch Bandagen zu erzielen und dadurch die vermehrte Beckenneigung allmählich aufzurichten. Alle Binden, welche

ihren Stützpunkt im Kreuzbein finden, sind fehlerhaft, weil sie die
Beckenneigung und damit die Lordose nur vermehren. Die von HASS
verwendete Miedertype, die mit je einer Pelotte über der Schoßfuge
und dem Kreuzbein versehen, entsprechend tief sitzt und durch
Schenkelbänder gesichert ist, erfüllt ihren Zweck gut, indem die beiden
Pelotten durch einen schmalen Stoffgurt fest gegeneinander gepreßt
werden. Sie kann von jedem Miedermacher nach Maß angefertigt
werden. Nicht zu vergessen ist, daß das Mieder auch entsprechend
hoch hinaufreiche, damit es den Bauch stützt und der abdominelle Druck zur Stützung der unteren Wirbelsäule mit herangezogen
wird. Eine andere Type ist von JUNGMANN angegeben, welche sich in
einschlägigen Fällen sehr gut bewährt hat. Mit der Verordnung des Mieders
allein ist es nicht getan. Massage, Bäderbehandlung, aktive und passive
Bewegungen und richtig abgestufte, eigens auf die Entspannung der
Muskulatur gerichtete Übungen müssen sich an die Miederbehandlung
anschließen, auch Heißluftkuren und Schwimmen gehören mit der
Diathermie zum Rüstzeug der Therapie.

Gegenüber dieser so häufigen Ursache der Kreuzschmerzen treten die
anatomischen Veränderungen angeborener Art im Lumbosakralabschnitt
etwas in den Hintergrund. Nicht jede Spina bifida occulta muß
von Kreuzschmerzen begleitet sein, wenngleich mangels einer anderen
Ursache Kreuzschmerzen und Ischias bei Auffindung einer Spaltbildung
wohl darauf zu beziehen sein werden.

Auch die Einbeziehung des 5. Lendenwirbels ins Kreuzbein
(Sakralisation) und anderseits die Umwandlung des ersten Sakral-
wirbels in einen Lumbalwirbel (Lumbalisation des ersten Sakral-
wirbels) kann Ursache der Kreuzschmerzen sein. Bei der Lumbalisation
ergibt sich aus der verlängerten Lendenwirbelsäule und dem verkürzten
Kreuzbein eine größere Beweglichkeit der Wirbelsäule, wodurch die
Tragkraft des Beckens herabgesetzt und die Ermüdungsgrenze niedriger
ist (ALBRECHT). Bei der Sakralisation verursachen ein- oder doppelseitige,
gelenkige und knöcherne Verbindungen der abnorm stark entwickelten
Querfortsätze des 5. Lendenwirbels mit der Pars lateralis des Kreuzbeins
oder mit den Darmbeinkämmen entweder lumbale Skoliosenbildung
oder Schmerzen, die in Arthritis, Periostitis und Bursitis gelegen sein
können, Beschwerden, die besonders bei der Beugung auffallen und
streng an den Ort der pathologischen Veränderung gebunden sind. Es
ist sehr schwierig, diese Fälle richtig zu deuten, aber wenn man nur
daran denkt, so kann man mit Zuhilfenahme des Röntgenbildes und der
Auswertung der Symptome zum diagnostischen und auch therapeutischen
Ziele kommen. Dabei muß man an der nackten Patientin die Wirbelsäule
nach allen Richtungen, im Stehen und Gehen, bei Neigung und Drehung,
bei Beugung und Streckung, in Zwangs- und Ruhehaltung prüfen, den
Grad der Lordose und die Haltung der Muskulatur berücksichtigen.
Vor Überschätzungen dieser Befunde sei mit HASS gewarnt, da man sehr
häufig Sakralisation aufdeckt, ohne daß sie klinische Symptome macht.
Wohl nur ausnahmsweise wird der Orthopäde zur Exstirpation des Quer-

fortsatzes raten. Die Beschwerden bei Lumbalisation liegen in derselben Richtung. Gelegentlich kann bei Veränderungen der Lendenwirbelsäule an einem Querfortsatz eine verblüffend einfache Maßnahme wie Erhöhung eines Schuhabsatzes um wenige Millimeter die Zwangshaltung aufheben, den verderblichen Druck beseitigen und osteoarthritische Prozesse zum Rückgang bringen (STRASSER).

Verhältnismäßig selten wird man es mit echten Fällen von Spondylolisthesis zu tun haben, dem Gleiten des 5. Lendenwirbelkörpers gegen den ersten Kreuzbeinwirbel. Bekanntlich beruht dieses Leiden meist auf einem Ausbleiben der knöchernen Vereinigung von Körper und Bogen des 5. Lendenwirbels, wodurch der Wirbelkörper mit dem Vorderteil des Bogens und der darüber gelegenen Wirbelsäule nach vorne rückt; dadurch ist der Zusammenhang mit dem Kreuzbein nur durch den Bandapparat erhalten. Auch für solche Fälle besteht die Behandlung in Miedern mit einer über der Symphyse und dem Kreuzbein liegenden Pelotte, die gegeneinander durch einen festen Stoffgürtel gepreßt werden.

Bei älteren Frauen kann die bereits erwähnte Bandscheibendegeneration im Bereiche der untersten Brust- und Lendenwirbelsäule neben Veränderungen in den Articulationes sacroiliacae (Arthritis deformans) und Porose der Knochen zu heftigen Schmerzen Veranlassung geben (KIENBÖCK). Dies beobachtet man besonders zur Zeit des Klimakteriums; offenbar spielen die fehlenden Eierstockinkrete eine ursächliche Rolle für diese Arthropathia ovaripriva (MENGE). In solchen Fällen wird man es immer neben orthopädischer und physikalischer Therapie auch mit den Ovarial-Hormonpräparaten in hohen Dosen versuchen (S. 14, 94), ohne daß ihre Erfolge auch immer überragende sein müssen. Nicht zu vergessen aber ist, daß zweifelsohne auch, wie dies ALBRECHT mit Recht hervorhebt, die im Klimakterium so häufige Körpergewichtszunahme eine weitere Belastung des Stützapparates darstellt. Diese Belastung führt wieder zur Zwangsspannung der Muskeln und Bänder, zu Kapselüberdehnungen der Gelenke und damit zu den Schmerzen. Für den Gynäkologen nur schwer faßbar sind die entzündlichen Veränderungen und Verknöcherungen der kleinen Wirbelgelenke und des Bandapparates, wie sie bei der Spondylarthritis meist auf rheumatischer Basis vorkommen und zur Fixation des betroffenen Wirbelsäulenabschnittes führen. Wärme in jeder Form, *Mirioninjektionen, Radiumtrink*- und ganz besonders *-badekuren*, Schwefelbäder, Pistyaner Schlammkuren sind neben Stützmiedern nicht zu umgehen. MARTIUS[1] empfiehlt bei klimakterischen Osteoarthrosen die Wirbelsäule und die Hüftgelenke mit 110 r. E. D., die übrigen Gelenke mit 55 r. E. D. in Abständen von 1 Woche 2- bis 3mal zu bestrahlen. Auch auf die Tuberkulose der Wirbelsäule ist als Ursache der Kreuzschmerzen bereits hingewiesen worden. Schließlich sei noch jener Kreuzschmerzen gedacht, welche auf Metastasen nach scheinbar radikal operierten Mamma-, Uterus- und

---

[1] Die Kreuzschmerzen der Frau. Leipzig 1939, Georg Thieme.

anderen Karzinomen beruhen. Man vergesse nicht auf Stauchungsschmerz in solchen Fällen zu prüfen.

Zu erwähnen ist auch, daß Genu valgum und Pes planus zwangsläufig zur Änderung der Haltung und Spannung der Wirbelsäule und damit zu Kreuzschmerzen Veranlassung geben können. Mit der Korrektur dieser Deformitäten, wobei nicht nur der gewöhnliche Senkfuß, sondern auch der quere Plattfuß zu berücksichtigen sind, pflegen die Kreuzschmerzen rasch abzuklingen.

Gegenüber den angeführten Ursachen von Kreuzschmerzen extragenitaler Art treten im Einzelfalle andere entschieden in den Hintergrund. Es soll nicht geleugnet werden, daß Gichtknoten im Kreuzbeinbereich Ursache der Kreuzschmerzen sein können. Jedenfalls kommen sie bei unserer Bevölkerung kaum jemals vor. Muskelschmerzen, besonders die des M. pyriformis sind wohl immer Teilerscheinung einer statischdynamischen Dekompensation, weshalb es nicht verwunderlich ist, wenn diese Schmerzen, besonders nach schwerer Arbeit, langem Gehen, Sitzen, Coitus interruptus, Wochenbett und Abortus vorkommen. JENTTER hat bei innerlichem Gebrauch von *Jodtinktur* in *Milch* und Mastdarmzäpfchen aus *Jodkali* (0,06 bis 0,1) jeden Abend durch 10 Tage, nach einer Woche Pause Wiederholung, im Verein mit Diathermie und Abstellung der Gelegenheitsursachen diesen Prozeß ausheilen gesehen, der sich nach diesem Autor in einer Schwellung in der Gegend des Foramen ischiadicum majus seitlich vom Kreuzbein kundtut. Offenbar handelt es sich um leichtere Fälle, wahrscheinlich um solche beginnender statisch-dynamischer Dekompensation, bei der wie erwähnt die Glutäalmuskulatur mitergriffen ist und zu besonderer Schmerzhaftigkeit des M. pyriformis und der Gesäßmuskeln führt.

Es mag sein, daß in einzelnen Fällen Kreuzschmerzen nichts anderes als HEADsche Hyperalgesien infolge Reizzustandes des vegetativen Nervensystems sind und demnach durch Fortleitung von Reizen, welche das vegetative Nervensystem treffen, in die sensiblen Bahnen des Rückenmarks entstehen. Der Erfolg einer entsprechenden Therapie, insbesondere der *Atropindarreichung* (S. 48) spricht für die Richtigkeit dieser Anschauung. Namentlich NOVAK und KLOTZ haben diese Erklärung recht wahrscheinlich gemacht.

Jüngstens ist von CRAMER auf die Beckenneuritis (im Bereiche des Plexus sacralis pudendus und Nervus obturatorius) als Ursache heftiger Kreuzschmerzen hingewiesen worden. Diese Schmerzen strahlen bis in die Labien und die Innenseite der Oberschenkel aus und sind besonders durch Druckschmerzhaftigkeit der Vorderseite des Kreuzbeins zu beiden Seiten der Medianlinie, aber auch durch Druckschmerzhaftigkeit über dem Tuberculum pubicum gekennzeichnet. Sie kommen mit und ohne anderweitige Neuralgien meist als Folgezustände infektiöser Krankheiten, wie Grippe, Angina, vor. Durch Wärme (Thermophor, Pelvitherm, Diathermie), heiße Sandbäder, *Salizylpräparate* und heiße Scheidenspülungen sind sie gut beeinflußbar. Differentialdiagnostisch können auch metastatische Entzündungen der Adnexe, wie sie ebenfalls nach Grippe beobachtet

werden, in Frage kommen. Diese Beckenneuritis kann auch zu recht
heftigen, pathologisch-anatomisch nicht faßbaren Scheidenschmerzen
bei der Kohabitation Veranlassung geben. Dabei hat sich Verfasser die
Verabreichung von *Scheidenkugeln mit Ichthyol* im Verein mit *Pyramidon
(Amm. sulfoichthyol. 0,2, Pyramidon 0,3)* ebenso wie die STRASSMANN-
sche Vorschrift

151. Anästhesin. 0,2
oder Eucain. β 0,03
Acid. boric. 0,25
But. Cac. ad 2,0
M. f. glob. vag. D. tal. dos.
Nr. X
S. 1(—2)mal täglich eine Kugel in
die Scheide einführen

gut bewährt.

Daß Kreuzschmerzen mit besonderer Empfindlichkeit der Wirbel-
dorne und Schmerzhaftigkeit der Haut über den unteren Wirbelsäulen-
abschnitten bei Abheben einer Hautfalte dann neurasthenischer
Natur sind, wenn die Beweglichkeit der Wirbelsäule in keiner Hinsicht
gelitten hat, wurde angedeutet. Die Behandlung kann nur in einer
Stärkung der Gesamtperson bestehen und wird weniger auf örtliche
Verfahren, denn auf die Besserung der seelischen und körperlichen Verfassung hinauslaufen, wozu die Persönlichkeit des Arztes durch entsprechenden Zuspruch nicht wenig beiträgt. Medikamente, und zwar
leichte *Antidolorosa*, sind nur im Beginn der Behandlung notwendig, milde
Wasserkuren sehr vorteilhaft. Hierzu eignen sich besonders Teilwaschungen
oder Teilabreibungen von 26⁰ C, lauwarme Halbbäder (33 bis 35⁰ C)
mit allmählicher Abkühlung, und warme Vollbäder mit Zusatz von
Fichtennadel- oder *Kamillenextrakt*, ferner Sauerstoff- und Luftperlbäder.

Glücklicherweise beruht in vielen Fällen der Kreuzschmerz nicht
auf statischen Veränderungen der Wirbelsäule und auch nicht auf ar-
thritischen der kleinen und großen Gelenke, sondern tatsächlich auf
rheumatischen Prozessen der Muskulatur. Daß der akute wie
der chronische rheumatische Reiz zu Druckschmerz und harter Spannung
der Muskulatur führt, steht außer Zweifel. HENSSE empfiehlt mit Recht
in Fällen, die durch Druckschmerz am Seitenrand des M. sacrospinalis
gekennzeichnet sind, die Vibrationsmassage, die in 10 bis 12 Sitzungen
so manchen Rheumatismus zum Schwinden bringt. Freilich gelingt
das nicht jedes Mal. Darum müssen wir bei rheumatischen Kreuzschmerzen
nicht selten das ganze Register der Behandlungsmöglichkeiten aufziehen;
aber auch dabei sehen wir so manchen Mißerfolg. Trotzdem wir es mit
Massage, Wärme in jeder Form, heißen und Dampfbädern, Flanell-
tüchern und Tierfellen versuchen, ist es oft notwendig, zu örtlichen Einreibungen zu schreiten, welche wohl im Wesentlichen durch Erzeugung
einer Hauthyperämie eine Art Ableitung bewirken. Die *Erucadinsalbe*
(Acid. salicyl., Camphora, Ol. Sinapis, Ol. Eucalypti), der wohlfeile
Opodeldok (Liniment. sap. camphor.), die *Polyneurinsalbe* (Ol. Menthae,
Camphora, Acid. salicyl., Tinct. capsici., Ol. Eucalypti), die *Ichthyolsalbe*

(Amm. sulfoichthyolicum 20%ig), *Spiritus camphoratus* und *formicarum*, das *Rheumafluid*, die 25%ige *Mesothanvaseline*, das *Rheumasan* (10%iges Acid. salicyl. enthaltend), *20%ige Atochinolsalbe*, das *Spirosal*, die *Salit-Creme*, das *Salitöl* u. v. a. sind mit mehr minder gutem Erfolg in Gebrauch. Soundso oft kann man auch der innerlichen Darreichung, namentlich der *Salizylpräparate* nicht entbehren. Daß trotzdem rheumatische Kreuzschmerzen, besonders in späteren Jahren, zu regelmäßig zu wiederholenden Badekuren in den Schwefelthermen, in radioaktiven Wässern (radioaktivem Mineralschlamm) zwingen, beweist der Weltruf derartiger Kurorte wie Baden bei Wien, Schallerbach, Bad Gastein, Aachen, Pistyan, Ragaz, St. Joachimsthal, Brambach u. v. a.

Schließlich sei auf die Injektionstherapie bei Kreuzschmerzen ohne groben anatomischen Befund und nicht immer klaren Ursprungs mit einigen Worten hingewiesen. NÜRNBERGER hat bei klimakterischen, neurasthenischen und hysterischen Kreuzschmerzen, bei unerträglichen Beschwerden infolge parametraner Schwielen und Adhäsionen nach Art der parasakralen Injektion eine Lösung von

152. Eucain. β 0,1
     Natr. chlorat. 0,8
     Aqu. dest. ad 100,0

injiziert und durch die mechanische Dehnung und die Erzeugung von Hyperämie, wahrscheinlich auch durch Beeinflussung des Nervus sympathicus Erfolge erzielt. Die epidurale Injektion in Fällen von Kreuzschmerzen ohne grobe Erkrankung der Genitalien kann dort, wo alle anderen Maßnahmen im Stiche lassen, als einmalige Injektion mit physiologischer Kochsalzlösung vorgenommen, den Kreuzschmerz beseitigen. Man wird mit ALBRECHT zu solchen Verfahren freilich erst nach Ausschöpfung anderer Maßnahmen greifen. Gute Erfolge hat auch BURCKHARD (Würzburg) mit den präsakralen Injektionen gemacht, indem er in Fällen von Kreuzschmerz ohne groben anatomischen Befund entsprechend den Sakrallöchern 10 bis 15 ccm einer 1/2%igen *Novocain-Suprareninlösung* injizierte. Solche Verfahren werden freilich auf Ausnahmsfälle beschränkt bleiben. Leider versagen sie bei den unerträglichen Schmerzen, wie sie gelegentlich inoperable Kollumkarzinome haben (vergl. S. 236).

Die Resektion des Nervus praesacralis, wie sie die Franzosen üben, hat bei uns für derartige Fälle wenig Anhänger. Gelegentlich kann bei wahrhaft unerträglichen Schmerzen die Durchtrennung des gesamten Sympathikus von der Ursprungsstelle aus dem Plexus intermesentericus bis zur Aortengabelung einschließlich der Lendengeflechte mit Erfolg in Frage kommen, welche Operation aber schwieriger ist als die bei Dysmenorrhoe geübte (vergl. S. 52).

Die nicht häufigen Fälle von Steißbeinschmerz (Coccygodynie) können therapeutisch recht schwer beeinflußbar sein. Dieses Leiden wird entweder nach Trauma (beispielsweise Fall oder Schlag auf das Gesäß, Entbindung) beobachtet oder es entsteht auf dem Boden einer neuropathischen Veranlagung. Hydrotherapie, wie Kreuzduschen, Fächerduschen, seien sie kalt, seien sie wechselwarm, Anwendung des ATZBERGERschen Mastdarmkühlers (O. FRANKL), daneben Faradisation und Galvanisation sollen versucht werden. Leichte Nervina wird man nicht entbehren können. Einreibungen z. B. mit

153. Veratrin. 0,1
     Chloroform. 5,0
     Ol. Arachid. ad 50,0
     M. D. S. Äußerlich (STRASSMANN)

oder mit einem der S. 283 genannten Mittel und gelegentliche Gaben von *Belladonnasuppositorien*

154. Extract. Belladonn. 0,03
     Suprarenin. 0,1
     But. Cac. ad 2,0
     M. f. suppos. D. tal. dos.
          Nr. X
     S. Früh und abends ein Zäpfchen

können erfolgreich sein. Besser wirkt allenfalls die rhombische Umspritzung des Steißbeins mit 10 bis 20 ccm einer *1- bis 1¹/₂%igen Novokainlösung*. Führt auch diese Behandlung nicht zum Ziele, kann sich die bei den Kreuzschmerzen ohne anatomischen Befund erwähnte epidurale und präsakrale Injektion von *Kochsalzlösung*, bzw. *¹/₂%igen Novokains*, wie sie H. ALBRECHT und BURCKHARD gemacht haben, gerade bei diesem manchmal recht hartnäckigen Leiden bewähren. In einzelnen Fällen macht es sogar nach den Mitteilungen des Schrifttums die Resektion des Steißbeins nötig, doch ist dies meist nur nach Trauma der Fall.

Die Bauchdeckenhyperästhesie und ihre Behandlung.

Dieses in seiner Erkennung nicht leichte und nicht ganz seltene Krankheitsbild, welches uns besonders durch ASCH, HALBAN und HOEHNE in seiner Bedeutung erschlossen worden ist, zeichnet sich durch eine meist dauernde, entweder umschriebene oder den ganzen Bauch betreffende, oft heftige Schmerzhaftigkeit der Bauchdecken selbst, und zwar sowohl der Cutis wie des Unterhautzellgewebes, aber auch der Muskulatur aus. Zweifelsohne sind neurolabile Frauen mehr davon betroffen als nervengesunde. Konstitutionstypen scheinen keine entscheidende Rolle zu spielen, auch die Körperfülle ist nicht ausschlaggebend, findet man doch dieses schmerzhafte Leiden, mit dem manche Frau von Arzt zu Arzt irrt, der immer auf ein inneres Leiden untersucht, sowohl bei Frauen mit fetten Bauchdecken, wie bei ausgesprochen mageren, bei Hängebauch und lordotischer Verstärkung der Wirbelsäule ebenso wie bei straffem Bauche. Es wird offenbar, wenn man die Bauchhaut in Falten aufhebt, sie kneift und quetscht, wobei sich herausstellt, daß diese Manöver auf der Bauchhaut äußerst schmerzhaft empfunden werden, während sie an anderen Stellen keinen Schmerz auslösen. Auch beim sanften Auflegen der Hand auf die Bauchdecke und die Aufforderung an die Patientin, sich rasch mit dem Oberkörper zu erheben, wird dieser zarte Druck als

Schmerz empfunden. Bei diesem Leiden kann es sich entweder um ein
selbständiges Krankheitsbild handeln, das man als Adiposalgie, Gelose
und Zellulalgie bezeichnet, oder um eine neuralgische oder vielleicht
rheumatische Krankheit der Bauchdecken ohne Erkrankung innerer
Organe. REICHELT grenzt diese Fälle als essentielle Bauchdeckenhyperästhesie von der symptomatischen Form ab, die Ausdruck einer inneren
Erkrankung ist und entsprechend den Headschen Zonen gleichsam eine
Projektion der inneren Organschmerzen auf die Körperoberfläche darstellt. Das kommt bei Appendizitis, Adnexerkrankungen und Krankheiten
der Gallenblase in Frage, aber auch bei Laparotomienarben nach Totalexstirpation des Uterus wird sie beobachtet. Wie REICHELT mit Recht bemerkt, sind Fehldiagnosen deswegen so häufig, weil der Arzt an das
Krankheitsbild nicht denkt und daher die richtige Behandlung nicht
einleitet. Vage Adnexschwellungen, die nicht vorhanden sind, Appen-
dizitiden ohne Befund, Adhäsionsbeschwerden u. ä. werden angenommen.
Aufklärung der Patientin über die Ungefährlichkeit des Zustandes und
das verläßliche Schwinden der Schmerzen, Verschreibung von Antineuralgicis und Antirheumaticis (*20%ige Ichthyolsalbe* oder *10%ige Salicyl-
vasogene*) nebst *Aspirin* genügen in leichteren Fällen. Bei großer
Hartnäckigkeit des Leidens bedient man sich am besten der Hoch-
frequenzstrahlen nach KOWARSCHIK, wobei sich fast durchwegs
eine Besserung, oft sogar ein völliges Aufhören der Beschwerden einstellt.
Sollte diese Behandlung einmal fehlschlagen, vermag dann noch die
Diathermie Linderung zu bringen, die allein angewandt, gewöhnlich
versagt. Auch die Massage der Bauchhaut, die aber von geübter Hand
einschleichend und zart ausgeführt werden muß, kann versucht werden.
Umständlicher und auch Dauererfolge nicht immer versprechend ist
die örtliche Betäubung der betroffenen Nerven im Sinne der Blockierung
der Headschen Zonen. Der betreffende Quadrant wird mit *1%iger Novokainlösung* umspritzt. Auch dieses, besonders von HALBAN und HOEHNE
geübte Verfahren, wird gelegentlich anzuwenden sein. Die Annahme, daß
bei Enteroptose und Hängebauch ursächliche Zusammenhänge mit der
Bauchdeckenhyperästhesie bestehen, scheint sich insofern nicht haltbar
zu erweisen, als trotz entsprechender Maßnahmen gegen den Hängebauch durch orthopädische Mieder die Schmerzhaftigkeit erhalten bleibt.

Behandlung der Obstipation.

Die chronische Stuhlverstopfung der Frau ist geradezu der wunde
Punkt des Frauenkörpers auch in gesunden Tagen. Die beim weiblichen
Geschlecht zweifelsohne größere Neigung zur Stuhlträgheit wird vielfach
in der Kindheit schon durch unzweckmäßiges Verhalten geradezu ge-
züchtet. Indem man es versäumt, die kleinen Mädchen zu einer regelmäßigen, auf eine bestimmte Stunde des Tages festzusetzenden Entleerung
anzuhalten, kommt es besonders im Drange der Schuljahre, unterstützt
durch sitzende Lebensweise und unzweckmäßige Ernährung um so leichter
zur Stuhlverstopfung, als man von diesen Dingen bei jungen Mädchen

nicht redet und sie einfach als belanglos übergeht. Dann ist es so weit, daß die junge Frau dieses Leiden weiterschleppt, das sich in den Schwangerschaften noch weiter verschlechtert und nach den Geburten unter dem Einfluß schlaffer Bauchdecken womöglich noch ärger wird. Zwangsmäßige Abhängigkeit von den Abführmitteln, tagelange Stuhlverstopfung wechselnd mit diarrhoischen Entleerungen, Üblichkeiten, Blässe, Kopfschmerzen, Menstruationsbeschwerden, Kreuzschmerzen, Verstimmung, das sind so die Folgen der von Jugend an vernachlässigten geregelten Darmtätigkeit. Weitaus die Mehrzahl der an Stuhlverstopfung leidenden Frauen dankt diese einer Schwäche der Darmmuskulatur und der Bauchmuskeln und leidet an jener Form, die man als atonische Stuhlverstopfung bezeichnet. Seltener, aber in unserer Frauenwelt auch oft genug anzutreffen, ist die spastische Form, die durch krampfartige Zusammenziehung des Darmes und Absetzung manchmal bleistiftdünner, bandartiger oder kleinknolliger Stuhlmassen gekennzeichnet ist. So schön die Einteilung in atonische und spastische Obstipation ist, so schwer ist es oft im Einzelfalle die Formen zu trennen, wenngleich bei nervösen und asthenischen Frauen die spastische Obstipation im Vordergrunde steht, während der reinen Enteroptose die atonische entspricht. Das Wesentliche jeder Form der Obstipation ist das zu wenig an Entleerung; hierzu ist aber zu sagen, daß eine auch nur alle zwei Tage erfolgende Defäkation, wenn sie reichlich genug ist, noch keine Verstopfung darstellt, während auch bei täglichem Stuhlgang bei ungenügender Menge eine Verstopfung vorliegen kann. Wenn es auch richtig ist, daß in 98 v. H. aller Fälle die Stuhlbeschwerden auf einer der genannten Formen der Obstipation, allenfalls auch auf der durch unzweckmäßige Ernährung bedingten, sogenannten alimentären Obstipation beruhen, man soll sich doch zur Richtschnur dienen lassen, namentlich bei Klagen über mehr minder unvermutet einsetzende Obstipation, die rektale Untersuchung unbedingt vorzunehmen, um nicht organisch greifbare Ursachen zu übersehen, was von den schwersten Folgen begleitet sein könnte. Gelegentlich kann auch eine Rektoskopie ratsam sein und bei schwerer, erfolglos behandelter Obstipation, die zu ausgesprochener Schädigung des Körpers führt, ist eine Röntgenaufnahme des Darmes angezeigt.

Die Behandlung dieses wichtigen, in der Frauenheilkunde von den Ärzten und von den Frauen selbst ungebührlich unterschätzten Zustandes ist durchaus nicht leicht. Die atonische Form der chronischen Stuhlverstopfung muß von verschiedenen Punkten aus angegangen werden, soll sie nicht vorübergehend, sondern dauernd behoben und sollen ihre Folgezustände auf den Körper als ganzes, aber auch auf die Geschlechtsorgane im besonderen vermieden werden. Obenan steht eine richtige diätetische Behandlung. Peinlich genau einzuhaltende Mahlzeiten, richtiger Wechsel von Arbeit und Pausen, regelmäßige, aber nicht zu anstrengende Körperbewegung in frischer Luft — ein die Körpersäfte eindickendes Schwitzen infolge großer körperlicher Anstrengungen ist geradezu schlecht — sind ebenso notwendig, wie strengste Einhaltung einer bestimmten Zeit für die Stuhlentleerung, die am besten am Morgen nach dem Frühstück erfolgen soll. Zu dieser muß sich die Frau unter allen Umständen Zeit nehmen können, eine Forderung, die freilich vielfach bei beschäftigten Hausmüttern und noch mehr bei im Beruf tätigen Frauen auf große Schwierigkeiten stößt, von der aber nicht abgewichen werden sollte. Nächstdem müssen bestimmte Kostverordnungen eingehalten werden. Die Frau muß zunächst wissen, welche Mittel stopfen und welche das Gegenteil bewirken. Daß Weißbrot, Reis, Grieß, Sago, Gerste und Schleimsuppen stuhlhemmend wirken, ist nur zum Teil bekannt, von Kakao und Schokolade wissen es alle, weniger, daß auch der ständige Gebrauch von Tee und Rotwein, Heidel- und Preiselbeeren dasselbe bewirkt. Von den Flüssigkeiten mit abführender Wirkung ist das beste ein Trunk kalten Wassers am Morgen nach dem Aufstehen. Ganz ausgezeichnet wirken Dörrpflaumen, die man am Abend in Wasser einweicht und am Morgen samt dem Saft zu sich nimmt, ferner Fruchtsäfte, Apfelweine, Honig, Zitronenlimonade, saure Milch. Bei der heutigen Einstellung unserer Frauenwelt zur Ernährung wird besonders rohes Obst gern genommen. Während Pflaumen sehr gut abführen, ist dies von Äpfeln etwas weniger, von Birnen kaum zu erwarten. Butter, Öl, überhaupt Fette, ferner süße Marmeladen, die von sehr guter Wirkung auf die Stuhlentleerung sind, werden dagegen vielfach mit Rücksicht auf die ängstlich gehütete schlanke Linie zurückgewiesen. So geht es auch mit der Kefir- und Joghurtmilch und mit Pumpernickel, die nahrhaft, dabei aber gute Abführmittel sind, während sich für die kalorienarmen und dabei schlackenreichen Nahrungsmittel wie Salate, Tomaten, Rüben schon Freundinnen finden. Schwarzbrot, Grahambrot, T.-K.-Brot, Steinmetzbrot, Simonsbrot sind unter allen Umständen dem weißen vorzuziehen. Wichtig ist, daß die Kohlehydrate Kohlensäure abspalten, welche ihrerseits das beste Mittel für Peristaltik und damit für die Stuhlentleerung ist.

Man darf mit der diätetischen Behandlung nicht zu früh abbrechen, im Gegenteil, sie soll in ihren Grundzügen beibehalten werden. Mit ihr allein kommt man aber oft nicht aus und muß noch andere Hilfen und zwar mechanisch wirkende Maßregeln ebenso wie vielfach die medikamentöse Behandlung anwenden.

Gerade bei der atonischen Form der Verstopfung hat sich gezeigt, daß eine bei Fehlen entzündlicher Veränderungen vorsichtig ausgeführte Massage des Bauches, nüchtern am Morgen vorgenommen, Gutes leisten kann. Es soll nicht verschwiegen werden, daß dieses Verfahren seine Gegner ebenso wie seine Freunde hat. Richtig ist, daß Ungeschick und zu große Energie hier Fehler anstellen können, weshalb es vorteilhafter ist, wenn zunächst der Arzt oder eine geschulte Hilfsperson die Massage vornehmen und sie erst dann der Frau überlassen. Die Patientin liegt auf dem Rücken mit erhöhtem Oberkörper, gebeugten Hüft- und Kniegelenken und etwas abduzierten Beinen und atmet dabei mit geöffnetem Mund langsam tief ein und aus. Der Arzt, auf der rechten Seite der Patientin stehend, beginnt mit zirkulären Streichungen der flach aufgelegten, dorsal flektierten Hände nach oben um den Nabel herum. Die Fingerspitzen wenden sich dabei unter Drehen der Hand von rechts nach links. Stärkere und schwächere Streichungen wechseln ab. Um besonders auf den Dickdarm einzuwirken, macht man Streichungen entlang dem Colon ascendens, dem Transversum und dem Colon descendens. Aber auch Streichungen in der Richtung von oben nach unten und von den Seiten her sind nach GOCHT anzuempfehlen. Die Massage darf anfangs nicht zu kräftig sein und wird sehr wirksam unterstützt durch schwedische Gymnastik. Das Aufrichten des flachen Rumpfes ohne Unterstützung der Arme bei festgehaltenen Beinen und das Verharren in hockender Stellung bei gebeugten Hüft- und Kniegelenken, sowie Beugeübungen der Hüft- und Kniegelenke bei der auf dem Rücken liegenden Patientin haben guten Erfolg. Vorteilhaft kann man auch Freiübungen im Stehen, wie Rumpfbeugen und Drehen, tiefe Kniebeuge, Beinheben und -senken anschließen. Natürlich muß die Gymnastik durch längere Zeit (mindestens 4 bis 8 Wochen) vorgenommen werden, soll sie wirklich Erfolge erzielen und darf auch dann nicht mehr aufgegeben werden. Übungen von $1/4$ Stunde Dauer täglich genügen. Daß Entzündungen der Adnexe, ebenso wie Geschwülste des Abdomens und Krankheiten der Leber und Gallenwege sie verbieten, bedarf keiner besonderen Betonung. Im übrigen ist es staunenswert, wie auch in ganz verschlampten Fällen bei regelmäßig durchgeführter Gymnastik, besonders nach dem System der auf den Frauenkörper allein zugeschnittenen Methoden von Doktor BESS-MENSENDIECK[1], DORA MENZLER u. a. die regelmäßige Darmtätigkeit wiederkehrt, wenn nur einigermaßen auch in der Kost darauf Rücksicht genommen wird. Viel bewährt ist die Selbstmassage, die mit einer mit Schrot gefüllten Holzkugel von verschiedenen Gewichten (1 bis $2^1/_2$ kg) vorgenommen wird. Sie ist leichter ausführbar als die Selbstmassage durch Streichung und Knetung, weshalb die Kugelmassage unbedenklich den Frauen überlassen werden kann. Dabei kommt es weniger auf Bewegungen der Kugel im Sinne des Dickdarmverlaufes, als vielmehr auf gründliche Durcharbeitung des ganzen Bauches an. Sie wird in Rückenlage nach entleerter Harnblase gemacht. Benützt man eine Metallkugel, so näht man sie in ein Flanelltuch ein und läßt die Frau damit 10 bis 15 Minuten arbeiten. Manchmal kann es notwendig werden, neben gymnastischen Übungen und Massage auch noch die Kotentleerung durch Ausstreichen des gefüllten Mastdarmes entlang dem Damm von der Steißbeinstütze aus zu besorgen, was in hockender Stellung leichter zu Stuhldrang führt.

In so manchen Fällen atonischer Verstopfung kann man mit Faradisation des Abdomens und Hydrotherapie Gutes leisten. Kalte Duschen, die aber bei empfindlichen Frauen nicht unter 20° C beginnen sollen, wirken anregend auf die Peristaltik. Auch die schottische Dusche, die im Wechsel kalten und warmen Wassers besteht, wird in Wasserheilanstalten gerne angewendet. Bei den kalten Duschen ist es besonders die Strahlendusche, die nicht nur einen thermischen,

---

[1] Körperkultur der Frau, 9. Auflage, München, bei F. Bruckmann A.-G.

sondern auch einen mechanischen Effekt bewirkt. Aber auch im Hause
kann man bei atonischer Obstipation durch 5 Minuten dauernde Sitzbäder von 15⁰ C und kühle Halbbäder (30 bis 24⁰ C) der Stuhlverstopfung
auf diese Weise beikommen. Bei der spastischen hingegen sind kühle
Bäder nicht angezeigt. Hier wirken im Gegenteil heiße Umschläge auf
die Stuhlentleerung unterstützend. Daß Hydrotherapie und eingreifendere
Massage zur Zeit der Menstruation zu unterbleiben haben, sei ausdrücklich
hervorgehoben.

Bevor die medikamentöse Behandlung der verschiedenen Formen
der Obstipation besprochen wird, sollen kurze Bemerkungen über den
Einlauf und dessen Anzeigen eingeschaltet werden. Er ist gerade bei
uns in der Frauenheilkunde ein wichtiges, nicht zu vermissendes Behandlungsmittel. Bei den vielen Fällen der Koprostase im Anschluß an entzündliche Krankheiten, aber auch bei Geschwülsten wie Myomen, in
der Nachbehandlung nach Bauchhöhlenoperationen, im Wochenbett nach
Fehlgeburt und Geburt, bei anämischen und bettlägerigen Kranken müssen
wir oft von ihm Gebrauch machen. Der Zweck des Einlaufes, die einmalige
Entfernung der angesammelten Kotmassen im Mastdarm, geschieht
weniger durch Aufweichung des harten Kotes, als vielmehr durch Erzeugung der Peristaltik infolge Füllung der Ampulle mit Flüssigkeit,
wobei die Menge derselben, die Temperatur, besonders niedrige Grade und
der Zusatz Peristaltik anregender Stoffe eine große Rolle spielen. Will man
eine ausgesprochen starke Wirkung erzielen, sind die kühlen und kalten
Einläufe am besten anzuwenden, die, wenn sie nur auf den untersten
Abschnitt des Darmes wirken sollen, in der Menge von ¹/₄ Liter genügen,
während, soll die Entleerung auch höhere Abschnitte betreffen, ¹/₂ Liter
und mehr angewendet werden müssen. Bewährt sind die Zusätze von
Schmierseife oder *geschabter Seife* in der Menge von mehreren Gramm,
besonders der Zusatz von *Kochsalz* (2 bis 3 Eßlöffel) und ebenso gut der
von *Speisesoda* (1 Kaffeelöffel auf ein kleines, 1 Eßlöffel auf 1 Liter-
Klysma). Will man schmerzlose Entleerungen erzielen, so geschieht dies
für die Frau am angenehmsten mit körperwarmen Flüssigkeiten.
Einer gewissen Beliebtheit erfreuten sich, namentlich zur Zeit als Medi-
kamentenpreise noch keine überragende Rolle spielten, die Ölklysmen,
die man vielfach mit *Olivenöl* machte, heute aber besser mit *Oleum
Arachidis* (Erdnußöl) oder *Oleum Sesami*, welche wesentlich billiger sind
und dasselbe leisten. Wenn man das Öl in der Menge von 50 bis höchstens
250 g am Abend langsam einfließen läßt, so kann man durch dieses Bleibe-
klysma am Morgen eine ausgiebige schmerzlose Entleerung erzielen.
Will man dagegen mit einem Reinigungsklysma sogleich Erfolg
haben, gibt man zum Einlauf von ¹/₄ *Liter Öl*, ¹/₄ *Liter Seifenwasser
und 2 Eßlöffel Glyzerin.* Auch das *Glyzerin* wirkt schon in kleinen
Mengen stuhlbefördernd. Ein Mikroklysma (5 bis 10 g Glyzerin mit
derselben Menge Wasser) mit der Spritze aufgezogen und mit einem
Kautschukrohr ins Rektum eingeführt, wirkt rasch und erzeugt meist
breiigen Stuhl. Angewöhnung kommt leider vor. Recht brauchbar und
billig sind die *Glyzerinstuhlzäpfchen.*

155. Glycerin. 2,0
D. tal. dos. in suppos. oper-
culat. Nr. X
S. Morgens ein Stuhlzäpfchen.

Tägliche Wiederholung der Einläufe, besonders solcher mit großen Flüssigkeitsmengen kann zur Dehnung und Erschlaffung des Dickdarmes und dadurch zur Verschlechterung der atonischen Stuhlverstopfung führen, weshalb Irrigationen als ein von Fall zu Fall anzuwendendes, besonders bei bettlägerigen Kranken zu gebrauchendes Mittel zu gelten haben.

Was nun die medikamentöse Behandlung der habituellen Stuhlverstopfung anlangt, so lehrt die Flut der täglich den Schreibtisch des Arztes überschwemmenden Anzeigen neuer Abführmittel und alter in neuer Form und Zusammensetzung, daß jedes dieser Mittel wirksam ist und wirksam sein kann, daß es aber mehr minder bald zur Gewöhnung und damit zur Abwendung von diesem und Wahl eines neuen kommt. Hier kann nicht auf die Pharmakologie der Abführmittel ausführlich eingegangen werden, nur einige Typen der bewährten Medikamente sollen Anführung finden und auch diese nur unter ausdrücklicher Bedachtnahme auf die Tatsache, daß dauernde, gar zu reichliche Anwendung von Abführmitteln um so mehr bedenklich ist, als so vielen der Abführmittel nach einer Stuhl- entleerung eine Stuhlverstopfung nachfolgt, womit der verderbliche Kreis geschlossen ist. Kann man ohne sie nicht auskommen, so ist der Wechsel in denselben anzuempfehlen, wie man auch bei längerem Gebrauch auf Mittel dringen muß, die eine schmerzlose und breiige Entleerung gewähr- leisten und in einer Form zu nehmen sind, welche die Patientin nicht zu sehr behelligt. Für die akuten Kotstauungen, wie wir sie am Kranken- bette notwendigerweise beheben müssen, wirkt immer noch neben dem Einlauf für die einmalige Entleerung am besten das *Rizinusöl*, entweder in Form von 3 bis 4 Gelatinekapseln zu 3 bis 4 g oder 1 bis 2 Eßlöffel desselben, das man in einem mit Kognak oder Orangensaft befeuchteten Likörgläschen, mit diesem Geschmackskorrigens überdies überschichtet, rasch trinken läßt.

Muß man aber öfter der Stuhlträgheit nachhelfen, so verordnet man zweckmäßig bei wöchentlich wiederholter Darreichung das altbewährte *Pulvis Magnesiae cum Rheo* messerspitzweise. Es ist das berühmte HUFELANDsche Medikament, dem auch ein gewisser Einfluß auf den Magen nachgerühmt wird oder man gibt das einfache *Pulvis radicis Rhei* (messerspitz- bis kaffeelöffelweise). Bekannt ist auch seine Kombination mit einem Mittelsalz

156. Rhei in pulv. 20,0
Natr. sulfur. 10,0
Natr. bicarbon. 5,0
M. D. S. Abends eine Messerspitze bis
1 Kaffeelöffel in einem Glas warmen
Wassers zu nehmen (ORTNER).

Wenig zur Gewöhnung führen die *Tamarinden*, die man entweder als *Pulpa Tamarindi depur.* (1 bis mehrere Teelöffel abends) oder als dragierte Bonbons gibt. Freilich verlieren auch sie ihre Wirksamkeit, wenn nicht die angeführten Verhaltungsmaßregeln eingehalten werden. Auch im kalifornischen *Feigensirup Califig* sind sie neben Sennesblättern enthalten (¹/₂ bis 1 Eßlöffel). Recht bewährt sind die *Pasta Palm*, nur aus Feigen und anderen pflanzlichen Abführmitteln bestehend, und die *Nedawürfel*. Lind und recht gut brauchbar ist der *Milchzucker* (vor dem Schlafengehen oder morgens nüchtern 1 bis 2 Eßlöffel in einem Glas Wasser). Das *Extractum Cascarae Sagradae* ist ebenfalls auch für längeren Gebrauch empfehlenswert. Es ist mild und frei von Nebenwirkungen, wird zu 30 bis 50 Tropfen oder teelöffelweise am Abend genommen und bringt gewöhnlich nach 10 bis 12 Stunden eine breiige Stuhlentleerung zuwege. Auch *Sagrada-Kompretten, Tabletten* und *Pillen* kommen in den Handel. Beliebt und gut ist das *Regulin*, dessen Hauptbestandteil, das Agar-Agar, in der Darmflüssigkeit aufquillt und dessen Sagradazusatz Peristaltik anregend wirkt. Man gibt es entweder in Suppe oder Kompott (1 Kaffeelöffel bis 1 Eßlöffel) oder in Tabletten zu 0,6 g (3 bis 5 Stück). Auch das *Peristaltin* ist aus der Sagradarinde gewonnen und wird mehr in der operativen Gynäkologie in Injektion verwendet, kann aber auch in Tabletten (1 bis 3 Stück zu 0,1 g) gegeben werden. Gern genommen werden von den Frauen auch die *Isticintabletten* zu 0,15 g (1 bis 3 Stück), besonders in Form der *Istizinbonbons*, daneben auch die *Isacenkügelchen* mit ausgesprochener Dickdarmwirkung, von denen 2 bis 4 am Abend genommen, gewöhnlich am Morgen schmerzlosen Stuhl erzeugen. Das Rheum, die Cascarapräparate, das Regulin und besonders das *Pulvis Liquiritiae compositus* (1 Teelöffel abends) — letzteres auch bei Flatulenz und Hämorrhoiden wertvoll — können auch bei täglichem Gebrauch kaum ernsten Schaden stiften. Die *Folia Sennae* hingegen erzeugen häufig Schmerzen und Kollern im Bauch, was entschieden einen Nachteil bedeutet. Weniger ist dies bei dem sehr beliebten *St. Germaintee* (Spec. laxant. St. Germain) der Fall, dessen Abführwirkung ebenfalls auf dem Gehalt an Sennesblättern beruht (2 Teelöffel auf 1 Tasse Wasser). Auch die *vegetabilischen Abführpastillen* sind ebenso wie die *Laxativum vegetabile-Kompretten* und *Leopills* empfehlenswert. Ebenfalls Frangula enthält das *Normacol*, welches in der Menge von 1 bis 2 Teelöffeln mit Wasser gerne genommen wird.

Nicht vergessen seien auch die in der letzten Zeit mit Recht zu einem gewissen Ansehen gelangten, in der habituellen Obstipation vielfach angewendeten Gleitmittel, die also Abführmittel im eigentlichen Sinne nicht sind. Das *Paraffinum liquidum* (mehrere Eßlöffel) und die teureren paraffinhaltigen Präparate *Paraffinal* (1 bis 2 Eßlöffel), *Agarol, Nujol* (reines Paraffin), *Mitilax* und *Cristolax* leisten erfahrungsgemäß Gutes. Dasselbe tut das wohlfeile *Parafluid* (reines Paraffin, 1 bis 3 Eßlöffel). Jedenfalls sind sie alle bei leichteren Formen der chronischen Obstipation im Verein mit allgemeinen Maßnahmen und Regelung der Diät den lange

gebrauchten Abführmitteln entschieden vorzuziehen. Auf dem Grundsatz
der die Peristaltik anregenden Kohlensäurebildung beruhen die *Leci-
carbonzäpfchen* GLÄSSNERs, die bei der atonischen Obstipation empfehlenswert sind.

Dort, wo man glaubt, daß spastische Zustände wesentlich mitbe-
teiligt sind, und gar in den Fällen, in denen man die Konstitution der
Frauen als spastisch erkannt hat, wird man mit und ohne darmentleerende
Maßnahmen zu den *Antispasmodicis* greifen müssen. In den *Laxativum-
vegetabile-Kompretten* ist neben Aloe, Jalape und Podophyllin auch
Hyosciamin enthalten, wodurch sie sich auch bei dieser Form der
Obstipation bewähren. Mit solchen und den weiter unten angeführten
Mitteln allein aber ist es nicht getan, man muß einerseits durch physikalische Heilbehelfe, besonders durch Wärme auf den Leib, Umschläge mit
warmem Wasser oder besser Kamillen, Diathermie und durch Regelung
der Diät die Wirksamkeit der Medikamente vorbereiten. Hier ist die
schlackenreiche Kost nicht angezeigt. Im Gegenteil, man empfiehlt
am besten ein *Diätschema*, wie es S. 250 angeführt ist. Von Medikamenten
haben· sich die TROUSSEAUschen Pillen als Spasmen lösend bewährt:

> **157.** Extract. Op. 0,2
> Extract. Belladonn...... 0,6
> Mass. pil. q. s. ut f. pil. Nr. XXX
> D. S. 3mal täglich 1 Pille

oder

> Extract. Belladonn... 0,3—0,6
> Papaverin. hydrochlor. ... 1,2
> Rad. Liquirit. q. s. ut. f.
> pil. Nr. XXX
> D. S. 3mal täglich 1 Pille (FRANK).

Sehr empfehlenswert ist das LEUBEsche Pulver, das auch Flatulenz und
Sodbrennen beseitigt:

> **158.** Natr. bicarbon.
> Natr. sulfuric. sicc.
> Elcosacchar. Foenicul.. aa 20,0
> Pulv. rad Rhei 10,0
> Extract. Belladonn. 0,5
> M. f. p. D. S. 3mal täglich 1 Messer-
> spitze voll nach den Hauptmahlzeiten
> in etwas Wasser.

Auch *Atropinpillen* sind wirksam.

> **159.** Atropin. sulfuric. 0,015
> Mass. pilular............ q. s.
> ut. f. pil. Nr. XXX
> D. S. 2mal täglich 1 Pille.

Gute Erfolge sehen wir auch von den gebrauchsfertigen *Atropapaverin-
und Novatropintabletten* und vom *Chinin* (Rp. 141). Daneben wird man

auf die *Paraffinpräparate,* dann auf das *Belladonna-Regulin* (S. 250) und *Artin* vielfach nicht verzichten können.

Bei habitueller Obstipation können das *Karlsbadersalz* und die *natürlichen Mineralwässer* auch durch längere Zeit verordnet werden. Vom Karlsbadersalz gibt man bei chronischer Obstipation nicht mehr als 1 bis 2 Teelöffel gelöst in $^1/_4$ Liter lauen Wassers. Seine Wirkung beruht im Wesentlichen auf seinem Gehalt an *Natrium sulfuricum* (*Glaubersalz*), das man ebenfalls in der Menge von 1 Kinder- bis 1 Eßlöffel morgens nüchtern in einem Glas warmen Wassers als Abführmittel gerne gibt. Was die *Bitterwässer* anlangt, so wirken sie in kleinen Mengen mild abführend, in großen aber drastisch. Bei längerem Gebrauch entziehen sie Fett, weshalb man von ihnen in Fällen von Fettsucht mit Vorteil Gebrauch macht (s. 'S. 76, 91). Für eine milde Abführwirkung läßt man abends und morgens ein kleines Weinglas (100 g) des Bitterwassers und hierauf 1 Glas kalten Wassers nachtrinken. Für eine einmalige ausgiebige Entleerung bedarf es der doppelten Menge. Die ungarischen Bitterwässer enthalten mehr Bittersalz (schwefelsaure Magnesia und schwefelsaures Natrium) wie die deutschen, was bei der zu verabreichenden Trinkmenge Berücksichtigung verdient. Bekannt sind die Wässer von Mergentheim, Friedrichshall, Ofen, Apenta u. a. Ferner werden die alkalisch-salinischen Quellen von Marienbad, Franzensbad, Elster ebenso wie die von Kissingen, Neuenahr, Homburg, Tarasp bei habitueller Stuhlverstopfung mit bestem Erfolg kurmäßig gebraucht (2 bis 3 und mehr Becher Wasser nüchtern). Auch Schwefeltrink- und Badekuren (Baden bei Wien, Deutsch-Altenburg) erweisen sich durch die Tonussteigerung der glatten Muskulatur des Darmes als vorteilhaft in der Behandlung der Obstipation.

Richtlinien zur Behandlung der wichtigsten Krankheiten der Harnwege.

Von den Krankheiten der Harnorgane kann nur ein kleiner, scharf umschriebener Abschnitt Gegenstand der Behandlung durch den praktischen Arzt sein, ja, bei der Teilung unserer Fächer halten wir auch schon dort, daß viele Gynäkologen Krankheiten der Harnorgane kurzweg dem Urologen abtreten, vielfach sehr zum Schaden der Gynäkologie, da die natürlichen Zusammenhänge zwischen den Krankheiten der Harnwege und den Frauenleiden zerrissen werden. An dieser Stelle kann eine ausführliche Besprechung der Therapie dieser Krankheiten um so weniger Platz finden, als sie mit der Kenntnis und dem Gebrauche der speziellen Untersuchungsmethoden untrennbar verknüpft ist, die der praktische Arzt nicht, der Facharzt nicht immer übt.

Die nichtgonorrhoische Urethritis und Zystitis.

Über die häufigste Art der Entzündung der Harnröhre, die durch den Gonokokkus, ist im Abschnitt Gonorrhoe ausführlich gehandelt. Die anderen

Entzündungen derselben, welche durch Streptokokken, Staphylokokken, Kolibazillen u. a. erzeugt werden können, rücken gegenüber der gonorrhoischen Urethritis ganz in den Hintergrund. Es sei aber gebührend auf jene Urethritiden, welche im Anschlusse an die Defloration auftreten und sich ebenso wie die gonorrhoische Urethritis durch Brennen beim Wasserlassen äußern, nochmals hingewiesen. Diese meist durch Koli erzeugten „Deflorationskatarrhe" der Urethra und Blase sind auch anamnestisch insofern belangvoll als die Angaben einer Frau, daß sie bald nach der Hochzeit an einem Blasenkatarrh erkrankt sei, keineswegs immer ein Beweis einer um diese Zeit akquirierten Gonorrhoe sein müssen. Ein recht bedenklicher, immer wieder beobachteter Fehler ist es, daß die Urethritis übersehen und aus dem Bilde eines trüben Harns, der an sich nichts sagt, eine Zystitis diagnostiziert wird. Man muß sich vorher die Harnröhre anschauen und kann oft schon aus ihrer verschwollenen und geröteten Mündung, aus der der Eiter vorquillt, sodann aber durch das Ausstreifen der Harnröhre von der Scheide her mit dem Zeigefinger gegenüber dem von oben her die Harnröhre fixierenden Daumen den Eiter auspressen und damit die Diagnose der Harnröhren- und nicht der Blasenentzündung machen. Bei dieser ist im akuten Zustand, wie immer wieder darauf hingewiesen wird, ohne daß dieser Hinweis auch befolgt würde, der Katheterismus falsch, weil er eine Zystitis, die noch nicht besteht, bewirkt, indem er die Keime aus der Urethra in die Blase bringt. Gerade der Katheterismus ist es, der den Blasenkatarrh im Wochenbett ebenso wie nach Operationen, aber auch zu anderen Zeiten vermittelt, weshalb man erst nach langen und vergeblich durchgeführten Versuchen, das Spontanharnen zu erzielen, zum Katheterismus greifen soll. Demgegenüber steht die Ausbreitung von entzündlichen Prozessen von den Adnexen, Beckenexsudaten, ebenso wie die hämatogene Keimverschleppung und die lymphogene im Hintergrund. Wir haben es also in der Mehrzahl der Fälle in der Praxis mit aufsteigenden Infektionen, meist durch Bacterium coli und nur bei primärer Erkrankung der Niere, wovon die Tuberkulose das bezeichnendste Beispiel ist, mit absteigender Infektion zu tun. Außer dem Katheterismus sind es Unreinlichkeit, masturbatorische Akte, Fluores, die bei einer Schwächung des Körpers die Infektion hinauftragen. Auch bei alten Frauen ist die Gelegenheit zur aufsteigenden Infektion der Blase infolge der senilen Involution des Genitales, derzufolge es zum mangelnden Verschluß der Urethra kommen kann, umso größer, als auch Verschleppung von Schmutz vom After nach der Urethra infolge der Indolenz des Alters nicht selten beobachtet wird (STOECKEL).

Beachtenswert ist die Erfahrung von WILDBOLZ, daß häufig rezidivierende Zystitiden sich bei Frauen finden, bei denen eine zu ausgiebige Scheidenplastik gemacht wurde. Daraus resultiert ein so hoher Damm, daß eine Art Nische an der hinteren Kommissur besteht, in die der Harnstrahl sich ergießt. Von dem stagnierenden Sekret kann es leicht zur Infektion der Blase kommen.

Sicher ist auch, daß unter dem Einfluß einer Erkältung nicht nur heftiger Harndrang entsteht, sondern auch infolge Schwächung der Abwehrkräfte vorhandene Bakterien gerade bei der Frau leichter den Weg nach aufwärts finden. Jeder kennt das Krankheitsbild der durch schmerzhafte, häufige Entleerung eitrigen Harnes charakterisierten Zystitis. Fieber ist oft genug, namentlich im Anfang eine Begleiterscheinung, welches übrigens bald zurückgeht. Die Schmerzen und der Harndrang nehmen ab, der Urin bleibt weiter eitrig. Ist die Zystitis erkannt, dann muß sie auch behandelt werden, und eine richtige Zystitisbehandlung ist ein dankbares Feld der Betätigung des praktischen Arztes. Sie ist nicht schwer zu erkennen. Wenn man sich nicht der Zweigläserprobe, sondern der Mehrgläserprobe nach STOECKEL bedient und sich vorher die Urethra genau betrachtet, kann man sehr wohl zwischen Urethritis und Zystitis unterscheiden. Sieht man nämlich, daß bei einem in drei oder vier Absätzen gelassenen Urin der Eitergehalt von Probe zu Probe immer geringer wird, daß er gar vielleicht nur in der ersten Probe vorhanden ist, dann liegt eine Urethritis vor und der Katheter wird nicht benützt. Bleibt sich der Eitergehalt gleich oder wird er gar in den späteren Proben stärker, dann stammt die Eiterung aus der Blase oder gar aus dem Nierenbecken. Die Behandlung der Urethritis ist im Abschnitt Gonorrhoe (S. 113ff.) geschildert.

Bei festgestellter akuter Zystitis wird nun zunächst der Frau unter allen Umständen absolute Bettruhe empfohlen. Jede lokale Behandlung hat zunächst zu unterbleiben. Die Wärme ist immer noch das die Blase, insbesondere ihre Krämpfe am besten beruhigende Mittel. *Kataplasmen mit Leinsamen* (Bereitung S. 198), solche mit *Kamillen*, ein feuchtwarmes Tuch mit einem trockenen bedeckt, und darüber ein Warmwasserkissen oder dieses allein, daneben noch ein zweites Warmwasserkissen zu den Füßen, lindern die Schmerzen ausgezeichnet. Auch heiße Sitzbäder (38 bis 40° C, 15 Minuten Dauer) können empfohlen werden, wenn darnach das vorgewärmte Bett gleich aufgesucht wird. Viele Ärzte lassen im akuten Stadium besonders reichliche Mengen von Flüssigkeit trinken, um von oben her die Blase durchzuspülen, wie schon bei der Urethritis erwähnt wurde. Dabei ist aber zu bedenken, daß die Einnahme reichlicher Flüssigkeitsmengen auch eine häufige Abgabe und damit ständigen Größenwechsel der Blase erfordert, der immer wieder schmerzhaft empfunden wird. Darum ist der Rat von STOECKEL, nicht zuviel an Flüssigkeit zu geben, nur empfehlenswert. Es ist sogar gut, namentlich für die Nacht, das Trinken überhaupt abzustellen. Die Kost muß eine reizlose sein, am einfachsten in Milchdiät bestehen, sei es in Form reiner Milch, sei es in Form von Milchspeisen, (Milchreis, Milchgrieß), leichten Mehlspeisen mit Kompotten. Von den Flüssigkeiten, die getrunken werden, stehen seit altersher der *Bärentrauben- und Bruchkrauttee*, nebstdem der *Wacholdertee* in hohem Ansehen. Man nimmt von *Folia Uvae ursi* und *Herba Herniarum* aa 1 Eßlöffel und bereitet daraus durch 3 Minuten Kochen und kurzes Ziehenlassen einen Tee, ebenso aus *Fructus Juniperi*. Mit Medikamenten bewirkt man einerseits Schmerzstillung, anderseits trachtet man durch Harnantiseptica

bakterizid zu wirken. Bei heftigen Blasenschmerzen kann man schmerzstillende Mittel nicht entbehren. Man verordnet etwa

160. Extract. Belladonn.   0,1
     Natr. salicyl.   5,0
     Syr. simpl.   10,0
     Aqu. dest. ad   100,0
   M. D. S. 3mal täglich 1 Eßlöffel
              (Strassmann).

Morphin wird man wohl immer entbehren können, wenn man es ausnahmsweise einmal brauchen sollte, würde eine Zusammensetzung von

161. Morph. muriat.   0,1
     Aqu. Laurocerasi   10,0
   D. S. 4mal täglich 15 Tropfen.

genügen. *Belladonnazäpfchen* zu 0,02 g und *Belladonna-Codein-Suppo-
sitorien* (Rp. 82, 97) sind sehr wirksam. Entzündung und Schmerzen
werden ferner durch *Aspirin, Antipyrin, Pyramidon* und *Salol* (S. 236),
besonders das letztere, erfolgreich bekämpft. Mischungen von den genannten Mitteln aa 0,2 werden von Blum warm empfohlen. *Cystopurin,
Uromed* und *Arctuvan* haben sich sehr bewährt. Auch das bei den entzündlichen Erkrankungen angegebene *Antipyrinklysma* erweist sich bei
der Zystitisbehandlung in folgender Verordnung sehr wirksam (Blum
nach Duchastelet):

162. Antipyrin.   2,0
     Tinct. Opii gtts. XV
     Aqu. fervid. ad   100,0
   D. S. Klysma.

   Sehr wichtig ist, daß man die auf die desinfizierende Wirkung des
Harnes abzielenden Medikamente von der Reaktion des Harnes abhängig
macht. Es ist eine geradezu reflektorische Handlung vieler Ärzte, daß sie
bei der Diagnose Zystitis einerseits auf *Urotropin* einschnappen, anderseits Alkalitherapie betreiben. Nun ist die Wirkung des Urotropins
an einen saueren Harn gebunden und bei alkalischer Reaktion ist es
unwirksam, weil dann das bakterizide Formalin nicht abgespalten wird.
Man darf also *Urotropin* nur geben, indem man gleichzeitig für die
Harnansäuerung sorgt. Dies geschieht durch *Phosphor-* und *Salzsäure*,
nicht aber durch Trinkenlassen alkalischer Wässer. Man verordnet von
Acid. hydrochlor. dilut. 3mal täglich 20 Tropfen oder man gibt

163. Acid. phosphor.   5,0
     Sir. Rubi Id.   20,0
     Aqu. ad 150,0
   D. S. 3stündig 1 Eßlöffel.

164. Ammon. chlorat.   6,0
     Sir. simpl.   30,0
     Aqu. ad 150,0
   D. S. 3stündig 1 Eßlöffel.

Angenehmer zu nehmen ist das *Gelamon*, von dem jede Tablette
0,4 *Ammon. chlorat.* enthält. Man schränkt die Flüssigkeitszufuhr auf

600 g ein und gibt urinsäuernde Speisen wie Fleisch, Fett, Eier, Brot, Mehl. Das *Urotropin* selbst soll man in möglichst großen Dosen geben (4 g im Ta zu 4 Pulvern à 1 g und mehr), oder man verschreibt

165. Saloli (Phenyl. salicyl.) ... 10,0
      Hexamethylentetramin. .. 5,0
      M. f. pulv. Div. in doses
      Nr. XXX
      D. S. 3 Pulver täglich.

oder bei gleichzeitiger „saurer" Diät die *Mandelsäurepräparate* wie *Mandicid, Mandelat, Mancitrop* (teelöffelweise). Bei Zystitiden auf dem Boden von Staphylo- und Streptokokken ebenso wie bei Coliinfektionen bewährt sich neuestens die orale Darreichung von 3mal täglich 1 bis 2 Tabletten der Sulfonamide *Albucid, Cibazol, Eleudron*. Die intravenöse Anwendung des *Urotropins* beschränke man auf schwerere Fälle, besonders auf die von Zystopyelitis und Pyelitis (s. diese). Sehr Gutes leistet in der Zystitisbehandlung das *Neotropin*, besonders in Fällen, die *Urotropin* schlecht vertragen. Man gibt es 3mal täglich zu 2 Tabletten 5 Tage lang.

Besonders im Winter und in Zeiten, wo Grippe- und Anginaepidemien sich häufig einstellen, sind Zystitiden an der Tagesordnung, die mit heftigstem Harndrang, Schmerzen, blutiger Verfärbung des Urins, besonders in den letzten Tropfen desselben einhergehen. Sie sprechen auf Urotropinmedikation mit noch heftigeren Schmerzen und Vermehrung des Harndranges an. Hier ist das *Urotropin*, wie BLUM mit Recht betont, durchaus nicht angezeigt, vielmehr bildet die *Alkalitherapie* eine ausgezeichnete, auch die Schmerzen lindernde Methode. Der saure Harn ist es, den wir hier alkalisch umstimmen wollen, am besten durch folgendes Rezept:

166. Natr. bicarbon.
      Magnes. ust.
      Natr. citric. .... aa 15,0
      D. S. 3mal täglich ein gestrichener
            Kaffeelöffel voll

oder durch Darreichung von 4mal täglich 1 Messerspitze *Natr. bicarbon.* allein. Saure Diät ist zu vermeiden, vielmehr eine aus Milch, Mehlspeisen, Obst, Gemüse und Kompotten bestehende alkalische Diät zu verordnen. Hier sind auch die alkalischen Mineralwässer von ausgezeichneter Wirkung, von denen das Preblauer, das Biliner, Salvator, Fachinger und Wildunger genannt seien. Gegenüber der Blutungsbereitschaft bei der hämorrhagischen Zystitis kann man Kalk (S. 63) verordnen, darf aber dabei die thermische Behandlung, die Wärmezufuhr im Sinne heißer Sitzbäder, heißer Thermophore und warmer Dunstumschläge nicht vernachlässigen.

In akuten Fällen ist bekanntlich jede örtliche Behandlung der Blasenentzündung möglichst zu vermeiden; erst bei chronischen kommt die Lokalbehandlung in Frage. Diese hat auf das durch die Entzündung ungünstig beeinflußte Fassungsvermögen der Blase Rücksicht zu nehmen

und muß Spülungen mit großen Flüssigkeitsmengen unter allen Umständen vermeiden. Reinigung der Blase mit nicht ätzenden und das
Gewebe nicht schädigenden Flüssigkeiten als Vorakt zur Verwendung
desinfizierender Mittel ist zweckmäßig. Vorteilhaft bedient man sich
dazu der Spülung mit 38⁰ warmer physiologischer Kochsalzlösung,
sterilem Wasser oder 3%*iger Borsäure* in der Menge von etwa 50 ccm.
Jetzt erst, nachdem man den infizierten Harn mitsamt seinem Detritus
fortgespült hat, bis die Flüssigkeit einigermaßen klar abfließt, wirkt die
Behandlung mit *salpetersaurem Silber* besonders günstig. Wir beginnen mit
Lösungen von 1 : 4000 zu spülen und steigen auf 1⁰/₀₀ige. Auch *Argolaval*,
die *Pregelsche Jodlösung*, ferner *Trypaflavin* und *Rivanol* (1 : 1000) sind
brauchbar. Auf dem Wiener Boden hat sich besonders nach der Blasen-
spülung die Einbringung von 5 bis 10 ccm *Agoleum*, einer kolloidalen
Silberlösung nach PLESCHNER, eingebürgert. Bei sehr hartnäckigen
Zystitiden auf dem Boden von Staphylokokken, Streptokokken und
ähnlichen Bakterien ist die *Neosalvarsaninjektion* (0,15), wenn nötig
nach 4 bzw. 7 Tagen wiederholt, intravenös oft von schlagartiger
Wirkung, doch zieht man jetzt angesichts der sich mehrenden Erfolge
die einfache *Sulfonamidtherapie* vor. Oft genügen durch etwa eine Woche
3mal 1 bis 2 Tabletten *Cibazol* oder *Eleudron*. Bei Colicystitis und
Pyelitis erzielte GRÜNKE mit 16 bis 20 g *Albucid* (2 Tage 4mal 2, 2 Tage
3mal 2, 2 Tage 2mal 2 Tabletten) in 90% volle Heilung. Auch die intravenöse Injektion von täglich 2 Ampullen *30%iger Albucidlösung* ist bei
akuten Coliinfektionen empfohlen.

Dort, wo es notwendig ist, einen Dauerkatheter als Heilmittel zur
Ruhigstellung bei hartnäckiger chronischer Zystitis zu geben, bewährt
sich einerseits die Ansäuerung des Harns mit den genannten Säuren per
os, anderseits die Urotropin- und Saloltherapie in Verbindung mit
den angeführten Spülungen. Modell I des von BOSCH[1] angegebenen Dauerkatheters, welcher zufolge seiner sinnreichen und einfachen Konstruktion
eine ebenso leichte Einführung gestattet wie er das sichere Liegenbleiben
gewährleistet, macht die Nachbehandlung und allenfalls den Katheter-
wechsel für Arzt und Patientin zu einem ungleich bequemeren Eingriff
als ehedem. Auf ihn sei ausdrücklich hingewiesen. Bei chronischen Fällen
kann gemischte Kost, allerdings gewürzfrei und salzarm gegeben werden,
Alkohol bleibe fort.

Zur Zystitis im Wochenbett soll es durch entsprechende Prophylaxe
womöglich nicht kommen. Läßt man die Wöchnerin, was durchaus erlaubt ist, schon am 2. Wochenbettstage bei Unfähigkeit des Harnens im
Liegen aufsitzen, gibt man dazu ein heißes Handbad, berieselt man die
Vulva mit warmer steriler Flüssigkeit (Kochsalz usw.) und erzeugt durch
Aufdrehen der Wasserleitung einen erwiesenermaßen dadurch auslösbaren
reflektorischen Harndrang, gelingt es soundso oft, besonders bei gutem
Zureden, die spontane Harnentleerung zu erzeugen. Unterstützend wirken
intravenöse *Urotropin*injektionen (5 ccm) sowie intramuskuläre *Pituitrin-*

---

[1] Württ. Mediz. Korr.-Blatt, Nr. 14, 1931.

injektionen, sehr oft auch ein gründlicher Einlauf, indem mit der Entleerung des Darmes auch die Entleerung der Blase gelingt. Versagen alle diese einfachen Mittel, muß der Katheterismus unter strengen aseptischen Kautelen mit nachfolgender Spülung der Blase, wie oben angegeben, unter gleichzeitiger Verabreichung von *Urotropin* usw. gemacht werden.

Pyelitis.

Die Behandlung der Pyelitis ist gleichfalls für den praktischen Arzt, dem sie meist in Form der Schwangerschaftspyelitis unterkommt, von großer Wichtigkeit. Alles kommt darauf an, daß sie rechtzeitig erkannt wird, und an sie denken, heißt sie auch schon erkennen. Wenn auch bei der meist rechtsseitig sitzenden Pyelitis die Appendizitis, Erkrankungen der Gallenblase und -wege und auch eine basale Pneumonie rechts ernstliche differentialdiagnostische Schwierigkeiten machen können, so lehrt doch die Erfahrung, daß durch die Beachtung der plötzlich aus vollkommenem Wohlbefinden auftretenden Symptome, nämlich die Schmerzen in der Lende und entlang dem Harnleiter, Fieber, Schüttelfröste und allenfalls Harndrang, die Fälle dann mit einem Schlag geklärt werden können, wenn auf die Untersuchung des Katheterharns, auf die es ankommt, nicht vergessen wird. Der alkalische, oft schon faulig riechende, infolge der massenhaften Leukozyten trübe Harn bestimmt die Diagnose der meist durch Kolibazillen hervorgerufenen Infektion geradezu eindeutig. Strengste Bettruhe mit Entlastung der erkrankten Seite durch dauerndes Liegen auf der gesunden und warme Lendenwickel müssen in den ersten Tagen die Therapie beherrschen. Diese hat dann die alkalische Reaktion des Harns in die sauere umzusetzen, was durch die S. 292 erwähnte sauere Diät, die *Salzsäure-* oder *Phosphorsäurebehandlung* per os im Verein mit *Urotropin-* und *Urotropin-Salol* nach der gegebenen Vorschrift gelingt. Wichtig ist, daß der Darm gründlich entleert werde, schon mit Rücksicht auf die Möglichkeit lymphogener Ausbreitung der Krankheit vom Colon descendens auf die rechte Niere. Hierzu empfehlen sich Einläufe, besonders hohe Einläufe (STOECKEL) und Abführmittel wie *Rheum, Cascara sagrada, vegetabilische Abfuhrpastillen* oder noch besser *Verbindungen vegetabilischer und mineralischer Purgantien* wie

> **167.** Rad. Rhei pulv. 10,0
> Tartar. depur. 20,0
> M. f. pulv.   .
> D. S. Abends 1 Kaffeelöffel in Oblaten

oder Rp. 156. Die intravenöse *Urotropininjektion* kann man nicht entbehren. Noch vorteilhafter ist es, dasselbe in Form des *Cylotropins* zu geben, welches bei der Koliinfektion in der Menge von 5 bis 10 ccm verabreicht, durch das mitverwendete Salizyl und Koffein die Durchblutung der Niere erhöht und eine bessere diuretische und bakterizide Kraft entfaltet, dabei aber weniger leicht zu Tenesmen führt. Wo schlechte Venen die intravenöse Darreichung unmöglich machen, benütze man das für die intramuskuläre Injektion hergestellte Präparat. Während der Urotropinmedikation schränkt man die Flüssigkeitszufuhr strenge ein. Sauere Trockenkost ist während dieser Zeit am Platze (Fett, Fleisch, Eier), allenfalls in Verbindung mit einem Schwitzbad unter dem Lichtkasten. Führt die Ansäuerung des Harns nicht zum Ziele oder hat die Urotropinmedikation, was vorkommen kann, den Harndrang und die Tenesmen vielleicht gar bis zum Blutharnen vermehrt, so versuche man es mit dem Umschlagenlassen der Harnreaktion ins alkalische, indem man jetzt viel Obst, Gemüse, süße Mehlspeisen und 4mal täglich eine Messerspitze von *Natrium bicarbonicum* oder das Rp. 166, S. 298, verordnet. Gleichzeitig läßt man die genannten Mineralwässer reichlich trinken. In England und Amerika ist immer die Verwendung von Alkalien (3mal täglich 2 g *Natrium bicarbonicum*) entgegen der Urotropintherapie üblich. HOFBAUER empfiehlt die Kombination von *Natrium bicarbonicum* und *Natrium citricum* aa partes (3mal täglich 2 g) und hält auch zwecks Steigerung des Tonus der Uretermuskulatur die Verabreichung von *Pituitrin* für gegeben. Im selben Sinne wie die Pituitrinmedikation kann die von *Tonephin* nach NAUJOKS verwendet werden. Hier bewähren sich auch dann die bereits erwähnten diuretischen Teesorten (Rp. 76, 77, S. 113).

Für die meisten Fälle von Pyelitis, insbesondere die Schwangerschaftspyelitis findet man mit diesem Vorgehen, welches die Harnstauung als Ursache der Schüttelfroste, des Fiebers und der Lendenschmerzen behebt, das Auskommen, wenn es auch die Bakteriurie nicht zu bannen vermag. In einer beachtlichen Zahl derselben aber gelingt es durch Behandlung mit den *Sulfonamiden Albucid, Cibazol, Eleudron* (S. 298) auch die Erreger zu beseitigen. Versagt auch dieses Verfahren, so ist die Ureterensondierung mit Spülung des Nierenbeckens und besonders der Dauerkatheterismus für 12 bis 24 Stunden durch den Facharzt angezeigt. Er läßt kaum jemals im Stiche. Gerade in dieser Hinsicht bedeutet die von STOECKEL inaugurierte Therapie einen gewaltigen Fortschritt gegenüber jener Zeit, da man in schweren Fällen von Pyelitis, besonders in solchen auf dem Boden von Mischinfektionen, Kolibazillen mit Streptokokken und Staphylokokken, zur Unterbrechung der Schwangerschaft greifen mußte, eine Notwendigkeit, die heute zu den allergrößten Ausnahmen gehört. Noch ein Wort über die Pyelitis im Wochenbett. Mit der Harnstauung, die durch die Geburt behoben ist, bleibt auch das Fieber, das toxisch durch die angereicherten Kolikeime entsteht, gewöhnlich aus. Die Bakteriurie aber besteht fort. Darum muß man trachten, durch innere Behandlung im geschilderten Sinne, also *Cylotropinmedikation*, bzw. *Sulfonamidtherapie* intravenös, allenfalls auch durch lokale Behandlung die Bakteriurie möglichst weitgehend zu beeinflussen, damit nicht Rezidiven der Pyelitis eintreten, welche schließlich die Patientin gefährden können. Auch der *Vakzinetherapie*, und zwar in Form der aus dem eigenen Harn gezüchteten Kolibazillen (Autovakzine) oder der polyvalenten Vakzine kann man sich mit Erfolg bedienen. Bei starker Beteiligung der Blase wird man auch einer Behandlung derselben in der geschilderten Art nicht entraten können.

Tuberkulose der Harnorgane.

Die Tuberkulose der Harnorgane ist bekanntlich niemals eine pri-
märe Tuberkulose und entsteht beim Weibe zufolge der anatomischen
Trennung zwischen Harn- und Geschlechtsorganen auch niemals durch
Übergreifen einer Peritoneal- oder Genitaltuberkulose auf den Harntraktus, sondern auf hämatogenem Wege von einem (oft unbekannten)
Primärherd. Von der Niere, die beim Weib häufiger befallen wird als
beim Mann, breitet sich die Infektion absteigend nach der Blase aus.
Die möglichst frühzeitige Erkennung, um die sich alles dreht, ist schwer.
So manchen Fall kann der Hausarzt retten, wenn er bei Frauen mit und
ohne tuberkulösem Habitus mit vagen Harnbeschwerden, wie fortwährend leichten Tenesmen und häufigen Blasenkatarrhen, die nie
recht heilen wollen, auf eine genaue urologische Untersuchung dringt
(STOECKEL). Ist schon die saure Reaktion eines eitrigen und trotzdem
sterilen, erythrozytenhaltigen Urins höchst verdächtig, so wird der Verdacht
durch den positiven Ausfall des Experimentes am Meerschweinchen und
die Untersuchungsmethoden der Urologie zur Gewißheit. Die Therapie
ist bei einseitiger Erkrankung die möglichst frühzeitige Nephrektomie,
die auch bei Erkrankung der zweiten Niere, sofern dieselbe sich im
Beginn befindet und ihrer Funktion noch genügend nachkommen kann,
angezeigt ist. Nur so kann eine Blasentuberkulose ausgeheilt werden.
In bereits zu weit vorgeschrittenen Fällen, besonders bei beidseitiger
Nierentuberkulose, wird das ganze Rüstzeug der konservativen Tuber-
kulosetherapie, wie die klimatische Behandlung, natürliche Sonne, Aufenthalt in Ägypten, vorsichtige Behandlung mit der Quarzlampe, Diät-
behandlung und die recht leistungsfähige Röntgentherapie anzuwenden
sein. Bei Erhöhung des Reststickstoffes soll fleisch- und kochsalzfreie
Kost gegeben werden.

Was die symptomatische Behandlung der Zystitis tuberculosa
anlangt, so muß bei diesem so quälenden und schmerzhaften Leiden auf
das geringe Fassungsvermögen der Blase und ihre heftigen Tenesmen
schon bei der Kost und Flüssigkeitszufuhr Rücksicht genommen werden.
Flüssige Diät ist schlecht, weil sie die Tenesmen vermehrt und zu häufiger
Miktion zwingt. Bei der örtlichen Behandlung muß man auf die Einbringung ganz kleiner Mengen öliger Medikamente Wert legen,
die gleichzeitig Anästhetika enthalten wie

> **168.** Novojodin.
> Anästhesin. .... aa   1,0
> Ol. Amygdal. ad........ 100,0
> D. S. Täglich eine Instillation von
>   5 ccm (BLUM).

Das Brennen und die häufige Miktion werden auch durch *Methylenblau*
in Kapseln oder Pillen zu 0,12 g 3mal und nach den neuesten Erfahrungen
TELTSCHERS durch *Sulfothiazol* (*Cibazol* oder *Eleudron*) auffallend gebessert.
Anodyna und Antispasmodica wie *Belladonna* (0,02), *Papaverin* (0,04),
Eupaverin, *Eupaco*, *Pantopon* sind in schweren Fällen kaum entbehrlich.

Incontinentia urinae.

Von den mannigfaltigen Ursachen, die zur Unfähigkeit den Harn zu halten, führen können, sei nur auf jene eingegangen, welche dem praktischen Arzt tagtäglich unterkommen. Es soll hier nicht von Mißbildungen und Verletzungen der ableitenden Harnwege (Blasen- und Ureterfisteln) die Rede sein, wie sie nach geburtshilflichen Traumen und noch häufiger nach gynäkologischen Operationen sich leider gelegentlich einstellen, da sie den praktischen Arzt nur insoweit beschäftigen, als er sie der Operation zuweist, welche naturgemäß das einzige Heilverfahren darstellt, wenn die Selbstheilung ausbleibt. Weit wichtiger sind für ihn jene Fälle unwillkürlichen Harnabganges, wie sie sich an die Geburt infolge Schädigung des Schließmuskels und seiner Befestigung am Diaphragma urogenitale und durch Senkung der bindegewebigen Unterlage nach spontaner, noch häufiger aber nach operativer Geburtsbeendigung ergeben. Wenn sie im Wochenbett sich durch Nässen beim Husten, Nießen, kurz bei Anstrengung der Bauchpresse bemerkbar machen, so müssen sie deswegen nicht bestehen bleiben. Sie können sich vielmehr zurückbilden, wozu im späteren Wochenbett Sitzbäder mit *Eichenrinde* (S. 117) und Vaginalspülungen mit *Tannin, Alaun* (S. 172) oder Alkoholzusatz nach der STOECKELschen Vorschrift mit

169. Acid. salicyl.   20,0
  Spir. Vin. dilut.   200,0
  D. S. Davon 2 Eßlöffel auf 1 Liter
        Wasser

gegeben werden können. Auch der Versuch, die Harnröhre gegen den Symphysenrand durch einen Hartgummiring anzudrücken, kann 6 Wochen post partum gemacht werden, um dadurch die Incontinenz zu bessern, bzw. zu beheben. Man rate den Frauen nicht zu bald zur Operation, die frühestens ein halbes Jahr nach der Geburt gemacht wird, wenn der Zustand unbeeinflußbar blieb. Sie besteht in der bekannten Raffung des Blasenhalses und des Septum vesicovaginale durch möglichst weit seitlich angreifende Nähte und liefert in dieser einfachen Form recht gute Ergebnisse.

Dem praktischen Arzt kommen auch Fälle von Incontinentia urinae unter, welche auf langdauernder Kälteeinwirkung auf die Beine und den Unterleib und auf einer Zystitis beruhen. Hierfür erweist sich neben den genannten Medikamenten nach Abheilen der akuten Zystitis auch eine systematische Erhöhung des Fassungsvermögens der Blase durch tägliche Einspritzung steriler, 38⁰ warmer Kochsalzlösungen (von 30 ccm bis 200 ccm) in langsam gesteigerter Menge recht vorteilhaft. Vielfach sieht man, daß auch bei leichteren Graden des Descensus mit Senkung des Septum vesicovaginale unter dem Einfluß der Tonusverminderung des Klimakteriums eine bislang leidliche Incontinenz stärker wird. Ein Versuch, dieselbe allenfalls konservativ zu behandeln, und zwar neben *Ovarialhormonpräparaten* (S. 94) mit Massage durch den in die Scheide eingelegten Zeigefinger, der den Schließmuskel gegen die hintere Fläche der Symphyse drückt oder ihn über einem eingeführten Metallkatheter

bestreicht, ist weniger aussichtsreich als die dosierbare Vibrationsmassage mit dem Ansatz nach STOECKEL, allenfalls die Faradisation des
Sphinkters. (Knopfförmige Elektrode in der Urethra—Plattenelektrode
über der Symphyse.) Daß bei der Zystokele mit Incontinentia urinae, wenn
die Operation — für große Zystokelen am besten die Interposition — aus
irgendwelchen Gründen versagt wird oder nicht ausführbar ist, gelegentlich
ein Ring den herabgesunkenen Blasenhals stützen und die Incontinenz
wesentlich bessern kann, wurde bei der Prolapstherapie erörtert. Ex-
zentrische Hartgummipessare, deren dicker Teil gegen die Harnröhre
drückt, sind neben den gewöhnlichen Ringpessaren besonders brauchbar
(STOECKEL). Daß eine schonende Geburtsleitung gerade hinsichtlich der
Erhaltung des Sphinkters nach dem Grundsatze, daß Vorbeugen besser als
Heilen ist, am ehesten derartige Schäden von vornherein ausschalten
kann, bedarf keiner besonderen Betonung.

Dem praktischen Arzt kommen auch jene Fälle von Enuresis unter,
die sich von der Kindheit in die Jahre der Pubertät und darüber hinaus
fortziehen. Sie können der Behandlung hartnäckig trotzen, aber auch zu
vollem Erfolge führen, gar dort, wo neurolabile Seelenverfassung hauptsächlich an diesem Leiden Schuld trägt, das nicht selten auch durch Onanie
gesteigert wird. Persuasion, Freigymnastik und Hydrotherapie, besonders
aber die Vibrationsmassage des Sphinkters und die gleichfalls von
STOECKEL empfohlene einmalige kräftige, sehr schmerzhafte und darum
wirksame Harnröhrenverätzung mit *10%iger Silbernitratlösung* sollen
immer versucht werden. Daneben schränke man die Flüssigkeitszufuhr
energischest ein, indem man eine eiweiß- und fettreiche, aber kochsalz-
und kohlehydratarme Kost anordnet und nur morgens 1 bis 2 Tassen
Milch gibt, den Tag über aber jede weitere Flüssigkeitszufuhr einstellt.
Bei heftigem Durst werden nur 1 bis 2 Löffel Limonade oder Wasser erlaubt (RIETSCHEL).

Steinbildung in den Harnwegen.

Bekanntlich ist das männliche Geschlecht weit häufiger von der Steinbildung befallen. Nach den neueren Untersuchungen scheint es tatsächlich
so zu liegen, daß neben der Veranlagung eine einseitige Ernährung für die
Entwicklung von Steinen, die meist Uratsteine im Nierenbecken, seltener
Oxalatsteine und nächstdem Phosphatsteine in der Blase sind, eine Rolle
spielt. Wenn die Steine der Niere und des Ureters, die die Wand durch den
Druck schädigen, auch lange Zeit symptomlos verlaufen können, so kann
doch plötzlich das Krankheitsbild heftigster kolikartiger Schmerzen, die
bis in die Urethra ausstrahlen, schwerer Tenesmen, Hämaturie und Infektion des Harntraktus zur sofortigen Behandlung zwingen, die zunächst
in der Beseitigung der Symptome des Steinanfalles, sodann aber womöglich in der Befreiung vom Steinleiden zu bestehen hat. Heute ist die
Röntgenuntersuchung nicht mehr zu umgehen, die uns im Verein mit
der urologischen Spezialuntersuchung meist Aufklärung schafft. Was
die Therapie im Steinanfall anlangt, so werden die dumpfen Nieren-
schmerzen, welche vor und während des Anfalls eine Behandlung er-

fordern, durch feuchtwarme Lendenumschläge, warme bis heiße Bäder und durch Einreiben mit *Ungt. Terebinth.* oder *Belladonnasalbe:*

> **170.** Extract. Belladonn...... 2,0
> Ungt. Glycerin. 20,0
> D. S. Salbe.

gebessert. Bei heftigsten Schmerzattacken kann man der M o r p h i u m - s p r i t z e gelegentlich nicht entraten oder man gibt *Eupaco* oder intravenös ein Gemisch von *Eucodal* (0,02) und *Eupaverin* (0,03). Bei leichteren Schmerzanfällen genügt:

> **171.** Extract. Opii 0,05
> Extract. Belladonn....... 0,02
> But. Cac. ad 2,0
> M. f. suppos. an.
> D. tal. supp. dos. Nr. X
> S. Bis 2stündig 1 Zäpfchen.

Andauernder Schmerz mit Kolikanfällen, die dadurch entstehen, daß der Harnabfluß durch Knickung des Harnleiters oder durch Eiteransammlung oder Blutgerinnsel gestört ist, zeigen die Grenze der konservativen Therapie an und verlangen energische Maßnahmen von Seite des Urologen, auf die hier nicht eingegangen werden kann.

Nicht zu unterschätzen ist die Möglichkeit des Abganges von Nieren- und Uretersteinen unter dem Einfluß des D a r m b a d e s (Enterocleaner nach BROSCH), dessen Wirksamkeit auch von chirurgischer und urologischer Seite gerade bei Uretersteinen sehr gerühmt wird. Ein Zusatz von *2 g Tinct. Belladonnae* zur Spülflüssigkeit erweist sich vorteilhaft. Daneben sind Injektionen von *Hypophysin forte*, besonders nach Einbringen von *Glyzerin* in die Umgebung des Uretersteines gebräuchlich. Das Hypophysin ist in jenen Fällen angezeigt, bei denen der Stein nicht durch einen dauernden Spasmus festgehalten ist, vielmehr mit jedem Anfall immer etwas tiefer rückt. Wo der Stein trotz heftiger Anfälle aber an derselben Stelle stecken bleibt, ist die Entspannung der Muskulatur des Harnleiters durch *Papaverininjektion,* allenfalls durch die *Paravertebralanästhesie* (BRANDESKY) durch die segmentäre Ausschaltung der Sympathicusfaser, die den betreffenden Harnleiterabschnitt innerviert, sehr wirkungsvoll. Wenn es auch nicht gelingt, den Stein auf den ersten Anhieb in die Blase zu bringen, so sieht man doch oft, daß er tiefer wandert und bei einem nächsten Versuch allenfalls endovesikal entfernt werden kann. Wenn Fieber auftritt und dasselbe länger dauert oder gar reflektorische Anurie und gefährliche Harnstauung durch den Stein bedingt wird, müssen allenfalls operative Maßnahmen der Urologie einsetzen. Es bleibe nicht unerwähnt, daß ORTNER bei kleinen Nierensteinchen mit einer Glyzerinkur ausgezeichnete Erfolge erzielte. Er verordnet

> **172.** Glycerin. depurat.
> Succ. Citr. .... aa 30,0
> D. S. 4 Eßlöffel täglich.

oder er läßt zu 1 Liter *Zitronenlimonade* (1 bis 2 Zitronen) statt des Zuckers 30 g *Glyzerin* zusetzen und diese Limonade binnen 24 Stunden trinken.

Im übrigen muß man bei der konservativen Therapie der Nephrolithiasis die Nephrolithiasis urica, bei der sich die Steine, aus harnsaurem und oxalsaurem Kalk bestehend, nur im sauren Harn bilden, von der Behandlung der Phosphatsteine trennen, die eine alkalische Reaktion des Harns und damit eine schon bestehende Harnaffektion voraussetzen. Dort, wo Nierensand und Nierengrieß der Urat- und Oxalatsteinbildung vorausgehen, kann durch innere Behandlung noch Vieles gebessert werden, wobei man freilich auch von Seite der Patientin viel Geduld wird verlangen müssen. Was die Therapie der Nephrolithiasis urica anbelangt, so muß man trachten, die uratische Diathese zu bekämpfen, also den Ausfall der Harnsäure aus dem Urin zu verhindern. Die diätetische Therapie leistet hier weit mehr wie die medikamentöse. Erhebliche Einschränkung des Fleischgenusses gegenüber der Pflanzen-, Fett- und Kohlehydratnahrung ist notwendig. Kochsalzarme Kost ist anzuraten, schwarzes Fleisch und Gewürze sind zu meiden, gesottenes Fleisch ist entschieden dem rohen und gebratenen vorzuziehen. Innereien, wie Leber, Niere, Hirn, ferner Selchfleisch, gepöckeltes Fleisch, weiters Sardinen, Heringe, Sardellen und Fleischsuppen sind zu verbieten. Von Gemüsen sind Linsen und Erbsen zu widerraten. Brot, Fett, Butter ist erlaubt. Laue Bäder von 35 bis 37⁰ C, 2- bis 3mal wöchentlich, sind vorteilhaft. Alkohol soll, wenn überhaupt, nur stark verdünnt getrunken werden. Hinsichtlich der medikamentösen Therapie steht die Verabreichung der Alkalien obenan. Man kann entweder das *Natrium bicarbonicum* in der Dosis von 2 g innerhalb von 24 Stunden geben oder verordnet *Uricedin* (2- bis 3mal täglich 1 Teelöffel) und das *Piperacin*, von dem man 1 bis 2 g in einer Flasche Selters oder Preblauer gelöst tagsüber trinken läßt. Seit alters her erfreuen sich die kalten und warmen *alkalischen Säuerlinge* — Radeiner, Franzensbader, Preblauer u. a., bzw. Neuenahr, Vichy, — aber auch das Karlsbader Wasser mit Recht eines guten Rufes. Besonders beliebt sind die *Lithionwässer*, wie die Wildunger Helenenquelle der Bonifaziusbrunnen in Salzschlierf, die Radeinerquelle, die Salvatorquelle in Eperies, u. a.

Die Phosphatsteine treffen wir viel häufiger in der Blase wie in der Niere an. Entzündliche Erkrankungen der Blase mit Harnstauung und bakterieller Zersetzung des Harns gehen der Steinbildung fast immer voraus. Darum finden wir sie nicht ganz selten in großen Zystokelen bei alten Frauen mit reichlich Restharn, gelegentlich auch in Divertikeln der Blase. Eine weitere wichtige Ursache der Blasensteine ist der Ligaturstein, der sich um eine eingewanderte Ligatur als Kern in der Blase bildet und den man, seit wir mit Katgut nähen, immer seltener sieht. Ferner sind es Fremdkörper, die bei spielerischen onanistischen Manipulationen in die Blase gebracht, sich inkrustieren. Mit ihrer Entfernung, die entweder bei kleineren Steinen in der keineswegs gefahrlosen Extraktion durch die Urethra, in der Lithotripsie bei größeren und schließlich allenfalls auch in der Eröffnung der Blase (Kolpocystotomie, Sectio alta) besteht, wird der Zustand geheilt.

Primäre Lithiasis phosphaturica kann durch Ansäuern des Harns mit *Phosphorsäure, Zitronenlimonade, Mandelsäurepräparaten, Salol* und *Urotropin* unter gleichzeitiger Beschränkung der Vegetabilien und Bevorzugung von Fleisch erfolgreich bekämpft werden. Zu widerraten sind demnach kalkreiche Nahrungsmittel (Milch, frische Gemüse und Obst), die die Alkaleszenz des Harns erhöhen (HRYNTSCHAK). Diese Verhaltungsmaßregeln werden sich auch in der Nachbehandlung als wichtig erweisen.

Bei den aus oxalsaurem Kalk bestehenden Oxalatsteinen spielt die Hyperazidität des Magens eine wichtige Rolle, weil sie die Kalkresorption erleichtert. Um sie zu erschweren, stumpfen wir die Magensäure gerne mit *Magnesia usta* (1 Kaffeelöffel voll) ab und verordnen weiter eine „oxalfreie" Diät, aus der Salate, Tomaten und rote Rüben, Rettich, Pilze, Spinat und Pfeffer ausgeschaltet werden, während eine an Fleisch und Fett reiche Nahrung günstig ist.

Geschwülste der Harnwege.

Von den Geschwülsten der Niere sind die sogenannten Hypernephrome oder Grawitztumoren die häufigsten. Sie erfordern natürlich die möglichst frühzeitige operative Entfernung. Längerdauernde Hämaturie im Verein mit einem entsprechend gelegenen Tumor weist in die Richtung dieser bösartigen Geschwülste.

Von den Geschwülsten der Blase sind die Papillome als die wichtigsten anzuführen, von denen rund die Hälfte durch infiltrierendes Wachstum sich als bösartig erweist. Auch primäre Karzinome kommen vor. Glücklicherweise sind sie durch ein sehr langsames Wachstum ausgezeichnet. Die Elektrokoagulation steht als Therapie im Vordergrund. Daneben hat die Exstirpation der Blase (LATZKO und COFFEY) namentlich seit den guten Erfolgen der Implantation der Harnleiter in den Darm nach der Methode COFFEYS ihr Wirkungsfeld und dies um so mehr, als Metastasen bei Blasenkarzinomen, wenn überhaupt, ungemein spät auftreten.

Kommt es bei Geschwülsten der Blase zu heftigen Blasenblutungen, so kann der praktische Arzt gezwungen sein, augenblicklich gegen sie einschreiten zu müssen. Man spült die Blase mit eisgekühlter *Kochsalz*- oder *3%iger Borlösung*, der man 10 Tropfen *Adrenalin* (1:1000) auf je 100 ccm oder 5 bis 10 ccm *Sango-stop* zusetzt, allenfalls auch mit *Aqua destillata* unter Zusatz von 20 bis 40 ccm einer *5%igen Stryphnoniösung* auf ein Liter. Ebenso verfährt man bei Blasenblutungen ex vacuo, wie sie besonders bei Einklemmung der schwangeren Gebärmutter nach brüsker Entleerung der überdehnten Blase vorkommen können. Blasenblutungen aus varikösen Venen ereignen sich auch bei Frauen, die mit Radium wegen Gebärmutterkarzinoms bestrahlt wurden. Die angeführten Spülungen, auch solche mit *Argentum nitricum* 1 : 500, besonders aber die Elektrokoagulation erweisen sich nach BAUEREISEN als wirksam.

Von den Geschwülsten der Harnröhre sei vor allem die so häufig namentlich bei alten Frauen anzutreffende Harnröhrenkarunkel genannt, die durch Blutungen, Harndrang und Ausfluß lästig werden und die Entfernung verlangen kann. Am einfachsten ist ihre Abtragung durch Galvanokaustik oder mit Messer und Schere und Versorgung des blutenden Schnittrandes durch Anheftung an die Harnröhrenmündung mit feinsten Katgutnähten, gelegentlich genügt auch zur Blutstillung das Einführen eines Dauerkatheters. Ätzungen mit *Trichloressigsäure, Salpetersäure* usw. sind langwierig und schmerzhaft. Bluten Karunkeln nicht, so brauchen sie nicht entfernt zu werden. Wichtig ist, daß die histologische Untersuchung papilläre, teils angiomatöse Geschwülste, teils Granulome ergibt, die dem Unerfahrenen leicht als Karzinome imponieren können (FRANKL). Die Karzinome selbst sind entweder in der Urethra gelegen oder sie sind im Bereiche der Vulva entstanden und beziehen die Harnröhre mit ein. Die Therapie, die im übrigen keine guten Aussichten bietet (Verfasser ist aus eigener Erfahrung nur ein Fall bekannt, der nach Radiumbehandlung 6 Jahre gesund ist), besteht am zweckmäßigsten wohl in der Strahlenbehandlung mittels Radiumnadeln, da die Operation wegen der durch das radikale Verfahren bedingten Inkontinenz die Implantation der Ureteren in den Darm notwendig machen würde (vgl. S. 240).

Sachverzeichnis.

Medikamentenverzeichnis.

Manzsche Buchdruckerei, Wien IX.

The manufacturer's authorised representative in the EU is Springer
Nature Customer Service Centre GmbH, Europaplatz 3, 69115 Heidelberg,
Germany. If you have any concerns regarding our products, please
contact ProductSafety@springernature.com

Printed and bound by CPI Group (UK) Ltd, Croydon, CR0 4YY
24/04/2026
02096342-0004